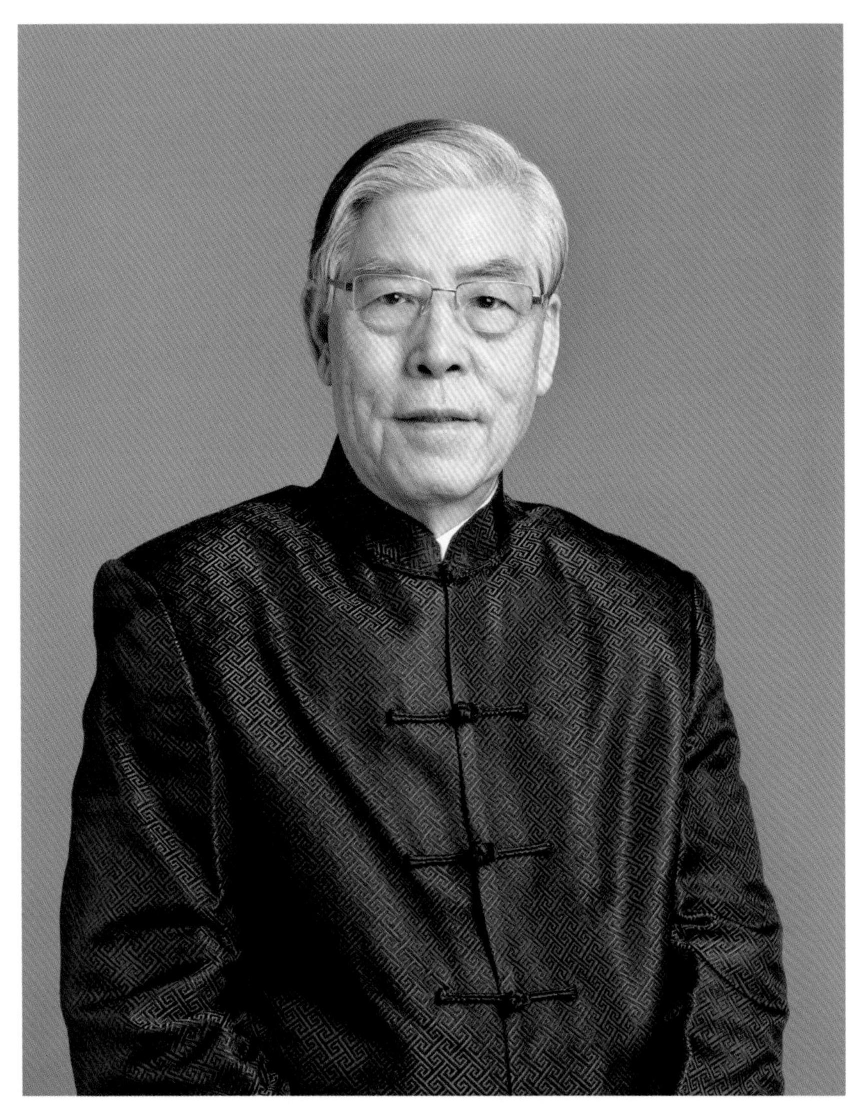

国医大师晁恩祥教授教授近照

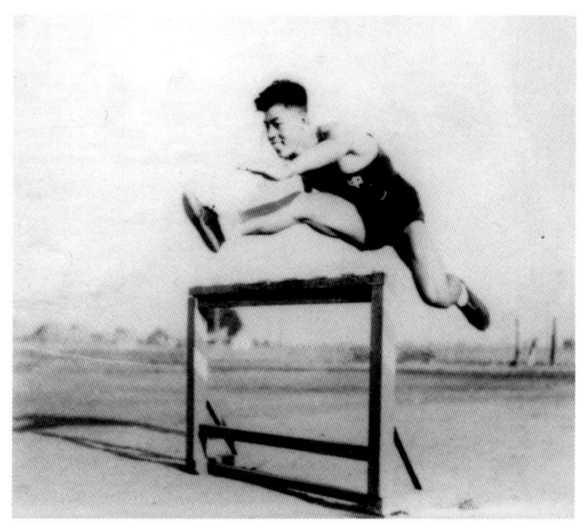

晁恩祥教授高中时期参加运动会跨栏照片

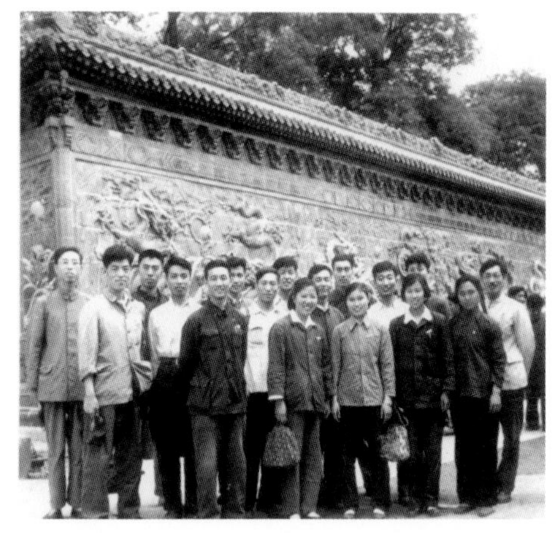

晁恩祥教授（二排左一）与北京中医学院同学在北海九龙壁前的合影

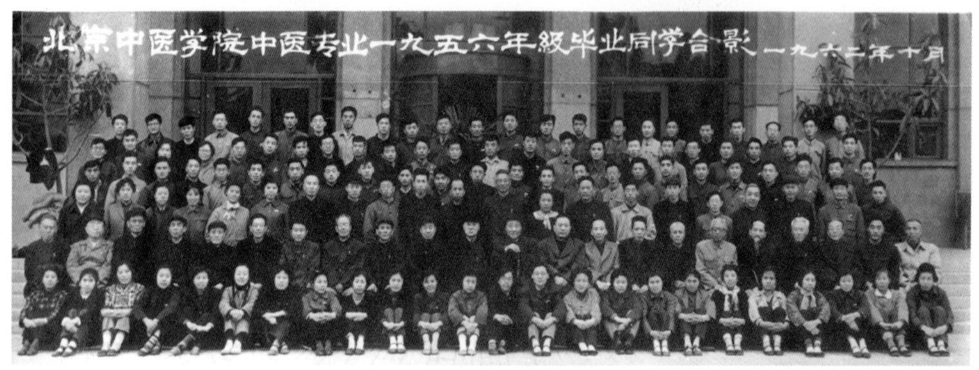

1962 年 10 月，北京中医学院中医专业 1956 级毕业合影
（五排右九为晁恩祥教授）

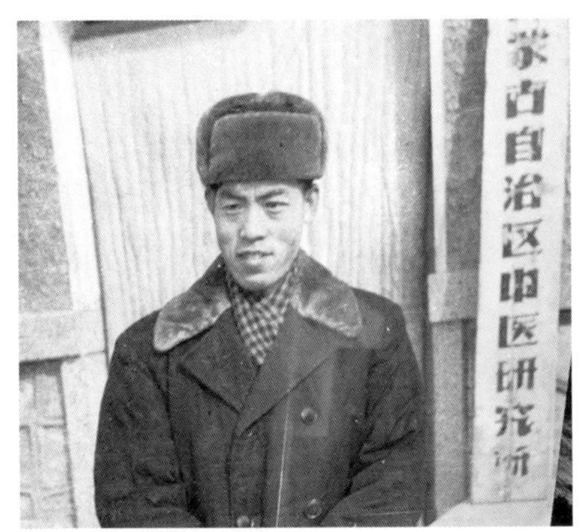

晁恩祥教授在内蒙古自治区中医研究所

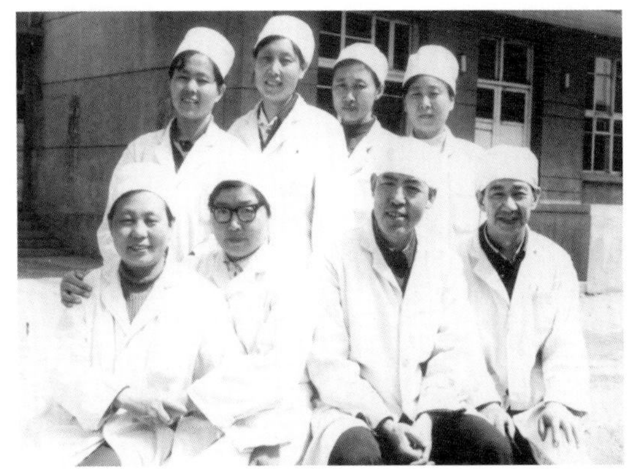

晁恩祥教授（一排右二）在内蒙古自治区行医

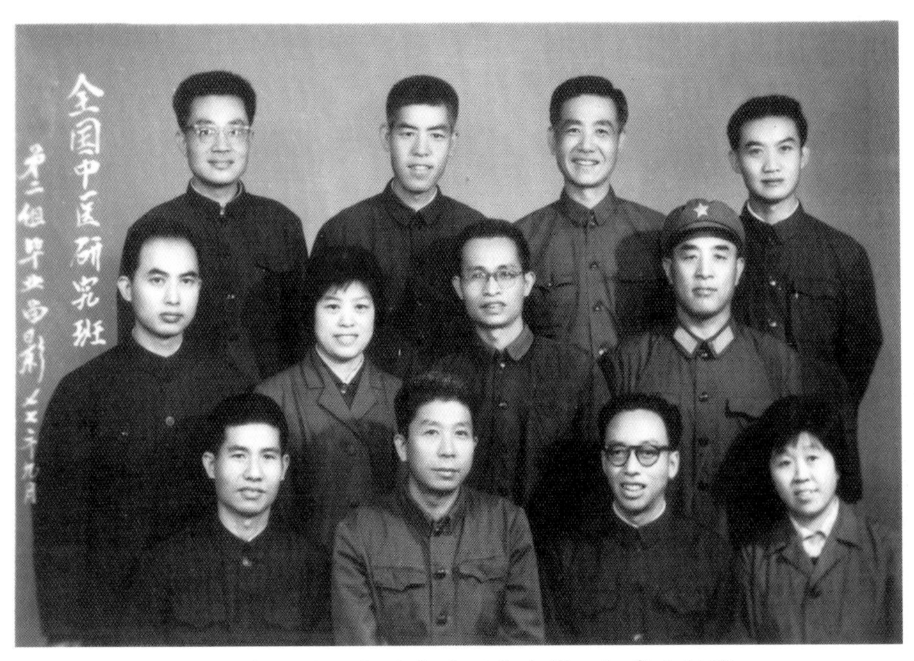

1977 年 9 月，全国中医研究班第二组毕业留影（三排左二为晁恩祥教授）

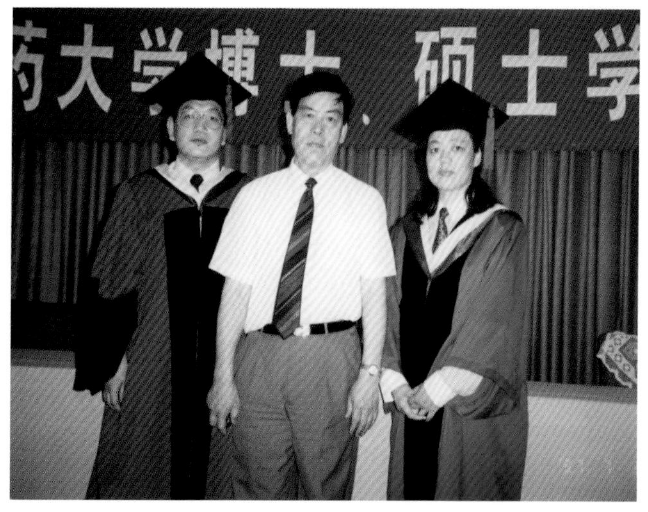

1997年北京中医药大学毕业典礼上晁恩祥教授（左二）与张洪春教授（左一）合影

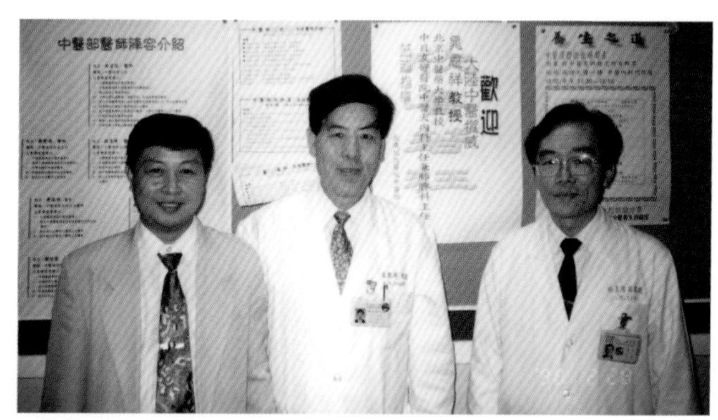

1998年2月，晁恩祥教授（左二）应邀至台湾长庚纪念医院讲学

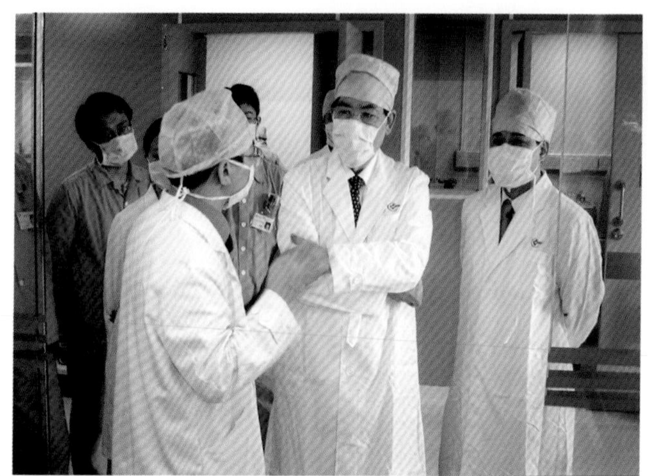

2003年，晁恩祥教授（右二）在广东省中医院进行“严重急性呼吸综合征（SARS）”患者会诊

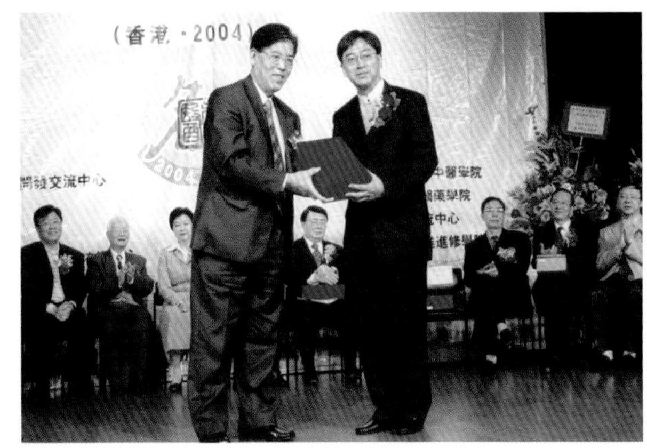

2004 年，香港举办晁恩祥经验和学术思想学习班（左一为晁恩祥教授）

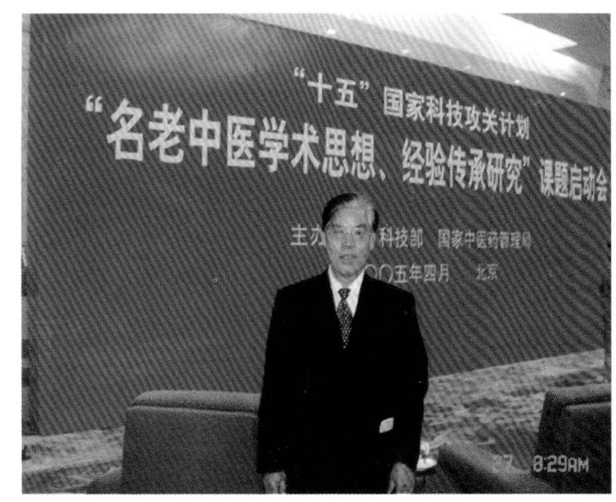

2005 年 4 月，晁恩祥教授在“名老中医学术思想、经验传承研究”课题启动会仪式上

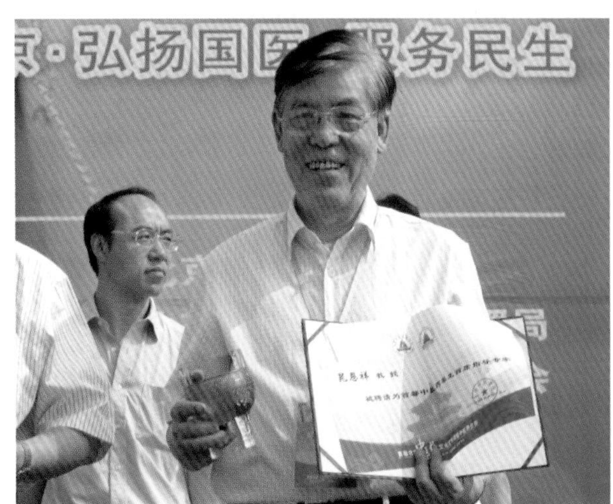

2008 年，晁恩祥教授被北京市中医管理局聘为“首都中医药养生首席指导专家”

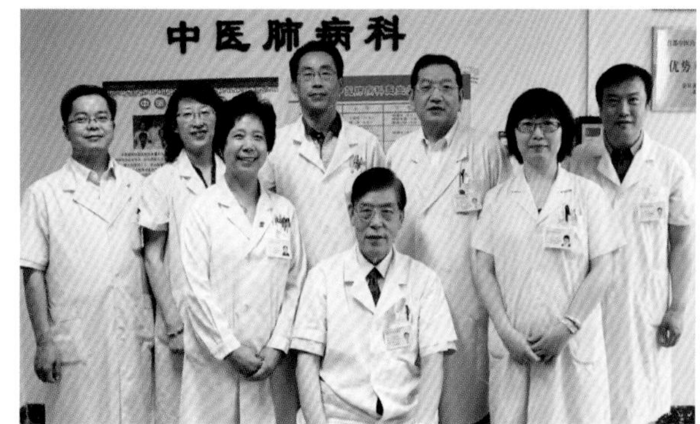

2009 年，晁恩祥教授（一排左二）与中日友好医院传承团队合影

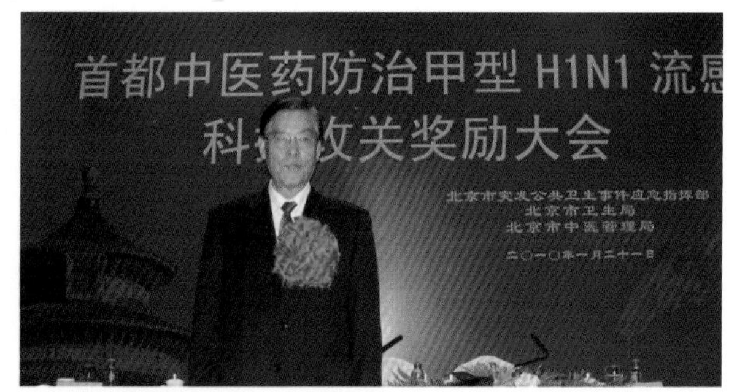

2010 年，晁恩祥教授在首都中医药防治甲流 H1N1 表彰会上

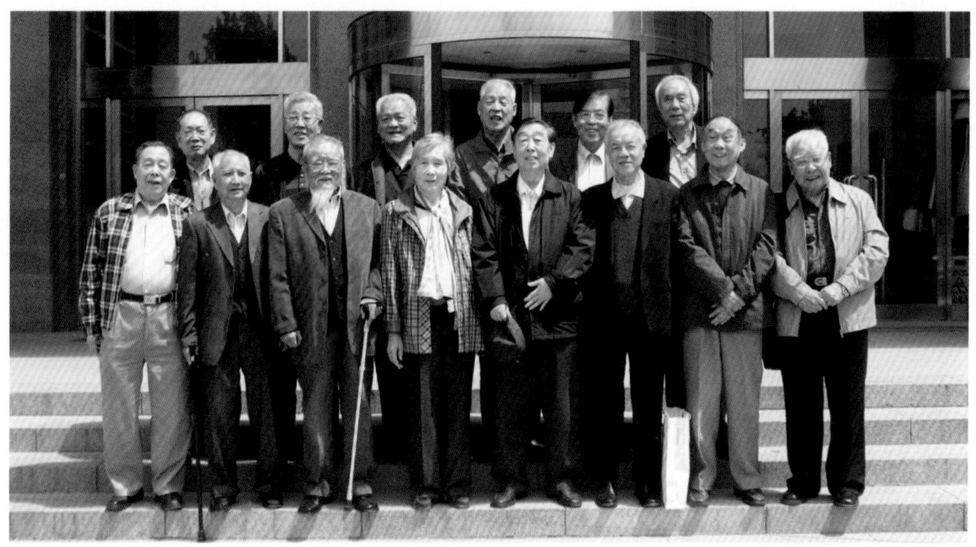

2010 年 5 月，北京中医药大学首届毕业生编写《名医之路　道传薪火》时的合影
前排左起：包信　吕景山　田德荫　聂惠民　王永炎　钱英　祁宝玉　翁维健
后排左起：王世民　傅士垣　李士懋　石国璧　晁恩祥　王沛

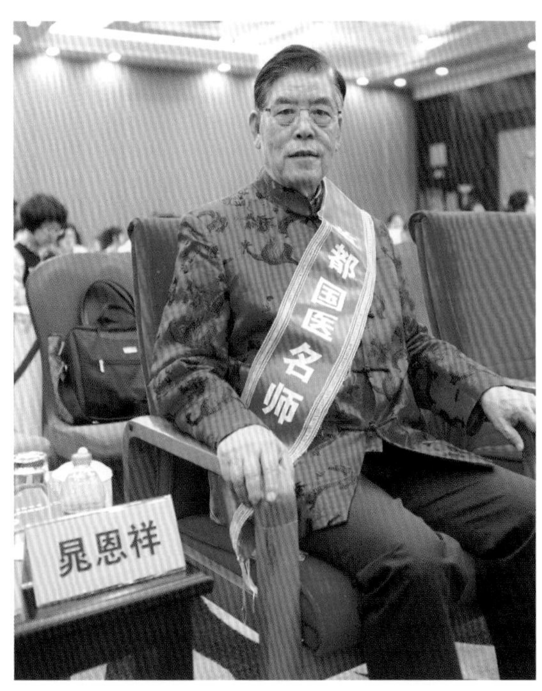

2013 年，晁恩祥教授被授予第二届“首都国医名师”荣誉

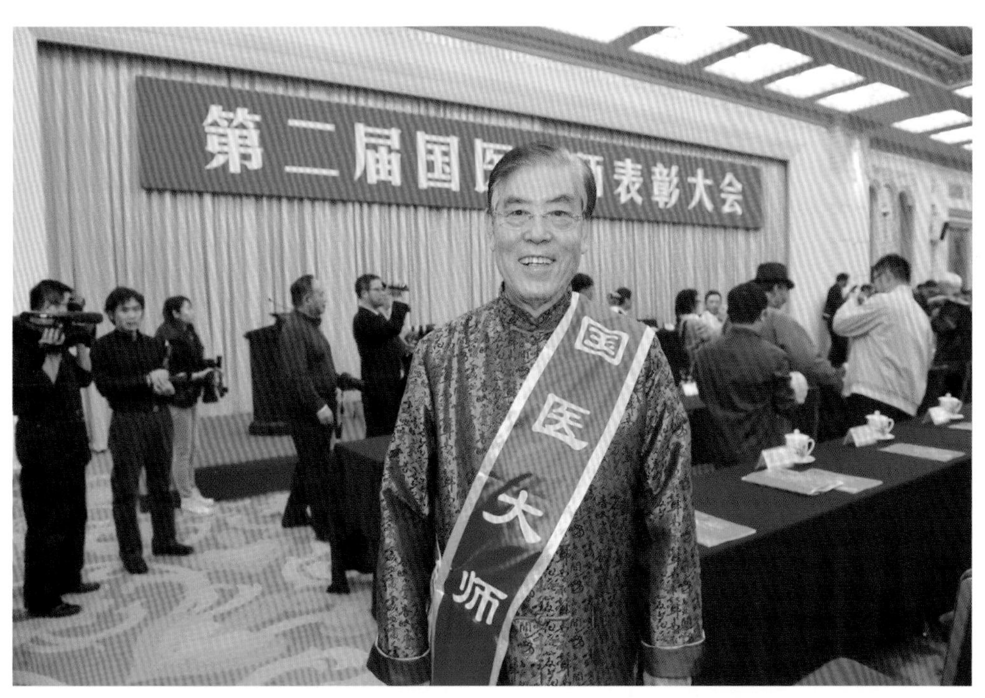

2014 年，晁恩祥教授被评为第二届“国医大师”

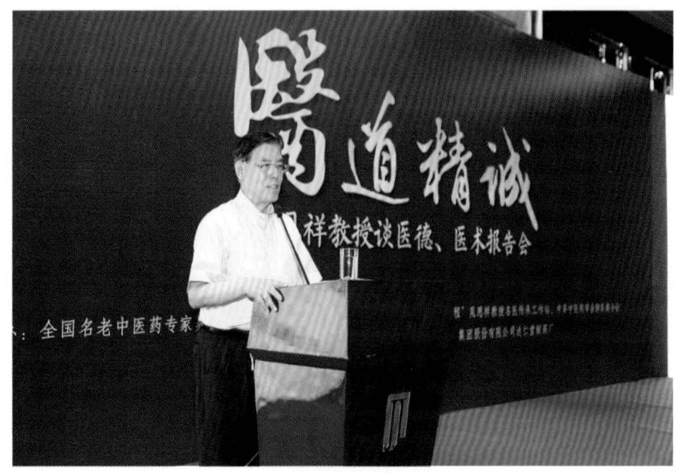

2014 年 7 月，晁恩祥教授在谈医德、医术报告会上讲话

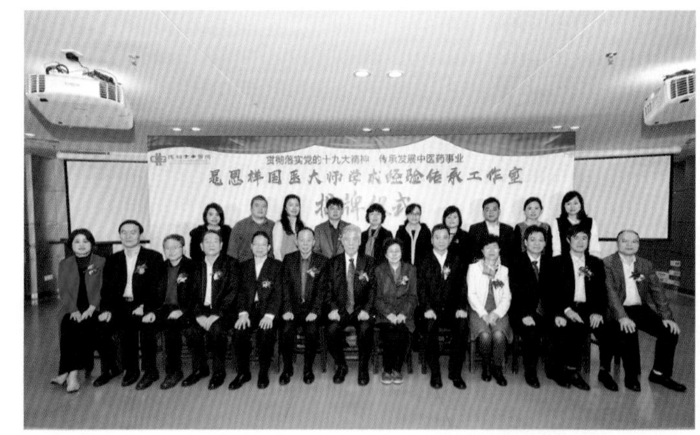

2017 年 12 月，深圳市中医院晁恩祥国医大师传承工作室揭牌仪式
（一排左七为晁恩祥教授）

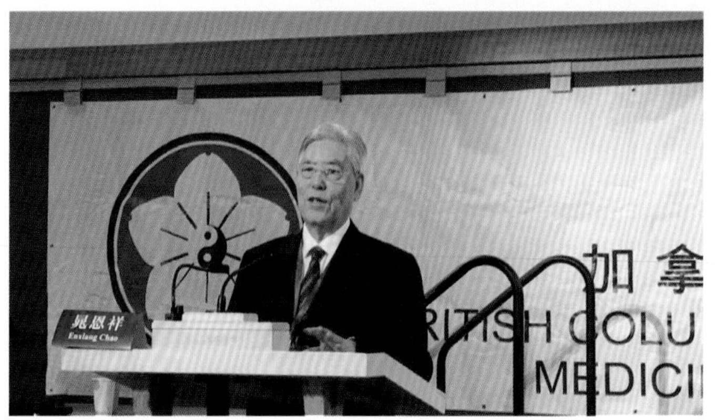

2018 年 9 月，晁恩祥教授在加拿大温哥华中医药肺系病交流会上讲课

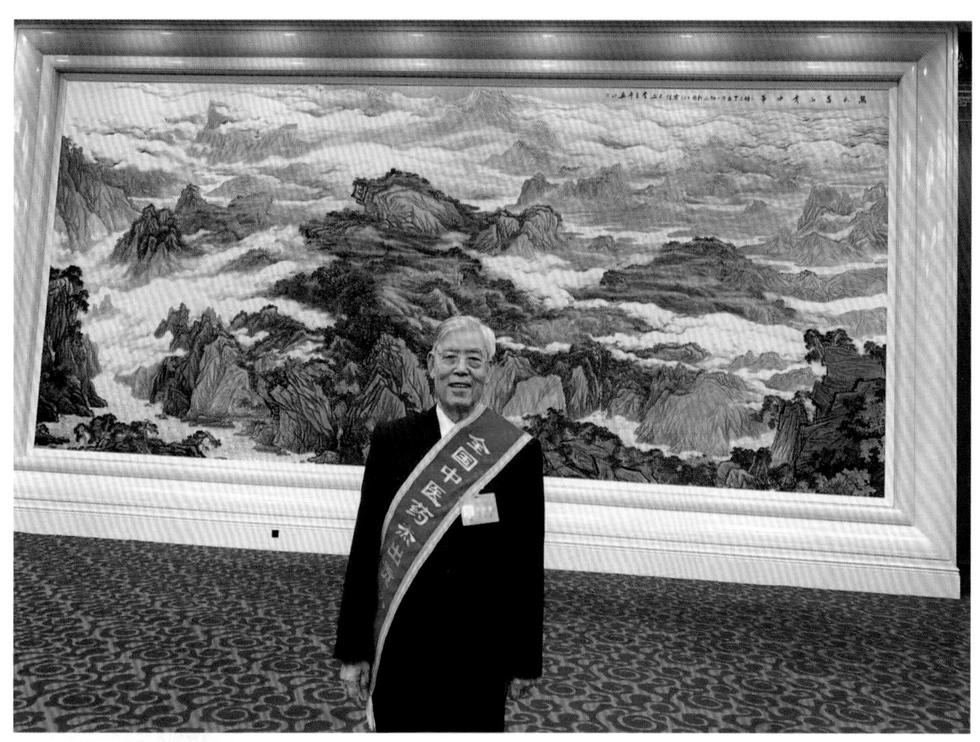

2019 年 9 月，晁恩祥教授被授予“全国中医药杰出贡献奖”

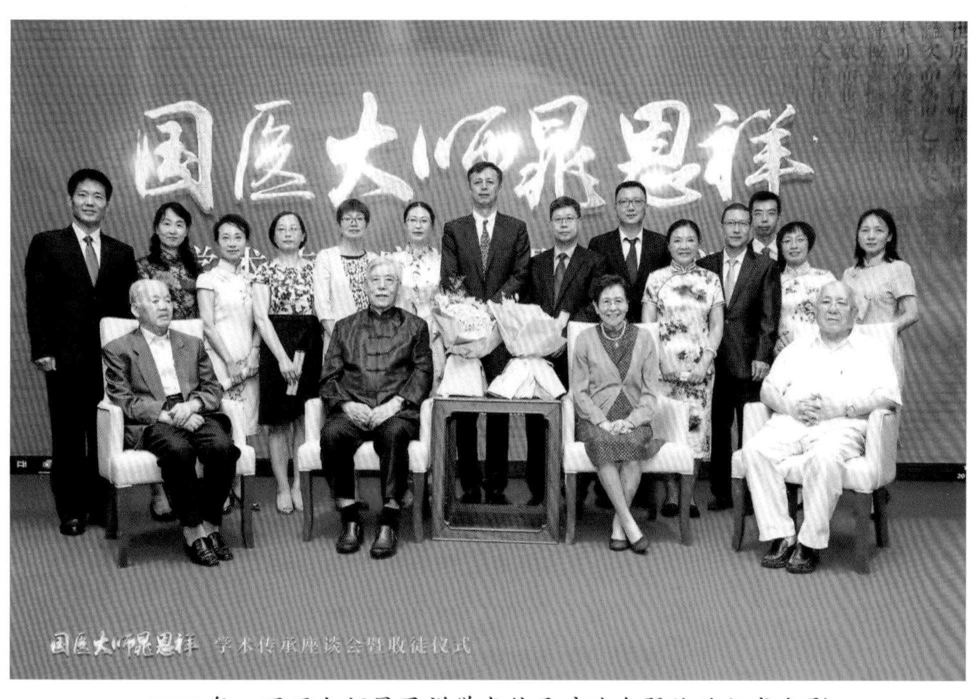

2019 年，国医大师晁恩祥学术传承座谈会暨收徒仪式合影

（一排左起：路志正　晁恩祥　王秀珍　刘燕池）

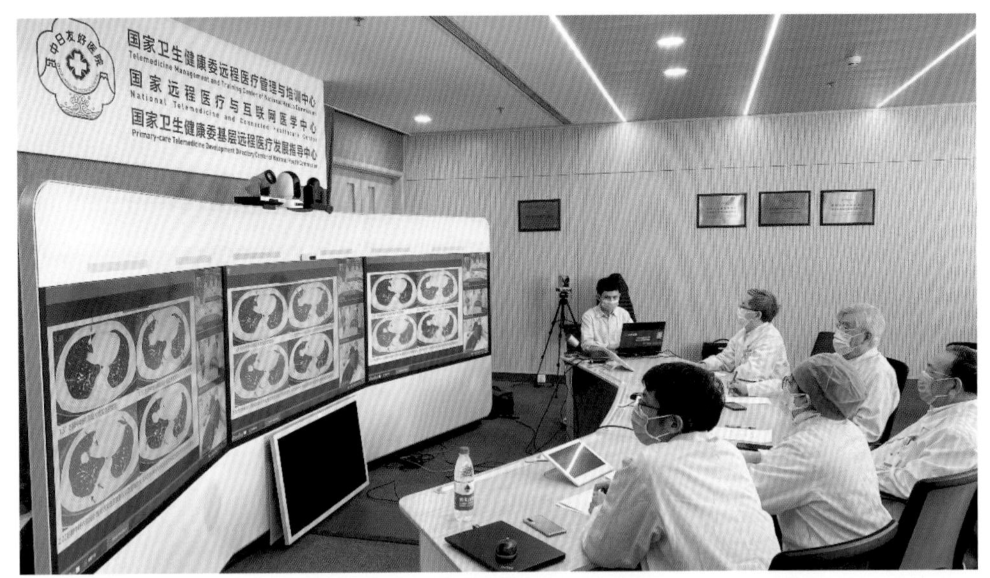

2020 年 3 月，晁恩祥教授及其团队为武汉雷神山医院新冠肺炎疑难患者远程会诊

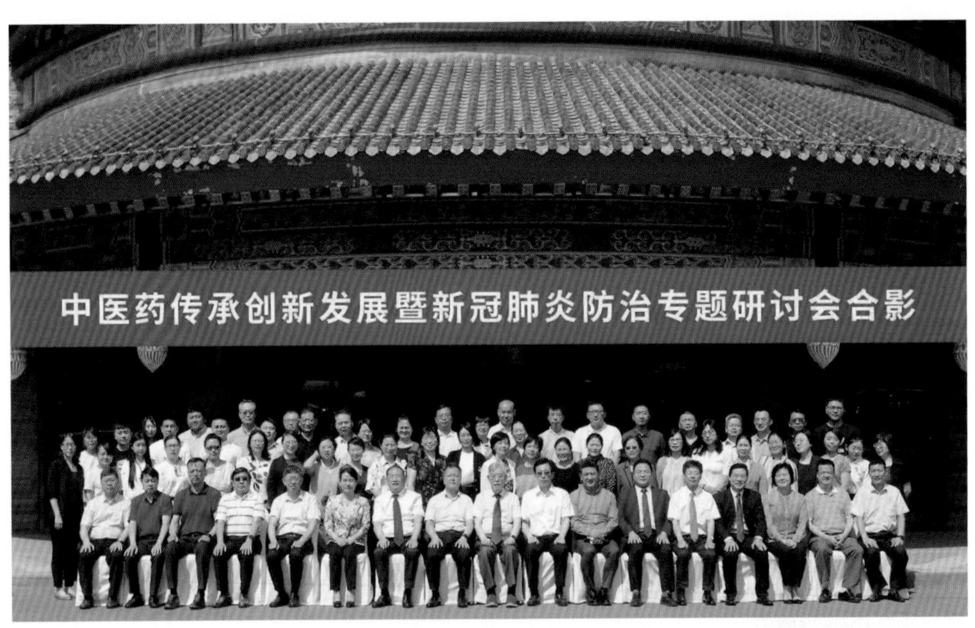

2020 年 6 月，中医药传承创新发展暨新冠肺炎防治专题研讨会合影（一排左九为晁恩祥教授）

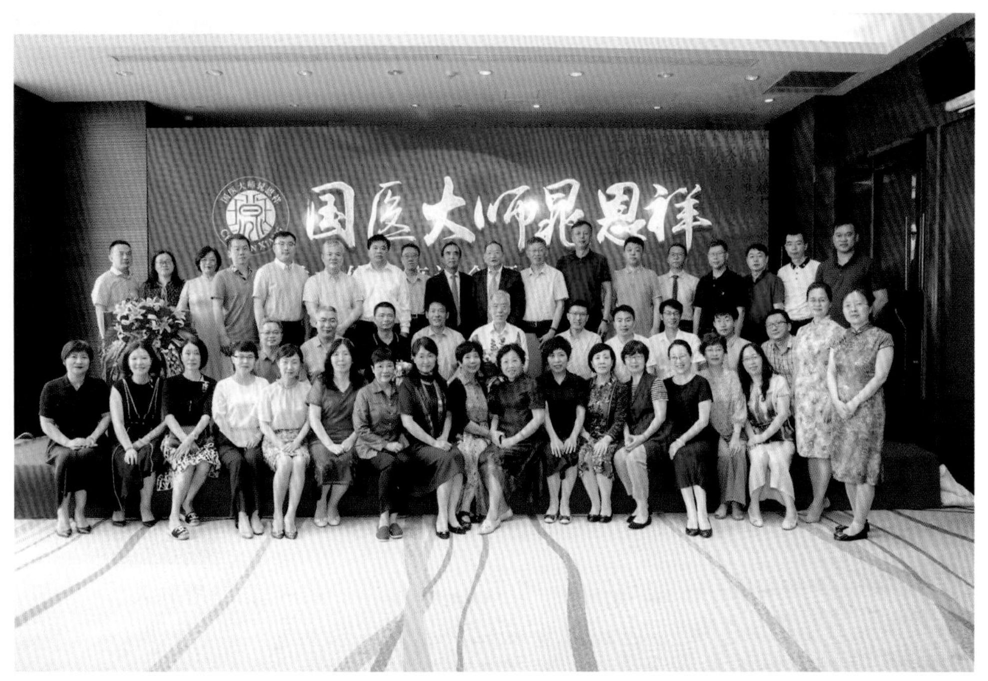

2021 年 7 月，国医大师晁恩祥学术传承座谈会暨收徒仪式合影

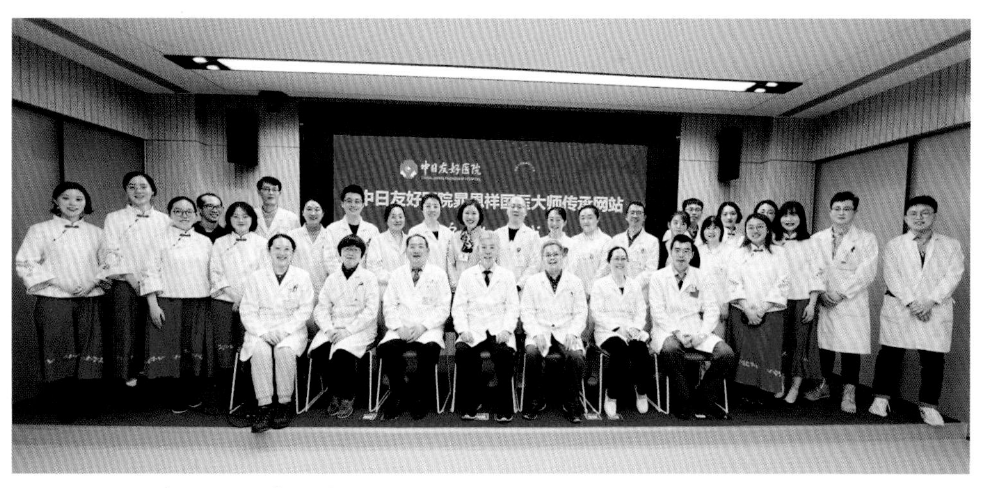

2022 年 1 月，中日友好医院晁恩祥国医大师传承网站启动仪式合影

国医大师晁恩祥学术经验集

张洪春 主编

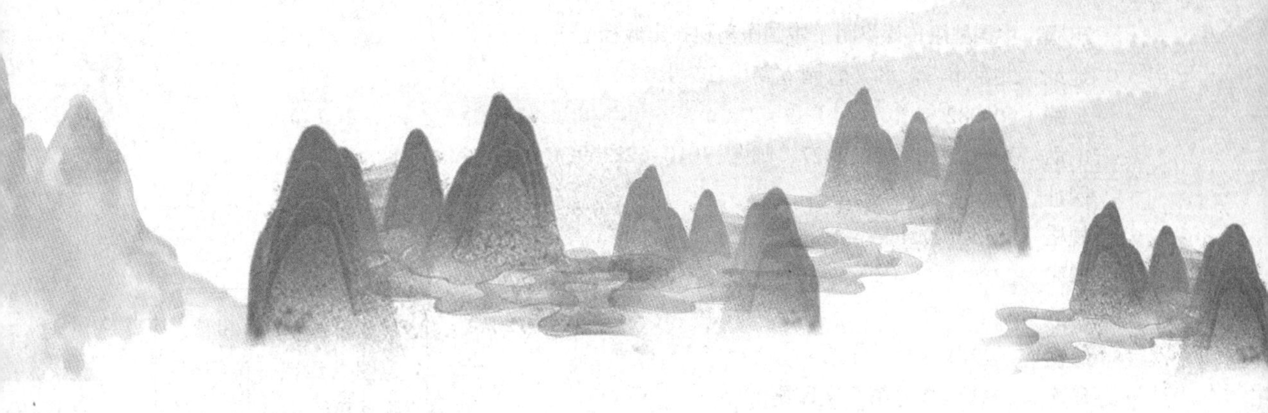

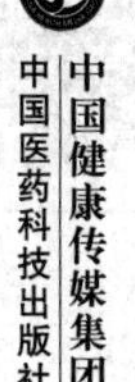

中国健康传媒集团
中国医药科技出版社

内 容 提 要

本书全面收录了国医大师晁恩祥教授所著文章，并进行系统分类整理。本书主要分为上、下两篇：上篇为疾病诊治，是晁教授多年来对疾病病因病机、诊断鉴别、辨证治疗、预后调养等的探讨及研究，可以从中看到晁教授的个人理论及诊疗经验的发展脉络；下篇为医论医话，是晁教授对中医药学科发展、中成药研发、对外交流等方面的思考，与上篇相互参阅，能更全面地体会、学习国医大师的丰硕成果。

全书切实反映了晁教授多年来临床诊疗体悟和学习探索历程，适合中医药医疗、教学、科研人员阅读，也可供中医爱好者学习、参阅。

图书在版编目（CIP）数据

国医大师晁恩祥学术经验集 / 张洪春主编 . — 北京：中国医药科技出版社，2022.4

ISBN 978-7-5214-3053-0

Ⅰ . ①国…　Ⅱ . ①张…　Ⅲ . ①中医临床—经验—中国—现代　Ⅳ . ① R249.7

中国版本图书馆 CIP 数据核字（2022）第 022424 号

美术编辑　陈君杞

版式设计　也　在

出版　**中国健康传媒集团** | 中国医药科技出版社

地址　北京市海淀区文慧园北路甲 22 号

邮编　100082

电话　发行：010-62227427　邮购：010-62236938

网址　www.cmstp.com

规格　787 × 1092 mm 1/16

印张　27 1/2

字数　446 千字

版次　2022 年 4 月第 1 版

印次　2023 年 3 月第 2 次印刷

印刷　三河市万龙印装有限公司

经销　全国各地新华书店

书号　ISBN 978-7-5214-3053-0

定价　100.00 元

获取新书信息、投稿、为图书纠错，请扫码联系我们。

编委会

国医大师晁恩祥简介

晁恩祥，男，1935年7月生，河北唐山人。国医大师，首都国医名师，中日友好医院主任医师、教授、博士生及博士后导师，中医内科首席专家。

1962年首届毕业于北京中医学院（现北京中医药大学）。1976年至1977年在北京参加全国中医研究班学习。2014获中华中医药学会终生成就奖，现为中华中医药学会学术委员会副主任委员、肺系病专业委员会名誉主任委员、急诊分会名誉主任委员，世界中医药学会联合会呼吸病专业委员会名誉会长。第三、四、五、六批全国老中医药专家学术经验继承指导老师，第一批中医药传承博士后合作导师，香港浸会大学中医药学院荣誉教授。中央保健会诊专家，享受国务院政府特殊津贴专家。2013年被北京市卫生局、中医药管理局评为第二届“首都国医名师”，2014年被评为第二届“国医大师”。2014年获中日友好医院年度重大贡献奖，2015年获央视“最美医生”荣誉称号，2018年获国医传承特别贡献奖，2019年获“全国中医药杰出贡献奖”，2020年当选首批中国中医科学院学部委员。2021年被评为中日友好医院首届老中医专家学术经验传承工作指导老师。2021年被中央保健委员会及人力资源社会保障部授予“中央保健工作杰出专家”证书。

从医60余年，创新中医“风邪”理论，形成风咳、风哮辨治体系，提出“发时疏风解痉、宣肺平喘，平时扶助正气、固本培元”理念，“风哮、风咳理论及其临床应用”研究2010年获中华中医药学会科学技术奖一等奖，2011年获北京市科学技术奖三等奖。指导研发针对“风咳”感冒后咳嗽及咳嗽变异性哮喘的新药“苏黄止咳胶囊”，并实现成果转化，已于2008年上市并被遴选为医保品种，并荣获“2015年度中国药学发展奖创新药物奖突出成就奖”。

重视并参与感染性疾病、慢性咳嗽、哮喘、慢性阻塞性肺疾病和间质性肺病等的研究，参与制定肺系常见病中医诊疗指南。积极参加了SARS、甲流等传染病的中医药防治及诊疗方案的制定，2009年获“首都中医药防治甲流科技攻关奖”。

主编《明医之路　道传薪火》等专著8部，副主编《碥石集》等2部，参编著作12部，主审3部。发表论文百余篇。主编的《明医之路　道传薪火》获2019年度“杏林杯”中华中医药学会学术著作奖一等奖；参编的《临床中医内科学》获“国家图书奖”提名奖。

路　序

晁恩祥教授从医60余载，从科研到临床，从教书育人到救死扶伤，凡事皆亲身而为，所见皆亲身所感。作为医者，他一毕业就前往内蒙古自治区进行支边工作，无论生活、工作条件多么艰苦，从未抱怨，而是刻苦学习，历练出扎实过硬的临床技能。他还多次下乡诊疗、防治克山病，为基层医疗做出了突出贡献。作为全国中医内科肺系学科的带头人之一，他对哮喘、慢性阻塞性肺疾病、肺源性心脏病、肺纤维化、肺系感染性疾病及脾胃肝胆病的治疗均有非常丰富的经验。SARS肆虐期间，他一边深入一线救治患者，一边总结患者诊疗方案并整理成文，为广东省和北京市的防治工作奠定了坚实的基础。作为导师，他将毕生所学倾囊相授给自己的学生，并要求学生对中医有诚心，对学术有诚信，对患者有诚意。多年的无私奉献，只为救治更多的患者，只为中医的传承，只为医者必备的那颗仁德之心。

晁恩祥教授注重中医药的继承与创新，理论联系实际，创新性地提出“风咳”“风哮”病证名，认为其当属中医哮病、咳嗽的证候之一，风咳、风哮证候反映了“风”的特性，其病机为“风邪犯肺，肺气失宣，气道挛急”，治疗当“从风论治”，并提出“疏风宣肺，缓急解痉，止咳平喘”的治疗方法，丰富了中医学咳嗽、哮病等肺系疾病病因、病机、治则治法等内容。同时将风咳、风哮与西医学“气道高反应性”相关联，支气管哮喘、咳嗽变异性哮喘和感冒后咳嗽等疾病相链接，丰富了中医药对现代疾病的认识。

其指导研发的中成药苏黄止咳胶囊不仅取得了学术价值，也缓解了大量患者的病痛，成为在国家药品监督管理局注册的中成药中唯一治疗感冒后咳嗽和咳嗽变异性哮喘的新药，为中成药治疗“咳嗽变异性哮喘”“感冒后咳嗽”提供了新的治疗手段，也为中药新药复方制剂6类新药的研发及克服低水平重复的局面进行了有益的探索，树立了典范。

晁教授一生笔耕不辍，可谓著作等身。迄今为止撰写过医教研论文80余篇，对肺系疾病诊疗、中医药现代化研究与新药开发等有非常深刻的认识。然而很多文章或为其早年所著，收录不完全，或是其未经发表的手稿，不为人知。在得知晁教授愿将其著作整合出版的消息，我等无一不是喜悦的。晁教授一生勤勉，所学所著皆是中医药学的宝贵财富。出版社的诸位编辑兢兢业业，尽其所能，还原了晁教授的学术思想及经验体悟，这无疑是一本值得研读的医学著作。

晁教授不求事事通达，但求发扬所长，登峰造极。在肺系学科的发展进程中，其承先人智慧，取其精华，摒弃无用繁杂，去其糟粕。这本书整理记录了晁教授对诸多肺系病的独到见解，以及关于中医理论探讨、中医学科发展、中药研发思路等的总结和思考。读其书知其人，可见晁教授学识丰富，经验老到，医者仁心。

得晁教授信赖，能为此书作序，这无疑是我的荣幸。还望日后晁教授会有更多的作品问世，广大中医药学子与受肺系疾病折磨的患者，都将终身受用。

国医大师

路志正

2022 年 3 月

王 序

1956年，为了继承发扬中医药，在周恩来总理的关切指示下，北京、上海、广州、成都四所中医学院同时成立，千百年来以“师带徒”为主的中医人才培养终于有了自己的高等院校。我和晁恩祥学长及百余名学子怀揣着振奋国医的共同目标，有幸成为北京中医学院（现北京中医药大学）医疗系的首届学生。新学校的建立和发展，开始无疑都是艰难的，我们一同经历了校舍外借、师资不足、教材缺乏等种种困阻，最终在党中央、院校领导的带领帮助下，齐心协力，共渡难关。当时给我们授课的老师有秦伯未、任应秋、陈慎吾、董建华、杨甲三、颜正华、程莘农、赵炳南、关幼波等名医大家，老师们皆是爱生如子、倾囊相授，可谓德艺双馨。如今想来，老师们悉心授课、指导、外出医疗救助等场景仍历历在目。在6年的共同学习生涯中，我和晁学长也结下了深厚的情谊。2012年由晁学长倡议并撰成《明医之路　道传薪火》三辑，敬献母校60周年庆典。1962年毕业的首届104位同学，终生为中医药学科建设与事业发展服务，据悉无一人改行。

在60余年的临床、科研、教学实践中，晁学长尽己所能为当代中医药发展贡献自己的力量。晁学长对肺系、脾胃系统疑难病的诊治有独到见解，尤专于肺系疾病的诊治，在支气管哮喘、慢性咳嗽、慢性阻塞性肺疾病、间质性肺病、肺源性心脏病等疾病的中医药诊治方面提出许多创新的观点，推动了中医理论和实践的进步。基于多年诊治肺系疾病的丰富经验和细致入微的观察，晁学长发现了“风咳”“风哮”等一系列风邪为患的肺系病特点，在国内首先提出了“从风论治”“风咳”“风哮”的学说，以“风邪犯肺，肺失宣降，气道挛急”等为基本的病因病机，创立了“疏风宣肺、缓急解痉、止咳利咽、降气平喘”法治疗“风咳”“风哮”等肺系疾病的独特方法，临床疗效显著。并与西医之咳嗽变异性哮喘、感冒后咳嗽等有机地结合起来，从症状、病因、病机、证候、论治等方面对“风咳”“风哮”进行了探讨和实践，形成了一整套思路和方法，得到了中医学界的认可和引用。并基于对“风咳”理论的系统科学研究，形成了苏黄止咳汤以及中成药苏黄止咳胶囊。苏黄止咳胶囊现在被广泛应用于临床，显示出治疗咳嗽变异性哮喘和感冒后咳嗽良好的疗效。

晁学长还多次参与国家抗疫工作，在SARS、甲流、人禽流感和新型冠状病毒肺炎等疾病的防疫工作中都有重大贡献。在临床一线治疗传染性疾病的过程中，晁学长对于中医药治疗传染病的理论进行了深入研究，形成了对呼吸系统传染性疾病的独特认识，并多次被聘为全国突发公共事件中医药应急专家委员会委员，为国家防治传染性公共卫生事件提供了宝贵的意见和建议。

关于中医人才的成长，晁学长提出了“读经典，跟名师，做临床，善思悟，勤总结”等倡议。学习中医药一方面必须勤读书，熟读中医经典和历代医家著作；另一方面必须跟师学习，在跟师的过程中学习老师对中医经典理论的理解以及临床应用。更重要的是在临床中不断接触患者，对经典和名师的经验进行思考和总结。这本书系统地总结了晁学长多年的临床经验以及学术思想，其中包括了对于传染病和肺系疾病的临床探讨，中药研发和中医发展的思考等，集合了晁学长多年来在临床实践中的成果之精髓。无论是临床中医师还是在校的中医学生，都可以透过阅读本书，学习晁学长的学术思想和诊疗经验，提升自己的临床和学术水平。

这次席卷全球的新冠疫情，对中医来说既是挑战又是机遇。中医药在这次防疫工作中和西医同道通力合作，互补长短，担当了重要的角色。在疫情的防控中，中医药干预成为中国方案的亮点，应用中医药治疗的新冠肺炎病例转重率、死亡率大幅降低，显示出中医药的独特优势，补充了西医在治疗疫病方面的不足。当前国家对中医药的发展也愈加重视，可以说是中医发展百年难见的机遇。文明互鉴纪元的中医药学充满了挑战与机遇，我仍相信在“中西医并重”国策的支持下，在继承好老一辈中医专家学术经验的基础上，后一代中医的未来是光明的，期许新一代中医药学人继续努力学习和发扬中医药原创优势，坚定地为人民谋福祉，共筑人类生命健康的共同体！

中央文史研究馆馆员

中国工程院院士

王永炎

2022 年 3 月

前　言

中医药发展是我们中医人最关切的话题，近百年来，由于西医学和现代科学技术的快速发展，中医学的发展和传承受到了巨大的冲击，幸好有以晁恩祥教授为代表的一代代中医人的坚守和不懈努力，中医药才得以传承和发扬。进入21世纪，中医药发展走向春天，在国家和相关机构的大力支持下，中医药迎来繁荣发展。

国医大师晁恩祥教授是我的硕士、博士导师，是我临床工作的榜样。晁老1956年考入北京中医学院（现北京中医药大学）学习中医，自1962年毕业后赴内蒙古中蒙医院工作开始，便一直在临床工作。纵观晁老60年的行医之路，他一直将传承、发扬中医药贯彻在行医生涯中，并坚定地认为中医药发展离不开中医药理论和文化自信。

晁老临证多年来理论成果丰硕，其中，“风咳”理论是晁老一大突出的理论创新。在晁老行医过程中，发现临床上除风寒、风热、风燥等类型的咳嗽以外，还有一类咳嗽，临床表现平和，具有风证的独特表现。此类咳嗽以咳嗽为主症，多无痰或者少痰，咳嗽以突然发作、阵咳、顿咳、呛咳为主要特点，且时发时止，常伴有鼻塞、流涕、鼻痒等肺窍不利的症状。这些症状符合“风善行而数变”的特点。临床上应用一般温肺散寒、清肺泄热、解毒止咳等治疗方法治疗该类咳嗽时常难以收效。于是晁老在经典中寻找依据，结合自己的经验与认知，探索并总结出一套“风咳”的辨证论治体系，这对整个中医的发展和传承起到了巨大的推动作用。同时也时刻提醒和激励我们，在中医药这片富饶的土地上再孕育出新的思想和理论，为中医药发展做出贡献。

除了重视经典传承和建立中医文化自信，中医药与西医学的结合也是中医药发展的方向，是中医药发展的大势所趋。晁老坚持认为，中西医结合应该以中医的原创思维为主，发扬中医药在我国卫生医疗事业中的独特优势，突出中医整体观念、四诊八纲、辨证论治的特色，在此基础上结合西医学知识，与现代健康理念相融相通，做到“用中医思维指导西医治疗”，让西医为我所用。令我印象深刻的是晁老曾经诊治过一例急性阑尾炎穿孔的重症患者，当时患者腹腔已经出现感染，因错过最佳手术时机，术后出现麻痹性肠梗阻，不排便不排气，同时还出现了呼吸窘迫综合征，经多种方法治疗效果不显著。晁老会诊时患者病情严重，血压偏低，呈半昏迷状态，腹部硬如石板，腹胀无肠鸣音，使用呼吸机辅助呼吸。晁老思索片刻便认为患者证在腹胀气结，处以大承气汤加紫菀等，嘱水煎服，每次50ml口服，每3小时服药1次，并于再次服药前抽取胃内容物，以观察药物是否已吸收。服第1剂药后患者便出现矢气，又用青皮、槟榔、大黄，煎药灌肠2次，刺激肠壁运动。次日上午便接到医院电话，言患者矢气9次，排便后神志转清。我多次跟随晁老会诊，见证了一次又一次中医药神奇疗效，也意识到中医药要实现高质量发展，中医和西医就应当相互尊重，共同探讨并形成最佳的诊疗方案和治疗措施。

晁老对中医药发展的理解是深刻的，并一直以榜样的作用引领一代代的中医人。本书是晁老行医60载思想体悟的合集，包含了20世纪80年代晁老在内蒙古中蒙医院防治慢性肺源性心脏病的经验及21世纪初对于重症急性呼吸综合征、人禽流感、甲型H1N1流感等传染病的救治体会，60年来临证过程中对于慢性支气管炎、慢性阻塞性肺疾病等疾病的认识，以及对肺系病中医药诊疗影响颇深的“风咳”“风哮”理论内涵及诊疗方案，还包括了晁老对中医“证”“治则”等理论的探索，对中成药研发的思考，对中医内科、中医急诊学科发展及对外交流的认识等，真实全面地反映了晁老多年来的临床思想和对中医药发展的思考与践行。希望本书能对中医学者及从业者有所启示。我们当以晁老等老一辈中医学者为标杆，不负重托，砥砺前行，传承、发展好中医药，为中药事业的发展做出自己的贡献！

岐黄学者

中日友好医院保健医疗部主任、中医部主任

张洪春

2022年3月

编写说明

国医大师、首都国医名师晁恩祥教授1962年从北京中医学院（现北京中医药大学）毕业后分配至内蒙古中蒙医院，迄今行医60年，积累了丰富的临床经验并撰写了大量学术论文、医学著作等。本次整理不仅收集了晁教授多年来发表的作品，也精选了其未发表的手稿，并进行系统分类，主要分为上、下两篇。

上篇为疾病诊治，以疾病为纲，按创作时间先后排序，是晁教授多年来对疾病病因病机、诊断鉴别、辨证治疗、预后调养等的探讨及研究，病种涵盖了SARS、甲型流感等传染性疾病，慢性支气管炎、慢性阻塞性肺疾病、哮喘等常见呼吸系统疾病及部分内科疾病。下篇为医论医话，是晁教授对中医药学科发展、中成药研发、对外交流等方面的思考。每章之内综合发表时间及内容相关性对文章进行排序，并在文章末注明原始文献来源信息。全书切实反映了晁教授多年来的临床诊疗体悟和学术探索历程。

为了使读者原汁原味地品读晁教授著作，我们在整理时尽可能保持文章原貌，仅修改了原始文章中少量不规范处，统一了文字用法和体例层次。对于原文出现的部分药名、病名、医学术语、计量单位等与晁教授原著保持一致。为便于读者阅读，对于有必要与今对照的内容，在其后括号内注明现今常用名称，如“房山县（现房山区）”。

借由本书的出版，希望能较为全面地整理、传承晁恩祥教授的学术思想及临证经验，在一定程度上满足广大临床工作者对国医大师经验学习的需求，并为中医药的继承与发展奉献力量。

编者

2022年1月

目录

上篇　疾病诊治

下篇　医论医话

上篇 疾病诊治

第一章　传染病理论及临床探讨

第一节　关于传染性非典型肺炎的中医诊治初步意见

一、中医在治疗“非典”中应负有责任

1. 国人的企望和要求

中医应当发挥治疗“非典”的作用，这也是广大群众的要求。国人受难，“非典”肆虐，染及四方，造成灾害。中央领导一再提出中西医结合抗击“非典”，中医更是责无旁贷。

2. 历史的经验可以借鉴

历代曾多有温疫流行，并随之名医辈出，明清之际形成温病学派，吴又可的《温疫论》内容丰富，叶天士、吴鞠通、薛生白、王孟英均有建树。三焦及卫、气、营、血辨证各有专论。

3. 近日广东省中医院同行总结的经验十分可贵

笔者作为肺系病专家，年初应邀前往广东省中医院会诊之时，已见其应用中医药治疗“非典”的尝试，并在 113 例中西医结合治疗中取得了成绩，我个人一直认为中医是会有所作为的。

4. 着手研究防治方案

4 月初国家中医药管理局、北京市中医药管理局便开始组织专家论证中医防治“非典”方案。专家多次研究广东经验，并亲临佑安医院、地坛医院会诊查房，了解病情，观察患者舌脉，以取得第一手资料。

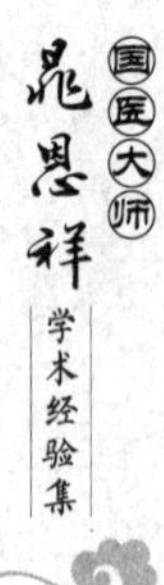

二、从中医角度看非典型肺炎

1. 是一种具有较强传染性的疾病

从中医学来看，这种病当属《素问·刺法论》所云之“五疫之至，皆相染易，无问大小，病状相似”。是属时行疫气所染。《温疫论·自叙》中说：“夫温疫之为病，非风、非寒、非暑、非湿，乃天地间别有一种异气所感。”临床可见治疗、护理“非典”患者的医务人员及陪护患者的家属多易染之。

2. 历代温病学家的认识

该病由疫疠之毒引发，从口鼻而入，有潜伏期，属邪从内发，可达表攻里，非伤寒邪从毛窍而入之热病。温病之理，乃“夫温者热之始，热者温之终，温热首尾一体又名疫者”。

3. 强调温疫之邪，热毒犯肺伤正

又见“温邪上受，首先犯肺”，病急而严重，变化迅速急迫，但“邪之所凑，其气必虚”，“正气存内，邪不可干”。

4. 当属近距离和污染物传染

初期当见发热，头身痛，热势持续，干咳少痰，乏力或腹泻，纳呆，恶心，脉弦滑或滑数，舌苔白或白腻。常可见胸部X线检查示片状或斑片状浸润，白细胞正常或下降。病情进展可见胸闷气急，呼吸迫促，甚则呼吸次数≥30次/分，出现低氧血症。病情进展则伤及肺气，温疫扰心伤肺而可能瘀毒内蕴，气阴两伤，血瘀痰阻，出现呼吸窘迫综合征，可能累及他脏，使正衰邪实，多脏受累，气脱身亡。

5. 舌、脉变化当需注意

该病初期可能见有浮数、弦滑而数之脉，舌苔白或白腻，但随着病情发展，可能出现舌边红，舌苔燥或黄腻，脉象有时可见数脉，但也可能心阳受损而见沉迟之脉。

6. 常有并发症，需当注意

多数患者可由于个体抗病能力强或治疗得当而缓解，广东省中医院113例93.21%的治愈率可以佐证。但也有些少数患者，经历严重极期阶段，可能合并肺部细菌、真菌感染，肺纤维化，气胸，出现肺损伤、肺功能变化，还可造成循环系统、消化系统、免疫功能受损，中医称之为肺衰、肺痿、胃呆等。

三、中医对非典型肺炎疾病过程的思考

1. 病毒伤人，正邪搏击

发病首见正邪相争而高热，乏力，迅速波及于肺、胃，系毒热从内，向表里而发展，该病邪实伤正，且正邪相争十分激烈。

2. 以肺为中心的热毒损伤

《温热论》中早有“温邪上受，首先犯肺，逆传心包”的记载，故而见有咳嗽，少痰，气短、喘促，呼吸次数≥30次/分，继则出现呼吸窘迫、呼吸衰竭、多脏衰（多器官功能障碍综合征）诸象，恐属正不胜邪。

3. 湿邪内蕴，脾胃受邪

该病常见腹泻、纳差食少，恶心，脉弦滑数或滑数，苔白腻，似属多湿之状，也可能由于应用药（抗生素、激素）而舌脉生变。

4. 气阴两伤与血瘀痰阻

这两种情况比较突出，气虚者，无力、汗出、短气、气促、喘急，可能还会见到心悸。亦可见血瘀、痰阻之状，出现口唇紧绀、肺纤维化、肺泡间质渗出，亦有血瘀及痰湿内阻之象。

5. 该病可能变化多端

一方面是疾病本身的发展变化，也有一些属不除外用药所致，如激素、抗生素所致免疫系统的损害。

6. 可能因毒邪内蕴而伤人

至热极邪实之阶段，疫毒会伤及肺部、全身，致气血、阴阳受损，气阴两虚，又有痰浊、血瘀、正虚邪实、肺气瘀阻等表现。

7. 选择治法

宣邪、解毒、清热、宣肺、止咳、化痰、平喘、祛湿、泻肺、化浊、养阴、益气、降逆、活血、健脾、和胃等，应视其邪正情况的不同选用相应的治法治疗。

8. 治疗中出现的一些问题亦当关注

该病大都应用抗生素及大剂量激素，并使用正压给氧呼吸机等，可能会

造成舌苔、脉象欠准确，当认真分析考虑舌苔厚腻是否仍属患者的真实情况。

四、中医治疗方案的出台

（一）背景

2003 年 5 月 3 日（原）卫生部办公厅发文称可选用中药辅助治疗，治则为温病卫、气、营、血、三焦辨证论治。对此，中医专家认为应当坚持中西医结合治疗非典，且主张中医药早期介入更好。

在国家中医药管理局、北京市中医药管理局的组织安排下，2003 年 4 月首先发布“4 期 12 证方案”；北京市中医药管理局为了便于临床操作，将其改为 5 证；后再次修订改为 4 证；5 月 8 日吴仪副总理接见中医专家讲话后，中医药更受到重视，5 月 13 日国家中医药管理局与（原）卫生部共同下达内部明电即“关于印发推荐传染性非典型肺炎中医治疗方案”的通知，再次确定了中医治疗方案。

（二）中医药治疗传染性非典型肺炎的基本原则

1. 在应用西医综合治疗措施的同时，加入中医药干预，开展中西医结合治疗。

2. 按照中医辨证论治的原则，因地制宜，进行个体化治疗，并根据病情变化，适时调整治法、方药，随症加减。

3. 中医药治疗宜及早应用，特别是要加强对轻症和疑似病例的中医药治疗，以利于控制病情的进一步发展。

4. 中药注射剂、汤剂和中成药口服剂可联合应用。

5. 中医疗程可视病情变化而定。注射用中药一般疗程为 7~14 天，如需继续使用同一药物，两次使用中间可间隔 2~3 天。

（三）中药汤剂基本处方

1. 非典型肺炎轻症患者或疑似病例

主症：发热或发热恶寒、头痛、关节肌肉酸痛、乏力、腹泻，或有干咳少痰。舌边尖红，苔薄白或白腻，脉滑数。

治法：清热解毒，疏风宣肺。

方药：金银花 15g、连翘 12g、黄芩 12g、苏叶 10g、茵陈 15g、蝉蜕 3g、炙麻黄 5g、杏仁 12g、生石膏 30g、知母 10g、太子参 15g、生甘草 10g，水煎服，每剂煎 2 袋（150ml/ 袋），每天服 2 次，每次服 1 袋。

随症加减：

腹泻者：去生石膏，加藿香 12g、佩兰 12g、苍术 10g 或选用藿香正气胶囊 / 软胶囊 / 口服液。

恶心呕吐者：加竹茹 10g、半夏 10g、生姜 10g。

食欲不振者：加焦三仙 30g。

咳嗽较重者：加炙枇杷叶 12g、紫菀 12g。

2. 重症非典型肺炎

主症：符合《重症非典型肺炎诊断标准》。临床表现有：发热或不发热，胸闷，呼吸急促，喘憋，口唇紫绀。舌暗少津，脉弦滑数或细弦数。

治法：益气化瘀，清热解毒。

方药：西洋参 15g（单煎兑服）、三七 12g、丹参 12g、山萸肉 12g、麦冬 10g、葶苈子 15g、炙枇杷叶 15g、地龙 12g、金莲花 8g、黄芩 10g、瓜蒌皮 15g。水煎服，每剂煎 2 袋（150ml/ 袋），每天服 2 次，每次服 1 袋。

随症加减：

高热不退者：加生石膏 30~60g、青蒿 15g，或加服紫雪散。

食欲不振者：加焦三仙 30g、鸡内金 10g。

咯痰多者：加鱼腥草 30g、桔梗 10g。

脉迟缓，肢冷心悸者：加制附子 9g、干姜 6g。

3. 恢复期

主症：胸闷气短，动则尤甚，汗出心悸，神疲体倦，偶有咳嗽，纳呆，腹胀或便溏。舌淡暗苔白或腻，脉细滑。

治法：益气养阴，健脾和胃。

方药：太子参 15g、生黄芪 15g、黄精 15g、炒白术 15g、沙参 15g、麦冬 15g、炙枇杷叶 15g、砂仁 6g、焦三仙 30g、葛根 15g、丹参 15g、陈皮 6g，水煎服每剂煎 2 袋（150ml/ 袋），每天服 2 次，每次服 1 袋。

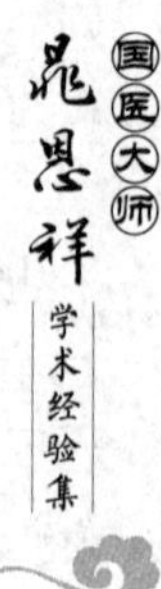

五、中成药与注射剂的选用及注意事项

近些年来一批中成药和注射剂开发上市，可以选用。被列入急症必备用药的，大都依据中医理论进行辨证用药，有适用于临床治疗“非典”者，因而选取了部分中成药及注射剂，与汤剂配合使用。

1. 退热类

口服药有瓜霜退热灵胶囊、新雪颗粒、清开灵口服液等；注射液有清开灵注射液、双黄连粉剂。

2. 清热解毒类

适用于早期、普通患者，重病患者和疑似病例。可选用清热解毒口服液、苦甘颗粒、藿香正气口服液、葛根芩连微丸。

3. 活血化瘀类

丹参注射液、丹参滴丸。

4. 扶正类

适用于重病患者、呼吸功能障碍者或恢复期患者。口服药有生脉饮口服液、百令胶囊、诺迪康胶囊；注射剂如参麦注射液、黄芪注射液。

注意事项：

1. 每一种中药注射液必须单独使用，不可与其他中、西药物混合后一起静脉注射，要严格按照用法与用量使用。

2. 使用不同的注射器抽取不同的中药注射液。如需使用同一输液管注射不同药液时，必须用生理盐水或葡萄糖液冲洗干净后，方可输入其他药物。

3. 中药注射液在临床使用中偶有不良反应发生，如发生不良反应，要立即停药，并给予对症处理。

4. 老人、儿童应减量使用，孕妇慎用。

六、对“非典”治疗中几个问题的意见

1. 据报道，国内已有 700 余名患者陆续服用了中药汤剂和中成药，这才体现了中医特色。但需要密切关注的是尚应认真观察，详尽分析问题，并及

时发现新问题，提出应对办法。

2. 由于该病病原目前仍在研究中，病毒对肺及其功能的损伤机制，均应进一步观察，也可为中医治疗提供辨治依据。但也需要在治疗中观察激素、抗生素应用给中医辨治带来的问题，如对症状以及舌、脉的影响。正如吴又可《温疫论》的问世也是在大疫之后的杰作，对病机的认识更要不断分析而后再论。不断收集资料，分析病症，总结病因、病机以及治疗中的相关内容十分必要。

3. 关于该病中医病名，我认为无须过早确定。事实上我们对疾病的原貌、演变规律仍然缺乏了解，无须过早认定“风温”“春温”“风温肺热”“肺毒疫”等中医病名。我和一些同道虽多次进入病区，但对病情了解仍较片面，尚需通过科研方法收集资料，进一步分析。尤其是严重期的种种变化和多种并发症的出现，仍需研究论证。

（原文 2003 年发表于《中国实验方剂学杂志》，有删改）

第二节　关于中医药防治“非典”工作的思考

北京“非典”（SARS）疫情肆虐，令人震惊，3 个多月的 SARS 之战给人以诸多启迪。笔者几个月来在抗击非典中曾到过广州，多次进入定点医院会诊，参与制定中医防治 SARS 方案，现提出心得体会与同道共议。

一、中医药防治 SARS 作用得到认可

自 2002 年底 SARS 发生之后，广东部分中医单位相继收治一批非典患者，并积极运用中、西医两法进行治疗，收到较好效果，受到患者的欢迎。2003 年 3~4 月广东同行不断总结整理，为治疗 SARS 提供了一份来自于实践的方案和经验。北京 SARS 流行之后，一些中医单位也参与救治，但仍属局部、个别情况。直到 2003 年 5 月上旬，指挥部才组织了全市对口中医技术协作，在两级中医局的支持下，专家们提供的部分中医诊疗方案才得以实施。很快，

半数以上患者使用了中药汤剂及注射液，北京市中医药管理局还多次组织中医专家到病区会诊，了解病情，推动了中医药抗击非典的工作。

2003 年 5 月，中医单位一大批中医药人员直接面对患者，并以中、西医两法进行治疗，直接观察患者病情及舌脉，详细进行四诊，有半数以上患者采用了中西医结合疗法，结果表明中西医结合治疗可以缩短发热时间，降低炎性反应，促进 X 线片肺部阴影吸收，降低重病患者的发生率和病死率。

这次抗击 SARS，中医界面对大疫深受考验，重新明确了中医的地位和责任，证明了“发展传统医药”以及“中西医并重”“中西医结合”方针政策的正确性。当然，科学发展无止境，科学也有其相对的局限性。但是如果中医不参与或不能参与防治 SARS，只使用西药治疗，或仅用中药作为辅助，疫情将是何等局面?

二、中西医团结奋战，中西医结合受到重视

SARS 为严重急性呼吸道综合征，中医认为该病属“温疫热病”范畴，它有自己的发生、发展和传变规律，其传染性较强，具有潜伏期，病情变化急速，对人体的正气、肺与免疫的损伤极大。西医认为这是一种新的疾病，病原尚在研究，防治手段亦以对症、支持疗法为主，选用药物仍属过去传统的药物。而笔者认为中医同样需要对病名、病因、病机重新认识，需要对症状、舌脉及证候演变进行研究。西医有西医的办法，中医同样有中医的历代经验可以借鉴。中医从整体出发，通过四诊八纲进行辨证论治，防治 SARS，当然要面对考验，但这对中医来说也是一次机会。

2003 年 4 月初有关部门发布的《传染性非典型肺炎推荐治疗方案》提出“可选用中药辅助治疗”“治则为温病卫、气、营、血和三焦辨证”，对此中医界尚有些不解。由此可见 SARS 初期中医参加抗疫并没有受到鼓励和重视。一方面个别人员对中医能否防治 SARS 也不了解，信心不足；而另一方面有一些中医界同行表现出了对 SARS 防治的信心，并认为早期介入会收效更著，疗效不必质疑；也有少数同行认为 SARS 治疗“轻而易举”，对西医疗法则“不屑一顾”，甚至认为“抗生素无用”“应用大量激素引起坏病”。中医需要探索，西医也需要探索，中医和西医都会在防治 SARS 过程中，不断总结，与时俱

进，无须互相指责，科学在发展，医学也需发展。

“中西医结合”“中西医并重”是我国卫生方面政策法规的内容，应当重视中西医互相团结，互相支持，互补有益，西、中医并存是我国与其他国家医疗的不同之处，中西医专家、中医专家与其他学科专家以及中医药行业内部要加强团结，相互尊重，互相协作，取长补短，共同提高治疗效果。这是很重要的。

三、以科学态度发挥中医药的优势

科技部SARS攻关组安排了中医药攻关任务，对中成药进行了遴选和实验，即对实验药的抗炎、清热、改善肺部炎性渗出的研究。虽不是以SARS病毒造模，但也一定程度上反映了一些中成药及注射液对症治疗的效果，中药不是单纯针对病毒的，而是对疾病过程的治疗。同时通过顶层设计对SARS患者的疾病演变规律，中医的证候症状及舌脉进行探索，按统一标准、统一表格登记和观察，而后进行大样本的分析研究，笔者认为若按现代科研方法进行随机对照研究，会获得科学性较强的结果，这一工作正在认真进行。

在这次防治SARS的工作中，为了能推动中医药尽快参与抗疫，国家中医药管理局、北京市中医药管理局以及中华中医药学会，在3~4月多次组织专家进行交流非典病症与舌、脉表观，收集了广东中医界的防治经验和总结的方案，组织了中医界急症、肺系病、热病专家会诊，并进行较认真的观察，4月份试行防治方案公布，为推动中医药参与提供参考。

SARS肆虐引发了学术界的关注，中医界也出现了百家争鸣的局面，一批批学者对该病进行了研究分析，慎重对待，严密观察，并提出不少建议，这是很好的。但也有过于“主动”者，还没有分析和了解疾病过程，甚至一无所知便包揽吹嘘，长篇大论，著书立说。中医药界业内人士还有些历史经验可借鉴，但也有些非专业人员甚至冒名者的干扰与抨击。来自各方面的2000余次献方、验方说明了中医界的热情、积极投入，想进行试验的精神可嘉，但法规不允许在患者身上应用没有经过审批的药物。此外还有诸多的预防药方流于市面，据说也有个别人群用药出现不良反应。

SARS给广大医学界包括中医提出了考验，促使中医对其科学性进行反思。在大疫之初，人们对病情尚不甚明了之时，不可能有完整的方案，只是认识到该病系口鼻受邪，乃“温者热之始，热者温之终，温热首尾一体”的规律，是一种新的、具有很强传染性的疾病。对于该病中医病名的认识，会在疫后总结中得到公认的评价。献方精神虽好，但对于传染性如此强的疾病，试验是很困难的。一些献秘者有抱怨，可以理解，但也有浑水摸鱼，冒充“名医”，捏造“祖传秘方”者，亦当警惕。有几起用药不良事件，经过分析，发现有的是用方不当；有的则属药物剂量不当；有的是违规采药用药；有的为骗钱发财制造假药等，也应分别对待，万万不能把非法行医者，甚至用巫术行骗者也纳入中医行列。

四、中医药现代化，当不忘中医特色

中华民族悠久的历史孕育了中医这一瑰宝，中医以其独特的诊治疾病的方法进行防病、治病。它与西方医学以病理生理学微观分析，化学药物防治疾病不同，中医以整体观念，靠四诊、八纲、辨证，按照中医理论分析病情，立法处方用药，分析多于检测。中、西医方法和理论有别，但中、西医两者的目的均为防治疾病，自然会互补兼容，取长补短。如何既按中医自身的规律办事，又能符合现代科学发展要求，始终是我们需要研究的课题。

中药新药开发是中药现代化的一个重要方面。这次针对SARS用药研制，中华人民共和国国家食品药品监督管理总局（CFDA）建立了绿色通道。随着时代变化，药品标准要求越来越严格也是理所当然的，中药广泛受到国内外医药界的关注，也受到经贸部门、农林部及药业部门的重视。药品开发的要求首先是安全、有效，而且也要重视质量可控。中药研制与化学药和天然药的研制不相同，中医药有自己的理论特色。要重视中医药理论依据、证候要求、处方论证，也要进行工艺、质控、药效、毒理和临床的试验，还要符合大规模生产的要求。药物开发还有药材问题、不良反应问题等。

“中西医结合”“中西医并重”是根据我国的具体情况制定的方针政策。中国既有中医，又有西医，患者可以选择西医疗法治病，也可以找中医诊治疾病，二者相互补充，但不是取代或从属关系。因而经常提示“继承和创新”

是正确的，采用中西两法，应当是中国医疗的优势。提倡中医更多地吸收西医的诊治疾病方法不是坏事，而是丰富自己，多一些诊治疾病的手段。这次SARS的发生，中医得到参与防治的机会，事实证明中医的确有助于非典患者的治疗，中医仍然是根据对证候的分析采用饮片、中成药、中药注射剂治疗，受到了患者欢迎，已是不争的事实。

通过这次SARS的治疗工作，中医药取得了较大面积的参与机会，虽然在中后期参与度较高，初期却参与较少，实在有些被动。时至今日需要反思的内容很多，但主要还是在于对中医药的认识和其科学性的认证，决策中需要从“发展中医药”“中西医并重”“中西医两法”“中西医结合”等方面去制定政策。我们完全可以借着这次防治SARS，抓住机会迎接考验，发挥自己的特点和优势，让中医药发挥更大的作用。

（原文2003年发表于《天津中医药》，有删改）

第三节　从中医临床探讨SARS的发生与演变

传染性非典型肺炎（SARS）肆虐，令人震惊。笔者直面SARS一年半的时间中，3次密切接触病区，主要是为抓住认识这一新的传染性疾病的机会。既没有怠惰、回避，但也未过于高调、张扬，而是从学习、认识、积累的角度，慎重对待，反复思考、认真分析，今天再次写出了关于SARS的一些思考，限于水平，难能准确无误，只是由于心中的责任、义务难以推卸。

一、SARS的演变规律探析

（一）流行病学情况

已经查明，SARS病毒主要的传染途径多为口、鼻而入，属近距离感染，发病2周之时最具传染性，密切接触者最易受到传染，有的患者甚至可殃及几十人感染，有的则较少。但总的来说该病传染性较强，已被列入我国传染病法。

从发病群体看，儿童感染率低；中老人质年患病较多；医护人员及患者家属、陪护易于感染。SARS 不同于人禽流感，后者医护、家属人员很少感染，而大多患者患病为直接接触病禽而致，且儿童感染率、死亡率较高。

（二）潜伏期

感染SARS冠状病毒后，潜伏期通常小于2周，初期一般无明显临床症状，只是有的患者表现有一般感冒的症状，如头身不适、乏力等。

（三）临床表现

该病起病急，其主要症状及分期如下：

1. 发热及相关症状

发热为首发和主要症状，表现为体温 38℃以上，持续高热，发热可持续 10~14 天，伴有肌肉、关节疼痛，乏力明显。早期应用退热药有效，进展期退热药难以控制体温。

2. 呼吸系统症状

可见咳嗽，多为干咳少痰，胸闷，严重者渐现气促、气短，甚则呼吸困难，出现呼吸窘迫、低氧血症，多见于发病后 6~12 天。此外，胸部 X 线检查提示肺部呈不同程度片状、斑片状磨玻璃样密度影，少数患者出现单侧或双侧肺实变影，多次复查胸部 X 线及肺部 CT 检查有助于观察病变情况。白细胞计数多在正常范围或降低，淋巴细胞计数降低，且有逐步减低趋势。

3. 消化道症状

发病早期可能见有恶心、呕吐、腹泻，继则不欲饮食。

4. 分期

（1）早期：或称发病初期，多为发病第 1~7 天，起病急，发热为首发症状，伴身痛酸楚，乏力，干咳，胸痛、可伴恶心、呕吐、腹泻。胸部 X 线检查示肺部阴影多在发病后 2~3 天出现。

（2）进展期：多见于发病第 8~14 天，感染中毒及肺部病变进行性加重，可见胸闷、气促、气短、呼吸困难、动则喘促加剧。胸部 X 线检查示肺部阴影发展迅速。发病第 10~15 天部分患者可发展重度 SARS，甚至危及生命。

（3）恢复期：一般发病在 14 天后体温逐渐下降，恢复至正常，症状缓解，肺部炎症吸收，有的患者炎症吸收较慢，少数重患可能有较长时间的遗留限制性通气功能障碍和肺弥散功能下降。一般在2~3个月后大部分功能可以恢复。

（四）鉴别诊断及疑似病例

诊断可根据流行病学史及临床表现，实验室、胸部X线检查，并以SARS病原学、血清学检测以求印证。但在发病早期诊断仍有一定难度，因而需注意鉴别诊断及与疑似病例的区别。

1. 鉴别诊断

早期诊断时应与流感（甲、乙、丙型）病毒、副流感病毒、呼吸道合胞病毒、腺病毒、军团菌、支原体、衣原体等其他非典型肺炎相鉴别。可应用血清学检测进行鉴别。

2. 疑似病例

在SARS流行期间出现的发热患者，具有的一般肺炎的症状，但尚无胸部X线影像变化及缺乏明确的流行病学依据，一般属疑似病例，待观察病情发展，如复查胸部X线发现进展较快，且有病原学根据，即可转为确诊病例。

（五）重症SARS与并发症

诊断重症SARS主要根据：①出现呼吸困难，呼吸频率≥30次/分，且胸部X线检查示肺部病灶大于1/3，或48小时内病灶面积超过50%，正位片示病变部位占双肺总面积1/4以上；②出现明显的低氧血症，氧合指数＜300mmHg；③出现休克或多器官功能障碍综合征。

1. 高危致死原因

①年龄在50岁以上；②有严重心、肝、肾、脑、呼吸基础疾病；③患有恶性肿瘤、糖尿病；④严重营养不良；⑤近期有大手术史；⑥淋巴细胞计数进行性下降。

2. 并发症

从去年的病例来看，并发症可能由疾病本身导致，由于该病直接损伤肺及免疫系统，属全身性疾病，但也有诊治用药不当的问题，并发症大体有以下几种：

（1）继发感染。如细菌、霉菌感染、结核分枝杆菌，可加重高热及肺部炎症，或出现痰多而黄；低氧血症加重，还可以合并二氧化碳潴留，出现Ⅱ型呼衰、肺性脑病、肺空洞等。

（2）肺间质改变。少数患者肺内炎症吸收后可能残存肺间质纤维化，严重者肺间质增生使肺体积缩小，但胸部X线检查显示一些条状阴影、纹理增重及小叶间质增厚，在康复过程中多数可以吸收。

（3）纵隔气肿、皮下气肿、气胸偶有发生，多发生在使用呼吸机之后。

（4）骨质缺血性改变，患者可能出现关节疼痛、活动受限，多发生在髋关节、股骨头、肩关节、膝关节或长骨部位，可以通过CT及MRI检查发现。

（5）还可见有胸膜增厚、心律不齐、胸部X线检查示心影增大等表现。

二、中医症状、舌脉及病因病机

（一）症状分析

1. 发热

发热是SARS首发的主要症状，可见微恶寒，初起即热，体温38.5℃以上，呈持续状态，或伴肌肉关节酸痛，发热的特点是初期及中期均有发热，约12~14天。热盛反映了毒邪为重，邪从口鼻而入，潜伏期几日后发病，其邪已入于表里之间，从内向表里发病，疫毒邪热内盛，不同于伤寒邪由毛窍而入，感寒即发，邪在于表，且同时向里而传。SARS乃“温疫之邪，温者热之始，热者温之终，首尾一体”。温疫属“疫气、异气、戾气”，有的温病学家认为温疫是感于膜原，反映了疫毒邪热。应用一般解热镇痛药或激素类药可一时退热，但必会复见其热（或言反跳）。由于SARS之热因病发于里，多郁热日久，即便用药也难以一二剂即热除而安，但中药治疗可使热势逐步降低，趋于正常，因而可缩短疗程，减轻患者的热势。但合并感染者热势仍会变化不定。

2. 肺部症状

咳嗽首见，以干咳少痰或无痰为主，甚则连续咳嗽，多出现在发热之后，而后逐步见到气短、气促，血氧饱和度及动脉氧分压下降，发病后6~12天最为明显。严重者出现呼吸困难。若属进展期患者还可能见到胸闷痛，呼吸急促，X线示肺部阴影加重实变，出现急性肺损伤，甚感呼吸窘迫；待恢复期咳嗽好转，X线检查示阴影逐步吸收，呼吸困难改善，若进展期再合并肺部细菌、真菌、结核菌感染，呼吸困难加重，可见咯痰多，甚或黄痰，不易咯出。但该病初起一般无上呼吸道其他症状，而以肺泡及间质损伤为主。

该病表现符合明末叶天士“温邪上受，首先犯肺，逆传心包”之说，也与清代吴鞠通所说“凡病温者，始于上焦，在手太阴”相一致，因而肺部症状反映了该病的发生演变的重要内容，反映了温疫伤肺及肺气郁闭的病机。

3. 消化道症状

有的患者初始可见腹泻及恶心、呕吐，其因有二。一为邪从口鼻而入温疫温毒伤及脾胃，二为肺与大肠相表里。2003年广东、香港患者均有消化道症状，北京患者亦有一定比例，但2004年4月北京新增的几位患者，大都有在早期即见消化道症状，严重者不能进食，或恶心呕吐不止，反映了湿毒的侵犯。

4. 乏力

乏力是患者早期可见的症状之一，说明SARS一开始即损伤人之正气，是因邪实，感染严重，毒热伤正。发热为正邪相争之状，正邪相争明显，乏力表示正气受损。这与西医所说免疫异常而致全身性疾病的认识相近，因而中医学可以认为该病使人体正气虚损，后期更见汗多无力，伤及气阴，故采用“扶正、益气、养阴”的治法。

（二）舌脉表现

1. 舌象

舌象包括舌质、舌体的颜色及苔质情况，历来是温病诊法及辨证分析的依据之一。尤其是明末叶天士辨舌的经验总结更是可贵。根据我们的观察及患者舌象照片的记录来看，该病舌诊内容丰富，变化多端。

（1）辨舌苔：视其色泽、状态、润燥、厚薄等。

1）白苔：初期阶段，舌苔薄白，舌边尖红，属温邪初袭；继见苔薄白而干，舌边尖红，属肺津受伤，疫毒袭肺。

2）苔白厚而黏腻：白腻苔见于发病后2~7天，继则白腻转而可见到其他色，如黄腻，黑腻等，腻苔似在SARS发病至10余天均可见到，若苔白厚而燥，当属温疫湿浊，热伤脾胃津液；若舌质绛，苔白腻当属湿疫搏击，邪热内伏，肺之气血受伤，血氧缺乏，呼吸急促；若苔白腻且伴舌紫绛，当属湿热毒邪内闭，瘀浊内阻。

3）黄苔：若黄白相间苔当为邪热已入气分，属进入进展期；邪热入里初期见黄苔；老黄苔，焦燥起刺，属里热炽热；黄腻苔属温热邪毒、交织内蕴。

4）腻兼黑黄：北京2004年7例患者中有2例均有发热，病情进展期中咳嗽、气短、气急、口干少津，在发病后10天左右见到黑黄腻苔，属热盛伤阴者。因住在传染病房，患者并未察觉。但此二例均如期而痊，未生它变。

（2）舌质：初期舌质多淡红，继则舌边尖红，进展期由于缺氧气促、气急可见舌质紫暗、紫绛，伴口唇紫绀；个别患者由于湿邪内蕴而见苔腻及舌质胖大，或舌燥少津等，均为热象。

2. 脉象

脉诊应该是温病的重要诊法之一，我所见到的脉象，大体有浮、滑、弦、数、促、细数、缓，也可见到迟脉。

浮脉当在发病初期，病在肺卫；滑常与数脉相合为滑数脉，似属湿热相交之象；弦脉常弦滑相合，属湿与热结，邪热亢盛；促脉亦可见到，尤与气急喘促同见。在广东会诊一实习女学生患者，发热、呼吸急促，呼吸35次/分，则脉促急；进展期有促脉，若正气受损，热邪未尽，常有细数之脉；在进展末期，病情若重而阳气受损，亦可有四肢厥冷而出现迟脉，属心阳受损，病情仍危重，也有的患者于夜间明显出现迟脉，也是正气不足，心阳受损之象。

（三）SARS的相关因素

1. 发病及前驱表现

该病为传染性疾病，毒邪从口鼻而入，感染后有潜伏期，但初期症状不明显，只是在发病之前可能有类似流感的较轻微症状，如神倦、肌骨酸楚等，但邪入从内而发，系与伤寒发病不同。历代言温病有“伏邪”“邪入膜原”“从内而发”的论述，我们当以重现。

2. 疫疠之邪

疫毒伤人，而见发热，邪热弛张，且延时多日不退，“温者热之始，热者温之终”是也；更有湿浊与毒热相合，而见舌苔腻的变化；初期还可以见到呕恶、腹泻、纳差；疫毒伤肺更见干咳、少痰、气短、喘促、喘满，肺失肃降，热毒内蕴。

3. 伤及脏腑、气血、阴阳

该病不仅“首先犯肺”，而且连及脾胃，常因气血受损，而致气虚血瘀，可有口唇紫绀；瘀浊不化，肺络受伤，肺气瘀闭，心阳受损，故见血氧低下，舌质紫绛，心率减缓，甚者四肢厥冷；气阳两伤则口干少津、汗出、乏力、气短；待恢复期，气血阴阳心肺脏腑之气逐渐恢复，但仍需休养恢复一段时间。

归纳起来相关因素有疫毒、湿邪、瘀浊，影响到肺、胃、肝、肾、骨及气血阴阳等方面。

三、中医药的治则、治法

（一）治则的相关内容

急则治其标，缓则治其本，正邪兼顾，扶正祛邪。根据 SARS 的演变规律，遵照辨证论治原则，同时，注重个体化的特点进行治疗。

早期重在祛邪，引邪外出，防其传变，关注病后调理与预防。

（二）治法选择

针对祛邪：解毒、透表、祛湿、化浊。根据邪毒选择治法。

调治脏腑：宣肺、清肺、温阳、健脾、和胃、益气、养阴，疏肝。针对脏腑气血损伤用药。

改善症状：止咳化痰、平喘、活血、降逆、止呕、清热。针对咳、痰、瘀、喘、呕逆，热势进行治疗。

（三）辨证论治

“辨证论治”是中医诊治疾病的精华，是中医理论指导临床之过程，是理论与实践的紧密结合。理、法、方、药的规律，指导了中医的临床实践，也验证了辨证论治方法的正确性。

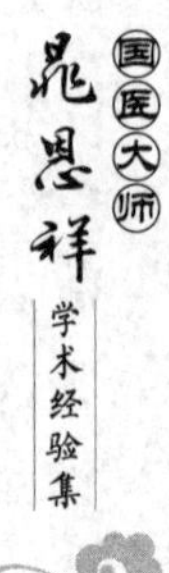

这里针对SARS的临床表现及舌、脉，进行证候分析，证候是诊断的内容，也是立法处方的根据。

1. 邪犯肺胃，湿毒内郁

多见于早期，发病6天以内，当以清肺透表，解毒化湿法治之。方用金银花、连翘、黄芩、青蒿、鱼腥草、杏仁、槟榔、芦根、苏叶、薄荷等，热甚加生石膏、知母；舌苔厚腻加藿香、佩兰；恶心呕吐者加苏叶、黄连、伏龙肝等。

2. 疫毒壅肺，热毒内蕴

多见于早期或进展期（4~8天）当以清热解毒，宣肺化湿法。方用金银花、生石膏、黄芩、知母、炙麻黄、杏仁、浙贝、薏苡仁、生甘草等；伴有乏力气短重者，可用太子参或西洋参；脘腹胀满、便溏可加槟榔、木香、厚朴；若便秘可加用大黄等。

3. 肺闭喘憋，浊邪瘀阻

多见于进展期或重症SARS（7~12天）。当以清热泻肺，祛瘀化浊法。方用炙麻黄、杏仁、生石膏、黄芩、葶苈、地龙、桑白皮、鱼腥草、赤芍、丹参、西洋参等。气短、乏力、喘重者加山萸肉，或去西洋参加生晒参；便干肠燥，可用大黄；口唇紫绀、舌质见紫绛可加丹皮、赤芍、三七等。

4. 邪实正虚，内闭外脱

属重症SARS，多在发病10天左右，喘憋重，动喘剧或热闭、阳脱者：当以益气敛阴，回阳固脱，化浊通闭之法。方用生晒参、炮附子、山萸肉、麦冬、五味子、菖蒲、三七等，或用参附、参麦、生麦注射液，神昏者可送服安宫牛黄丸或注射醒脑静注射液。

5. 气阴两虚，余邪未尽

多见于恢复期，当以养阴益气，润肺行瘀，通络化浊之法。方用太子参、麦冬、五味子、沙参、紫菀、焦三仙、陈皮、贝母、赤芍、薏苡仁等；气短可去太子参改用西洋参、山萸肉，伴有低热或五心烦热，可加青蒿、丹皮；焦虑失眠可用山栀子、炒枣仁、香附、远志、生龙牡；汗多可用浮小麦、煅龙牡等。

（四）中成药的选用

传统中医药即有丸、散、膏、丹的制剂，近些年来中药的剂改进展，促进了中成药的行业发展。随着大生产的进行，现代剂型品种的日益增加，为中医药防治急、慢性病创立了几千种新药。这些中成药既可以单独使用，也可以与汤剂共用，或两种以上成药联合应用。

（1）退热药：如早期或进展期发热可选用柴胡口服液、瓜霜退热灵、紫雪散、新雪颗粒等。

（2）清热解毒药：如早期或进展期，疫毒犯肺、壅肺，喘憋重症，注射剂可选用清开灵、鱼腥草注射液、双黄连粉针剂等；口服可选用清热解毒口服液、清开灵口服液、金莲清热颗粒、紫金丹等。

（3）祛湿化浊药：用于见有消化道兼症者，腹泻、呕吐可用藿香正气胶囊、葛根芩连微丸；咳嗽、咯痰者可用苦甘颗粒、猴枣散。

（4）养阴益气，回阳救逆药：生脉饮、参脉注射液、黄芪注射液、参附注射液、醒脑静注射液。

（5）活血化瘀药：用于进展期或重症 SARS 喘憋期，丹参注射液、香丹注射液，灯盏细辛注射液，川芎嗪注射液以及复方丹参清丸等均可选用。

（6）扶正调补肺肾药：用于恢复期，如生脉饮、金水宝胶囊、百令胶囊、宁心宝胶囊、诺迪康胶囊、六味地黄丸等。

（五）关于疑似病例与预防用药

1. 疑似病例

去年非典期间尚未确诊为 SARS 之前，有一批患者高热也具有呼吸道咳嗽症状，难于确诊，但亦应引起了重视。因而根据中医四诊八纲辨证分析，当以清热解毒、透邪宣肺之法，可用金银花、连翘、板蓝根、青蒿、苏叶、芦根、葛根、黄芩、杏仁、炙枇杷叶或加生石膏、知母等。

2. 预防药

温病预防方法为历代医家所重视，中医古籍文献记载了要注意环境卫生、个人卫生，隔离患者，防范接触病患，防止病从口鼻而入，也有“邪之所凑，其气必虚”“正气存内，邪不可干”之论。注意培固正气，预防传染也很重要，

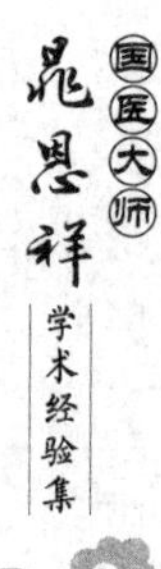

群众十分看重预防，但也不必人人吃药，当视个人体质和接触患者的情况。去年曾有报道，服用预防药后出现一些胃肠不适、胃痛、腹泻等反应，因为药物药性有寒、热、温、凉的不同，老年人或有其他疾病者均不可随意服用。预防药也只是针对疾病特点而制定方剂，如笔者设计的预防药方即以解毒、化湿、宣邪、扶正为主，用贯众、金银花、藿香、苏叶、太子参等组方。

（原文2004年收录于《第十一次全国中医内科肺系病学术交流大会论文集》，有删改）

第四节　中医温病学与传染性非典型肺炎

在传染性非典型肺炎（严重急性呼吸综合征，SARS）肆虐的情况下，回顾中医温病学的历史，借鉴其经验，用于防治SARS的工作，值得探讨。现从3个方面谈谈温病学科与SARS的有关内容，供同道参考。

一、温病学的形成与发展

（一）古代对温病的认识

1. 疫疠的发生，历代皆有

早在《礼记》《周礼》《山海经》等著作中即有对疫病的记载，如《礼记·月令》载有“季春行夏令，则民多疾疫”,“仲夏行秋令，民殃于疫”。《史记·秦始皇本纪》:“十月庚寅，蝗虫从东方来，蔽天。天下疫。”《后汉书·顺帝本纪》:“疫疠为灾……古时各代，常有疫疠发生，并非罕事。”《隋书·炀帝本纪》:“大安八年，是岁大旱疫，人多死，山东尤甚。”《唐书·中宗本纪》:“景龙之年夏，自京师至山东、河北，疫者千数。”尤其是金、元、明末、清初，山东、江苏、浙江、河北等地区，温疫多有流行。

2. 伤寒亦为热病

《素问·热论》言：“人之伤于寒也，则为病热。”当时认为“今夫热病者皆伤寒之类也”。《难经·五十八难》认为“伤寒有五，有中风、有伤寒、有湿温、有热病、有温病”。医学家们均认为“六经传变，由浅至深，皆是热证”。张仲景从外感角度对热病诊治，颇有建树，提出过不少有效方药。但伤寒与温病尚有区别，张仲景所论之热病乃“伤于风寒病邪而致”，“伤寒从表入里，系皮毛受邪”。而温病则与伤寒有别，“温病者，有风温、春温、暑湿等，系温邪致病”，病从口鼻而入。

（二）温病的内容与范围

一般说温病系属温邪外受引起发热，具有偏热之征象，属易伤阴的一类疾病。温病可由于病因、季节、天时不同，临床表现也有不同。但其发生、发展、演变有较明显的规律。温病与伤寒虽都有发热，但也有区别，其发病、传染、临床表现各异，各有其规律性。

（三）温病的特点

1. 温病病因可以有风热、暑热、湿热、燥热以及“伏寒化温”。明代吴又可《温疫论》中提到温疫，即“疫气”“异气”“戾气”等。

2. 温病有传染性、流行性、地域性。早在《黄帝内经》中就有“五疫之至，皆相染易，无问大小，病症相似”“邪之所着，有天受有传染”，后世也有“天行疫气，时行外感”之说，亦有学者说：“天行之病，大则流毒大下，次则一方，次则一乡，次则偏着一家。”说明温病有传染性。

3. 温病有季节性，春易发春温、风热，夏易发湿暑、温病，秋则多发温燥，南方多湿热，西北、北方多寒凉而燥。

4. 温病与伤寒有区别，温病与温疫也有区别。温病可以是温热性质的外感病，如普通感冒、上呼吸道感染、风寒外受等。温疫可就不同了，它是温热病中具有强烈传染性和可以引起流行的一类疾病，如流行感冒、天花、鼠疫、霍乱以及近两年的 SARS 等。有传染性的疾病则认为是温疫、瘟疫，不仅有温热病特点，而且可有较强的传染性。明代吴又可所著《温疫论·正名》中说：“夫温者热之始，热者温之终，温热首尾一体……又名疫者。”由于温疫具有较强的传染性，并可引起流行，来势迅猛，病情严重，较之一般温病危害更甚。

还有一点值得提出的是，温病感染途径系邪从口鼻而入，口鼻通于天气，口鼻通于肺，则又有“温邪上受，首先犯肺”之说。口气通于胃，邪从口入，受邪而发，故亦致胃肠症状。这些均与伤寒和温病有别。

（四）温病的代表论著

明代江苏人吴有性，字又可，著有《温疫论》二卷，1642 年成书，时人多经温疫流行，吴氏阐发了温疫疫毒传染之说，论邪属“戾气”“异气”之说以鉴别于伤寒、温病，阐温疫病因、病机，创表里、分消治法。

清代江苏人叶桂，字天士，著有《温热论》，首创卫、气、营、血辨证，提出了顺传与逆传的不同，并重视辨舌、验齿，重视辨证用药和后期扶正。

清代薛雪，字生白，著有《湿热条辨》，重视湿热，充斥三焦，湿热并重及湿热伤阴、湿热阳虚。

清代江苏人吴塘，字鞠通，一生经历多次温病流行，潜心研究，撰有名著《温病条辨》，成书于 1798 年，该书重视三焦辨证，重视清热养阴。

清代浙江人王士雄，字孟英，也是经历了多次温热、霍乱、疫疠的流行，著有《温热经纬》，尤其对于霍乱辨治颇有见地，分霍乱为寒证、热证。

二、温疫与 SARS

（一）温疫的流行

1. 温疫具有传染性

历代中医温病学家大都经历了疫病流行。江、浙、鲁、冀诸地当时由于战乱、贫困、水旱灾害，曾有记载出现“千村薜荔”“万户萧疏”的悲惨景象。目前，曾经流行的天花、鼠疫、霍乱等已被消灭或控制，流行疾病谱发生了变化。传染性疾病偶有发生，如流行性感冒、流行性乙型脑炎等。SARS 亦属于中医温疫热病范畴，但不等同于春温、风温。

2. SARS 的传播途径

该病传播途径以近距离飞沫传播为主，也有接触分泌物，有的认为是粪便等因素，从口、鼻、眼传播，当属密切接触传染。因而初期医护人员感染较多，尤其是抢救之时的医护人员及陪护人员、家属，感染机会多于普通人。但不外传染源、传播途径、易感人群 3 个条件。

3. 其感邪之气当属疫

该病感邪乃温疫之邪，有称“疫气”“疠气”“戾气”“杂气”者，吴又可说：“夫温疫之为病，非风、非寒、非暑、非湿，乃天地间别有一种异气所感。”可见SARS乃疫气所染，口鼻传染为主。

（二）属温疫之SARS的临床表现

1. 该病初期主要症状与舌脉表现

据有关资料和笔者会诊所见，该病有一定的潜伏期，初期表现为发热、头痛、周身酸楚，乏力、咳嗽无痰或少痰，干咳为主；有的患者伴有腹泻、呕吐、食欲不佳，初起似流行性感冒、感冒，似风温、春温，但非春温、风温。热者毒热，邪郁；舌苔腻，脉滑数，湿之象，脾胃受伤；干咳、气促伤肺，肺之气因受损，重者正虚邪实累至肺衰、脏衰。

2. 病情进展迅速并有多种兼症

从中医来看，似邪气入里向外发，见有发热、头身疼痛；邪热入里伤肺，见有干咳，或伴有腹泻，食欲不佳；发病急，病情严重，高热不退；再次发展则可伤及肺气，出现气促、喘息、呼吸急迫、口唇紫绀。大部分患者可以经过自身抗病能力及调治而转危为安，只有极少数患者可出现呼吸窘迫，病危气厥，气阴受伤，累及心、肝多脏，正气失固而亡。

（三）关于诊断和治疗

1. 诊断

目前初步认为是一种传染病，即应有接触史、短期突然发热，头身痛，乏力、干咳、少痰，胸部X线检查示肺部呈进展斑片状或片状阴影，血白细胞计数正常或下降，抗生素使用无效。继则可出现气促，少数患者可伴发低氧血症，口唇紫绀，呼吸窘迫，更有少数会出现呼吸衰竭或多脏器衰竭，病情发展迅速，损伤免疫功能严重，心肌酶、肝酶可能升高，个别患者可能还会出现肺间质病变。

2. 鉴别诊断

本病与流行性感冒或上呼吸道感染不同，但在初期均应进行认真鉴别。目前虽然国内外医学者大都趋向于本病为变异的冠状病毒所致，但对其性状、传染途径、抗原、抗体等仍有待深入研究。不能一有发热、咳嗽，便怀疑是SARS，尤其是上呼吸道感染的鉴别更有意义，明确鉴别诊断对减少疑似病例有重要意义。

3. 治疗

西医治疗 SARS 主要还是对症治疗、改善机体状态，应用支持疗法，大剂量应用激素、抗生素，以及抗病毒药等，但针对病毒的防治办法和治疗方法尚感不足。氧气疗法很重要，重症患者则更须加压给氧或采用机械通气等。

三、关于治疗 SARS 的几点意见

（一）中医对温疫疾病防治的历史经验可以借鉴

中医经历了不计其数的疫病灾害，论著十分丰富，且有独特的见解，积累的防治经验十分可贵。对于 SARS 的防治，也是可以借鉴的。

（二）中医学诊治疾病的方法学具有独自特点

一般说西医是针对性治疗，针对细菌、病毒的危害提出防治方药，行之有效。中医则是根据中医理论指导，强调整体观念，重视外邪与正气，根据四诊（望、闻、问、切）、八纲（阴、阳、表、里、虚、实、寒、热）的分析，根据主要症状、舌脉表现，辨证之后进行论治。选方用药并非针对病毒。即使不清楚病原，但根据舌、脉及证候表现，亦可立法、处方、选药治病。现代中医也应重视理化检查的临床意义，中西医结合是很好的方法。

（三）中西医结合有益于该病治疗

几十年的中西医结合经验，促进了我国医学的发展，重视中西医两法的治疗，会提高该病的治疗效果。如发热时应用透邪、清热、解毒；兼见腹泻、呕恶时，可加化湿降逆之品；如若气阴两伤，正气受损，则应给予养阴益气、固本益气等。在西医治疗的基础上，从中医角度给予整体调治，也是中西医结合的特点。有些中医单位早在几个月前就已经参与了 SARS 的防治工作。有关部门多次组织专家论证和研讨，从预防和治疗方面，提出了一些参考方案。值得提出的是广东省早在 2003 年 1 月就已应用中医药治疗 SARS。笔者也曾

于2003年1月到广东会诊此病，广东同行总结的中西医结合防治SARS的经验是很有意义的。

（四）关于预防问题

1. 中医学历来注重预防

《黄帝内经》有“不治已病治未病，不治已乱治未乱”“正气存内。邪不可干”，以及“邪之所凑，其气必虚”的指导思想，至今仍然是重要的。因而中医重视扶正固本，强调机体锻炼，适应四时气候、天时变化，注意劳逸结合，讲究个人卫生，开窗通风、改善居室环境，注意养生之道，提倡情志舒畅，这些都与现代医学的要求是一致的。

2. 中医历代积累的一些预防经验可以借鉴

吴又可在《温疫论》认为邪从“口鼻而入”，还提出“其年疫气盛行，所患皆重，最能传染，即童辈皆知为其疫”；首先要“避其毒气”，提出“无论父母，兄弟妻子，俱一切避匿不相见”的告诫；主张“虚邪贼风，避之有时”。

3. 关于药物预防

药物预防是中医用于预防温病的传统方法之一，历次流行性感冒也不乏有人服用中药预防。但笔者认为无须人人都吃中药或打预防针，应当根据不同情况而应用。一般预防首当“避其毒气”，不去接触传染源，对于来自疫区、有接触史的医护人员、患者家属或疑似者可以考虑服预防药。未接触SARS及传染源者没有必要服用中药。孕妇、产妇亦不必服用，老、幼群体当视具体情况而定。

预防中药也是药，药有药性，有适应范围，不能随意服用。笔者也曾根据中医理论和临床经验设计了一个预防药方，该方从透邪、解毒、化湿、益气角度选药，该方具有防毒、透邪、除湿、扶正益气作用，具体组成为太子参10g、连翘10g、大青叶10g、苏叶6g、葛根10g、佩兰10g，水煎服，3~5剂，日1剂。中药只是预防SARS的一个方面，注意隔离防护才是最重要的。生活中还可以在饮食方面加以注意，可以吃些蔬菜、野菜，如败酱草、马齿苋、鱼腥草、大蒜等。

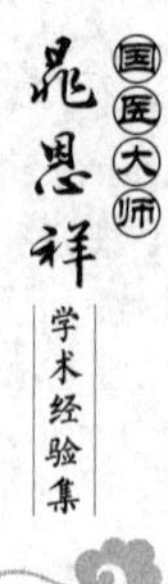

4.“恬淡虚无，精神内守”

中医学十分注意七情调理，人有喜、怒、忧、思、悲、恐、惊。广大群众及SARS患者，都应有良好的心态和平和的心理。中医学历来认为“恬淡虚无，真气从之，精神内守，病安从来”，说的就是人要心态平和，注意精神调理，切忌烦急，勿惶恐不安。面对疾病，要有信心，相信科学，理智对待，人类必将战胜SARS。

（原文2003年发表于《中医杂志》，有删改）

第五节　关于中医防治人禽流感的思考——兼谈“中医诊疗方案”部分内容

卫生突发事件，古今中外常有发生。禽流感、人禽流感再次向我们发起挑战，我们必须面对。从科学发展观出发，处理好卫生突发事件，为构建和谐社会，促进人类健康做出贡献。

今天，主要从中医学角度探讨、思考中医学在防治人禽流感中的责任和任务，提出个人的学术观点。不当之处，还望指正。

一、关于中医参与人禽流感防治基础的思考

抗击卫生突发事件责任重大，中医、西医作为我国卫生事业的两方面力量，在面对温疫、传染病突发之时，同样肩负义不容辞的责任。一些法规、方针、政策提到“发展传统医学”“中西医并重”主张“中西医两法”“中西医结合”“西医要发展，中医也要发展，不能把中医只当成西医的从属”。

传统中医学防治温病的经验可以借鉴。在人类发展的历史长河中，温疫不时光顾人类社会。在秦、汉、唐、宋、金、元之时都有疫灾的发生，如《礼记·月令》就有“仲夏行秋令，民殃于疫”的记载；明、清之时更有江浙、两湖、鲁冀的疫病流行，甚至曾经有过“白骨露于野，千里无鸡鸣”的万户萧疏景象。

历代医书中对温病（温疫）提出了很多看法，如《素问·刺法论》中有“五疫之至，皆相染易，无问大小，病状相似”；后世还有关于传染病的认识，如“天行之病，大则流毒天下，次则一方，次则一乡，次则偏着一家”；传播途径为从“口鼻而入”。

明、清诸家创立新说，论著丰富，如在辨证规律上提出卫气营血辨证、三焦辨证，探讨了多种治疗温病、温疫的治法与方药，诸多医家认为，“口鼻通于天气”，发病机制为“温邪上受，首先犯肺，逆传心包”。

明、清时期的吴又可、叶天士、吴鞠通、王孟英等温病学家，在察患者之病痛过程中，收集验案，积累资料，著书立说，分别著有《温疫论》《温热论》《温病条辨》《温热经纬》等，总结了温疫、湿温以及天花、霍乱、鼠疫等传染病的规律。我国还曾发明了人痘接种预防天花的方法，也可谓早期的免疫疫苗接种法，此法早于西方发明牛痘百年。

近现代中医承担了传染病的应急任务。20 世纪 50 年代北京及石家庄地区发生流行性乙型脑炎，当时中医学家即运用温病学理论指导救治，取得显著的效果。中医药还广泛应用于麻疹、麻疹合并肺炎、百日咳、痢疾、流行性出血热等病的治疗。1957 年初北京流感暴发，中医药治疗取得较好效果，颇受欢迎。从中药青蒿中提炼之青蒿素更是因治疗疟疾有效而走向世界。在近些年艾滋病和 SARS 的防治中，中医药的疗效也正逐渐受到学术界的关注。

二、对人禽流感中医认识的分析

禽流感又称鸡瘟，系由甲型流感病毒某些亚型中的毒株引发的急性呼吸道传染病。目前可分为 16 个 H 亚型和 9 个 N 亚型，能传染给猪等动物，近些年认为禽甲型流感病毒还可以感染给人。现已证实，感染人的禽流感病毒亚型有 H5N1、H9N2、H7N7、H7N2、H7N3 等，其中 H5N1 感染病情最重，死亡率高。感染 H5N1 毒株的患者大部分均有近期与病死禽类直接接触史，或食用过病死禽，或有其分泌物、排泄物的接触史。目前虽有人禽共患的情况，但人感染尚属少数，尚无确切证据证明该病毒人与人之间传染，与患者接触的患者家属、医护人员等尚未发现直接感染者。目前尚未造成瘟疫流行的趋势，但病毒变异仍令人担心！

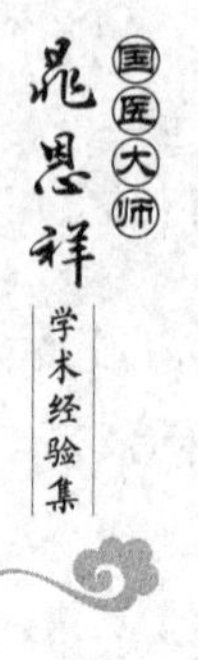

中医根据人禽流感的临床表现，认为是疫毒（或称病毒）从口鼻而入，邪入于体内潜伏 3~7 天而发病，其过程为邪入半表半里或膜原潜伏待发，发病时系由里向外发，可见发热、恶寒、咽痛、头身疼；同时犯肺，向里、向脏腑发，出现发热、咳嗽、气短、喘息，符合“温邪上受，首先犯肺”；由于“气通于胃”，故可见发热、恶心、呕吐、腹泻、胃气失和；严重者可见咯血、喘急、神昏、窍闭、厥脱等症，一些患者可迅速出现缺氧、呼吸窘迫、多脏器功能障碍综合征，致使阴阳离绝，危及生命。

中医认为人禽流感属于“温疫”范畴，该病发热时间较长，类似于温病学家描述温疫之发热，即《温疫论·正名》：“温者热之始，热者温之终，温热首尾一体……又名疫也。”具有起病急、来势猛、传变快、变化多的温疫病特点。具备了毒、热、湿、瘀、虚、脏衰的证候要素表现，乃病毒潜于半表半里发病，邪传于表发于卫分，传于里而入肺，毒热伤及脏腑阴阳。

毒者，毒邪。疫病之邪为患，符合病毒感染伤于肺及全身。肺卫受毒可致发热、恶寒、头身疼痛。

热者，热邪。高热持续，“温者热之始，热者温之终，温热首尾一体”，毒热侵及脏腑，可致咳嗽、气急喘促，热极神昏厥脱。

湿者，湿浊之邪，湿邪伤及脾，湿热相合，苔腻或黄腻，脉滑，发热持续救治可见有呕吐、腹泻、胃肠不适。

瘀者，热伤血络，出现咯血、胸水，甚或血性胸水、窍闭神昏。

虚者，气阴受损，正气匮乏，可见乏力、气短。

脏损，肺及脏腑正气衰败累及心阳受伤，四肢不温，伴有心悸，神昏窍闭，阴阳欲绝。

中医诊治疾病注重阶段证候，注重“整体观念”，讲究“天人合一”“脏腑相关”，注重辨证论治，注重运用四诊（望、闻、问、切）、八纲（阴、阳、表、里、虚、实、寒、热）分析病情。辨证诊断后，随证立法，依法处方用药。

三、对人禽流感防治方案中四证的分析与思考

笔者参加的中医人禽流感防治专家组对人禽流感病例进行了认真分析，

并吸取了中医老专家的意见，多次修改后提出了临床证候诊治方案，以供同行参考：

1. 毒犯肺卫

系疫毒外受，毒发伤及肺卫，致使肺卫受邪，肺气失宣。症见发热，恶寒，咽痛，头痛，肌肉关节酸痛，咳嗽，少痰，苔白，脉浮滑数。毒邪袭于肺卫者，当以清热解毒，宣肺透表。

参考方：

柴胡 10g　黄芩 12g　炙麻黄 6g　炒杏仁 10g
金银花 10g　连翘 15g　牛蒡子 15g　羌活 10g
茅芦根各 15g　生甘草 6g

加减：咳嗽甚者加炙枇杷叶、浙贝母；恶心呕吐者加竹茹、苏叶。

2. 毒伤肺胃

系毒发伤及肺胃之气，湿热内蕴，胃肠失于和降。症见发热，或恶寒，头痛，肌肉关节酸痛，恶心，呕吐，腹泻，腹痛，舌苔白腻，脉浮滑。当以清热解毒，祛湿和胃。

参考方：

葛根 20g　黄芩 10g　黄连 6g　鱼腥草 30g
苍术 10g　藿香 10g　姜半夏 10g　厚朴 6g
连翘 15g　白芷 10g　白茅根 20g

加减：腹痛甚者加炒白芍、炙甘草；咳嗽重者加炒杏仁、蝉蜕。

3. 毒热壅肺

系疫毒之邪壅肺，缺氧，气短、气促或痰浊瘀阻于肺。症见高热，咳嗽少痰或有痰，胸闷憋气，气短喘促，或心悸，躁扰不安，甚则神昏谵语，口唇紫绀，舌暗红，苔黄腻或灰腻，脉细数或见舌紫暗。当以清热泻肺，解毒化瘀。

参考方：

炙麻黄 9g　生石膏 30g（先煎）　炒杏仁 10g　黄芩 10g
知母 10g　浙贝母 10g　葶苈子 15g　桑白皮 15g
蒲公英 15g　草河车 10g　赤芍 10g　丹皮 10g

加减：高热，神志恍惚，甚则神昏谵语者加用安宫牛黄丸，也可选用清开灵注射液、痰热清注射液；口唇紫绀者加黄芪、三七、当归尾；大便秘结

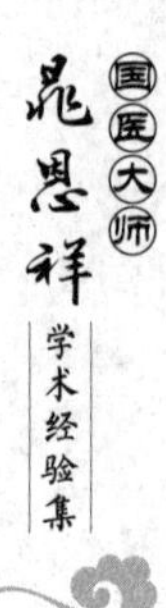

者加生大黄、芒硝。

4. 内闭外脱

系邪热内陷，热极毒盛，缺氧更重出现呼衰，或伤及心阳等使多脏受损，或气脱阴竭。症见高热或低热，咳嗽或有痰，憋气喘促加重，手足不温或肢冷，冷汗，唇甲紫绀，脉沉细或脉微欲绝。当以扶正固脱、回阳救逆、清热开窍。

参考方：

生晒参 15g	麦冬 15g	五味子 10g	炮附子 10g（先煎）
干姜 10g	山萸肉 30g	炙甘草 6g	

加减：汗出甚多者加煅龙牡；痰多，喉中痰鸣，苔腻者，加金荞麦、苏合香丸、猴枣散。注射剂如醒脑静注射液、生脉注射液、参麦注射液、参附注射液、血必净注射液等可选择应用。

四证方案的产生是根据疾病的发展防治变化、证候及疾病过程的不同表现提出，并非针对病毒制定。该方案“中医治疗”部分已在（原）卫生部《人禽流感诊疗方案（2005 年版修订版）》中公示，可供参考。

四、关于中成药选用的思考

在面对人禽流感时，中医还可以根据辨证论治对证选药，近些年随着中药现代化和急症必备用药的遴选，出现了一些清热、解毒、透表、泻肺、行瘀、化湿、益气、开窍、升压、回阳救逆的中成药，有口服药和注射剂，可以配合汤剂选择应用。一些有清热、解表、化湿作用中药也可能具有抗病毒作用，但并非完全针对病毒施治，方剂里应更重视对疾病过程中各阶段的证候治疗。

方案中根据病情发展和证候要求，拟立了清热解表透邪、清热解毒泻肺、清热开窍化瘀、清热祛湿和胃、止咳化痰平喘、益气固脱回阳 6 类中成药名单。有的中成药还经过了抗病毒试验，证实有效，可供选用参考。

选择中成药时首先要看批号是否为国药准字号；认真阅读说明书，注意其功能主治和不良反应，是否符合病情证候要求；处方均应由执业专科医师开具。

五、关于预防人禽流感的思考

中医学历来提倡“不治已病、治未病”“防患于未然”，重视“正气存内，邪不可干”，除中药泡水代茶或煎汤内服外，还有一些熏药、避瘟散的防疫经验。中药预防药则应根据疾病规律和不同人群特点拟定，以中医理论指导预防用药。

要重视选择易感人群使用预防药。应保持正常心态，勿紧张慌恐；认真了解发病及传播过程，科学预防；锻炼身体，增强体质。

已拟定 3 个备用预防处方。一是清热解毒，益气化湿，考虑用于疫区易感老年人；二是清热解毒，化湿透邪，适用于疫区易感中、青年人；三是清热解毒化湿，适用于疫区易感儿童。同时应该强调，处方亦应由专科医师开具，酌情处理。

六、防治中的几点启示

其一，综合防治很重要：要重视卫生部门已经制订的预防方案，即注意个人卫生，切断传染途径，不宰杀、不食用病死鸡禽，注意消毒，有情况早报告、早隔离、早治疗，及时争取卫生防疫部门的支持。

其二，要重视中西医两法：我国的卫生医疗体系有西医，也有中医。人禽流感是一种新的、高致病性病毒引起的传染病，中西医诊疗方案已经公示，可以参照。虽然疫苗还在研制中，但中医药可从另一个角度，即疾病发展过程去思考，认真进行临床观察。中医治疗虽不一定直接针对病毒，但可采用中医辨证论治方法加之西医的诊断检测与治疗，包括给氧、呼吸机使用以及支持疗法，一定会为防治人禽流感做出贡献。

其三，当前需要面对的情况：据统计，我国家禽数量约有 140 亿，其中 60% 为散养；全世界的 8 条野禽活动带，有 3 条经过我国，野禽往来频多，禽流感的防范有一定难度；加之大量农村家养之禽会因养殖者的疏忽而误食，更给预防工作造成困难。目前尚未发现人与人之间的传染，禽流感在我国虽未成疫，仍属散发，但存在着相当的危险性。目前世界各地近 240 余例人禽流感患者，半数以上死亡；我国已有 17 人感染，10 余人死亡。疫情需要密切

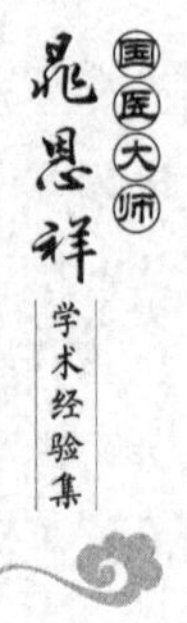

关注，应了解人禽流感的表现，对发热、肺炎者当尤为注意，积极给予防范和救治。

（原文2006年收录于《中华中医药学会第六届急诊学术年会论文集》，有删改）

第六节　关于中医药应对甲型H1N1流感概况

2009年全球再次经历了卫生突发事件——猪流感暴发，令民众震惊、忧心。目前暴发形势虽已大减，但仍不可忽视，总结甲型H1N1流感的发生、发展过程及救治经验仍十分必要，尤其应对中医药的防治作用给予重视。

一、猪流感的暴发迅及全球

1. 甲型H1N1流感暴发

2009年3月墨西哥暴发"人感染猪流感"疫情，迅速蔓延全球，令人惊恐、担心，初始世界卫生组织（WHO）称此型流感为"人感染猪流感"。

2.WHO重视

WHO很快对其给予关注，并将病名改为"甲型H1N1流感"，H1N1为其流感病毒（即病原）类型。

3. 新型传染病

WHO明确提出此次流感乃是一种新型呼吸道传染病，其病毒基因中包含有猪流感、禽流感和人流感3种流感基因片段。该流感病毒可随其在禽类、猪和人类间循环而不断突变，从而给治疗以挑战。甲型H1N1流感是一种新发疾病，其规律尚待进一步观察。由于其暴发传播速度较快，2009年6月11日WHO宣布流行警戒提升为6级。

4. 难忘1918年大流感暴发

1918年欧美恐怖大流感阴魂不散，有报道说有5000万人在该流感中遇难。当然除流感因素，当时也正值第一次世界大战期间，战争、穷困、缺衣少食之际，流感死亡数目惊人。《大流感》一书中描述了历史的悲哀，认为1918年大流感是人类有史以来最具毁灭性的流行病。

二、中国对甲型H1N1流感的应对与认识

1. 政府重视

中国政府及学术界对甲型H1N1流感十分重视，迅速建立了申报检查制度，对海关各公共场所进行检查，各级部门对人口密集地方更是严查。建立了发热门诊和专科医院，宣传注意个人卫生和隔离制度。

2009年4月（原）卫生部及国家中医药管理局发布了《关于在卫生应急工作中发挥中医药作用》的通知，多次强调防控措施，提出“重视发挥中医药作用”的指示。

2. 甲型H1N1病原学及传染性

学者认为该病原属甲型H1N1流感病毒，为甲型流感病毒属；具有人传人特征，患者为传染源；主要为飞沫呼吸道传染，无症状患者也可传染；人群普遍易感。

3. 临床表现

临床主要表现为流感样症状，包括发热、咽痛、流涕、咳嗽、乏力，偶有呕吐或腹泻。实验室检查可见血常规白细胞计数不高或降低，少数患者酶学有变化；病毒核酸检测阳性，可分离出病毒。

4. 临床诊断

流行暴发疫情中，有流感样症状，核酸检查阳性。

5. 注意重症、危重症

初期多以轻症为主，症状温和，预后好。有些患者发热3天以上，剧咳、咯脓痰、血色痰，或呼吸急促困难；神志改变、嗜睡、躁动；或有严重吐、泻脱水；或出现肺炎征象视为重症。原有基础病明显加重者，或肥胖者、孕妇易发展为重症。危重症可以出现多重感染或呼衰，或感染性休克，或多器官功能障碍综合征等。

6. 西医治疗

首选奥斯他韦抗病或给氧，重者可用机械通气，对症治疗；提倡早期治

疗，给予预防疫苗。

三、中医药参与流感暴发的过程

1. 政府与专家互相协调

近几年来卫生突发事件频发，2003 年的 SARS 及人禽流感、近年的儿童手足口病连续不断，这些对人民生命均有威胁。中医历来对疫病参与诊疗，也与西医一起诊治患者，这次甲型 H1N1 流感更是一次考验和机会。

2. 成立专家组

2009 年 4 月底至 5 月初国家中医药管理局组织成立了中医药防治甲型 H1N1 流感专家组，每周均召开 1~2 次会议，研究甲流发展态势，思考我们多年来防治流感的经验；收集了国外的甲流患者信息情况；研究酝酿了防治方药。在 5 月中旬我国第一例 H1N1 流感患者出现后，中医专家组人员也有了机会立即参与会诊，并收集了患者的临床资料。

3. 全国各地积极投入

北京市领导十分重视该病的防治，更强调中医药的作用，要在北京市中小学校中应用中药防治，我们开出了解毒防治方药煎汤分发，很受欢迎。也组织国庆节庆祝游行集训队伍服用中药；还制备了香囊、简单的小汤药方，用于预防甲流传染。广东、四川、江浙等地均有中医参与甲流防治。

4. 认识逐步深化，中医药参加成必然

经过 5 月 ~7 月 H1N1 甲流的扩散，我国除境外输入病例外，也逐渐有了本土病例，中医药治疗效果显著，倍受欢迎。首先由于该病初起与感冒相似，因而 60% 左右的患者及家属首选中医药治疗。中医专家组也在方案中推荐了一些治疗流感的中成药，可以自信地说中医药应对该病有效，尤其是轻症，效果很好。尽管还有些人认为中医无循证医学根据，但事实证明中医为民众提供了安全有效的中成药。

四、总结历史防治温疫经验，不断修改方案

1. 历代中医文献对传染病的认识

“五疫之至，皆相染易，无问大小，病状相似”。(《素问·刺法论》) 公元前中医文献中即对瘟疫有记载。“余宗族素多，向余二百，建安纪年以来，犹未十稔，死者三分有二，伤寒十居其七”。(《伤寒论·序》) 张仲景《伤寒杂病论》已产生了系统辨证论治热病的方法。

“天行之病，大则流毒天下，次则一方，次则一乡，次则偏着一家。”《伤寒总病论·天行温病论》中提到温热病的流行情况。

“夫温者热之始，热者温之终，温热首尾一体，故为热病也，又名疫者”。吴又可在《温疫论·正名》中谈到温疫之病具有发热传染的特点。“温邪上受，首先犯肺”“卫气营血”“三焦辨证”的理论均是古代医家对温疫防治的贡献。

2. 中医对感冒、流感治疗经验丰富

可以说中医有大量的治疗感冒的经验、方药。流感是多发病、常见病，季节性流感经常发生，无论是汤剂还是中成药对流感治疗亦多有成效。1957年~1958年发生的亚洲流感（H2N2），严重程度仅次于1918年西班牙大流感，6个月内波及世界，我国亦受影响；1968年出现的甲型流感病毒（H3N2）流行也很严重，当时并无抗病毒药物，更无疫苗。当时我国主要是中医药治疗，死亡率比起其他国家低得多，可以说靠的就是中医药。

3. 中医诊治疾病有自己的特点

中医学是建立在对人的整体认识基础上发展的，有人与自然相关、五脏相关、正邪相关的认识，治疗不是只针对病原体，即不单单针对病毒、细菌、局部情况。中医虽也重视病原体感染，但更重视病毒、细菌引发的疾病整个过程及病后演变规律，包括初始感染和疾病进展的表现，重视发热、咳嗽、咽痛等症状的治疗。

4. 疾病的初期阶段即可使用中医药

中医在疾病发生后即可以收集患者的临床表现，进行辨证后求得证候，而后以证论治。即辨证求因，审因论治。所以察看患者，了解四诊（望、闻、问、切）情况即可辨证、立法、用药。对于甲型H1N1流感，我们便是于5

月中旬开始直接诊治患者，而后便提出中医诊疗方案。

五、关于中医药防治甲型H1N1流感方案

（一）中医应对轻症明显受欢迎

从2009年3月北美发生甲型H1N1流感之后，一定程度上引起了卫生界的重视。我们在初期所接触的是轻型患者。针对轻型患者，采用中成药治疗是首选，市场上有较多的中成药可以选择。专家组在第一版的方案中也推荐了一些中成药或汤剂，如银翘散、热毒宁、连花清瘟胶囊等，收到了较为满意的效果。

（二）重症患者的情况

直到2009年7、8月时，除了大批轻症患者外，也陆续发现一些合并肺炎的患者，以及一些有基础病或有重症趋势的肥胖、妊娠患者出现，随着重症及危重症患者增加，国庆节前后发现死亡病例。我们随之修订了中医治疗方案，对于重症给予关注。

（三）第三版方案概况（甲流诊疗方案中医部分）

1. 轻症

（1）风热犯卫：发病初期，发热、咽痛、咳嗽、乏力或不发热者，舌苔薄白，脉浮。给予疏风清热（解表）治疗。

药用：金银花、连翘、桑叶、菊花、桔梗、牛蒡子、芦根、竹叶、薄荷、甘草。

（2）热毒袭肺：见有高热、咳嗽、咯痰不爽，口渴，舌质红，舌苔黄腻。治以清热解毒。

药用：炙麻黄、杏仁、生石膏、知母、浙贝母、黄芩、柴胡、桔梗、生甘草。

2. 重症与危重症

（1）热毒壅肺：高热、咳嗽、咯黄痰、气短、喘息，心悸，烦躁不安，口唇紫绀，舌质红，舌苔黄腻或灰腻，脉滑数。属合并肺部感染，当以清热

解毒，泄热散瘀。

药用：炙麻黄、生石膏、杏仁、知母、鱼腥草、青蒿、葶苈子、金荞麦、黄芩、浙贝母、生大黄、丹皮。

（2）气营两燔：高热、口渴、烦躁不安，甚者神昏谵语，咳嗽或咯血色痰液，胸闷、气短，舌质红绛，苔黄，脉细数。拟用清气凉营法。

药用：水牛角、生地、赤芍、金银花、丹参、连翘、麦冬、竹叶、瓜蒌、生石膏、栀子。

重症患者还可选用中药注射液，如清开灵注射液、痰热清注射液、参附注射液、醒脑静注射液、生脉注射液等。

六、关于中医药的治疗观察

1. 中医药广泛应用

西药奥司他韦为针对 H1N1 病毒的常规用药，但当时奥司他韦属于控制发放药，不能自由选购，因而中医药成为迫切的需求，并且亦能收到效果，建议医生及广大群众应用中医药治疗流感。

2. 关于 SARS 患者的临床观察

地坛医院是一所较为先进的传染病医院，SARS 之后建立的传染病院承担了传染病的防治工作。甲流流行之时，该院为重点收治确诊患者的医院，并有中西医结合科室，科室中主要人员亦参加了国家专家组工作，该院也十分努力地贯彻执行了国家中医方案的要求。

回顾总结 SARS 患者的临床观察，按设计要求有 3 组资料的汇总，其中单独用中药 165 例，中药加奥司他韦 52 例，单独使用奥司他韦 86 例，还有 76 例轻症患者未应用任何药物。可以看出平均退热时间是 29 小时，咽痛、咳嗽等症状亦获改善，所选病例均在病情以早期轻症为主。研究提出轻症单独应用中药是简便有效的，中药加奥司他韦适合用于发热重者，中药组未发现不良反应病例。

3. 连花清瘟胶囊临床观察

佑安医院牵头观察了另一种中成药——连花清瘟胶囊用于治疗甲流的效果。研究采用了随机对照、多中心、大样本方法，并用统计学处理数据。

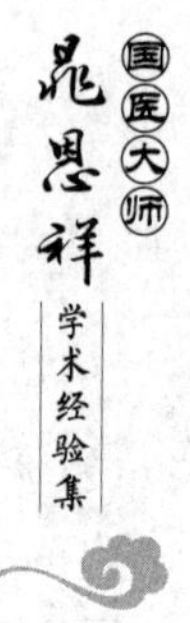

即将中成药连花清瘟胶囊设为治疗组，口服连花清瘟胶囊加奥司他韦模拟剂，对照组为口服奥司他韦加连花清瘟胶囊模拟剂，观察共 256 例，每组各 128 例。

结果显示，在病毒核糖核酸转阴率时间方面两者无统计学差异，但在症状（发热、咽痛等）改善及缓解时间方面，治疗组与对照组比较有缩短缓解时间趋势。两组病例均未见明显药物的不良反应。

结语

2010年5月17日报道我国有127427人发病，重症者8320例，死亡796例。死亡者大都有基础病，其中妊娠、肥胖患者转为重症者多一些。

WHO 2010 年 5 月 9 日发布全球超过 214 个国家和地区向 WHO 报确诊甲流病例，至少 18036 人死亡。

目前亚洲发病数量下降，我国仍处于低发期，近期不会出现大范围暴发。但南非和东南亚地区与甲流病毒有关的呼吸疾病呈上升趋势，甲流病毒传播最活跃的地区为加勒比海及中美洲部分地区。有些国家季节性流感与甲流同时发生，仍需警惕。

中医药在此次防疫中已备受重视，2009 年 8 月在中国召开了一次 H1N1 甲流的国际学术会议，中医也有代表进行了“中医治疗甲流”的汇报，北京市也大力组织中医进入学校宣传，博得好评。在疫苗尚未研究出台之时，中成药也用于预防。中医药前景可期！

（原文 2010 年收录于《全国中医内科肺系病第十四次学术研讨会论文集》，有删改）

第七节　温病学的历史成就与传染病救治的诸多思考

近几年中医参加了一些突发传染病的防治，推动了中医学的参与与应对，尤其是 SARS、甲型 H1N1 流感的有关救治及方案制定经验尤为可贵。也促进我重温和思考了温病学的历史成就与现实意义。现将我的学习及思考与各位同道探讨，不当之处，还望指正。

一、回顾中医对热病、温病的历史认识

1. 中医古籍中的热病与传染性疾病的记载

古代早有瘟疫流行，涂炭生灵之记载，《素问 · 刺法论》中记载：“五疫之至，皆相染易，无问大小，病状相似。”强调“避其毒气”。《素问·刺法论》重视“正气存内，邪不可干”。《素问 · 六元正纪大论》言：“疠大至，民善暴死。”《温病条辨》言：“病温虚甚死。”

2. 热病与温病

历代文献中所说温病即温热病，亦为温邪所起，是以发热为主症、以易化燥伤阴为特点的急性外感热病。外感六淫而引发的热病，也有很多，在发病过程中具有温热性质特点者为温病。古人言其包括了“风热”“暑热”“湿热”“燥热”等，或称风温、春温、暑温、湿温等。

3. 温病与伤寒

《素问·热论》言：“今夫热病者，皆伤寒之类也。”《难经·五十八难》：“伤寒有五：有中风、有伤寒、有湿温、有热病、有温病。”认为伤寒乃外感热病总称，热病皆属伤寒，可以理解为伤寒有狭义和广义之别。

伤寒亦为外感热病，但其因以感受寒邪致热病而发；温病以温邪为主发之，初起其表现为表寒。伤寒治初以辛温发散；而温病初始则治以辛凉。

4. 温病与瘟疫

二者当今看来应有区别。温病乃有温热性的外感热病，而瘟疫则传染性强烈，可引发大面积流行传染。这一认识在明末至清的温病学家的讨论中已明确，但亦有人认为“热病即温病也”，也有人认为“温为温病，热为热病……与瘟疫辨者无他，盖即辨其传染不传染耳”。二者概念当有区别，瘟疫是温病具有强烈传染性，并可引起流行的传染病，来势迅猛，病情严重，发病有季节性。

二、温病学派在明清迅速发展

（一）明末至清名家辈出

明末动乱之时疫病流行，诸多名家从临床之中不断观察，认真总结分析，记录了疫疠之状况、病家之感受、医者之救治。并回顾诊治过程，有“病愈急，投医愈乱”，“不死于病，乃死于医”的思考。

（二）温病学各家概述

1. 明代吴又可

吴又可著第一部温病学专著《温疫论》，明末时成书，该书勇于创新，敢于质疑前说而立新论。首论温病乃“戾气”所致，指出“夫瘟疫之病，非风、非寒、非暑、非湿，乃天地间别有一种异气（戾气）”，强调其具有强烈的传染性。

2. 清代温病大师叶天士

叶天士乃当时温病学家代表人物，著有《温热论》，指出温邪从口鼻而入，犯于人体肺卫，注重顺传、逆传，创立了卫气营血辨治理论体系，并积累了大量温病医案，对后世贡献颇大。

3. 清代吴鞠通

吴氏在叶氏举专术之后，发奋学医，并于京城广阅官书、民著。吴氏 36 岁时，正值京师瘟疫大流行，其救治多人，创立了三焦辨治纲要，临床观察仔细，颇有卓见。

此外清代薛生白著有《湿热病篇》，清代戴天章著有《广瘟疫论》，杨栗山著有《伤寒广疫条辨》，余霖著有《疫疹一得》，王孟英著有《温热经纬》，更以轩岐仲景之辨为经，叶薛诸家之辨为纬，进行了临床与理论的整理，收集多家论著。

（三）瘟疫病因、传染途径、特点

1. 病因

在中医一些论著中，均认为瘟疫病因与六淫外受不同，属“乖戾之气”“戾气”“疫气”“疫疠”“杂气”等，即有特异性的致病因素，符合现代病毒感染的说法。

2. 传染途径

言及“邪之所着，有天受，有传染”，强调“口鼻而入”，口鼻通于天气，“无问老幼，著之而发”，重视“正气存内”“避其邪气”，现代认识发现许多传染病有潜伏期，眼部也可受感染。

3. 瘟疫传染病的特点

“天行之病，大则流毒天下，次则一方，次一乡，次则偏著一家”。明确了瘟疫的传染性、流行性和地域性。

4. 发病有一定规律性

初始进展从外向里，从表向里，有轻、中、重表现，也有“温邪上受，首先犯肺，逆传心包”之说，反映了正邪相争之理。一般发病急骤，凶猛，传变快，变化多端，似以热为重。吴又可“夫温者热之始，热者温之终，温热首尾一体”所言极是。近几年有些传染病确实有发热、咳嗽犯肺或变证的演变。

（四）卫气营血理论与三焦辨证

1. 卫气营血理论

此乃温病大师叶天士所创立，卫气与营血实为两大类，乃邪气从表及里，从浅入深之理，有从轻到重的规律变化。

卫分证乃属表证，肺卫者，温邪袭表，肺气失宣。见发热，微恶寒，口微渴，咳嗽，咽痛，身痛，舌边尖红，脉浮数等。

气分证乃邪入气分，热邪壅盛。见壮热，汗多，不恶寒，口渴喜凉饮，尿赤或见咳嗽，气促。

营分证为热灼营阴，心神被扰，见身热口干，心烦不寐，或谵语，舌红绛，脉细数。

血分证为热盛动血迫血，见身热灼手或咳吐血水或便血，尿血，或出斑疹，昏躁谵妄。

2. 三焦辨证

此为清吴鞠通所倡导。

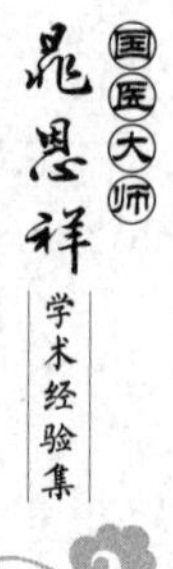

上焦：邪袭肺卫，或邪热壅肺，或可逆传邪陷心包，见发热、咳嗽或见气短，气喘，口渴；内陷心包者身热昏谵，舌红绛，四肢厥冷，亦属危重或言直中入里。

中焦：胃经热盛，见发热不恶寒，面红赤，口渴，舌苔黄燥，脉洪大。亦有脾、胃、肠受累，可因热而见热结便秘，腑实不通；或湿热困脾，恶心呕吐，腹泻。

下焦：邪热久留伤及肝肾，耗阴、动风，当属正虚邪恋或余邪未尽。一为肾阴亏损，手足心热，口干；一为手足指蠕动、神倦乏力，或见谵语，抽搐神倦，肢厥。

3. 注意卫气营血理论与三焦辨证的相关性

在临床应用中当理清二者的相关性。邪在肺卫，则属热壅于上焦肺卫，而无表证者则属气分范畴；其实上焦之逆传心包则可归于营分范围，但仍与热入营血不尽一致；逆传心包、邪热壅肺、痰浊闭窍、心神被扰属中度病情；下焦肝肾病变及邪在血分难有别，均为热伤肝肾之阴，或热迫血妄行，实属传染病的危重表现。但不同的传染病亦有不同表现，不可不知。

三、温病学中治法方药的启迪

1. 温病学继承了前人经验

温病学继承《黄帝内经》对瘟疫的论述，如“五疫之至，皆相染易”“疫气”“疠气”“乖戾之气”，叶天士卫气营血理论也源于岐黄之说，是对前人“营卫气血”的论证。三焦辨证亦然，反映了脏腑受损失调与十二经络的相关性。

温病学家十分重视古人的经验，尤其在治则上重视整体观念，重视标本兼治，重视正邪变化，重视辨证施治。温病学家大都熟读历代各家论著，尊重前贤各说，且不是唯我独尊，故步自封。

2. 温病学重视多种治法的运用

解表用辛凉疏泄逐邪或透表发散，如桑菊饮、银翘散；重视入气清气，如白虎汤之类；通下法用于热结便秘以通腑泄热，导滞通便，将仲景三承气汤加减应用，如宣白承气汤、桃仁承气汤、牛黄承气汤、增液承气汤、导赤承气汤等，十分重视下法；重视清营凉血，清营泄热，凉血解毒，气营两清，如清营汤、清瘟败毒饮；善用开窍法及息风法，针对危重患者之心神窍闭用开窍醒神，热闭者用安宫牛黄丸、至宝丹或紫雪丹，肝风者用息风凉肝之羚羊钩藤汤，以治热病动风；厥、脱者应用固脱法，用回阳救逆之参附之品；益气养阴选用生脉散之类。

3. 温病学家对伤寒方药亦十分重视

如小青龙汤、三承气汤、柴胡辈、白虎汤、泻心方、茵陈蒿汤、桂枝辈、麻杏石甘汤等。并在传统方药基础上，温病学派亦研制创新了诸多方药，如化湿、祛暑、辛凉之剂，如银翘散、桑菊饮、新加黄龙汤、清营汤、清瘟败毒饮、三甲复脉汤等。

4. 温病学注意服药法

瘟疫类病属急性传染病，变化迅速，温病学中服药法非常讲究。吴鞠通辛凉平剂银翘散中即有：一日散剂；二日鲜芦根煎汤再煎药；三日勿过煎，肺药取轻；四日病重者二时一服，日三服夜一服，轻者三时一服，日二服夜一服，五日病不解者再服。

四、从防治传染病中看温病学家的思考

1. 重视临床，认真观察分析所见

温病学家论著之内容着实令人敬佩。他们的理论均始于临床诊治，重临床，源于临床，如“温邪上受，首先犯肺”，又有“逆传心包”之变化。从SARS、人禽流感、甲型H1N1流感来看确实也如此。吴又可言：“夫温疫之为病，非六淫之气，乃天地间异气所感。”现代可知为流感病毒变异所致。吴又可又言：“夫温者热之始，热者温之终，温热首尾一体……又名疫也。”这正是对疫病详细观察的论断。

2. 传染、传变、证治

古即有“温病乃起”知其“五疫之至，皆相染易”。温病学家通过实践更知“疫气”所致“口鼻而入”，知“无问老少强弱，触之即病”。叶天士、吴鞠通更通过观察提出，疫病由浅入深，由表入里，提出横卫气营血，纵三焦上、中、下的辨治规律，从而提出了辛凉平剂、轻剂、重剂之说。吴又可言“其传有九”之说，体现了辨证论治的动态变化方法。

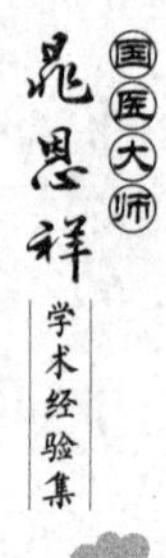

3. **尊古而不泥古的认识**

吴鞠通《温病条辨》仿《伤寒论》，以条文论之，更显条目清楚，由轻到重的观察论证，遵伤寒多方而用于温病之治，是由于诸家观察当时温疫流行，言“一巷百余家，无一家仅免；一门数十口，无一口仅存者”，目睹惨状，断为守古方不合疾病，是由于患者之死“不死于病，乃死于医；不死于医，乃死于古册之遗忘也”。吴鞠通仿仲景体例，另立温病证治《温病条辨》上、中、下三篇共265条，引用方剂208首，其学术内容和地位载誉后世而不朽。

4. **重视对重症及死亡病例的观察**

临床卫气之热及上焦之伤者均可以辛凉平、轻、重剂治之，但气血两燔及逆传心包者更应予以重视。如《温病条辨·上焦篇》第十一就提到：“太阴温病，血从上溢者犀角地黄汤合银翘散主之”；“若吐粉红色血水者，死不治”。又提到：“上焦有二：一曰肺之化源绝者死，二曰心神内闭外脱者死。”均为逆传重症上、中、下三焦（亦称重症死症），并重视急救之三宝的使用。

5. **重视对舌苔、瘔、斑、疹的观察**

温病不仅重视症状，也重视望诊的辨识。如辨舌及苔，舌苔有白腻、黄腻、黄燥、黑苔；舌有质红、红绛、舌光、舌胖淡等。斑疹在传染性疫病亦常出现，如对其斑疹色泽、形态分析，猩红热、麻疹、手足口等均可见到。另外还有对白瘔的观察，多于卫表受邪之初始，湿热郁蒸所致，属小白疱疹。辨舌、苔、斑、疹、瘔均可分析热在表、在里、在卫、在营血，属热、属湿、属燥、属瘀等。

五、关于新发传染病SARS、人禽流感、甲流的临床思考

1. **三种病均属传染性很强的疾病**

三者均影响全球，属流感病毒变异而发，均表现为“温邪上受，首先犯肺”，均以发热为主，很快可见肺热壅盛及气分证候，一部分可以缓解，若抓不住治疗时机，传变很快，也有部分属“逆传心包”之直中者。近几年多以西医药为主，中医几经争取，亦得到参加救治的机会。

2. **中医学成立专家组，得到重视**

几经周折，中医参与传染病治疗得到支持，中医治疗SARS安全且有潜在

疗效，获得 WHO 认可。由于人禽流感散发，中医对其接触较少。在防治甲流中中医则可谓大显身手，中医专家组反复研究方案，于（原）卫生部方案中公布，甲流发病传染较快，但有大部分为温和轻症，中药显效，但危重症者中医药治疗亦有成效，中医药救治甲流颇得各级领导支持，在国际上交流也获得好的评价。

3. 中医药防治甲流亦重视病后调理

中药治疗在轻症过程中发挥了很大作用，一是方案的倡导，二是广大患者主动要求用中药，三是各级领导支持，如北京市大力提倡中医药治疗，要求各医院应用中成药或煎剂治疗甲流。

温病学派重视温病瘥后调理，邪热已除或未尽，而正气尚待恢复，除嘱患者注意休息、饮食外，中医药还可以应用养阴、益气之品，如麦冬、沙参、玉竹、黄精，古方中也有用荷叶、芦根、枇杷叶，如脾胃不适、纳差，还可用焦三仙、砂仁、陈皮等药组方调理。

4. 对瘟疫预防的思考

古有“避其毒气”之说，也有与病者隔离之见，温病学家知其传染，更提倡防止直接接触病患，同时中医也强调人之“正气存内，邪不可干”，主张保持身体的强壮，以防受邪。同时也有一些药物和精神预防措施，中医预防甲流也曾提出，除了生活注意隔离消毒、勤洗手、戴口罩，精神亦不必紧张。也提到方药的预防，如饮食清淡，多服用大蒜、鱼腥草之类的蔬菜，以及小的方药如太子参、苏叶、牛蒡子、大青叶、紫草、生甘草等。还有注意空气消毒，清洁住室。中医专家也曾研制过香袋并分发给群众佩戴，古人便有五月节时带香包防范异味、避邪之用。西医除消毒隔离外还特别推荐接种疫苗。

六、关注传染病，发挥中医药作用的思考

1. 要了解学习传统传染病和新的突发传染病

传染病早已流传，且历年不断，在中医学早有论证、论著，并成体系。但传染病近几十年更为严重，故备受重视。要不断更新知识，了解新发传染病。

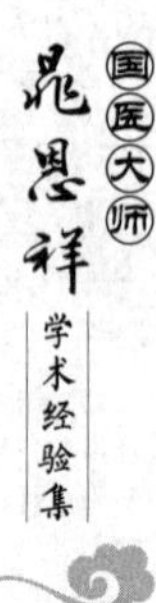

2. 关注 SARS、甲流等突发传染病

SARS、人禽流感、甲流均属突发新型传染病，此类疾病对人类影响较大。人们忘不了 SARS、甲流的传播引发的不安，WHO 对其非常重视并屡发警示。传染病的发生是对中西医的挑战，而当时中医也得到了参与救治的机会，从不能参加到可以参加治疗，获得直接诊治疾病的机会。中医有传染防治经验，以四诊望闻问切，识病认法的经验，也有以辨证而治疗的传统。中医药广为人知，深入人心，而且也在一定程度上获得成果，受人青睐。

3. 关注热性传染病的肺损害

根据这几年突发传染病的防治所见，中医的热病、急症、肺系病以温病学家及传染病院的中医人员参加了救治，SARS、甲流、人禽流感均属“温邪上受，首先犯肺”，从肺卫到气分以致营血，均起于肺卫，也一直影响到肺，从感染到呼衰，而且可以看到发热或见咳嗽、咽痛，或见气短、喘促、咯痰，在胸部 X 线或肺部 CT 检查中所见大片迅速变化的阴影，或在病原学检测见到某种病毒、细菌，或继发为霉菌感染。发热较重，SARS 可发热致十多天，但一般甲流轻症几天可愈，若“逆传心包”可致加重昏迷，谵妄，内闭外脱，或言呼衰、多脏衰，当予注意积极救治。

4. 学习温病学论著，发展完善中医温病的理论与临床实践

我们在防治传染病的工作中，经常翻阅有关温病学的多种论著。开卷有益，并进一步体会到明清温病学家精神可嘉，他们积极认真地参与瘟疫的救治，实事求是地记载其所见及多方面思考，努力吸收《黄帝内经》《伤寒论》及历代经验，师古而不泥古，不断丰富温病学的经验内容、诊疗理法方药。但也由于时代不同，如今救治手段的提升以及当今的氧疗，有创、无创呼吸机的使用，静脉输液、胃管给药等方法，激素、抗生素、抗病毒药物的使用，会对患者的临床舌脉、病症、治疗有所影响，辨证之时亦要注意！

温病学还应发展，温病学的理论并未完善，温病学的一些专著尚有条理欠清晰、个别条文方证相应不符的不足，但这些并无损其指导温病救治的临床实用价值！我们应当在各自的工作中不断前进，不断总结，勇于发挥中医药的作用，更好地应用中医药为患者服务，对防治各类传染病做出贡献。

（原文 2013 年收录于学术年会论文集，有删改）

第二章　慢性支气管炎诊疗经验

第一节　固本止咳夏治片防治慢性支气管炎

固本止咳夏治片（简称“夏治片”），系我院自1972年以来研制的一种防治慢性支气管炎（简称“慢支”）的有效药物。经过多年临床实践反复验证及实验研究，证实该药对慢支有较好效果，近期有效率为82.9%。现将我们临床观察和研究情况报告如下。

一、一般情况

1. 病例诊断及疗效判定标准按全国慢性支气管炎会议制定的标准诊断、评价。

2. 观察病例均系农牧区科研观察点经专科门诊确诊后，收科研病房系统观察的病例。

3. 观察研究方法：集中选取病例，于夏季伏天分批投药观察，并分批总结用药前后咳、痰、喘症状改善及复发情况，部分病例观察了服药前后心电图、胸部X线片、超声心动图、免疫及内分泌指标改变情况，同时对部分病例进行了交叉验证或药理实验。

二、方药组成及用法

夏治片由黄芪、黄精、陈皮、沙苑子、补骨脂、百部、赤芍组成，具有益气助阳、健脾补肾、止咳化痰、活血化瘀之功效。夏治片每片含生药0.94

克。每于夏季伏天开始服用，连续服药40~60天为1疗程，每日服3次，每次4~6片，白水送服。

三、临床观察

1. 总有效率

将近几年分批观察病例汇总分析，用夏治片治疗慢支患者共计1018例，显效率为40.7%，有效率为42.2%，总有效率为82.9%。

2. 远期疗效观察

观察坚持服药2~5年（即每年夏季服药40~60天）的155例慢支患者咳、痰、喘及复发情况，其中临床控制47例，占总人数30.32%，显效18例，占总人数11.6%，好转75例，占总人数48.39%，无效15例，占总人数9.68%，有效率为90.32%，远期疗效与总有效率有显著差异（$P < 0.05$）。

经服药2~5个疗程的慢支患者111例，观察其感冒次数明显减少者97例，占总人数87.4%，且随着疗程延长，预防感冒的效果更明显。

3. 毒副作用

曾对64例患者进行服药前后血、尿、便常规与肝功检查，没有发现因服药引起肝、肾及造血系统的不良反应，但阴虚患者服本药欠当。

四、服用夏治片对胸部X线、心电图、超声心动图以及免疫、内分泌检查的影响

1. 胸部X线检查

我们对92例患者于治疗前及服药2年后分别进行胸部X线检查，结果证明，治疗后肺纹理无明显改变，部分患者膈肌及右肺下动脉病变仍得不到理想的控制。

2. 心电图检查

对54例服药2年以上的患者进行了心电图对照分析，结果证明治疗前后P波电压均值有下降趋势，Q、R、S电轴均值没有上升。这与预期临床效果一致。

3. **超声心动图检查**

对经服药2~5年的87例患者做了超声心动图检查，多数患者右心室内径、右室流出量均值没有增加，这与临床症状改善相一致。

4. **对免疫功能的观察**

对44例服药1个疗程的慢支患者于服药前及服药后1年进行了淋巴细胞转化率及IgG、IgA的对比观察，服药前淋巴细胞转化率均值为58.36%，服药后为77.88%，IgG均值服药前后分别为1203.44 IU/ml和1402.5 IU/ml，IgA均值服药前后分别为134.11 IU/ml和301.80 IU/ml。经统计学处理，服药前后上述3项指标均有显著性差异（$P < 0.01$）。从而提示了夏治片的扶正固本作用。

5. **对某些内分泌指标的观察**

对服药1个疗程的40例慢支患者，于服药前后观察了24小时尿中17-羟皮质醇、17-羟皮质酮以及V.M.A的变化情况，服药前后17-羟皮质醇均值为6.60mg/24h和9.22 mg/24h，17-羟皮质酮均值为3.38mg/24h和5.06mg/24h。V.M.A均值为7.96mg/h和10.73mg/h，尿中三项指标均有提高，经统计学处理，均有显著性差别（$P < 0.01$），也提示了夏治片对机体的扶正作用。

五、夏治片的药理实验

为了进一步探讨夏治片的药理作用，我们将夏治片制成夏治液，进行了小白鼠及豚鼠药理实验，动物实验证实夏治片具有较好的止咳、祛痰、平喘作用。

1. **镇咳作用**

取夏治液和可待因进行镇咳效果对比实验，证明夏治液与可待因均具有显著的镇咳作用，且等毒性夏治液与可待因镇咳作用强度经统计学处理无显著差异（$P > 0.06$）。

2. **祛痰作用**

实验采用酚红法，结果证明夏治液能明显抑制酚红从呼吸道排出，经统计学处理$P < 0.01$，提示夏治液可以减少呼吸道腺体分泌，从而达到祛痰作用。

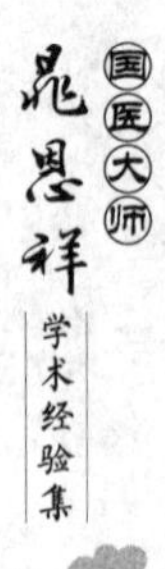

3. 对平滑肌的作用

采用豚鼠离体气管容积法进行实验，结果证实夏治液对离体豚鼠气管具有显著扩张作用，其作用强度与剂量成正比。其扩张气管的作用机制并非阻断M受体，而是兴奋 β_2受体而达到平喘效果，这是由离体肠管平滑肌松弛证实的。

4. 夏治片对小白鼠半数致死量测定

按序贯法求得小白鼠半数致死量为夏治液 1.85ml/kg。说明夏治液毒性较小。

结语

根据慢支反复发作，多致患者正气虚损和慢支的痰、咳、喘等一系列症状，我们研制了既有扶正固本、益气健脾、助阳补气功能，又有止咳、祛痰、平喘作用的固本止咳夏治片，并采取冬病夏治，伏天给药的方法，经多年临床观察，疗效稳定在 82%~90% 之间。近年来，部分肺气肿、肺心病患者应用夏治片，也收到较好效果。实验表明，该药可以改善体液及细胞免疫功能，改善调整肾上腺皮质功能，从而证实了该药的扶正固本、增强机体防御功能的作用，且该药具有明显的止咳、祛痰效果。综合分析可以认为该药是一个标本兼顾，治疗慢支的有效药物。

本文药理实验部分系由包头医学院心血管研究室石山教授等同志协助完成，特此致谢！

（原文 1985 年发表于《吉林中医药》，有删改）

第二节　慢性支气管炎的中医调治

一、认识慢性支气管炎

慢性支气管炎是肺系疾病中的多发病、常见病。它是指气管、支气管黏膜及其周围组织的慢性炎症，主要表现为黏膜腺体增生、黏液分泌增加。症状可常年存在，冬季好发和加重。由于存在慢性气道阻塞，它和阻塞性肺气肿一起统称为慢性阻塞性肺疾病（COPD，简称慢阻肺）。

在我国寒冷的北方地区，慢性支气管炎发病率较高，尤以老年人多见。空气污染、吸烟等是目前较为明确的致病因素。由于这种病反复发作、迁延日久，且逐年加重，可向肺源性心脏病发展，甚至并发心脏衰竭、呼吸衰竭，危及生命，故不可等闲视之。

慢性支气管炎的分型：主要症见咳嗽、咯痰，甚至喘息（简称咳、痰、喘），临床上将其分为单纯型支气管炎和喘息型支气管炎。

慢性支气管炎的临床分期：

（1）急性发作期：常于秋、冬寒冷季节急性发作，感冒、受凉、上呼吸道感染是其重要诱因；

（2）慢性迁延期：表现为反复发作，迁延日久不得缓解，一年四季均有咳、痰、喘的表现；

（3）临床缓解期：该病冬重夏轻，多于春末缓解、症候减轻或不明显，但一到寒冷季节仍会复发。

二、慢性支气管炎的中医认识及分期辨证治疗

根据慢性支气管炎的临床表现，中医将其划归咳嗽、喘证范畴。临床治疗同样是针对该病不同阶段的表现给予辨证论治。中医学历来强调整体观念，强调天人合一、脏腑相关、外感内伤。常运用四诊（望、闻、问、切）八纲（阴、阳、表、里、虚、实、寒、热）进行分析，审症求因，审因辨证进行治疗。通过脉、舌、临床表现，分析病机，确立证候，选择治法与方药。下面简单介绍一下中医对慢性支气管炎的分期辨证治疗。

（一）慢性支气管炎急性发作期

1. 风寒袭肺

指有慢性支气管炎，复受风寒，而诱发病症急性发作。常见头痛，身体酸楚，鼻流清涕，咳嗽加剧，咯痰白稀，气急或喘促，或恶寒发热，无汗，舌苔薄白，脉浮紧或浮弦。

治法：疏风散寒，止咳祛痰。

方药：可选用小青龙汤加减。方中可用炙麻黄、杏仁、桂枝、干姜、细辛、五味子、半夏、甘草等。如若伴有发热重，或有化热趋势，还可以适当加入石膏、桑白皮。若有鼻塞、咽痒可加牛蒡子、蝉蜕、辛夷。

2. 风热犯肺

慢性支气管炎患者遇风热之邪外袭，必然咳嗽加重，咽痛，咯痰或咯痰不爽，痰黏稠，痰色黄或黄白相间，流黄涕，口干渴，也可伴有头身不适或发热，其脉浮数，或滑数，舌苔薄白，舌尖红。

治法：疏风清肺，止咳化痰。

方药：选取桑菊饮加减。方中可用菊花、桑叶、薄荷、杏仁、桔梗、甘草、连翘、芦根。若咳嗽、咯痰重者可加前胡、炙枇杷叶、浙贝母；若咽痛、声哑可加蝉蜕、板蓝根、牛蒡子；若热重黄痰可加鱼腥草、黄芩。

3. 风燥咳嗽

慢性支气管炎患者或因素体阴虚肺燥，或于秋来之际而感风燥之邪，见有咳嗽少痰或无痰，咳嗽连声，有的伴有咽痒或咽干痛，痰黏不易咯出（偶有咳嗽剧烈而痰中带血者），有时也有身热，舌苔少津，或薄白苔，脉浮或小数。

治法：疏风清肺，润燥止咳。

方药：可用桑杏汤加味。方中可用桑叶、豆豉、杏仁、象贝母、南沙参、梨皮、山栀子。若燥邪伤津而见干咳重者可加麦冬、玉竹、炙枇杷叶；有热者亦可加生石膏、知母；若痰中见有血丝可加入白茅根、生地、藕节、荷叶。

（二）慢性支气管炎迁延期

指病程日久仍有不同程度咳痰喘症状，可以从肺、脾、肾之虚认识。

1. 肺虚咳嗽

临床可见咳嗽有声，单声或间歇咳嗽，白天重，痰质稀薄，无力咯出，伴胸闷气短，畏寒背冷，舌质淡，苔薄白，脉弦细或虚或沉细。

治法：益气补肺，降气止咳。

方药：用玉屏风散加味。方中可用黄芪、炒白术、防风、紫菀、白前、橘红、款冬花、桔梗、杏仁。若恶寒气促，可加炙麻黄、五味子、诃子、太子参。

2. 脾虚痰湿

脾虚痰湿证主要见有咳嗽声音重浊，多为连声，晨起或夜间较重，咯大口黏痰，或色白量多，伴有胸闷胸憋，纳差食少，或大便溏稀，舌苔多白腻，脉弦滑。

治法：健脾益气，止咳化痰。

方药：可用六君子汤合苓桂术甘汤加减。方中可用党参、炒白术、茯苓、甘草、半夏、紫菀、前胡、百部、橘红等。如痰湿较重可加苍术；腹胀满者可加木香、砂仁、厚朴；便溏，偶有腹泻可加干姜、炮姜。

3. 肾虚喘息

于迁延期中常见。因病程日久，或年老体衰，常伴发肺气肿。主要见有咳声低沉，喘息明显，静坐尚可，稍有活动则会喘促，有的喘则遗尿，也有咯痰量多，呈泡沫状或白灰色痰，常伴有腰酸肢冷，夜尿多，舌苔白薄而滑，脉沉细尺脉弱。

治法：补肾纳气，止咳化痰，活血平喘。

方药：常以补肾药加入活血药。方中可用淫羊藿、枸杞子、山萸肉、五味子、紫菀、百部、款冬花、橘红、半夏、当归、赤芍等。如形寒肢冷可加入桂枝，去半夏加制附子、干姜；痰多或伴下肢浮肿，可加入泽泻、车前子、茯苓。

（三）慢性支气管炎临床缓解期

此期中医亦给予重视，所谓“冬病夏治”，常用“扶正固本”法在患者病情缓解或夏天给予治疗。如患者平时易患感冒，或虽已缓解又偶有轻微症状应予治疗。重症患者缓解者则更需服药治疗。临床可选用中成药如固本咳喘片、百令胶囊、金水宝胶囊等，可以久服。三伏天可以应用贴伏法，以白芥子、延胡索、细辛、甘遂等研面，用姜汁调成糊状，选取背部肺俞、膏肓、心俞等穴贴敷，6~8 小时去掉，每 10 日重复 1 次，如此反复 3 个疗程。但需注意不要贴敷过久，还要看贴敷部位是否麻木，是否发泡，如若起泡立即洗去药糊，必要时还应予以治疗。易感冒者服用玉屏风颗粒剂，可减少复发概率。

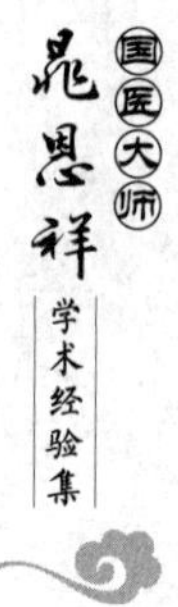

三、选择中成药注意事项

中药成药制剂的开发日趋丰富，且剂型改良，大多制成颗粒剂、片、胶囊、糖浆、微丸及注射剂等。无论是处方药还是非处方药，使用前都应仔细阅读说明书，了解药物功能主治，即使是非处方药，必要时也应在医生指导下使用。中成药同样有对证的问题，要分析寒、热、虚、实，病证要与适应证相一致，不要随意应用。同时应仔细阅读注意事项及不良反应。不要只看广告服药，要经常向医生咨询。治疗慢性支气管炎常用的中成药有橘红丸、通宣理肺丸、养阴清肺丸，以及急支糖浆、苦甘颗粒剂、止咳宁嗽胶囊等。

四、生活饮食需要调理

生活调理慢性支气管炎要在心理上、生活上加以注意。如果疏忽，会因病症多次复发而加重，导致病情逐步恶化。所谓心理上重视，应该“既来之，则安之”。除积极治疗外还应注意生活调理。该病冬季易复发，因此要注意天气变化，虚邪贼风，避之有时，在疾病好发季节注意保暖。流感流行期少去公共场所，居室要通风，吸烟者要戒烟。饮食清淡，忌食辛辣、油腻、过咸食品，少饮酒，多吃蔬菜，可食鸡蛋、牛奶、瘦肉。市场上保健食品不要乱用，想用时可请医生指导。注意身体锻炼，可以进行耐寒锻炼，如夏天用冷水洗面、洗澡，甚至冬天也用凉水洗脸，增加御寒能力。可以自我按摩头面、足底。可以进行晨起的走步、慢跑，经常做体操、呼吸操，或练气功、内养功，调整深呼吸等，以增强体质，提高抗病能力。

（原文 2004 年发表于《中老年保健》，有删改）

第三节　春夏养阳、冬病夏治，防治慢性支气管炎

中医学历来十分重视整体观念，重视人与自然的统一联系，以及对疾病

的预防思想，重视“正气存内，邪不可干”，并于临床实践中逐步积累了丰富的防治疾病、养生保健的方法。“春夏养阳”即是依据人与自然相关之理，充分发挥春夏之阳升、阳盛之际，使阳气更加充实，从而达到防治某些疾病的效用。“冬病夏治”之“冬病”，可以指在冬季寒冷季节容易发病，常易反复发作的慢性支气管炎。这种咳喘病冬发夏轻，即是夏天常处于缓解期的病，故称之为“冬病”，抓住夏天该病缓解期和病势较轻之际给予治疗，这就是“冬病夏治”。冬病夏治可以达到养阳扶正的目的。

一、春夏养阳的临床意义

（一）春夏养阳与扶正固本

扶正固本是中医治疗学中的十分重要的原则，因为中医认为疾病的发生，归纳起来，是“正”与“邪”两个方面互相斗争的结果，正胜则病退，邪盛正虚则病进。这里所说的正气是指人体机体与脏腑诸项功能活动，包括对致病因素的抵抗和卫外的能力。正气不足是疾病发生的主要原因，所谓“邪之所凑，其气必虚”，也强调“正气存内，邪不可干”。扶正固本就是要通过补益扶助正气，诸如益气、养血、滋阴、助阳以及对各个脏腑之气的补益等方法，达到扶正的目的。扶正可以使正气增强，有助于抗御病邪的侵袭，当然，也可以说扶正是针对诸般虚证而言的。慢性支气管炎是一种以慢性内伤咳嗽为主要症状的疾病，它的特点在于冬天较重，且易于复发。反复发作，一定程度上说明机体的正气亏损而易于受外邪侵袭，而发生咳嗽、咯痰。“春夏养阳”则强调扶助患者的正气，而且是在夏季阳气旺盛之际，给予扶正养阳，即补助患者之阳气，这主要是建立在对慢性支气管炎，特别是老年慢性支气管炎的患者临床证候的分析的基础之上。慢性支气管炎患者往往阳气不足，正气匮乏，感冒易于复发。若于夏季抓住慢性支气管炎缓解之时，给予养阳治疗，能使正气得以保养，令阳气旺盛，从而达到在慢性支气管炎好发、易发的冬季减少复发和减轻症状的目的。春夏养阳具有扶正固本的意义，也有增强患者阳气，以抗御外邪达到治疗预防疾病的目的。

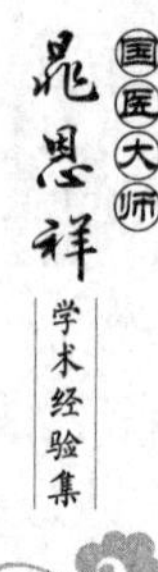

（二）春夏养阳与整体观念

整体观念是中医学中又一个重要的指导原则，它体现在中医的生理、病理、诊断与治疗等方面。其内容不仅强调了人体脏腑的统一观念及其相互关系，也强调在医疗活动中要全面、整体地认识疾病的各种不同表现，重视阴阳气血的内在平衡，以及在防病治病中的调理作用，还表现在人与自然息息相关的认识上。中医认为自然界四时、气候、地土方宜以及五行、六气等，均密切与人相关，人体之养生、防病治病也必须适应并运用整体观，必须联系大自然的变化规律。从人体来看，应当重视人之阳气。春夏养阳，则是根据四时与人的关系，即春之时阳气生，夏之时阳气长，春夏之时阳气生长旺盛之时，再以助阳，正如《素问·四气调神大论》中说："夫四时阴阳者，万物之根本也，所以圣人春夏养阳，秋冬养阴，以从其根……故阴阳四时者，万物之终始也，死生之本，逆之则灾害生，从之则苛疾不起，是谓得道。"说明了春夏养阳是在整体观念的指导下产生的，用以防病治病养生保健的规律。本文所论"春夏养阳"即是根据人与自然四时阳气消长盛衰之理，在缓解期，病势较轻之际进行扶养人之阳气，所说养阳也是指扶助人之正气，通过扶正使阳气得充，使病势减轻，病情好转，这些已由我们临床运用冬病夏治防治慢性支气管炎的研究得以证实。

（三）春夏养阳与防患于未然

中医学中历来主张"防患于未然"，重视"不治已病，治未病"，《难经·七十七难》谓："所谓上工治未病者，见肝之病，则知肝当传之与脾，故先实其脾气，无令得受肝之邪，故曰治未病焉。"这些都是强调了预防为主，治病要早治，治于未发，治其皮毛，救其萌芽等，这种思想贯彻了中医临床防治学的始终，我们所说"冬病夏治""春夏养阳"，选择在其疾病缓解期即病情较轻或未发之时，给予扶正固本，养阳益气的治疗，这种治疗可以起到预防和治疗疾病的较好效应。也就是说把春夏养阳的意义扩大来认识，它还具有防病的意义，即重视对慢性支气管炎缓解期的治疗，给予扶正固本，养阳益气的治疗，治于夏、防于冬，能够起到增强抵抗力和抗病能力，在某种程度上有预防作用，也具有扶助正气的作用，这也可以从我们在临床防治慢性支气管炎的研究中得以说明。

二、关于慢性支气管炎的夏季治疗

（一）慢性支气管炎的夏治依据

慢性支气管炎、肺气肿等阻塞性肺疾病，多因外感或反复多次上呼吸道感染，以及寒冷、烟雾、粉尘刺激等因素，致使人体上呼吸道黏膜防御功能低下，支气管周围组织发生非特异性炎症，类似中医所说的外邪袭肺，致使肺气失宣，肃降失常，痰浊犯肺等。在临床表现中见有咳嗽、咯痰、喘息等，由于反复的咳、痰、喘，会使病情逐年加重，且以冬重夏轻为其特点，或者秋冬发作较多，而春夏之时则多减轻为缓解期，基于慢性支气管炎的这些特点即称之为“冬病”。慢性支气管炎的患者，由于反复逐年发作且常迁延不愈，甚或加重，致使呼吸道局部或患者全身防御功能减退，机体抗病能力下降，易于感冒，这在老年慢性支气管炎患者中，尤为突出，这便是中医所说的正气亏损的内容。从中医角度认识，其病发于肺，但日久迁延不愈，又可损及脾、肾之气，使咳、痰、喘等病情加重，肺、脾、肾阴阳正气的不足，便构成了慢性支气管炎的本虚之状，正是如此，本虚、正气不足便成了冬病夏治的依据，应抓住夏季阳盛的大好时机给予扶正固本。

（二）固本止咳夏治片的临床研究

固本止咳夏治片的药物组成：黄芪、黄精、补骨脂、陈皮、沙棘、百部、赤芍等。该方具有益气助阳、健脾补肾、止咳化痰、活血化瘀功效。本药制法：诸药煎煮后，浓缩制成片剂。每片 0.5g，每次服 4 片，每日服 3 次，并于每年夏季暑伏天开始服，连续服用 40 天为 1 个疗程。可以看出该药除主药配伍有补益肾阳之药外，还于每年夏季暑伏之际，阳气旺盛之时，填补患者之阳气，以求得更好的效果，取“春夏养阳”之意，更添助阳之功。

笔者于临床曾观察 1018 例慢性支气管炎患者，以扶正固本、冬病夏治法治疗，服药 1 个疗程后，入冬观察其疗效，有效率为 82.9%。又曾观察 155 例慢性支气管炎患者远期效果，即坚持于每夏季伏天服用 40 天夏治片，连续 3~5 年，其总有效率为 90.32%。经过治疗的患者咳、痰、喘诸症状得以明显改善，经统计发现87.4%的患者感冒次数明显减少，体力增强。经免疫学、内分泌学指标检测，自身对照均有改善。凡经过春夏养阳、冬病夏治法治疗的患者，机体防御能力增强，病情复发减少，确有临床价值。固本止咳夏治片经药理研究证实有止咳、祛痰作用，对离体豚鼠支气管平滑肌有扩张作用，且无毒副作用。观察20例未服用夏治片的慢性支气管炎患者，临床症状和抗病能力、感冒次数及理化检查指标均无明显变化。

（三）夏季贴“冬病夏治消喘膏”治疗喘息型支气管炎的临床观察

冬病夏治消喘膏，系由白芥子（炒）、延胡索、甘遂、细辛等药研面，再用生姜压汁后取姜汁调成膏状，并于背部俞穴上贴敷，穴位选取肺俞、心俞、膈俞（双侧）。每次贴敷3~4小时，贴敷后皮肤有麻热痛的感觉。贴敷时间同样选于每年夏季暑天头伏的第1天开始贴药，每隔10天1次，即头伏、二伏、三伏连贴3次，3次为1个疗程，支气管哮喘及慢性喘息型支气管炎患者均可连续贴敷3年。该消喘膏中白芥子辛温散寒，细辛温经散寒，甘遂逐水除湿，延胡索辛温理气活络，再加姜汁可助辛温散寒、祛痰止咳通阳，整个方剂具有温阳散寒的效用，并于夏季阳气旺盛之伏天应用，又于人体后背阳中之阳部位贴敷，还可通过经穴效应，达到扶正固本防治慢性支气管炎或哮喘的效果，这也属于“冬病夏治”“春夏养阳”的方法。该法很受咳喘患者欢迎，每年伏天，开展此项治疗时门诊总是门庭若市，贴冬病夏治消喘膏的患者络绎不绝。

研究资料表明，对223例慢性喘息型支气管炎、哮喘患者于夏季伏天贴敷消喘膏3个疗程的观察（即贴3年3个伏天），综合判断临床有效率为86.5%，显效率为70.8%，其中190名患者感冒次数减少、体力增强，用支气管扩张药或激素类药的患者，用药剂量大都减少，部分患者可停止使用上述药物。该消喘膏组方源于清代《张氏医通》，是属于治疗冷哮之方，称“白芥子涂法”，原方中有麝香少许。因方中有白芥子，每于贴敷除有麻瞀感觉外，有的患者贴后出现局部皮肤发泡，故又称发泡疗法。临床应用之时当注意，白芥子炒后用则发泡反应较小，若炒的嫩或生用则发泡多严重，甚至可以引起皮肤糜烂，应当小心。

临床中对应用冬病夏治消喘膏患者进行实验室检查，有的指标变化明显，如治疗后支气管肺泡灌洗液巨噬细胞吞噬功能明显增强，免疫功能得以改善。表明于夏季阳气旺盛之时于背部俞穴上贴敷温阳散寒药物，可以改善患者的防御功能，人体正气可以通过贴敷而得到充实，从而反映了中医扶正固本，春夏养阳的临床实用效应。

结语

1. 本文探讨了中医“春夏养阳”“冬病夏治”的扶正固本的意义，它不仅具有扶正固本作用，而且具有一定的预防意义；既有理论价值，也有较高的临床实用价值；不仅在养生保健中有实际意义，而且也在预防治疗疾病中有其实际意义，是应当给予重视的课题。

2. 本文以临床实践观察，即应用“固本止咳夏治片”“冬病夏治消喘膏”防治慢性支气管炎及哮喘的临床效果，而且二者均以夏季伏天进行治疗。这不仅是立足于补气散寒止咳，化痰平喘，而且立足于扶正固本，春夏养阳，冬病夏治。可以发现，该法不但在临床有较好效果，而且实验研究也证明指标有明显改善，说明此法的临床实用价值是值得重视的。

（原文为晁恩祥教授手稿，有删改）

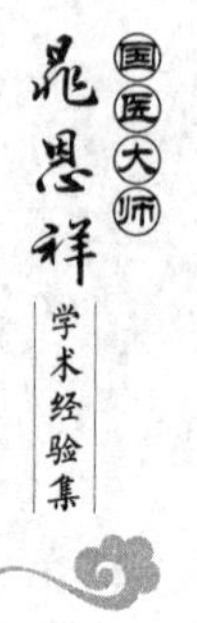

第三章　慢性阻塞性肺疾病证治分析

第一节　关于慢性阻塞性肺疾病若干问题之我见

慢性阻塞性肺疾病（COPD）是以气道阻塞及呼气流速下降为特征的慢性呼吸系统疾病，本病致残率及致死率均较高，已受到广大医学工作者的高度重视，现将对本病若干问题的认识浅述于下，以求正于同道。

一、重视中西医对 COPD 认识的链接

以往我们十分重视以咳嗽为主的疾病证治的临床与研究工作，也积累了不少慢性支气管炎、阻塞性肺气肿的诊治经验，并且在慢性肺源性心脏病（简称“肺心病”）的研究中发现，COPD 也是该病的重要原因。我国发布攻克老年慢性支气管炎的文件之后，医学界加强了对呼吸系统疾病（感冒、慢性支气管炎、阻塞性肺气肿、肺心病）的研究，中医学亦从咳嗽、咳喘、肺胀的研究中积累了不少心得体会。

《实用内科学》中明确提出了 COPD 是一种以气流受限为特征的疾病状态，气流受限不完全可逆，常呈慢性进展，病程较长，常因反复气道感染而加重病情。中医学同样认为咳嗽、咳喘等属慢性发展病症，较难治，且常因感受外邪而加重。中医学强调对病史、病症及对咳、痰、气短（喘）的分析。

二、重视中医对 COPD 的四诊分析

中医学重视中医理论、诊法与临床经验，COPD 的诊断包括病史，主、次

症，舌脉，体征以及肺功能、X线片、血气分析等，可以采用望、闻、问、切收集证据，了解分析病情的分期与不同阶段的证候表现。四诊不能丢，不能只看肺功能、X线片、血氧情况，不能只凭COPD的西医诊断开方药。中医四诊加上西医的理化检查，可以更全面、更准确地为COPD的诊断与辨证提供有力证据。四诊望、闻、问、切包括了患者的主诉，医生掌握了一定中医理论知识，加上对专科疾病诊疗的理解，以及理化检查，完全可以做出明确诊断，区别标本，确定缓急，做出证候分析。不能认为中医四诊可有可无，不能只凭脉或一症、一个主诉就下结论，应认真运用中医辨证中的整体观念。虽中医学早有"望而知之谓之神"以及"舍脉从证、舍证从脉"的论述，但不能以个别提法作为临床诊病依据，还是要重视四诊合参。尤其是COPD之病程较长，反复发作，常因感染而加重，而且不同阶段表现不一，诊疗不可过于轻率。

三、重视主症证候要素与辨证分析

辨证分析需要四诊与八纲，但抓住COPD的主症十分重要，而主症往往便是其需要分析的证候要素，抓住证候要素便可以全面了解COPD的不同分期、不同阶段以及轻、中、重分级的差异。笔者认为咳嗽、咯痰、气短（喘促）是其主要症状。如咳嗽要分析有无外感、发热、恶寒，咳嗽声音轻低还是重浊，有痰无痰，有无咽喉痒感、不利感；咯痰当分析痰量，质黏稠还是稀薄或泡沫，色白还是黄；气短程度，有无喘息、呼吸急促，活动还是静止喘促，有无胸闷、胸憋情况等；分析舌质红、紫暗否，分析舌苔属薄白、白腻还是黄腻；还要分析情志、气机情况，或有郁怒伤肝侮金而致肺失宣降，抓住肺失宣降日久可以及脾，咳嗽并咯痰加重，病久还可由脾向肾气损伤转化，而出现肾不纳气，动喘。

四、重视治病目的与方药选用

COPD是一种不可逆的慢性进展性疾病，西医同中医一样，治疗目的均为延缓病情进展，控制症状，减少急性发作与并发症，延长寿命，提高生活质量。中医对该病治疗有一定优势，以上目的（或目标）均可以通过中医治

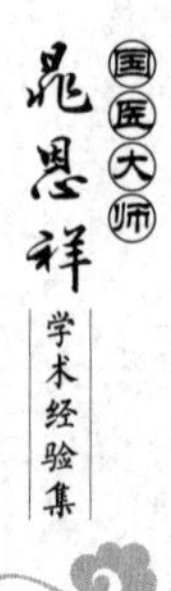

疗达到。中医历来强调辨证论治，个体针对性强，重视正虚邪实，注重标本，可以针对不同阶段证候选方用药。

在治疗咳、痰、喘方面，中医根据肺之寒热，予以温肺散寒或清肺化痰法，散寒化饮可用小青龙汤、三拗汤；清肺化痰法比较多用，药如黄芩、鱼腥草、金荞麦、川贝、桑白皮；化痰降气予三子养亲汤、苓桂术甘汤加半夏、橘红；气道挛急者可加缓急解痉之地龙、白芍、杏仁、炙麻黄、紫菀；肺肾气虚可加五味子、太子参、山萸肉、巴戟天、淫羊藿。笔者喜用疏风宣肺药，疏风可以解表也可以缓急，主要针对有外感而咳嗽喘急加重者，如炙枇杷叶、荆芥、防风、苏叶、蝉蜕、全蝎、地龙；伴气短者可加炙麻黄、太子参、枸杞子；急性发作阶段缺氧者可加用吸氧、抗感染、支气管扩张药治疗，以使病情尽快缓解。

五、重视缓解期的中医治疗

无论中医、西医，目前均比较重视 COPD 缓解期的康复或治疗。除加强体育、呼吸锻炼如太极拳、气功、呼吸操外，生活上当加强营养、忌烟、防寒。中医讲究勿急、勿躁，心态平和，“既来之则安之”。

平时注意避免感冒，减少急性发作，如常服用玉屏风颗粒或用生黄芪、西洋参、太子参煲汤，或采用药食同用的食疗法如用薏苡仁、山药、莲子、百合、枸杞子熬粥，还可以多食蔬菜及水果，如菠菜、藕、白梨、枇杷、荸荠、橙、橘、西瓜等。

冬病夏治是中医学于缓解期采用的“春夏养阳”的治疗方法，笔者曾应用“固本止咳夏治片”（黄芪、黄精、陈皮、沙棘、补骨脂、百部、赤芍）于夏季伏天应用于 1018 例 COPD 患者，收到较好效果。还曾采用类似《张氏医通》白芥子涂法（即将炒白芥子、甘遂、延胡索、细辛等研粉，姜汁调匀，分别贴敷背部肺俞、心俞、膈俞等穴位），于头、二、三伏时各贴药一次，每次 4~6 小时，每每获取良效，此法近些年已被诸多中医院的呼吸科所采用。

（原文于 2006 年发表于《江苏中医药》，有删改）

第二节　关于慢性阻塞性肺疾病的中医证治分析

慢性阻塞性肺疾病属于多发病、常见病。20 世纪 70 年代，慢性支气管炎、阻塞性肺气肿与感冒、慢性肺源性心脏病共为呼吸四病，在我国曾雷厉风行地开展过全国性群防群治活动，并有“攻克老年慢性支气管炎”的号召和群众性的活动。今天进一步对慢性阻塞性肺疾病（简称为慢阻肺或 COPD）进行探讨，其中医证治具有很大的现实意义。

一、关于 COPD 的概念、范围

1. 西医认为 COPD 是一种以气流受限为特征的疾病，并且气流受限不完全可逆。该病通常呈慢性进行性进展，多与肺及支气管对有害颗粒物和有害气体的异常炎症反应有关。

2. 慢性支气管炎与肺气肿历来被认为是两种疾病，或认为慢性支气管炎和肺气肿与 COPD 密切相关。由于二者均易反复感染，而且 COPD 包括了气道疾病的慢性支气管炎和肺实质破坏的肺气肿。

3.COPD 一般会有咳嗽、咯痰、呼吸困难、气道气流受阻，但也有咳嗽、咯痰先于气流受阻者。过去在 COPD 概念中强调慢性支气管炎与肺气肿的名称，现在认识已经有变化。在我国 COPD 患病率高，病程长，最终可致残，病死率高，常成为社会经济负担较重的一种疾患。

二、COPD 的诊断与鉴别诊断

1. 危险因素

首先是个体因素，如遗传、家族因素均可增加 COPD 的易感性；环境因素如职业性、非职业性较长期接触传染因素与粉尘、有害气体等；COPD 与长期大量吸烟及反复呼吸道感染也有关；近来研究发现气道高反应性也与 COPD

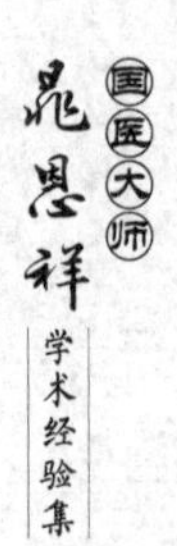

相关；COPD 还与患者社会经济地位差异、营养状况、是否在寒冷地区生活相关。

2. 临床表现

COPD 以慢性支气管炎为病因者，主要见有多年咳嗽、咯痰病史；吸烟者常在晨起咳嗽，咯黏液性痰，咯痰、咳嗽常于冬季加重，春夏渐轻；并发呼吸道感染时呈黏液状黄稠痰，病情严重则不分冬夏，四季皆发。发展成肺气肿者，常有气急症状，多在活动（如上楼、快步行走）时气急，如穿衣、洗脸、说话乃至静坐时亦有气急者说明肺气肿已相当严重。有的患者喘息常伴有乏力、纳差，甚至体重减轻。急性发作、肺部感染时可能并发呼吸衰竭，发生缺氧及二氧化碳潴留，低氧者可见口唇、指甲紫绀。

3. 鉴别诊断

根据有关资料，学界历来对 COPD 认识不一，至今对该病鉴别诊断也存在着分歧，但大体要与肺结核、哮喘、充血性心力衰竭、支气管扩张等区别，并根据病史、症状、体征、理化检查及肺功能、X 线、CT 检查进行鉴别诊断，多种疾病表现均有咳、痰、喘、炎，故仍应予以注意。

4. 并发症

因为 COPD 是一种慢性疾病，急性发作时可出现并发症，如自发性气胸、肺大疱等，X 线、CT 检查可以诊断；呼吸衰竭可以因感染或氧疗、镇静药使用不当等原因引发或加重，肺功能和血气分析可以鉴别；慢性肺源性心脏病也是常见的并发症，一旦加重出现右心衰，将会出现氧饱和度低及二氧化碳潴留，甚至出现电解质紊乱，酸碱失衡；COPD 还可以继发红细胞增多、血流动力学改变及出血等，均应注意。

三、关于 COPD 的中医认识

1. 中西医链接

由于中西医都认为 COPD 具有咳嗽、咯痰、气短、气急、气喘的特点，是肺功能逐渐受损，形成慢性进展的气流受阻的疾病，除慢性支气管炎特征外，还有肺实质改变形成的肺气肿。中医强调个体差异、污染物吸入、吸烟、呼吸道反复感染，从而出现咳、痰、喘的变化。外邪导致咳、痰加重，逐渐从肺至脾、至肾。“脾为生痰之源，肺为贮痰之器”，出现咳嗽、咯痰加重及喘息、动喘。喘息有实喘与虚喘之分，可由实转虚。西医有感染加重，中医亦有标实本虚之异，中医认为该病可归属于“咳嗽”“痰饮”“喘症”“肺胀”等范畴。

2. 主症与兼症

由于 COPD 概念包括了原来的慢性支气管炎及阻塞性肺气肿，因而仍当以咳嗽、咯痰、气短、气喘、动喘为主症。对主症进一步分析，咳嗽病因有内伤、外邪的不同；急性发作加重可见风寒、风热；咳嗽有痰无痰的不同；咯痰亦有寒热之别，痰质更有稠黏、稀薄的差异，因而又有热痰、湿痰、寒痰区别；气短、喘息也有虚实，虚喘动喘，喘则遗尿，实喘属痰浊阻肺，虚喘属肾不纳气等。至于兼症，则据情况而看有无外感，如是否有头身痛，发热，恶寒，脉浮数、滑数，舌苔有薄白与黄腻的不同；脾虚多痰、泡沫，也可能有气短、乏力、痰多，纳差，苔白腻，脉弦；肾虚之喘亦见动喘，喘则遗尿，消瘦，多泡沫痰，苔白，脉弦细等。重视兼症有利于辨证分析。

3. 病因

COPD 多因慢性咳嗽、吸烟、环境污染、职业因素或因风寒、风热外受引发感冒、感染气道，反复发作，以及延误治疗造成久咳不愈，慢性迁延而成，病久气道阻力加大，甚或见肺气肿。故病见肺气失宣，气道失畅，痰浊阻肺，脾虚生痰，或肾不纳气，具有肺→脾→肾的传变过程。

4. 分期、分级、分型

COPD 大体分期有稳定期、急性加重期、气肿期和缓解期。稳定期亦常有咳、咯痰或气短，也可能会有缺氧，冬重夏轻，病情尚属稳定，仍然需要治疗。与以往慢性支气管炎中“慢性迁延期”类似。另外包括了肺气肿的阶段可视为气肿期，是指伴有肺气肿者。急性加重期是指继发感染引发咳痰、气短、气喘、炎症。此期常引发低氧血症，或出现其他并发症，又称为加重期。该病不同阶段亦有缓解期，这一阶段虽然病情缓解，并非发作，但常有慢性咳嗽、咯痰，亦应给予重视。至于分级则视咳嗽、咯痰、气短程度和血气变化、肺功能差异等情况大体可分为轻度、中度、重度。该病可分为支气管炎型和肺气肿型。支气管炎型表现有咳嗽、咯痰、反复呼吸道感染，气短等；肺气肿型则见消瘦、气短，呼吸困难，出现肺气肿体征。分期、分级、分型均有利于诊断与治疗。

5. 病位

本病病位在肺，或言气道及肺实质，但可能随着病情发展而导致脾肾两虚。该病大体证候分析要观察有无外感，外感可加重病情；视其寒热区别咳嗽低微、重浊；有无伴随有痰，有痰当区别痰质黏稀，痰量多少，痰色黄白，泡沫及稠痰，易咯与难咯出，区别在肺、在脾；黄痰、稠黏痰属热，白痰泡沫痰属寒，痰多在脾；区别气短、气喘的不同，实喘多痰浊阻肺，或外感诱发喘促，动则喘息属虚喘，多在肾，肾不纳气，喘则遗尿。当然由于久病致虚、致瘀也会出现乏力、倦怠，低氧血症可见口唇紫绀等血瘀的症状。该病不同阶段可见咳、痰、喘、瘀、虚等不同情况，也时有本虚标实，或虚实间杂的不同病候。同时也注重七情中怒伤肝，肝气上逆侮金致肺失肃降；悲伤肺，肺气郁闭，失于宣降，可致气机不利；惊恐伤肾，亦可导致气机逆乱，肾不纳气等均可导致 COPD 咳、痰、喘加重。

6. 中医认为该病与咳嗽、咳喘、喘证、痰饮、肺胀相关

咳嗽多因外感、长期吸烟，气道因空气污浊、寒冷刺激外邪等导致反复急性发作而见风寒袭肺或风热犯肺后，肺气失宜，肃降失常，气道失畅。有内饮外寒，痰湿蕴肺，肝火犯肺，痰热壅盛或肺肾两虚，病从实致虚，虚实间杂，逐渐发展而与肝脾肾有关。咳嗽、咯痰加重出现痰多，气短、气喘、动喘，喘有实喘，由外感引发加重；虚喘者为久病致虚，“重则为喘，轻则为嗽”。实喘多因寒热、痰浊、气郁、痰热；虚者肺气虚、脾肾两虚以及虚实间杂。喘证还可以见喘脱、水饮、痰阻、神昏、阳脱、血证等变证，可以变证丛生而见阳虚水犯，痰浊闭窍，阴阳欲脱等。与西医合并呼衰、肺性脑病、心衰、休克、出血等并发症相似。

四、COPD 主要证候分析

由于 COPD 发病时间长，易反复，干扰因素多，症状变化较大、轻重不一，证候认定有一定难度，现根据个人临床经验体会提出以下分析及意见：

（一）稳定期

病情相对稳定，但仍有咳痰、气短表现，同时由于患者的兼症舌脉差异而有不同，相当于慢性支气管炎迁延期。

1. 肺失宣降

咳嗽持续，早晚均发，咯痰量不多，但咳而不爽，气机不畅，伴有喉中气急，咽痒，舌苔薄白，脉弦。

2. 痰浊阻肺

咳嗽，咯痰量多，泡沫白痰，胸中满闷，气郁不畅，纳少，口黏，苔白腻，脉弦滑。

（二）气肿期

大多病程较久，久则及脾，不仅肺气虚亏，而且伴有脾、肾、气、血损害，常伴有肺气肿，肺功能受损。

1. 肺气虚亏

咳声低微或气短，咯痰量多，但咯而无力，面白畏风，神疲乏力，易于感冒，舌苔淡白，脉细弱。

2. 脾虚痰湿

咳嗽反复加重，咯痰量多，晨起明显，痰稠易咯出，气短、气急伴胸满，胸闷、纳差、乏力、便溏，脉滑，舌苔白或白腻。

3. 肺肾气虚

咳嗽日久，咳声低微，呼吸短浅，气不得续，咯痰，痰白泡沫，动则喘剧，喘则遗尿，气短乏力，畏寒肢冷，脉沉细或弦细。

4. 气虚血瘀

常与肺肾不足同见。咳嗽日久，咯痰量多，气短，气喘，无力，伴有口唇指甲紫绀，舌下静脉迂曲，脉细沉而无力或弦细。

（三）急性加重期

COPD 不论轻重，多有急性发作的情况，并因此而加重病情，治疗延误或治疗不当可能迁延日久，甚或出现较多严重的并发症，尤其注意分辨。

1. 风寒袭肺

咳嗽多因风寒外受而加重，除咳嗽声重、气急或喘促加重或鼻流清涕，稀白痰，常因风寒外受而伴有恶寒发热，头身疼痛或发热无汗，苔薄白，脉浮紧或弦。

2. 表寒里热

咳嗽、咯痰或平素气短喘促多因外感而致外寒里热，症见咳嗽气急，咯痰黏稠不爽；或喘促加剧，上气息粗，鼻扇气壅；或见形寒发热，身痛但有口渴，苔薄白，边红，脉浮数。

3. 痰热壅肺

多因风热外受，或风寒化热，急发热郁，咳嗽加剧，咯痰多黄稠欠爽，胸胁胀闷，咳重引及胁痛，偶见痰中带血，喘者见气涌胸闷，舌苔白腻或黄腻，脉弦滑而数。

4. 肺肾气虚

多久病致虚，突因外感或劳累加重，而咳嗽低声，咯泡沫状痰，咳声低怯，气短喘促，甚则张口抬肩，不能平卧，面色晦暗，舌淡或紫暗，舌下静脉迂曲，脉沉细无力或结代。

（四）缓解期

COPD 属于一种慢性咳嗽、咯痰、气流受限性疾病，但也有冬重夏轻的规律，缓解期多在夏季，仍需要注意调治。

1. 肺脾两虚

慢性咳嗽痰清稀或痰多易咯出，畏寒，易感冒，纳差，乏力，脉滑，舌苔薄白或腻。

2. 肺肾不足

气短，咳嗽无力，痰不多，活动气急，体瘦，冬重夏轻，夜尿多，乏力，舌苔薄白，脉弦细。

五、COPD 的治疗目标，治则、治法及证治意见

（一）治疗目标

COPD 是一种不可逆的慢性进展性疾病，治疗应重视各个阶段的病情进展，改善临床症状，尽量避免急性加重和并发症，缓解心理压力，改善生活质量。中医药是有其发挥余地的，应重视辨证论治，重视证候与治法的一致性。

（二）治则治法

中医学从整体观念出发，系统认识 COPD。咳嗽、咯痰、气短、气急及反复发作病情加重，当重视标本变化。若 COPD 急性加重则当以治其标为主，慢性迁延病情稳定，当标本兼顾，重视扶正祛邪。缓解期、康复期更重视扶正固本、调补肺脾肾，中医讲究“治病必求其本”。一般来说根据寒热虚实、标本权重给予立法用药。实证易治而虚证难医。

（三）COPD 的分期辨证论治

1. 稳定期

（1）肺失宣降：当以疏风宣肺，止咳化痰。方用止嗽散加味。药用荆芥、桔梗、紫菀、款冬花、百部、白前、杏仁、蝉蜕、苏叶、炙枇杷叶等。

（2）痰浊阻肺：当以健脾理肺，化痰止咳。方用二陈汤合三子养亲汤。药用陈皮、半夏、苍术、杏仁、百部、紫菀、茯苓、甘草、苏子、莱菔子、白芥子、杏仁、前胡等。

2. 气肿期

（1）肺气虚亏：当以补肺益气，止嗽化痰。方用参脉饮加味。药用太子参、黄芪、麦冬、五味子、黄精、紫菀、炙枇杷叶、沙参、甘草、百合或冬虫夏草等。

（2）脾虚痰湿：当以健脾益肺，降气化痰。方用苏子降气汤。六君子汤加减，药用橘红、苏子、半夏、厚朴、紫菀、前胡、党参、白术、茯苓、甘草。

（3）肾不纳气：当以补肾纳气，降气平喘。可选用平喘固本汤。药用党参、五味子、冬虫夏草、苏子、沉香、蛤蚧、熟地、紫菀、太子参、山萸肉、淫羊藿、巴戟天等。

（4）气虚血瘀：当以益气活血。方用四物汤加丹参、黄芪、太子参、山萸肉、五味子、紫菀、葛根、百部等。

3. 急性加重期

（1）风寒袭肺：当以疏风散寒，宣肺止咳。方用止嗽散加三拗汤。药用炙麻黄、杏仁、紫菀、百部、荆芥、苏子、苏叶、白前、前胡、款冬花、桔梗、甘草等。

（2）表寒里热：当以解表散寒，宣肺清里。方用大青龙汤或麻杏石甘汤。药用麻黄、杏仁、桂枝、苏叶、豆豉、甘草、生石膏、黄芩、金荞麦等。

（3）痰热壅肺：当以清肺化痰，止咳平肺。方用桑白皮汤。药用黄芩、栀子、桑白皮、金荞麦、鱼腥草、杏仁、贝母、地龙、苏子、蛤粉、葶苈子等。

（4）肺肾气虚：当以益肺补肾。方用都气丸加味。山萸肉、五味子、茯苓、泽泻、丹皮、山药、地黄、淫羊藿、枸杞子、紫菀、太子参、补骨脂、肉苁蓉等。

4. 缓解期

（1）肺脾两虚：当以调补肺脾，可用固本止咳片，药有党参、白术、茯苓、补骨脂、麦冬、五味子、炙甘草等，或应用百令胶囊。

（2）肺肾不足：当以调补肺肾，可用补肺汤加淫羊藿、补骨脂、枸杞子、太子参、山萸肉等。也可以做成丸药。

中医对 COPD 缓解期也比较重视，即所谓扶正固本，冬病夏治，有不定期服用玉屏风散（颗粒）预防外感复发的报道。采用冬病夏治方法也是中医重视的。冬病夏治是中医学中重视的一种“春夏养阳”的治疗方法，笔者也曾经采用“固本止咳夏治片”（黄芪、黄精、陈皮、沙棘、补骨脂、百部、赤芍）夏季伏天服用 40 天治疗 COPD 患者 1018 例，获得症状改善、感冒次数减少的效果。

笔者还曾采用《张氏医通》白芥子涂法，即炒白芥子、甘遂、延胡索、细辛等研粉（原方有麝香少许），姜汁调匀，于背部穴位贴敷，治疗 COPD 患者，每年头伏、二伏、三伏各贴药一次，也有改善咳、痰、喘的效果，近些年被诸多中医单位采用。

5. 康复调理

康复期注重身体锻炼，如太极拳、气功、呼吸操以增强体质；注意心理素质的提高，“既来之则安之”，积极面对人生；吸烟者戒烟；注意防寒保暖；注意食疗，根据病情，拟用健脾化痰食物如茯苓饼或用陈皮、莲子、薏苡仁、山药等熬粥，也可选用养阴益气、补肾纳气等药食通用的食品，如选用枸杞子、山萸肉、麦冬、百合熬粥，白梨、荸荠、枇杷果生吃或蒸后食用。多食清淡食品，勿过食肥甘辛辣之物。

小结

本文从中医、西医两方面对 COPD 进行进一步的探讨，因为中医学中对于咳嗽、痰饮、咳喘以及肺胀的内容十分丰富，历代医家从病因、病机上均有比较深刻的论述。《素问・咳论》就有“五脏六腑皆令人咳”的记载；《诸病源候论・咳嗽病诸侯》提出“又有十种咳”的认识；《金匮要略》中有“肺痿肺痈咳嗽上气病”专篇；后世医家更有内伤咳嗽，外感咳嗽之分，以及“六气皆令人咳，风寒为主”的论述。喘也有实喘、虚喘的区别，《类证治裁・喘证论治》中有“实喘责在肺，虚喘责在肾”的分析，论述颇丰，不一一赘述。从西医角度来看，慢性支气管炎系为临床流行病学用语，而阻塞性肺气肿则属于病理学用语，它不反映中央气道受限，从而认为二者应用阻塞性肺病（COPD）概括更为恰当。因此，笔者认为从中西医结合角度去认识 COPD 较为合适。

笔者认为西医有望、触、叩、听、理化、X 线、CT、肺功能、血气分析等检查，中医则有四诊、八纲的辨证分析，近些年来也对一些理化检测有引用。中西医结合有利于临床发展，有利于对疾病的认识和诊断。中医四诊望、闻、问、切不可丢，中医的八纲（阴、阳、表、里、虚、实、寒、热）辨证以及七情（怒、喜、忧、思、悲、恐、惊）、六淫（风、寒、暑、湿、燥、火）等理论仍不容忽视。笔者曾经在《中医防治慢性肺源性心脏病的治法运用》一文中提到过，四诊八纲分析中“辨证是为下一阶段论治提供依据的”，《临证指南医案》中也说：“医道在乎识证、立法、处方，此三大关键，一有草率，不堪司命……然三者之中识证尤为重要。”因而首当重视证候。注重理法方药，是从事中医临床不可疏忽的问题，治法方药依证候而确立。

本文主要根据中医整体观念，结合个人经验探讨了 COPD 的发展及辨证论治问题，个人体质、家族因素，吸烟及空气污染、感染、冷空气及生活习惯、营养状态等有关的情况对该病均有影响。除上所述，中医方面也有七情、六淫、饮食、劳倦等，亦认为该病呈慢性进展性发展。一般说来，COPD 对患者生活影响较大，它不仅仅是咳、痰、喘、炎，还可以发展为心衰、呼衰、低氧血症或二氧化碳潴留等，使得多脏受累，感染加重后还可能出现肺性脑病，见神昏谵语、消化道出血、甚至休克等，因咳、痰、喘引发而致紫绀、水肿、昏迷、喘脱、血症等。因而 COPD 虽然属于多发病、常见病，但要想全面了解 COPD，亦非易事。故还应继续努力，通过临床不断积累，运用中医理论指导临床，注重中西医结合，提高发展中医诊治 COPD 的水平！

（原文 2007 年收录于《药学会内科分会学术年会资料汇编》，有删改）

第四章 肺心病诊疗经验与实例

第一节 试述肺心病中西医结合诊断分型的研究

慢性肺源性心脏病（简称肺心病），在我国是一种多发病、常见病。自1973年首届全国肺心病专业会议以来，在肺心病中西医结合诊断分型和防治方法方面的研究，已经取得了一些成绩。为了进一步探讨其诊断分型的问题，我们再一次复习了历代文献及有关资料，结合我们开展这一工作的实践，谈谈对肺心病中西医结合诊断分型（简称诊断分型）的一些体会，以供同道参考。限于水平，谬误难免，望批评指正。

一、肺心病中西医结合诊断分型的依据、目的及要求

（一）诊断分型的提出

中西医结合诊断分型是一种中西医结合的综合诊断方法，是我国广大中西医互相学习、互相结合的科研成果。因为在我国，既有传统的中医学，又有外来的西医学，这是我国医学的历史现实。由于历史条件的不同，形成了中西医两种不同的理论体系。二者同时存在，同时为人民的健康服务。既然如此，那么中西医二者相互渗透结合，也是历史发展必然的结果。近些年来学界普遍从临床入手，开展中医辨证、西医辨病，即是中西医结合的重要内容之一。

肺心病的中西医结合分型诊断，就是诊断分型的深入。专家们首先是在首届全国肺心病专业会议上，共同制定了第一个全国性的诊断分型方案，即

运用西医诊断方法，确诊肺心病之后，再根据其不同阶段的各种表现，运用中医四诊八纲，辨证分析，提出不同证型，力图反映中西医认识本病的规律和各个发展阶段的不同表现。从而发挥中、西医之长。资料说明，尽管目前对诊断分型尚有分歧，该诊疗体系也还不尽完美，但也不同程度地反映了病情，指导了临床防治工作，提高了治愈率，降低了病死率。

（二）诊断分型的依据

从西医学角度认为肺心病发展的基本病理变化主要是支气管反复炎症，或其他肺部疾患引起肺的血管炎症和变性，导致肺血管床减少，肺血循环阻力增加，使肺动脉压力增高，从而造成右心负荷加重，久则引起右室肥厚甚至右心衰竭。当右心衰竭并发急性感染或严重肺气肿时，呼吸道受阻，肺通气、换气功能降低，缺氧状态加重，引起肺小动脉的痉挛，更使右室负担继续增大，右心衰竭也随之加重。同时又可见缺氧和二氧化碳的潴留，因而出现呼吸性酸中毒及肺性脑病。随着心衰、呼衰或治疗不当，还会使电解质紊乱，以及多脏器损害，又会因反复严重感染而并发感染性休克、弥漫性血管内凝血等。

中医学虽无“肺心病”之名，但从历代文献来看，它属于“痰饮”“水气”“咳喘”“喘肿”等病范畴。中医文献对肺心病的论述记载，大都是从该病某些阶段或临床中主要表现来论治。根据四诊八纲及患者诸多情况综合分析辨证，概括分析其病因、病机。首先是表虚卫阳不固，外邪反复侵袭，致使肺失肃降，肺气不宣，气机失畅，导致气短、咳喘、痰饮留滞病，久转成痼疾。即“久咳伤肺”，肺气虚必定真气不足，使脾肾之气致虚，即《黄帝内经》所说的“邪之所凑其气必虚”，“肺不伤不咳，脾不伤不久咳，肾不伤咳不喘”。论述了肺脾肾受伤致虚，咳喘发生的机理。同时还因为肺能通调水道，脾能运化水谷，肾主水液。肺、脾、肾三脏虚损不仅生痰作喘，而且使水湿停聚而成痰饮，致使水气凌心，水湿泛滥。又由于五脏相关，气血变化而使变证丛生，诸如血流受阻，气血瘀滞，痰迷心窍，阳脱厥逆，肝风内动，迫血妄行等。所以虚证构成了该病的根本，而虚又易受外邪所袭。在外邪所凑之时，则往往虚实夹杂相见，形成了该病某些阶段的标实证。中医方面对肺心病的认识不外乎辨别肺、脾、肾、心及气血虚损与瘀滞，复加外邪侵袭导致更加严重的问题。不过概括起来不外要辨别贯彻肺心病各个阶段的咳、痰、喘、肿、绀、脱、迷等症状的寒热与虚实，病位在何脏腑以及气血变化等各阶段诸多情况。全面地认识肺心病的始末，有助于对肺心病发生、发展、预后的判断与分析，从而也有助于论治（即治法和方药的选择）。

以上中医和西医对本病的剖析以及理论认识，构成了肺心病诊断分型的依据。

（三）诊断分型的目的及要求

近几年来，广大医务工作者在探讨和研究肺心病诊断分型方面做出了很大努力，并且普遍是在诊断肺心病的基础上，根据临床表现（包括体征及肺心病患者形于外的各种表现），综合归纳出证型。证型则必须是尽量正确地反映肺心病不同阶段的不同表现，这就是既继承中医学理论和实践的精华，又吸取西医学诊断方法的优点。尽量用诊断分型反映疾病的发生、发展及其演变规律和不同阶段本质的特点。诊断分型力求简明扼要，便于掌握和普及，利于指导临床防治工作。这是历次慢性支气管炎中西医结合诊断分型防治方案中提出来的原则要求，也同样适用于肺心病的诊断分型。同时要注意诊断分型中相对稳定性和动态变化，不应当把证型看作是固定的、一成不变的，应当既防止诊断分型简单化的对号入座，又避免其过于庞杂而难以掌握。这就是诊断分型的要求和目的。不过近几年来，在诊断分型的研究中，尽管已经有了全国性的诊断分型方案，仍然有必要进一步讨论，推动诊断分型的深入发展，使其更能符合中西医结合防治肺心病的要求。

二、慢性肺心病中西医结合诊断分型的研究概况

近几年来，从各地诊断分型的研究工作来看，大都遵照诊断分型的要求，以西医诊断为前提，以中医辨证为基础，运用中医各种辨证方法，探讨了各种分型方案，即前边是中医之证，后边是西医肺心病的各个不同的并发症。到目前为止方案仍然存在着一些分歧。现就各地研究资料，初步概括有代表性的分型方案介绍如下，以资借鉴。

1977 年第二次全国肺心病专业会议中，经过中西医人员认真讨论，修改

了1973年的方案，并制定了新的诊断分型方案。其中缓解期从本虚着眼，只提出了肺肾气虚型（以肺功能不全为主），而急性加重期则着重从本虚且加标实来分型，即分为：①肺肾气虚外感型（肺功能不全合并呼吸道感染），其中又分偏寒型（早期呼吸道感染），偏热型（呼吸道感染）；②心脾肾阳虚水泛型（以心功能不全为主）；③痰浊闭窍型（肺性脑病）；④元阳欲绝型（休克）；⑤热瘀伤络型（伴有出血倾向）。我们医院以及许多地区各单位试行了这一方案，多数医生认为基本上是可行的。然而也有单位提出了一些不同意见。1980年第三次全国肺心病会议上提出该方案仍然需要继续验证。

蚌埠医学院附属医院提出了以痰饮为基础，进行肺心病中西医结合分型的意见。其认为"痰饮"在肺心病的发生发展中起着主导作用，并提出"痰饮"贯穿了整个肺心病的始终，是出现喘、肿、绀、迷等各种临床表现的根源，认为将"痰饮"作为肺心病治疗的指导方针能更好地体现中西医"辨病"与"辨证"结合施治的原则。

成都医学院又提出应抓住呼吸道感染是肺心病的主要病机特点，认为肺心病阳虚证候较少；提出肺心病水肿产生的原因，是由于感受外邪，痰热壅肺，肺气不宣，气滞血瘀，水液停聚，故应用温病卫、气、营、血学说进行辨证分型；同时还认为这种分型除邪犯肺卫及热瘀水停型外，其余与全国分型基本一致，系将原寒热、虚实错杂，相互缺乏关联的各型有机地联系在一起，力求较好地反映病邪浅深、病情轻重及转变规律。

兰州医学院第二附属医院通过分析441例肺心病临床分型防治实践，在验证全国分型过程中，认为全国分型方案具备不少优点，但有型间不稳定性，经常出现一病多型，短时间内易发生型间转化，型与型之间在数量上悬殊较大，一般常以1、2型最多；同时认为全国方案对血瘀重视不足，因而提出肺心病中西医结合辨证分型的设想，提出主型与兼证的分型方法。

还有一些单位，如四川医学院（现四川大学华西医学中心）根据疾病发展的不同阶段及累及不同脏腑和邪正盛衰进行分型。除了主型之外还把水气凌心、痰迷心窍、血脉瘀滞、肝风内动、血失统藏、元阳欲脱作为并发型。

另外，还有一些大同小异的分型意见。这里就不再一一列举。总之，大都是将分型之后提出西医的并发症诊断，并论述了二者的联系。为了探求更加合理实用的分型方案，这种努力将会进一步推动中西医结合诊断分型的逐步完善。

三、肺心病中西医结合诊断分型的前景

由于近几年临床和实验研究的深入，以及肺心病的有关检查手段的多样化，诊断分型研究内容更加丰富。各地为诊断分型努力寻找各种客观检查指标，并已取得了一些成果。

首先是一些单位将上海第一医学院（现复旦大学上海医学院）60 年代初应用测定尿 17- 羟皮质醇、17- 羟皮质酮评价肾阳虚的方法引入肺心病的中西医结合研究。认为肾阳虚者尿 17- 羟皮质醇，17- 羟皮质酮和血中 11- 羟皮质醇含量下降。

有的应用免疫学、细胞免疫和体液免疫检查，探讨实验室指标在分型中的意义。有从检验方法如电解质、血气对比探讨诊断分型及评价疗效。如中医研究院（现中国中医科学院）提出对血气、酸碱度、K^+、Na^+、Cl^- 等检查指标进行分析，得出各诊断分型间治疗差异的研究报告，指出肺心病肺肾气虚外感型多为代偿性呼吸性酸中毒，心脾肾阳虚型多为失偿性呼吸性酸中毒等。成都中医学院附属医院（现四川省中医院）报告 40 例肺心病急性发作期患者，以卫气营血辨证方法进行了中西医结合辨证分型观察，分析讨论了各型患者血气、酸碱度及电解质方面的特点，探讨型间差异及规律，初步认为各型间差异是存在的，有些单位还根据舌质、舌下静脉情况结合血气变化，探讨分型关系，提出红绛舌、红舌、淡红舌主要见于肺肾气虚外感型及心脾肾阳虚型。如红绛舌 15 例检验结果均值：PH 值 7.37、$PaC0_2$ 47.8mmHg、$Pa0_2$ 52.8mmHg。暗紫舌、紫绛舌主要见于其他之型。如紫舌多为热邪严重，已入营血或痰液宿饮，34 例次紫绛舌检验结果均值：PH 值 7.33、$PaCO_2$ 63.88mmHg、PaO_2 40.83mmHg。

内蒙古中蒙医院（现内蒙古自治区中医医院）探讨了舌下静脉情况与分型的关系。根据舌下静脉正常、Ⅰ、Ⅱ、Ⅲ级的不同，认为肺肾气虚外感型多见于Ⅰ、Ⅱ级；有些单位还运用甲皱微循环、血液流变学的变化分析气滞血瘀并作为评价疗效的指标；有些单位利用 X 线、心电图、超声心动图、肺血流、肺功能以及生化检查探讨在诊断分型中的差异及其实际意义；有的单

位根据尸检材料研究分型的问题，从而使诊断分型日趋深入；有些单位还进行了诊断分型动物造模的尝试，都为今后中西医结合诊断分型的研究开创了良好的开端。我们相信，应用现代科学技术和检查方法，探讨指标标准化、规范化，提高分析水平，更广泛、更持久、更认真地研究，一定会在这项工作中不断取得新成果。

四、关于肺心病中西医结合诊断分型几个问题的讨论

诊断分型是中西医结合诊断学的重要内容。由于我国医学的特点是存在着中西医两种医学，和其他自然科学一样，相近的或不一定相近的学科，必定会在一定条件下互相渗透，这种渗透必定会推动科学的发展。中西医结合便是这种渗透的具体体现。肺心病中西医结合诊断分型是我国医学中近些年来的新事物，并且已经有了良好的开端，我们不能放弃对这种新的辨证分型诊断方法的研究。《全国第三次肺心病专业会议简况》(会议总结)中提到："中西医结合辨证分型仍然存在着一些问题……尚需做大量细致的工作"。但又有"对分型有待实验检验，暂不花费过多力量"。值得深思。诚然，困难是有的，但我们认为中西医结合是历史的必然。努力在其深度和广度继续克服困难、逐步实践是我国广大医务工作者义不容辞的责任。

肺心病中西医结合诊断分型的研究，是中医"证"研究的一种形式。是理论研究工作，又是医疗实践。在我国中医现代化过程中"证"的研究工作已经开始，而在日本不仅探讨着古医籍中的"证"，而且与西医病名诊断作比较，并把运用现代科学方法"证"的研究列为重点研究项目。有人曾经提出，在开展中西医结合工作中逐病逐证地研究是行之有效的途径之一，而肺心病中西医结合诊断分型正是这种研究方法的具体体现。我们认为需要在"证"或"证型"的规范化、标准化上下功夫。寻找恰当的诊断分型的特异的客观指标，经过多年的努力，这种创造性的研究必然会结出丰硕的果实。

目前，在肺心病中西医结合诊断分型研究中，确实存在着一些问题，有人提出"分型方案与临床实际尚有一定距离""一病多型，分型不清""有的只简单对号入座""分型不稳定"。这些看法似乎有些道理，但我们既然是中西医结合诊断分型，那就必然要力求分型体现中医整体观及辨证论治特点，

同时要具备现代科学（包括医学）内容，应当要按中医理论辨证。辨证是动态的，证型是相对稳定的，而不是一成不变的，证型的可变性可以是构成不稳定的因素，但疾病本身不也是变化的吗？而且某些证型又只是反映肺心病某一阶段表现的综合分析，某一证型，是阶段不是整体。至于“对号入座”，不过是对诊断分型简单化的认识，通过学习，研究水平的提高而改变认识，力求将诊断分型工作与实践联系得更紧密，力求正确反映疾病的本质及不同发展阶段的不同表现。只有通过进一步的大量临床实践和理论研究，并经过治法与方药的佐证，才能使诊断分型研究水平逐步提高。

传统的中医学通过几千年的经验积累和医疗实践，创立了“望、闻、问、切”的四诊手段。而今随着科学的发展，大量的新技术应用于医学，构成了丰富多彩的西医检查诊断方法，为其认识疾病，提供了客观根据。那么在中医现代化进程中，不也可以将现代科学中的方法和手段引入中医学吗？这本身不仅可以促进中医现代化，而且也是中西医结合的自然发展。诸如电子显微镜、X线、心电图、超声学、血液流变学、病理生理学、生化化验检查、分子生物学、电子计算机等学科和手段，可以视为是中医“望、闻、问、切”的延伸，只是需要更上一层楼。通过近些年在肺心病中西医结合诊断分型研究中，已经迈出了可喜的第一步，积累了一定的经验。我们相信，通过人们的努力，肺心病中西医结合诊断分型工作一定会出现更加令人欣喜的成果。

结语

1. 本文通过对肺心病诊断分型的研究以及国内研究情况，论述了诊断分型的依据、目的和要求，概述了肺心病诊断分型研究中有代表性的分型意见，供今后研究工作参考。

2. 本文简略地谈到肺心病中西医结合诊断分型研究前景；讨论了一些有关问题，提出应用现代科学手段扩大四诊范围、探讨证型的标准化和研究客观指标是中西医结合防治肺心病的重要研究内容。万万不可不费功夫，不花力量。

（原文1981年收录于《首届全国中西医结合研究学术会资料选编》，有删改）

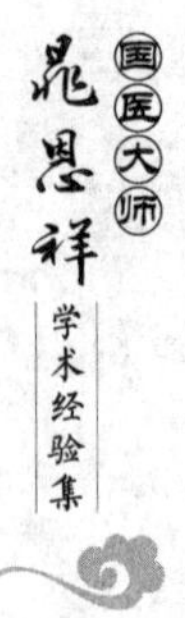

第二节　中西医结合治疗205例（次）肺心病临床观察

我院内科呼吸四病防治研究组，近2年于病房收治肺心病患者205例（次），其中绝大部分属确诊肺心病2年以上的患者，系由专科门诊收治住院治疗，少部分患者为肺部感染。入院后，经胸部X线片、心电图及心、肺血流检查确诊。住院患者按中西医结合病历要求书写病历，行中西医结合诊断分型论治，重患者采用中西两法治疗，现将观察结果总结如下。

一、临床资料

1. 诊断标准

本组患者均按全国肺心病会议制定的《慢性肺源性心脏病诊断标准》诊断为肺源性心脏病。

2. 资料来源

全部病例均系我院内科住院患者，住院例数按住院患者例次计算。

3. 性别与年龄

205例（次）患者中男性157例（次），占总体的76.58%；女性48例（次），占总体的23.42%。年龄最大78岁，最小17岁。

4. 病程

自发生气管炎等其他肺部疾患至发展为慢性肺心病者最长32年，最短时间2年，平均为16.97年。

5. 病型

按轻、中、重分型，属轻型肺心病者31例（次），占总体的15.1%，中型者有125例（次），占60.9%，重型者49例（次），占总体的23.9%。

6. 中西医结合诊断分型及型间转化情况

根据全国肺心病会议中西医结合诊断分型意见，205例（次）患者，计有

284次分型及转化分型统计，也就是说有79例（次）发生了型间转化。属肺肾气虚外感偏寒型者11例（次）；偏热者155例（次）；属心脾肾阳虚水泛者69例（次）；属痰浊闭窍者30例（次）；属元阳欲绝型者13例（次）；属热瘀伤络型者6例（次）。

7. 疗效

按全国肺心病会议标准评定疗效。205例（次）中显效140例（次），占总体的68.2%；进步50例（次），占总体的24.39%；恶化5例，均自动出院后死亡，占总体的2.4%，死亡10例，占总体的4.88%，总计死亡率为7.32%，总有效率为92.68%。

二、慢性肺心病急性发作期辨证分型治疗

（一）肺气虚外感型

1. 偏寒型

主症：咳嗽，咯白痰清稀或白泡沫痰或喘，伴有恶寒发热、流清涕，头身痛。舌苔薄白，舌下静脉曲张，多为Ⅰ级，脉浮或稍数。

治法：解表化饮、止咳化痰。

方药：小青龙汤加减。

麻黄、桂枝、细辛、干姜、半夏、五味子、前胡、白芍、桔梗、百部、紫菀、款冬花。水煎服。

头身痛者加羌活、独活、白芷、川芎；项背强加葛根；痰多加三子养亲汤；喘重加葶苈子；若风寒化热应及时辨证改方。

本型计11例，占284型（次）统计的3.81%；多属早期肺心病，此型又多在门诊治疗，因而住院例数较少，均以中药治疗。

2. 偏热型

主症：咳嗽，咯黄痰痰黏，咯痰不爽，短气不得卧，伴有发热、口干，大便干，小便黄，部分患者口唇青紫。舌红或舌紫暗，苔黄或苔腻，舌下静脉曲张、延长、基底分枝较乱，多数为Ⅱ级，脉多滑数。

治法：清肺化痰，止咳平喘。

方药：麻杏石甘汤合千金苇茎汤加减。

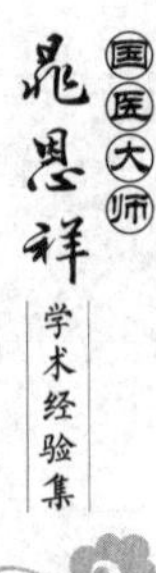

麻黄、杏仁、生石膏、甘草、桃仁、薏苡仁、芦根、黄芩、冬瓜仁、桑白皮、蒲公英、桔梗、鱼腥草。水煎服。

咯痰多而黏稠者加寒水石、海浮石、川贝；胸憋气喘加苏子、葶苈子、瓜蒌；咯痰不爽加麦冬、沙参；大便干者加生大黄；小便不利者加茅根、车前子；表证未除者加荆芥、防风、连翘。

本组计155例（次），占284例（次）分型统计的54.57%。是临床较多见的一个型，多属反复发作的患者，治疗得当可速向好转，若治疗不当或病情发展，则可向其他型转化，如可转化为痰浊闭窍型。在治疗中感染重者配合青霉素、链霉素，或用红霉素、氯霉素治疗，取其急则治其标之意。

（二）心脾肾阳虚水泛型

主症：咳嗽，咯痰，气喘，心悸，心慌不能平卧，口唇青紫，颜面四肢腰背部浮肿较重，四肢不温，颈静脉怒张，肝大，肝颈反流征阳性。舌体胖，质红绛，苔白或腻，舌下静脉曲张、色紫暗、粗乱延长，多为Ⅱ或Ⅲ级，脉沉滑，或见结、代脉。

治法：益气健脾、温阳利水，佐以活血。

方药：真武汤、苓桂术甘汤加味。

白术、白芍、干姜、茯苓皮、附子、泽泻、车前子、党参、太子参、桂枝、滑石、丹参、赤芍、远志。水煎服。

痰多可加川贝、半夏；喘重加麻黄、杏仁、白果；气阴不足脉结、代者可加生脉散、苦参；心悸加菖蒲、远志。

此型患者计69型（次），占284型（次）分型的24.29%。其中部分系由肺肾气虚外感型转化而致，除用中药外，水肿严重者还给予少量利尿药，同时用红霉素抗感染，低流量给氧，注意酸碱平衡失调与电解质紊乱，个别患者给予小剂量强心药治疗。少数患者可发展为其他病型，如元阳欲绝型。

（三）痰浊闭窍型

主症：表情淡漠，意识蒙眬，嗜睡或昏睡，甚则神昏谵语，气喘、气短，呼吸气促或伴喉间痰鸣，口唇青紫。舌质紫绛或紫暗，舌苔腻或少苔，舌下静脉曲张严重，根部可见扭曲、节结，可延长至舌尖部，多为Ⅲ级，脉滑数。

治法：清热涤痰、醒脑开窍、佐以活血通下。

方药：涤痰汤或加安宫牛黄丸。

菖蒲、胆南星、竹沥、黄芩、郁金、栀子、生大黄、赤芍、丹参。水煎服或鼻饲。

咯黄痰，热甚者加黄连、鱼腥草、金银花；躁动不安、抽搐者加珍珠母、生石决明（生石决明）、白芍；大便秘结加大黄、芒硝；水肿者加车前子、泽泻、二丑。本型患者计有30例（次），占284例（次）分型的10.56%。死亡（包括自动出院后死亡）5例，死亡率在本型30例（次）中为16.66%，部分系由肺热型转化而来。治疗配合西药抗感染，吸氧，纠正酸碱失调，同时给予呼吸兴奋剂。

（四）元阳欲绝型

主症：面色晦暗，四肢厥冷，气微喘促，冷汗淋漓或汗出如油，口唇青紫或神昏欲寐，血压下降。舌质紫，少苔，舌下静脉曲张扭曲粗乱、延长，多为Ⅱ级或Ⅲ级，脉沉弱细微或细数，或脉微欲绝或见结、代脉。

治法：回阳救逆，益气复脉。

方药：参附汤、四逆汤、生脉注射液。

人参、附子、炙甘草、干姜、麦冬、黄精、丹参、黄芪、五味子。水煎服。

气虚甚，汗出多者加黄芪；血者加赤芍、红花；阳虚甚者加肉桂。

本组统计有13型（次），占284型（次）分型统计的4.5%。除少数入院即属此型外，大部分系转化加重而致。其中死亡5例（包括自动出院死亡2例），死亡率占本组13例（次）的53.84%。在治疗中除吸氧，应用升压、抗休克西药外，还给予生脉注射液20~60ml静脉点滴。

（五）热瘀伤络型

主症：精神淡漠、口唇青紫、喘息、皮肤瘀斑、咯痰带血、呕血或便血（柏油便）。舌质紫暗或绛紫，苔少或无苔，舌下静脉曲张、扭曲、粗乱、延长，多为Ⅲ级，脉细数或沉弱。

治法：益气养阴、凉血活血止血。

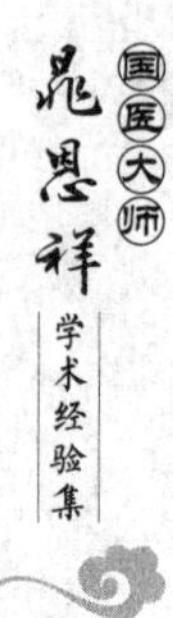

方药：生脉散加味。

人参、五味子、麦冬、沙参、生地、赤芍、荷叶、茜草、侧柏叶、大黄炭。水煎服，配合三七面或百宝丹、白及面冲服。

若出血量大加棕榈炭、地榆炭；若伴喘而气短加白果、山萸肉；若血虚加当归、熟地等。

本型计6例（次），占284型（次）分型统计的2.11%；死亡3例，占本组6型次的50%。治疗除用中药外，个别出血量大者还用过冻干血浆。此型均属危重患者，多由肺肾气虚外感偏热型及痰浊闭窍型转化而来。

三、体会

1. 关于诊断分型

我们在中西医结合诊断分型方面，主要参考并验证了全国第二次肺心病会议诊断分型方案。通过我们的观察，认为这个分型方案虽然有其不足之处，但也一定程度上反映了肺心病的病势演变状况，即由轻变重。可以看出，一方面有肺肾气虚外感→心脾肾阳虚水泛→元阳欲绝发展转化的趋势。另一方面肺肾气虚外感→痰浊闭窍→热瘀伤络的演变。这种演变转化也一定程度上反映了该病由轻转重的趋势。

根据中医辨证施治的原则，诊断分型（或说证候分类）不应被认为是不变的、静止的，它会随着临床病情的变化以及治疗的效果而转化。我们观察205例（次）患者中，就有284次分型，也就是说，这里又有79例（次）发生了型间的转化。病情变化对诊断分型的认识也就要随之而变。可以看出型间转化尤以肺肾气虚外感偏热型变化最为显著。应当对这种动态的分析给以足够的重视，因为它直接影响了治法的确立和方药的选择。

2. 急则治其标

慢性肺心病在急性作期在病机上，是由于外邪所犯，当以标实为主，但肺心病同时也存在着本虚的问题，如久病可致肺脾肾诸脏俱虚，正气不足，又因气虚血滞，而多见虚中夹实。因而本虚标实，虚实兼见是慢性肺心病的主要矛盾，而标实则又是急性发作期矛盾的主要方面，由于该病病情多属急迫，所以治疗中强调急则治其标、救治其急的原则。在治法上则据分型的不同，采用治肺、行水、开窍、回阳、治血作为各型治疗的重点。这种治法同样是建立在对证型的分析基础之上的，证型与治法相互呼应、证变治变，从而保持了中医理法方药的一致性。

3. 关于扶正固本、活血化瘀

慢性肺心病由于正气不足，肺脾肾之气虚亏而极易受外邪所侵，因而缓解期治本至关重要。治本，则当以扶正气，补脾肾，增强肺卫防御功能，提高机体抗病能力，不能只重视急发、急治，而不顾缓解期的治疗。我院系用固本止咳夏治片（黄芪、黄精、沙棘、百部、陈皮、赤芍）给予治疗，或给以玉屏风散等药日常服用，以求争取达到减少复发、带病延年的目的。

活血化瘀也是应当重视的，无论在急性期还是缓解期都应重视。由于中医对慢性肺心病的认识为正虚，肺脾肾不足，而正气虚必然导致血行不畅，肺气虚则血帅无权，导致血瘀血滞，肺心病患者在临床证候表现上也的确有口唇、指甲青紫，舌质可见紫暗、瘀痕，舌下静脉曲张，面色晦暗等，故应用活血化瘀药物贯穿于肺心病的治疗始终，诸如赤芍、丹参、红花、川芎、大黄、茜草均可以在各型治疗中使用，以改善血瘀血滞和血液循环，有助于对肺心病的治疗。

4. 关于中、西药物的使用

我们在 205 例次患者的治疗中，除了分型用药外，还应根据加减给以灵活配伍，这主要是借助了中医的传统经验。对于肺心病患者，尤其是重型患者，大都应用中西两法治疗，除了要重视吸氧，应用中药安宫牛黄丸、生脉注射液，另外还要抗感染、强心（强心剂使用不多）、利尿、纠正水电解质紊乱及酸碱失调，抗休克、应用止血剂等。如若方法使用得当，临床疗效会有所提高。

结语

本文重点介绍了我们对慢性肺心病中西医结合诊断分型论治的情况，从治疗上看，有效率为 91.2%，死亡率为 8.8%，效果上较满意。同事根据我们的临床体会讨论了有关分型论治、治则与治法以及扶正固本、活血化瘀的问题。本文还概述了中西两法的使用，仅供同道参考。

（原文 1963 年发表于《内蒙古中医药》，有删改）

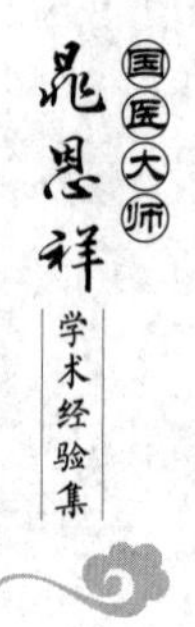

第三节　慢性肺心病急性期286例疗效分析

近3年来我科共收治肺心病患者286例，其中绝大部分经胸部X线片、心电图、心肺血流图、超声心动图及血气分析等检查，确诊肺心病达2年以上者，均系住院治疗，现将观察结果报告如下。

一、临床资料

1. 诊断标准及资料来源

按1977年全国第二次及1980年全国第三次肺心病会议修订的慢性肺心病诊断标准进行分型。住院例数按患者例次计算。

2. 性别与年龄

286例患者中，男性230例，占总体的80.42%，女性56例，占总体的19.58%。年龄最大的83岁，最小17岁，平均年龄59.74岁。

3. 病程及病型

由发生气管炎等胸肺疾患至发展为慢性肺心病者，最长50年，最短2年。按轻、中、重分型，轻型49例，占总体的17.13%；中型163例，占总体的56.99%；重型74例，占总体的25.87%。

4. 诊断分型及疗效

286例肺心病患者，属肺肾气虚、外感偏寒型10例；肺肾气虚、外感偏热型64例；心脾肾阳虚水泛型114例；痰浊闭窍型42例；元阳欲绝型18例；热瘀伤络型8例。按全国会议标准评定疗效，286例中显效181例，占总体的63.29%；进步76例，占总体的26.57%；恶化11例，占总体的4%；死亡18例，占总体的6%，总有效率为90%。

二、急性发作期诊断分型与治疗

（一）肺肾气虚外感型

1. 偏寒型

证见咳嗽，白痰清稀或泡沫样痰，或恶寒，周身不适，或喘。苔薄白，舌下静脉曲张（即舌下瘀筋）多为Ⅰ级，脉浮紧或稍数。

治以宣肺散寒，祛痰平喘。

方选小青龙汤加减：麻黄、桂枝、细辛、干姜、半夏、五味子、白芍、前胡、桔梗、百部、款冬花。

头身疼加羌活、白芷；项背强加葛根；痰多加三子养亲汤；若风寒化热应及时辨证更方。

本型10例，多为早期肺心病，属上呼吸道感染初期，病情较轻，均以中药治疗。

2. 偏热型

证见咳嗽或喘，痰黄黏稠，咳痰不爽，伴发热，口干，便秘，尿黄，口唇紫暗。舌红或紫暗，苔黄或腻，舌下静脉曲张、延长、基底分枝较乱，多数为Ⅱ级，脉滑数。

治以清肺化痰，止咳平喘。

方选麻杏石甘汤合千金苇茎汤加减：麻黄、杏仁、生石膏、甘草、桃仁、薏苡仁、芦根、黄芩、冬瓜子、桑白皮、桔梗、鱼腥草、板蓝根。

咯痰重而黏稠加寒水石、海浮石、川贝；胸憋气短加苏子、苦参、葶苈子、瓜蒌；咯痰不爽加麦冬、沙参；大便干或排便不爽加大黄；小便不利加车前子、白茅根；表证未除加荆芥、防风、连翘。

本型94例，为呼吸道感染加重期，常反复发作，治疗得当可速向好转，5~10天为1疗程，若治疗不当可转向其他类型，如转为痰浊闭窍或心脾肾阳虚水泛型。部分感染较重者，配合西药以抗感染，取急则治其标之意。

（二）心脾肾阳虚水泛型

证见浮肿，心悸气短，不能平卧，口唇紫绀，颈静脉怒张，肝大，肝颈

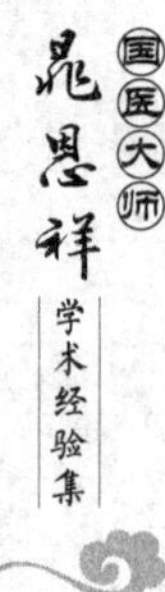

反流征阳性。舌质紫绛，苔白腻，舌下静脉曲张，色紫暗，粗乱、延长，舌下瘀筋多为Ⅰ～Ⅱ级，脉沉滑或结或代。

治以益气健脾，温阳利水，佐以活血。

方选真武汤，苓桂术甘汤加减：白术、白芍、干姜、茯苓皮、附子、泽泻、车前子、党参、太子参、桂枝、滑石、丹参、赤芍。痰多可加半夏、川贝；喘加麻黄、杏仁、白前；气阴不足，脉结代者可加生脉散、苦参；心悸加远志、菖蒲。

本型 114 例，多为心功能不全，其中部分病例由肺肾气虚外感型转化而来。治疗除用中药外，重症可加西药利尿剂、吸氧，注意纠正酸碱失衡和电解质紊乱。个别患者用少量强心剂治疗，多在 7~14 天内病情好转，少数患者可转化为阴阳欲绝型。

（三）痰浊闭窍型

证见意识蒙眬，神昏谵语，甚至昏迷，呼吸急促或伴痰鸣，口唇青紫。舌质紫绛或紫暗，苔腻或少苔，舌下静脉曲张，根部可见扭曲结节，可延长至舌尖部，舌下瘀筋情况多为Ⅳ级，脉滑数。

治以清热涤痰醒脑开窍，佐以活血通下。

方选涤痰汤加减：菖蒲、胆南星、竹沥、郁金、黄芩、栀子、大黄、赤芍、丹参。咯黄痰、热甚者加黄连、鱼腥草、金银花；躁动不安、抽搐加珍珠母、石决明、白芍；大便秘结加芒硝；水肿加车前子、泽泻、牵牛子。

本型 42 例，多属肺性脑病，死亡 11 例，占本型的 26.19%，部分病例系肺肾气虚外感低热型转化而来，需配合西药抗感染、吸氧、纠正酸碱失衡等治疗，必要时给以呼吸兴奋剂。

（四）元阳欲绝型

证见面色晦暗，四肢厥冷，气微喘促，冷汗淋漓或汗出如油，神昏欲寐，血压下降。舌质紫，少苔，舌下静脉曲张，扭曲、粗乱、延长，舌下淤筋多属Ⅱ～Ⅲ级，脉沉细而数，或脉微欲绝，或见结代。

治以回阳救逆，益气复脉。

方选参附汤、四逆汤、生脉饮：人参、附子、炙甘草、干姜、麦冬、五味子、黄精、丹参。

气虚甚而汗出多者加黄芪；阳虚甚者加肉桂；血滞者加赤芍。

本型18例，系其他型转化而致，属休克型，死亡4例，占本型的22.22%。治疗须用西药升压抗休克，以生脉注射液20~60ml静脉点滴，可维持血压，回阳救逆，益气复脉。

（五）热瘀伤络型

证见表情淡漠，喘息，皮肤瘀斑，痰中带血，咯血、呕血或便血。舌质紫暗或绛紫，少苔或无苔，舌下静脉曲张，扭曲、粗乱、延长，舌下瘀筋多为Ⅲ级，脉细数或沉弱。

治以清热凉血，益气养阴，活血止血。

方选人参、麦冬、五味子、沙参、生地、赤芍、荷叶、侧柏叶、茜草、大小蓟、大黄炭、三七末或百宝丹、白及粉（冲服）。

若出血量大加棕榈炭、地榆炭；伴有喘而气短者加白果、山萸肉；血虚加当归、熟地。

本型8例，均有不同程度的出血，死亡8例，2例出血最高达1000ml以上，除配合西药止血外，合用冻干血浆，8例由肺肾气虚外感型或痰浊闭窍型转化而来，应及早加强治疗。

三、讨论

肺心病属中医学“咳喘”“痰饮”“水肿”等范畴。其发生发展与肺、心、脾、肾相关。由于肺失通降之力，脾无转输之权，肾失蒸化之司，致使水液停积，为痰为饮。上逆于肺，咳喘不宁；溢于肌肤，发为水肿。肺伤及心，血脉瘀阻。肺气既衰，易为六淫所侵，外邪引动伏饮，反复发病。肺心病在临床表现上属本虚标实，即使处于急性发作期，在治疗上不但要看到邪盛，也要注意本虚，治虚须顾其实，治实不忘其虚。扶正是调整人体脏腑阴阳生理平衡、增强机体抗病力。祛邪可理解为控制或去除致病因素。扶正与祛邪相辅使用，阻断疾病的恶性循环。

我院沿用并验证了全国肺心病会议修订的分型方案，在一定程度上反映了肺心病不同阶段、不同类型的特征。阐明了肺心病病变部位、性质及病理过程的演变具有一定规律性，既可为肺肾气虚外感型→心脾肾阳虚水泛型→元阳欲绝型；亦可为肺肾气虚外感型→痰浊闭窍型→热瘀伤络型。这种由轻转重的趋势，反映了肺心病的发生与发展的过程。我们认为，现有肺心病的分型方案是可取的，但仍有不足之处。应抓住主要矛盾，随时注意型间的转化。即根据患者主证与舌脉，认真进行辨证定型，然后确定治法用药，并随着临床病情的变化，治则治法也要相应而变，以便提高疗效。

中西医结合治疗，可取长补短，提高疗效，降低病死率。中药治疗肺心病过程中，对轻度感染可取得较好的效果，可防止耐药菌株的产生和菌群失调的发生。肺心病多有病毒或细菌病毒同时感染，而抗生素控制病毒感染又不甚理想，采用黄芩、连翘、板蓝根、大青叶、金银花、葛根等中药能使感染及时控制。至于重度感染，仍需同时使用抗生素。本文 114 例心脾肾阳虚水泛型，大多属心功能不全者，经用温阳利水、益气健脾，或加小剂量利尿中药，80% 的心衰可得到控制。如车前子、茯苓、泽泻等，均含有丰富的钾离子，能防止低血钾症，即利水而不伤正。在抢救元阳欲绝型患者时，用生脉注射液静滴，可回阳救逆，益气复脉，减少升压药的使用，对加速病情之稳定有效。

慢性肺心病多由于正气不足，肺脾肾虚，易为外邪所侵，因而缓解期应治本，治本当扶助正气，补益脾肾，增强肺卫防御功能，提高机体抗病能力，故扶正培本是缓解期的重要治则。我院采用固本止咳夏治片（黄芪、黄精、补骨脂、沙棘、百部、陈皮、赤芍）治疗，可使 90% 的患者减少感冒次数，防止病情复发。此外，气虚血瘀贯穿于肺心病的始终，患者以正虚为本，正气虚势必导致血行不畅。肺气虚则血运无力，从而导致血瘀气滞。临床表现为颜面、口唇、指甲紫绀，舌质紫绛瘀斑、舌下静脉瘀阻（即舌下瘀筋）等。应用赤芍、丹参、红花、川芎、大黄、茜草等活血化瘀药物，可改善微循环，有助于肺心病的治疗。

肺心病急性期的病情危重，常可合并有心衰、胃肠道瘀血、肺性脑病、意识障碍、休克、大出血等，病情笃重危急，需要采取紧急抢救，而中药汤剂服用困难，且吸收较慢。因此中药的剂型改革是个亟待解决的问题。

（原文 1985 年发表于《天津中医》，有删改）

第四节　慢性肺源性心脏病急性发作中医治法临床应用——附78例（次）疗效观察

本组病例系我院内科从1983年5月1日至1984年4月30日住院确诊为肺心病的患者，共68例，78例次。西医诊断依据为1977年全国第二次肺心病诊断标准。

一、一般情况

男59例，69例次，女9例次。年龄最大者74岁，最小者27岁，平均58.9岁。病程最长者40年，最短者5年。病情按轻、中、重分型统计，因同一患者每次住院病情表现不同，按每次入院时病情分型，依例次计算，其中轻型12例次，中型39例次，重型27例次。

本组病例属轻型的使用单纯中药治疗，部分中型及重型患者用中西医药结合治疗。经治疗及抢救病情好转出院者71例次，无效者3例次，死亡4例。有效率为91.03%，住院病死率为5.85%。治疗所用的中医治法及方药，基本按照本协作组杭州会议制订方案执行。

二、肺心病常用的中医治法

（一）在控制感染方面

1. 清热化痰法

适用于痰热壅肺证。胸憋气短、喘促、痰黄或咯出不爽。舌质暗，苔黄腻，舌下静脉明显曲张扭曲，基底有明显分支，多为Ⅰ级。大便干，小便黄。白细胞增高或中性粒细胞百分比达80%以上。

方药：瓜蒌、金银花、连翘、黄芩、蒲公英、鱼腥草、沙参、生地、丹参、赤芍、当归、甘草。

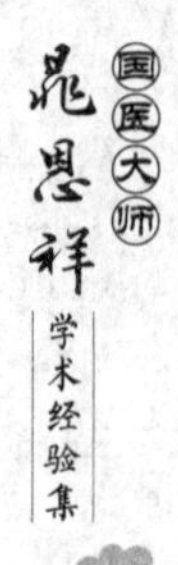

喘甚且有哮鸣音者加用炙麻黄、杏仁；热甚加用生石膏。

本组共 39 例次，2 例次无效，有效率达 95%。

2. 温化寒痰

适用于痰湿内停证。即素有痰饮，外受风寒之邪，见恶寒身疼，咳嗽，痰清稀量多，或呈白色泡沫样痰，咳喘遇冷加重，口淡不渴。苔白滑或白薄，舌腹静脉曲张，分支细少，多为Ⅰ级。脉浮弦或紧。

用药：炙麻黄、桂枝、赤芍、白芍、细辛、五味子、半夏、甘草。

咯痰不爽加竹沥。

本组共 9 例次，全部单纯中药治疗，均获效。

3. 通腑增液

适用于邪热炽盛证。咳喘，痰黄或黄绿色，痰黏稠、不易咯出或时见意识障碍，呼吸急促，大便秘结或数日 1 行。舌紫绛，苔黄燥，舌腹静脉曲张明显，分支延向舌尖，色紫暗，少数有瘀血泡，多为Ⅲ级。脉滑数。

用药：金银花、连翘、黄芩、鱼腥草、生地、麦冬、玄参、川朴、枳实、玄明粉、川军、丹参、赤芍、甘草、石菖蒲。

意识障碍的患者加用安宫牛黄丸，有明显疗效。

本组共 6 例次，死亡 2 例，有效率为 66.66%。

（二）活血化瘀法

适用于气滞血瘀，有出血倾向的患者，如全身皮肤瘀斑，咯血，呕血，便血者。舌质紫暗，舌腹静脉曲张较粗，色紫暗，基底呈丛状，少数有瘀血泡，分级为Ⅲ级。脉数。

用药：川芎、丹参、赤芍、当归、桃仁、生地、茅根、茜草、白及粉冲服。

本组共 6 例次，死亡 1 例，有效率 83.8%。

（三）通阳利水或温下逐水法

适用于肺心病右心衰竭，心悸、心慌，气短喘促，全身或下肢浮肿，畏寒，四肢不温，小便短赤，大便溏薄。舌淡胖或紫暗，苔白滑，舌腹静脉曲张明显较粗，分级为Ⅱ～Ⅲ级。脉沉或见结、代脉。

用药：附子、桂枝、茯苓、白术、泽泻、车前子、当归、赤芍、丹参。

如出现气急，自汗盗汗，心烦失眠，舌质偏红，脉结代等，属气阴两虚证。可加用生脉散，益气养阴；若颜面口唇紫绀、舌暗有瘀斑等血瘀水阻等证，可加用桃仁、红花、川芎以活血行水。

本组共 16 例次，1 例无效，有效率为 93.75%

（四）回阳救脱法

适用于肺心病阳脱厥逆证、心源性休克或感染性休克。见有大汗淋漓，汗出如油，四肢逆冷，喘促，烦躁或表情淡漠，面色晦暗。舌卷囊缩，舌质紫暗，苔白，舌腹静脉曲张、粗乱、基底分支呈丛状，分级为Ⅲ级。脉微欲绝。证属元阳欲绝者，血压下降，脉压差小于 20mmHg，尿少（尿量 < 30ml/h）。

用药：人参、附子、干姜、黄芪、甘草。或生脉注射液静脉注射，待血压回升后静脉给药维持。

本组共 2 例，1 例为感染性休克，体温 40℃，血压 60/40mmHg，经中西医抢救治疗后，病情好转出院；1 例为心源性休克，抢救无效死亡。

三、体会

1. 急则治其标，缓则治其本

肺心病急性期多因呼吸道感染，诱发气道阻塞、缺氧及二氧化碳潴留，呼酸及肺动脉高压加重，右心负荷加大，致使心肺功不全，甚至死亡。临床实践观察表明，在肺心病急性期用清热化痰法控制感染，促使呼吸道通畅，改善肺功能，疗效是显著的。肺心病急性期治疗中，既应注意标实的一面，同时也要注意到本虚。临床上经常遇到顽固性感染及难以控制的心衰，我们常以扶正祛邪法。可用生脉注射液静脉点滴，益气养阴，调整阴阳以增强机体抗病能力，使疾病得以控制。

肺心病急性期患者，因心肺功能不全，机体抵抗力低下，单纯使用中药或西药，疗效不佳，重型及部分中型患者宜采取中西医结合治疗。

活血化瘀药物治疗肺心病，有利于改善微循环，纠正缺氧，促进代谢，

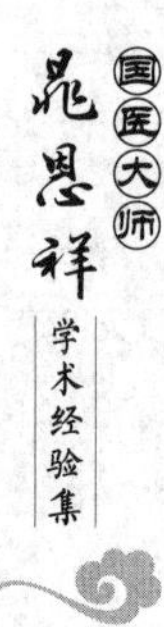

加速病情进一步好转。

2. 肺心病早期诊断治疗及抓住缓解期治疗的必要性

我们对27例重症患者在治疗前后进行肺血流图、超声心动图（右室流出道内径、右室内径及左右心室比值）、血气分析（PH、$PaCO_2$ 及 PaO_2 测定）等检查对比，治疗后指标均有所改善，但总体病例较少，今后应进一步研究。

3. 注重缓解期治疗

对缓解期的治疗可防止肺心病急性发作，可减少感冒次数，增强机体抗病能力。我院采用以下治疗方案：

（1）气阴两虚：治以益气养阴法。用生脉注射液静脉滴注，经肺血流图检查证实可改善肺功能。治疗前后RPEP/RVET比值分别为 0.519 ± 0.032 和 0.436 ± 0.02（$P < 0.05$）。

（2）肾阳虚、肾不纳气：治以温补肾阳法。用我院自制的固本止咳夏治片（陈皮、百部、沙棘、黄芪、黄精、补骨脂、赤芍）服用3个月，有效率达90.3%。

（3）消喘膏穴位贴敷：穴位贴敷法是中医学中的外治法之一，利用穴位贴药结合治疗慢性气管炎。药物组成：炙白芥子、延胡索、细辛、甘遂共为细末，生姜汁调成糊状。取穴：肺俞、心俞、膈俞，在夏季伏天贴3次，即头伏、中伏、末伏各贴1次，有效率达79.25%。

（原文1985年发表于《内蒙古中医药》，有删改）

第五节　中医防治慢性肺源性心脏病的治法运用

慢性肺源性心脏病（简称肺心病）是一种常见病、多发病，其中大部分又由慢性支气管炎、肺气肿等阻塞性肺疾患演变而来。近年来，无论中医还是西医，都对该病做了大量研究工作，临床诊疗技术也日益成熟，中西医防治肺心病的经验不断得到充实丰富。

为了进一步总结中医防治肺心病的经验，提高防治水平，现从治法方面加以整理，并从治法选用依据、常用治法及治法运用举例加以讨论。

一、中医在防治肺心病中治法选用的依据

中医学在疾病防治中非常重视理法方药的问题，而其中“法”，即“立法”或言“治法”，是承上启下的环节，一般说来，有何种证候，便有何种治法，证候是治法的依据，而治法又给方药的运用、选取提供根据。如何立法，如何选方用药在肺心病的防治中确有着丰富的内容，现从 3 个方面加以讨论。

（一）肺心病各阶段证候表现的辨证分析是立法的主要依据

中医的辨证论治是中医诊治疾病的精华，辨证是诊断分析的部分，它是中医对疾病各种表现的综合认识。运用中医四诊八纲理论进行综合分析后得出来的证候，即辨证所得的结论，称之为证或证候，也有的学者称之为证型。而这个证候则是中医对疾病病因、病机、病性、病势、病情等诸多方面的概括。

辨证不是最终目的，它是对疾病的认识和分析，是为下一阶段论治提供根据的。正如《临证指南医案 · 凡例》中说：“医道在乎识证、立法、用方，此三大关键一有草案，不堪司命……然三者之中，识证尤为重要。”还有“有是证用是方”“对证治疗”等原则，都是中医诊治疾病必须注意的。可见证候的辨别正是中医治病的关键。

慢性肺源性心脏病这样一种复杂的病同样离不开辨证分析，也就是说虽然肺心病的各个阶段有不同的病情表现和瞬时即变的种种情况，如表现于肺的咳、痰、喘、炎的症状辨证分析，表现于心衰、呼衰、肺性脑病以及血症、昏迷、电解质紊乱等的肿、迷、绀、血等证候分析，无论其表现如何复杂，无论转化如何迅速和多样，只要掌握中医的辨证分析方法，就可以正确立法，开出理想的处方。

1977 年第三次全国肺心病会议确定了中西医结合的分型方案，即从肺心病的标本、虚实、寒热来分析认识。1977 年方案中所列肺肾气虚外感型（呼吸功能不全合并感染），有寒、热偏盛之别，主要是根据咳痰喘表现确定的。心脾肾阳虚水泛型（心衰）主要是针对水肿的分析；痰浊闭窍型（肺性脑病）主要根据呼衰肺性脑病情况而确定；还有元阳欲绝型（休克）及热瘀伤络

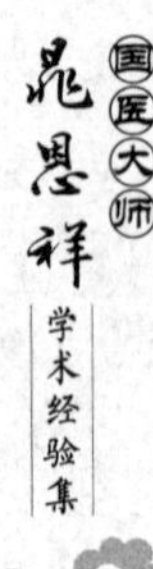

（出血倾向）等，都是根据病情表现确立的。

（二）中医治则对肺心病治法的指导意义

治则在中医学中有独特的含义，它是治疗疾病的基本法则，是指导临床立法、处方的原则。治则精神贯穿于中医治疗的全过程，而且在防治过程中诸多治法均离不开治则的指导。《黄帝内经》中所述“治病必求其本”“急则治其标，缓则治其本”以及防治疾病中的“协调阴阳”“扶正袪邪”“治未病”等，都是中医诊治疾病中不可缺少的指导原则，任何医者都不能离开这些原则进行立法、处方、用药。

肺心病是一种病程长、病情复杂、病证较多、阶段性也较强的疾病。因而在防治这一疾病时，急性发作期更重于寒热的调治，直折病所，而这种治疗法则寓于中医“虚实补泻”“扶正袪邪”之中。在防治肺心病的过程中，人们已经看到缓解期防治的重要性，因而又产生了“冬病夏治”“康复治疗”等疗法，这些内容则是在“治未病”的思想指导下产生的。《素问·四气调神大论》言：“是故圣人不治已病治未病，不治已乱治未乱。”此道理即是救其未发之理，这些精神一直指导着肺心病的防治工作。

治则指导治法，是中医理论和治疗学的重要内容。治则是大法，是具有指导性的原则，而治法则是在治则指导下制定的具体的治疗方法，除了内治、外治、刺灸、按摩等各种方法外，还主要指的是治疗疾病中理法方面的内容，如补、泻、正治、反治，或说汗、吐、下、和、温、清、消、补八法，八法是基本治法，八法的运用在防治肺心病中也是十分丰富的。

由于辨证内容的复杂与变化，有的学者认为肺心病自始至终有瘀血征象，如口唇紫绀，舌下瘀筋变化，气虚血液运行不畅以及血液流变学的改变等表现，因而强调益气活血法应贯彻于肺心病防治的始终，因此也就有活血解毒、益气活血、调气活血等治法。防治肺心病各期证候的治法也十分丰富，除解表解毒、清热化痰、止咳平喘、利水，还有通下、开窍、固本、活血、益气、补肾纳气等。但无论治法如何多样，都是在中医治则指导下的产物。

（三）关于肺心病临床治疗用药的体会

1. 关于咳、痰、喘的用药

咳嗽外受风寒者咳嗽声重，咯白痰，或泡沫痰者，有时伴有恶寒发热，可用炙麻黄、苏叶、荆芥、半夏、橘红等。

咳嗽外受风热者咳嗽，咯痰色黏或黄稠，可能有发热，咽干口渴者，可用金银花、连翘、桑叶、黄芩、鱼腥草、瓜蒌、桔梗。

咳嗽咽痒，痒即咳嗽，咯痰不多，可用疏风法治疗，药用蝉蜕、苏叶、地龙、僵蚕、牛蒡子、旋覆花等。

咳嗽阵作，甚至呛咳可用地龙、五味子；久咳剧烈者，可加诃子或少量米壳（罂粟壳）。

干咳少痰，口干津少者，可用麦冬、沙参、知母、炙枇杷叶。

咳嗽伴咯痰黄黏稠，量多，舌黄腻者，可用黄芩、栀子、瓜蒌、川贝母、鱼腥草、桔梗等。

咳嗽伴咯痰量大，呈泡沫状，大口咯吐，舌苔白腻者，可用橘红、半夏、茯苓、苏子、莱菔子、白芥子。

咳嗽伴咯黄绿色痰，痰黏稠，可用鱼腥草、黄芩、野菊花、金银花、金荞麦、紫花地丁。

干咳气短，当用麦冬、沙参、五味子、太子参、黄精、远志。

痰喘，不得平卧，可用祛痰法，药用苏子、莱菔子、半夏、橘红、炙麻黄、地龙、瓜蒌、菖蒲。

气短动喘者，可用五味子、太子参、地龙、白果、山萸肉、蛤蚧、枸杞子。

喘息动喘，喘则遗尿，可用山萸肉、五味子、白果、淫羊藿、肉苁蓉、西洋参等。

2. 有关并发症用药

咳嗽发热当视外感风寒、风热之别。发热恶寒、身痛、咳白痰，属风寒，可用炙麻黄、苏叶、荆芥、防风、杏仁，或加羌活、独活、石膏等。

属风热者，见有发热、口渴、黄痰，可用连翘、金银花、黄芩、鱼腥草、桑白皮、前胡等。

阴虚发热，肺部感染高热退后仍有低热，当用养阴清热药，如麦冬、沙参、青蒿、银柴胡、葛根等。

发热腑实者，见发热，大便秘结，2~3 日不解，尿赤，脉弦滑数，可用通腑泻下药治疗。可加大黄、玄明粉或单用番泻叶；若属老年便秘视情况可润肠缓下，加火麻仁、郁李仁等。

若伴心悸尿少者，可用养心益气利尿，药用西洋参、太子参、五味子、炙甘草、远志、泽泻、车前子、冬瓜皮等。

若伴胸憋闷、胸痛可加用薤白、瓜蒌、葶苈子等。

若伴有胸水、腹水当以理气利水，可用葶苈子、冬瓜皮、大腹皮、橘叶、茯苓皮、猪苓等。

若伴有霉菌感染，舌苔见白膜，发热，大便稀，可查出霉菌者，可用滑石、薏苡仁、藿香、佩兰、苍术。

若属休克者，可用西洋参、生脉饮或参附注射液、参麦注射液等。

若伴有出血、咯血、呕血、便血等当以凉血止血，可用水牛角、丹皮、赤芍、侧柏叶、大黄炭、荷叶、地榆炭、三七粉、白及粉等。

血瘀紫绀者可加入活血行瘀之丹参、三七、当归、茜草等。

舌质红，口干欲饮，当生津养阴，用沙参、麦冬、天花粉、生地、石斛等。

若舌苔白腻，苔厚者可健脾化湿祛痰，药用半夏、佩兰、藿香、薏苡仁、苍术等。

肺心病若属缓解期可用百令胶囊、固本止咳片、都气丸治疗。

若属易于感冒者可用玉屏风散治疗。

（四）肺心病诸多表现的动态变化是加减用药的另一依据

应当注意中医治病的动态变化，病证是动态变化的，因而我们应当随证加减。这一观点在防治肺心病中则是首先要重视对主证的分析，证候或言证型都是相对固定的，但不是一成不变的。不要指望在防治肺心病中辨一次证就可以一劳永逸，一“证”或言一“型”到底，证候有变其治疗也当有变，也就是证变治变。中医在治疗学中不仅有诸如温病卫、气、营、血的变化，而且也有某些症状轻重多少的区别，有一分寒证用一分温热药，有两分寒象则用两分温热药，这就是“寒者热之，热者寒之”的具体运用。

肺心病的防治中也同样存在着从肺到脾肾及心肝的变化，存在着从气到血的证候变化。一个肺心病患者常常由于感受寒热而出现肺气失宣，咳喘上逆，痰浊阻肺，感染加重的多种表现，若感邪之证不能迅速得以治疗，必然会引起心肺功能的损伤，以致脏器衰竭等一系列变化。这些变化往往会引发证候的改变。主证不变时可以用同一治法治疗，症状证候发生了变化则当另外选用新的立法处方。

我们把肺心病分成几个不同证型、不同阶段的证候，针对某一证候的立法是相对固定的，即阳虚水泛者当温阳利水，而兼证、次证也当顾及，可用药物加减来补充，即证候动态变化与用药加减变化是有着因果关系的。完善中医对肺心病的防治体系，必须重视主证、立法、处方，而兼证、次证的临床表现也为立法提供了依据。

二、肺心病常用中医治法的运用

中医治法在防治肺心病的过程中无处不体现中医理论的特色，中医防治肺心病常用治法也是极其丰富的，笔者也曾总结过肺心病中医治法概要。为了进一步归纳整理使其眉目更清晰，论述更明白，而且使临床与实践结合得更密切，现再次将既往 286 例肺心病急性发作期的治疗病例进行整理，并增加缓解期的诊疗内容。对不同阶段的证候如咳、痰、喘、肿、迷、绀、血瘀的不同表现加以论述，以供同道参考。

（一）针对肺心病肺部感染的治法

肺部感染的控制是肺心病的急性发作治疗的重要一环，感染控制得好，肺心病急性发作症状也就很快得以缓解，否则就会变证丛生。在此阶段，病位多在肺，病因多为风寒、风热、毒热、痰浊，病机多属痰浊阻塞，肺气失宣，邪热郁肺等。总共治疗 286 例，属肺部感染者 104 例，根据辨证论治原则，理法方药运用，归纳常用治法，列举如下。

1. 宣肺散寒，祛痰平喘

本法主要针对呼吸功能不全合并感染初期偏寒证候。见有咳嗽，痰白清稀，或咳泡沫痰，或恶寒发热、周身不适，或喘。脉浮弦，苔白薄。属内有寒饮，复又受寒邪侵袭而致。方用小青龙汤加减。药有麻黄、桂枝、细辛、干姜、半夏、五味子、白芍、前胡、百部。咯痰多可加芥子、苏子、莱菔子以顺气化痰；若恶寒发热，周身疼痛可加羌活、独活、白芷以散风止痛。此类患者大都为感染初期，或寒邪未化热者，若处理得当，病情可迅速缓解。

2. 清肺化痰，止咳平喘

本法是针对合并肺部感染较重者，痰热阻肺证候。症状见咳嗽、喘促，痰黄稠黏、咯痰不爽，伴口干或发热，便秘，尿赤，口唇紫绀。舌红或紫暗、舌苔黄或腻，脉弦滑数。

方选麻杏石甘汤合千金苇茎汤加减。药有麻黄、杏仁、生石膏、生甘草、桃仁、薏苡仁、芦根、黄芩、桑白皮、冬瓜子、桔梗、鱼腥草等。咯痰重而黏稠者加寒水石、海浮石、黛蛤散等；若胸憋气短加苏子、葶苈子、瓜蒌；大便秘结加大黄；小便不利加白茅根等。属肺心病合并肺部感染较重者，必要时可配合应用抗生素，也有少部分患者加重而出现心衰，呼衰，以致发生肺性脑病。

3. 清热解毒，涤痰平喘

此法系针对以毒热为主的证候。见咳痰，喘急，发热，咯痰黄稠或黄绿，带有腥臭味，胸闷，口唇紫绀。舌质紫绀，舌苔黄微腻，脉滑数等。

方可用五味消毒饮加涤痰清痰药物。药有金银花、蒲公英、紫花地丁、野菊花、生地、黄芩、栀子、鱼腥草，还可以加入海浮石、蛤粉等药物。若胸憋气短重者加用瓜篓、葶苈子、苏子等宽胸降气；口干舌燥者加用芦根、天花粉、知母生津润肺。此类肺心病患者，感染较重，处理不当多转化为呼衰、心衰、肺性脑病，必须加以重视。治疗此类患者可配合抗生素、吸氧等。

（二）针对心衰水肿为主的治法

肺心病合并肺部感染是病情加重发展的重要环节，而以心衰为主的临床表现也是十分重要，这一阶段尤其以水肿突出者更应注意。此阶段常见证候有心肾阳虚、脾虚水泛或肺热水蓄等，因此治法则有温阳健脾利水、清肺活血利水。属此类心衰水肿为主的患者共治 114 例，约占 286 例的 39.86%。

1. **温阳利水，益气健脾**

本法主要针对反复发作的肺心病心衰患者而设。此类患者无发热，而以下肢浮肿为主症，心悸气短，不能平卧，口唇紫绀，肝大，四肢不温，有的大便清稀，脉见沉缓或结、代。

方多用真武汤合苓桂术甘汤加减。药有白术、赤芍、干姜、茯苓、制附子、泽泻、车前子、薏苡仁、党参。若痰多加橘红、川贝；若脉结代者可加炙甘草、桂枝、党参等。这类患者若浮肿消退，则可随着浮肿好转而心衰好转。此类患者大多在2周左右好转，重症者加用西药如利尿药、抗生素等，并可予吸氧，应注意血气分析与电解质变化情况。

2. **清肺利水活血**

本法系清肺与利水、活血相结合的联合治法。中医治法中常常有几个治法的联合运用，这主要是基于肺心病的临床表现有肺热和水肿，即既有肺部感染，又有心衰水肿者，故仍是针对证候表现而设。所说活血行瘀者，是由于肺心病患者有口唇、指甲紫绀等血瘀表现，故常常将活血化瘀的治法贯穿于各个阶段。

方多用清肺化痰的麻杏石甘汤加健脾利水之五皮饮及活血药。药有麻黄、杏仁、生石膏、甘草、大腹皮、桑白皮、鱼腥草、茯苓皮、陈皮、丹皮、川芎、赤芍等。若有胸闷不能平卧加葶苈子、苏子；若发热痰黄加黄芩、栀子。该证患者以水肿为突出表现，大多数在2周左右好转，但也有一些患者转为阴阳欲绝的休克者，需继续抢救。此阶段还要注意血气指标变化。

（三）呼衰、肺性脑病为主的治法运用

在肺心病急性发作期防治中呼吸衰竭及肺性脑病也是很重要的，这部分患者不但缺氧、二氧化碳潴留，而且酸碱失衡严重，若处理不当死亡率仍较高，若抢救处理得当也能收到较好的效果。这类患者临床大体多见两种证候，即痰浊阻肺、蒙蔽心窍及热瘀痰阻腑实、神昏窍闭。

1. **清宫涤痰醒脑开窍**

本法主要针对痰浊阻肺、蒙蔽心窍，证见神昏谵语，甚至昏迷，呼吸急促，喉中痰声辘辘，汗出如油，口唇青紫。舌下静脉曲张严重，脉弦数。

口服方用涤痰汤加减。药用胆南星、竹沥、郁金、黄芩、半夏、茯苓、

菖蒲、远志、葶苈子等；中成药可服安宫牛黄丸；静脉点滴可用清开灵注射液、醒脑静注射液。

2. 清热通腑化痰开窍

此法主要针对肺心病肺性脑病患者，热瘀痰阻腑实、神昏窍闭，表现为神志时有模糊，呼吸急促，有黄痰不易咯出，口唇紫绀，发热汗出，目赤口干，大便秘结。舌苔黄腻，舌下瘀筋曲张、粗乱，脉滑数。

方用承气汤加味，有时应用凉膈散效果也较好，药有黄芩、栀子、鱼腥草、竹沥、金银花、芒硝、大黄、厚朴、赤芍、丹参等。静脉可给丹参注射液或醒脑注射液。

此阶段病情较重，应抓紧时机给药，而且大都以中西医结合方法治疗，如使用抗感染、吸氧、改善心肺功能、纠正酸碱电解质紊乱等疗法，并及时做心电图、血常规、血气分析检查。

在我们总结的286例中此类患者属肺性脑病、呼吸衰竭者42例，经抢救无效死亡11例，死亡率占42例的26.19%。

（四）对休克、出血的治法

肺心病患者，尤其是反复发作、急性期症状较重者，可并发休克出现阴阳欲绝，脉微或结、代之象，还可以发皮肤、消化道或肺、支气管等部位出血，即热瘀伤络。这两种类型均较危重，临床中除进行西医抢救处理外，中医药一般用回阳救逆和清热凉血法治疗。

1. 益气复脉，回阳救逆

本法针对休克型患者，即肺心病患者表现为四肢厥冷，气微喘促，冷汗淋漓，或汗出如油，神昏欲寐，或循衣摸床，血压下降，呈休克状态。舌质紫暗，舌苔薄或少苔，脉微欲绝，或沉细而数或结、代，舌下瘀筋迂曲严重。

多用益气复脉与回阳救逆之剂，方用参附汤合生脉散加味。药有人参（或西洋参）、制附子、炙甘草、干姜、麦冬、五味子。或生脉注射液点滴。此类患者有18例，占286例的6.2%，死亡7例。此类患者，在抢救休克时也应给予应用升压药。一旦休克缓解，还要根据病情变化辨证立法处方。

2. 清热凉血，活血止血

本法适用于有出血倾向的患者，是属于比较严重的一类患者。此类患者多表情淡漠，喘息，皮肤瘀斑，痰中带血、咯血或呕血、便血。舌质紫暗或绛紫，少苦或无苔，舌下瘀筋明显，粗乱曲张，脉多细数或沉弱。

方多选用生脉散、犀角地黄汤加减。药有西洋参、麦冬、五味子、水牛角、生地、丹皮、赤芍、白芍、荷叶、茜草、大黄炭、三七粉、白及粉。静脉给药可用参麦注射液或清开灵注射液。286 例中 8 例有呕血、咯血者，死亡 3 例。此时应注意患者出血情况，可用西药对症处理。

（五）缓解期的治疗运用

中医对肺心病缓解期的治疗亦非常重视。缓解期表现以肺肾气虚、脾肾两虚为主，或因素有痰饮，易受风寒之邪而复发加重。此时则给予康复治疗或扶正固本治疗。

1. 健脾益肾，止咳化痰

此法针对肺心病缓解期但素有慢性咳嗽、咯痰者，伴食少，气短懒言，易感冒，易复发，舌苔白或微腻，脉细滑。治疗以健脾化痰止咳为主，同时也注意益肾，以六君子汤加减。药有党参、白术、茯苓、黄芪、半夏、橘红、五味子、补骨脂、淫羊藿、甘草。汤剂或制成丸剂服，或用固本止咳夏治片及玉屏风颗粒。

2. 益肺补肾纳气

此法主要针对肺心病缓解期患者，易于感冒反复发作，平时稍有咳嗽、咯痰，伴动则气喘，舌质淡，脉细弱。此法用药重点在补肾纳气，扶助正气。可用黄芪、蛤蚧、人参、山萸肉、淫羊藿、五味子、枸杞子、苏子等药，用汤剂或制成丸剂，也可用参蛤散、都气丸配合应用，另外还可用百令胶囊等。

3. 扶正固本，冬病夏治法

针对有慢性支气管炎、阻塞性肺气肿病史，且多年反复发作咳喘病的患者，于缓解期给予冬病夏治，即于夏季暑伏开始服药，共服 40~60 天，坚持服药者可使冬季减少复发，减轻症状，增强抗病能力，提高机体免疫力。笔者应用固本止咳夏治片（黄芪、黄精、陈皮、沙棘、补骨脂、百部、赤芍）做临床观察，结果显示 1018 例缓解期阻塞性肺疾患者中 82.9% 收到较好效果。

4. 外治法的应用

主要采用《张氏医通》白芥子涂法治疗咳喘病的。即应用白芥子（炒）、

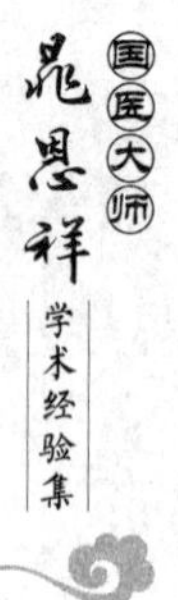

甘遂，延胡索、细辛等药研面，用生姜汁调成膏状，涂于背部肺俞、心俞、膈俞穴位上，暑伏当天贴 1 次，二、三伏各贴 1 次，每次贴 4~6 小时，可有改善咳、痰、喘症状的作用。近些年来此法治疗阻塞性肺疾患的研究日渐增多，有的学者还进行了相关动物实验研究。

三、肺心病治法运用病案举例

1. 温阳利水法治疗慢性肺心病伴心衰、水肿案

一肺心病患者咳喘伴下肢浮肿严重，腹胀尿少，大便溏，四肢冷，身恶寒，脉沉滑，舌苔白腻，据心电图、X 线片诊断为肺心病，属阳虚水泛之证，当以温阳利水，健脾理气。

方用：炙麻黄 10g、制附子 8g、干姜 5g、地龙 10g、茯苓 15g、泽泻 10g、车前子 12g、大腹皮 10g、桑白皮 10g、陈皮 10g、丹参 10g、甘草 10g。水煎服。配合吸氧、抗感染治疗。

2. 清热通腑、化痰开窍法治疗肺心病合并肺性脑病案

1982 年冬，治疗一肺心病住院患者，见有咳喘，痰黄、不易咯出，胸满腹胀，大便秘结 4 日未行，咳逆不得卧，身热汗出，神志模糊，口唇紫绀，脉弦滑而数，舌苔黄腻中燥黄。心电图、X 线片、血气分析提示诊断为：肺心病合并感染、缺氧、二氧化碳潴留、肺性脑病。证属热瘀痰浊阻肺，腑实窍闭，治以通腑化痰，清热开窍。

方用：炙麻黄 9g、杏仁 10g、生石膏 25g、葶苈子 10g、菖蒲 10g、黄芩 10g、鱼腥草 10g、大黄 6g、玄明粉 10g（冲服）、厚朴 10g、赤芍 10g、地龙 10g、玄参 15g。水煎服、配以抗生素、醒脑静、呼吸兴奋剂及吸氧治疗。

3. 宣肺散寒、祛痰平喘法治疗肺心病咳喘案

冬季治疗一肺心病患者，因受凉病情加重，身热恶寒，肢冷背寒，咳痰泡沫量多，喘促咳逆，口唇紫绀，脉弦紧，舌暗苔白。证属内有寒饮，外受风寒，当散寒化饮，止咳平喘。

方用：炙麻黄 9g、杏仁 10g、细辛 3g、干姜 8g、五味子 10g、半夏 10g、苏子 10g、橘红 10g、莱菔子 10g、桂枝 5g、地龙 10g、丹参 10g。水煎服。

服药 7 剂后病情好转。

4. 扶正固本法治疗肺心病缓解期案

治疗一冬季反复发作之肺心病患者。冬春之后，病情缓解，但仍有咳嗽，痰少，动喘，易于感冒，乏力少气，纳差体弱，脉沉细，舌质暗，苔白。证属肺脾肾气虚，拟益肺健脾，补肾纳气，扶正固本。

方用：生黄芪 15g、太子参 15g、黄精 10g、党参 10g、陈皮 10g、焦三仙各 10g、枸杞子 10g、山萸肉 10g、五味子 10g、淫羊藿 10g。

初夏服 30 剂，夏季起服玉屏风散、百令胶囊半年。病情一直稳定。

结语

本文根据临床防治慢性肺源性心脏病的体会，将中医治疗肺心病各期证候的治法运加以整理，试图从治法这一侧面论述中医对肺心病的防治内容。

肺心病治法运用于临床应该注意三个问题。一要辨证准确，而且要注意证候的动态变化，证变法变药变，要保持理法方药一致；二要注意活血化瘀法的运用，肺心病的全过程存在着血瘀征象，故当重视；三要注意中西医结合的问题，治法不必拘泥，关键在于有效。

（原文 2004 年收录于《第十一次全国中医内科肺系病学术交流大会论文集》，有删改）

第六节　关于慢性肺源性心脏病急性发作期的证治体会

慢性肺源性心脏病（简称肺心病）急性发作期，大都继发于阻塞性肺疾病，或属肺心病缓解期患者感染加重，一旦出现急性加重期则并发症会相继出现，其表现也十分复杂。无论是从中医还是西医角度来看，都是比较严重的疾病，因而必须认真对待，适时处理，否则险象丛生。下面就肺心病急性加重期临床治疗体会，从感染、心力衰竭、呼吸衰竭、肺性脑病、休克、出血几方面治法进行讨论。

一、慢性肺源性心脏病概况

（一）一般情况

1. 发病

慢性肺源性心脏病，是指由胸廓或肺动脉的慢性病变引起的肺循环阻力增高，导致动脉高压和右心室肥大，伴或不伴有右心衰竭的一种疾病，属多发病、常见病。我国患病率约 0.4%~0.47%，患者多在 40 岁以上，性别无差异，随着年龄增大患病率升高，有资料显示该病占住院心脏病的 38.5%~46%，北方及西南潮湿地区多发。

2. 预后

该病好发于冬季，多因呼吸道感染而加重，以致呼吸衰竭、心力衰竭。可常年存在，病死率较高。1973 年时肺心病住院病死率在 30% 左右，1983 年以后降至 15%，死亡原因主要有肺性脑病、呼吸衰竭、心力衰竭、休克、消化道出血、DIC、全身多脏器衰竭等。但本病多个环节在治疗后有一定的可逆性。

（二）病因及发病机理病因：

1. 病因

（1）阻塞性肺疾病：慢性支气管炎、哮喘、支气管扩张导致阻塞性肺气肿。

（2）限制性肺疾病：尘肺、放射性肺炎及其他弥漫性肺间质纤维化、肺结核及免疫性疾病、肺部改变所致。

（3）影响呼吸活动的疾病：脊柱侧弯、胸廓畸形、慢性高原性缺氧等原因引起慢阻肺及原发性肺动脉高压。

2. 发病机制

（1）肺功能和结构改变：肺动脉高压是导致肺心病的先决条件。

（2）呼吸功能改变：阻塞性通气障碍，导致低氧血症，缺氧致红细胞增多，血液黏稠度增加和高碳酸血症使血管收缩。

（3）血流动力学改变：心脏负荷增加、心肌功能抑制、多脏器损害、多脏器衰竭、低贯注或感染导致休克、内毒素等导致全身器官损害以及脏器衰竭。

（三）肺心病临床表现

1. 功能代偿阶段

慢性咳嗽、咯痰、喘息，逐步出现乏力，呼吸困难活动后心悸。可见肺气肿体征，心肺功能不全。

2. 功能失代偿阶段

呼吸衰竭、心力衰竭。

3. 分期

（1）缓解期：多有原发疾病如慢阻肺表现，见慢性咳嗽、咯痰、气促、活动心悸、喘息加重、易疲劳、劳动耐力下降，体检呈肺气肿征，或有轻度下肢水肿。

（2）急性发作期：多见于感染后加重。

4. 临床表现

（1）心力衰竭：主要以右心衰竭为主，心率快，呼吸困难、紫绀、纳差、肝颈征阳性，下肢浮肿明显或腹水，房性心律失常，严重者可有并发症。

（2）呼吸衰竭：主要是缺氧以及二氧化碳潴留，多以Ⅱ型呼吸衰竭为主。血气分析中 PaO_2 降低，$PaCO_2$ 升高。

5. 常见并发症

（1）肺性脑病：呼吸衰竭患者若二氧化碳潴留，可出现精神症状，神志恍惚、神情淡漠、昏迷、昏睡或抽搐等。

（2）心律失常：房性期前收缩、阵发性室上心动过速、房颤、室颤或心脏骤停。

（3）休克：可能为感染性休克、心源性休克。

（4）出血：可见到消化道出血、咯血以及弥漫性血管内凝血等。

（5）酸碱失衡及电解质紊乱。

（6）多脏器衰竭。

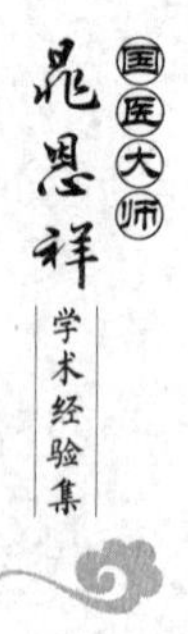

二、肺心病急性发作中医证治

参见前文“第五节　中医防治慢性肺源性心脏病的治法运用”。

三、西医对肺心病急性发作期的治疗梗概

1. 控制呼吸道感染

主张联合用药，宜根据痰培养和药敏测定选择用药，但需注意合理使用抗生素，针对性使用抗生素，区别感染原，明确何种细菌或病毒感染。同时要注意肺心病患者抗生素的耐药性，如经常使用广谱抗生素，还要注意是否有双重感染、霉菌感染。

2. 改善呼吸功能及抢救呼吸衰竭

当采用综合治疗方案，应用抗生素及支气管扩张药缓解支气管痉挛，应用祛痰和平喘药畅通气道；应用气雾剂雾化治疗，以及局部应用支气管、呼吸兴奋剂；给氧或呼吸机治疗。

3. 控制心力衰竭

当给予吸氧，控制感染，改善肺功能。还可应用利尿剂、强心药以及血管扩张剂如硝普钠、消心痛（硝酸异山梨醇酯）等改善血液循环及心力衰竭。

4. 纠正心律不齐

在抗感染、纠正缺氧及电解质紊乱后，心律不齐也会随之缓解。

5. 应用激素

短期应用肾上腺皮激素有助于抢救，一般可在 3~4 天后停药，但同时需注意感染控制情况，应用时应十分慎重，还要看有无胃肠道出血情况。

6. 氧疗法

该法是治疗肺心病发作期的重要手段，慢性缺氧有着多方面的危害，如对中枢神经系统、心脏方面以及呼吸的影响，还可见肺血管收缩，肺动脉压力升高，致肺心病加重，影响肝肾功能。当根据血气分析情况以及临床表现，看其是否为低氧血症。给氧浓度可掌握在 30%~40% 的低流量水平。特别是夜间更应持续低流量给氧，常以鼻导管、面罩等形式给氧。若二氧化碳潴留严

重者二氧化碳分压高时，更应采用机械通气方式给氧，气管切开或插管给予呼吸机治疗，以增加通气量。

氧疗须注意适应证；氧疗当以缺氧者为主，注意流量压力，防止氧中毒，不是给氧越多越好，随时注意血气变化；注意消毒；注意综合治疗；注意呼吸兴奋剂的使用。

四、急症必备用药中的中成药

1. 清热解毒

（1）双黄连注射液：清热解毒，清宣透邪，辛凉解表。

（2）鱼腥草注射液：清热解毒，利湿。

（3）清开灵注射液：清热解毒，化痰通络，醒神开窍。

（4）穿琥宁注射液：解毒消炎。

（5）正柴胡饮冲剂：解表散寒，解热止痛。

（6）瓜霜退热灵：清热解毒，开窍镇静。

2. 止喘、止血

（7）止喘灵注射液：平喘，止咳，祛痰。

（8）柴地合剂：清热凉血，收敛止血。

3. 益气回阳，升压固脱

（1）生脉注射液：益气养阴，复脉固脱。

（2）参附注射液：回阳救逆，益气固脱。

（3）参麦注射液：益气固脱，养阴生津。

4. 清热、醒脑、开窍

（1）醒脑静：苏醒，止痉。

（2）安脑丸：清热解毒，醒脑安神，豁痰开窍，镇惊息风。

（3）清开灵注射液：清热解毒，化痰通络，醒神开窍。

5. 扶正固本、纳气

百令胶囊、金水宝胶囊、固本止咳夏治片。

6. 活血通络化痰

诺迪康胶囊、复方丹参片、通心络。

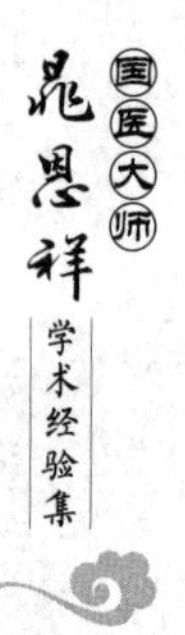

7. 止咳化痰

橘红丸。

关于中成药的应用，首先应注意中成药的功能主治，尤其注意中成药治疗的证候内容，当依照中医理论指导使用；其次是这些中成药均属正式批产之品种，在安全、有效方面是经过审批的；有的中成药可能因为使用不当，疗效受到影响，也有可能因药物本身的不良反应影响使用，如有不良反应应当关注并收集资料。

五、肺心病治疗案例举例

1. 清热通腑，化痰开窍治疗肺心病急性期合并呼吸衰竭、心力衰竭案

某男，60 岁，患咳喘 10 年。

10 天前因外感发热咳喘加重，诊断为慢性支气管炎、肺气肿、肺心病，该患者每于冬季住院数次。患者此次住院发热，咳嗽，咯痰，痰黄黏稠，喉中痰鸣，脘腹胀，下肢浮肿，尿少，口唇指甲紫绀，大便干燥，4 日未行，神志时有模糊，舌质紫暗，舌下静脉粗乱延长，心电图提示：右心肥厚，P 波高尖。血气分析提示：PaO_2 ↓、$PaCO_2$ ↑。诊断为肺心病急性期合并呼吸衰竭、心力衰竭。

该患者证属痰热阻肺，水湿内蕴，窍闭腑实。拟通腑化痰，清热开窍利湿法。药用生大黄、芒硝、厚朴、枳实、莱菔子、菖蒲、苏子、车前子、葶苈子、泽泻、郁金、赤芍、竹沥、栀子、黄芩。水煎服 3 剂，日 2 次服用。服用 3 次后，大便通，痰浊减。继服后，神志转清，尿量增多，同时吸氧、抗生素、呼吸兴奋剂治疗。该患者经中西医治疗后症状得以缓解出院，出院后常以中药调理，但仍偶有冬季发作住院，住院次数逐年减少。

2. 呼吸机脱机困难 2 年案

某男，64 岁。

该患者系由高原返平原，肺心病已患 15 余年，患者近 5 年每年冬季均发病而住院治疗，此次亦因感染发热而致咳嗽、咯痰、喘息、浮肿、神昏住院，因肺心病合并感染在重症监护病房抢救治疗，应用抗生素、支气管扩张药、止咳祛痰药、平喘药、呼吸兴奋剂、气雾剂及气管切开呼吸机治疗，营养液胃管补充营养。近日神昏，仍有黄痰，喘息，腹胀如鼓，3~4日大便1次，干结，脉弦滑，舌厚腻黄。

重症监护室邀请笔者会诊，诊断为肺心病合并感染、呼吸衰竭、心力衰竭，刻下胃胀腹满，大便仍干，咳喘，脉弦滑，舌质暗，给予化痰平喘，降气通腑治疗后好转。此后患者2年未曾脱离呼吸机，一般于夜间使用，病情稳定。曾应用百令胶囊、诺迪康及中医调补肺肾治疗。2年未曾发生感冒及感染，也一直未用抗生素及呼吸兴奋剂、止咳祛痰药，仅应用扶正固本中药而病情稳定。

（原文2006年收录于《中华中医药学会第六届急诊学术年会论文集》，有删改）

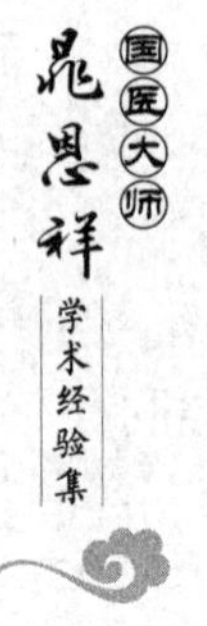

第五章　风咳证治与苏黄止咳胶囊

第一节　“风咳”证治探要

咳嗽是肺系疾病中的主要症状之一，也是备受古今医家重视的常见病证，因此关于咳嗽的研究日渐深化。中医学的历代积累为我们提供了宝贵的经验，我们应对其进一步继承与创新。为此，笔者从个人的临床与研究角度谈谈关于“风咳”的证治意见。

一、“风咳”一词古有记载

关于“风咳”，早在《礼记》中就有“季夏行春令……国多风咳”的记载；《诸病源候论》论述了十种咳，“一曰风咳，欲语因咳，言不得竟是也”，之后才是寒咳、支咳、肝咳、心咳、脾咳、肺咳等；后世明代秦景明《症因脉治》中亦有“伤风咳嗽，即咳嗽的一种，又称风嗽”之说，可见“风咳”在中医古籍中早有论述。“风为六淫之首”，外感咳嗽，风为先导而夹寒、热、燥，这些观点具有大量的临床事实作依据。回顾咳嗽的临床实践变革历程，也积累了十分丰富的经验，应该对既往的成果给予重视。笔者的一名博士研究生曾经对具有风咳特点的咳嗽变异性哮喘进行研究，论述了风邪犯肺的情况。

二、“风咳”的临床表现

近年来一些专著对咳嗽证治大都尊崇《景岳全书》的意见，以外感、内伤咳嗽来分证施治。笔者从医几十年，并将肺系病的医、教、研作为工作重点，在不断观察中认为古人曾经提到的“风咳”确有独到之处，应当挖掘。它不同于风寒、风热或风燥，而是具有比较平和的一些临床表现，具有风证的独特表现。尊重临床事实，从风论治咳嗽亦能收到较好的效果。我们认为“风咳”是临床具有风证特点的病证。“风咳”乃以咳嗽为主，但多无痰或少痰，咳嗽是其主要的临床表现。可以突然发作干咳，出现阵咳、顿咳，甚至呛咳；有时是一种难以抑制的刺激性、挛急性咳嗽，常伴有鼻塞、流涕、鼻痒；有时咽与气管部位痒感，痒即引发咳嗽不断；有时会有过敏因素，冷风、异味、油烟、污浊空气易于诱发；有时会有气道高敏或气道高反应性。这类咳嗽在应用一般温肺散寒、清肺泄热、解毒止咳等治疗方法时常难以收效。笔者在分析了《咳嗽的诊断与治疗指南（草案）》后发现，部分咳嗽如咳嗽变异性哮喘（CVA）、感冒后咳嗽、变应性咳嗽、胃－食管反流性咳嗽（GERC）等均具有“风证”之表现。

三、“风咳”病因、病机分析

由于“风咳”的表现重点在于阵咳、急迫性、挛急性咳嗽，以及突发突止、变化莫测等“风”之特点，反映了“风之善行数变”“风性挛急”“风盛则动”的发病特征，又因“风为百病之长”“风为六淫之首”，因而“风咳”的出现也是必然的。

急迫性、挛急性咳嗽，是风邪伏肺所致。风邪犯肺之状，也印证了《医学心悟》中“肺体属金，非叩不鸣”的比喻。风邪犯肺，内伏日久可致气道挛急失畅，而见气道敏感，气道的反应性增高，临床表现为发病诱因较广，如接触某些过敏物质、吸入异味、说话过多、大笑、冷热空气刺激等均可诱发，因而又有易复发的特点，但经过从“风”治疗均可得以改善，复发率也有明显降低。

四、“风咳”临床证治思考

针对“风咳”总的治疗思路，不外辨证论治中所述“有是证用是药”，既然病因、病机以及表现系以“风”为特点，就决定了“从风论治”的治疗思路。主症属风证，便用“疏风宣肺，缓急止咳利咽”之法。其主方则有炙麻黄、苏叶、蝉蜕、地龙等疏风宣肺之品，也有宣肺止咳之紫菀、款冬花、百部、杏仁、炙枇杷叶、桔梗等药，而五味子、苏子、地龙、牛蒡子或临床时选用罂粟壳（不可久服）等常有缓急、舒缓气道之功，以达到治疗咽痒、气道敏感之效。

临床认为“风咳”有寒热之证不突出、寒热之象较平和之状，但有急迫、挛急、突发顿咳、咳嗽严重、咽痒、异味可引发等主要表现，清代叶桂《临证指南医案》中指出“若因风者，辛平解之”即为其意。但兼寒、兼热者亦有，临床加减，因寒者可加荆芥、防风、细辛、桂枝；兼热者可加金银花、连翘、黄芩、鱼腥草；兼痰者可加橘红、金荞麦；兼燥者亦可加沙参、麦冬等。

由于“风咳”临床患者日趋增加，慢性咳嗽治疗往往跟不上病情发展，因而笔者于2001年开始开发了专门针对CVA和感冒后咳嗽，即属于“从风论治”的中成药“苏黄止咳胶囊”，已准备上市。

五、体会与经验

“风咳”历来有之，风邪犯肺，风为六淫之首，均说明风有其独立的性状，有独特的致病特点，故可认为“风咳”是存在的，可以有兼夹但也应有专论。一些论著重视风寒、风热、风燥，但一些以咳嗽、干咳、剧咳、顿咳、咽痒即咳为主要表现的突发咳嗽，往往存在于感冒或其他气道感染后以及一些慢性咳嗽患者中，它不同于慢性阻塞性肺疾病的咳嗽及咽炎。

针对“风咳”的表现，常有人习惯于使用一般性治疗咳嗽的方药，如散寒宣肺、清热解毒等方剂，但效果往往不显。我们临床对辨证属“风咳”者采用“疏风宣肺，缓急止咳利咽”的治法，效果较好。

（原文2008年发表于《江苏中医药杂志》，有删改）

第二节　关于咳嗽的中医证治及对风咳的讨论意见

咳嗽是肺系病的常见症状，也是临床常见的病症，历代医家对其十分重视，积累了大量的诊疗经验和理论文献。历来有“肺受病易，药入肺难”“温邪上受，首先犯肺”的记载，说明了肺系容易受病且治疗难的特点。咳嗽仍然是当今临床研究的重点内容，当不遗余力，深化求索。

一、咳嗽名称的内涵与外延

1. 咳嗽

咳嗽系指肺气上逆作声，并可能有痰液，是肺系病常见症状之一。历代认为“咳，有声无痰；嗽，有痰无声”。但临床上较难区分，故常以“咳嗽”并称，“咳嗽”作为病名亦常见于历代中医专著中。中医有咳嗽，西医近来亦比较重视慢性咳嗽，只是角度不同。

2. 肺系

“肺系”之称当始见于《灵枢·经脉》，其范围泛指“气管、喉、鼻”，实际是指上呼吸道，而肺系还应包括支气管、细支气管、肺泡及肺实质。是人体的重要器官。

3. 常见病症

肺系病是临床重要的常见病，其发病率高。有资料统计，肺系病约占内科病的 1/4，致残、死亡率亦居前位。咳嗽是肺系病中最常见的病症，一些如外感、肺部炎症、哮喘、阻塞性肺疾病以及肺心病、肺结核、肺纤维化、支气管扩张等，也都会有不同表现的咳嗽、咯痰、甚至喘促。

4. 咳嗽的意义

可能是疾病引发咳嗽，如气道急慢性炎症引发气道高敏，或气流受阻、气道不适而致，也可以说是一种人类的防御机制或应激反应。

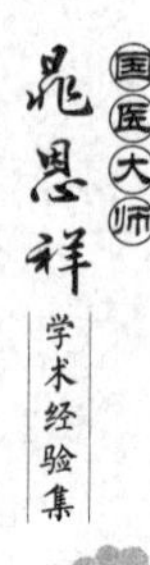

二、咳嗽证治的历史回顾

《素问·咳论》指出“肺之令人咳”，又有“五脏六腑皆令人咳，非独肺也”。隋代《诸病源候论·咳嗽病诸候》曾载有十咳，“一曰风咳，二曰寒咳，三曰支咳”以及肝咳、脾咳、肺咳、肾咳、心咳等。金元时代注重“六气皆令人咳，非独寒邪”。明代《景岳全书·咳嗽》将咳嗽分为“外感咳嗽”与“内伤咳嗽”，言及“咳嗽一证，窃见诸家立论太繁，皆不得其要”之故。清代《临证指南医案》卷二咳嗽篇中指出“若因于风者，辛平解之。因于寒者，辛温散之”；“若因于火者……亦以甘寒为主”。至于内伤咳嗽为病，又根据五脏相关，而见“清金制木”“补土生金”“金水双收”“阴阳并补”等治疗方法。

三、咳嗽的临床表现及分类

（一）咳嗽的临床表现

干咳，少痰或无痰，咳而有声，或咯痰黏稠，量少块状，不易咯出；咳而有痰，痰有寒痰、热痰、痰阻、痰湿，痰有多少及颜色差异，性状不同；咳而声重、声轻，重浊与低怯，剧烈与轻微，急咳、呛咳、顿咳、阵咳、刺激性咳嗽或挛急性咳嗽的不同；咳嗽有昼轻夜重或夜轻昼重，或突发、偶发，或久咳不止。

（二）咳嗽的临床相关因素

咳嗽与咯痰、喘促常常并发，痰有黏稠或稀痰、白痰、黄痰、绿痰、泡沫痰等；痰有量大小的差异，咯痰有难易之别；咳嗽与喘促，常因咳嗽剧烈连声不断而致，气喘不能接续，或咳剧遗尿；咳久可以转致喘，或动甚则喘剧，或转成哮病；咽痒常伴随咳嗽，有时痒即咳嗽，咳久气道痒感，咽中不利，也常见有鼻塞、流涕、打喷嚏者。

感冒或感冒后咳嗽不止谓外感咳嗽；有因气道急慢性炎症而致气管、支气管炎；有因现为咳嗽变异性哮喘、鼻液滴流、食管反流等而致咳嗽等；有因过敏体质或因异味、冷空气、油烟及污浊环境而诱发或突然咳嗽加剧；有因六淫所伤或脏腑失调而发咳嗽者。由于咳嗽的不同表现有差异，我们可针对其临床表现以四诊八纲分析进行审证求因，辨证论治。

（三）咳嗽的分类

1. 咳嗽常分外感、内伤

自明以后，中医多认为六淫之气伤肺致咳，而称为外感咳嗽，风、寒、燥、火等均可致咳，尤其感冒后咳嗽在门诊中更为常见。

内伤咳嗽多为日久呈慢性迁延或反复逐年咳嗽而加重，久可涉及肺、脾、肾，可见有咳、痰、喘者。

2. 按急、慢性咳嗽进行分类

急性咳嗽一般病程在2~3周之内，常见于普通感冒、急性支气管炎、过敏性鼻炎、急性鼻窦炎等；而亚急性咳嗽病程一般在3~8周，可见于上呼吸道感染及感冒后咳嗽。

慢性咳嗽病程大都在8周以上，常年发作，或发作有定时，不仅与肺部疾病，如阻塞性肺疾患、咳嗽变异性哮喘有关，而且也与鼻咽、消化系统有关，如鼻后滴流综合征（PNDS）和胃食管反流性咳嗽（GERC）。

3. 咳嗽可分为急性期、慢性迁延期、缓解期

（1）急性期：包括外感咳嗽以及感冒后咳嗽、急性支气管炎或一些咳嗽的早期阶段，如过敏因素、感染因素而致气道炎症的早期表现，可经治疗好转或自行缓解。

（2）慢性迁延期：这在一些以咳嗽为主的疾病中可以由于病情发展阶段或治疗不及时而迁延不愈，咳嗽日久影响生活、工作。患者因病症苦恼，加之治疗不当而心里烦急，由此咳嗽则转成慢性或迁延不愈，日久还可以影响其他脏器。

（3）缓解期：病情缓解，咳嗽或痰均已平复，但中医注重“治未病”，注重缓解期的治疗，主张对有规律性的发作患者，在发作季节之前给予治疗，阻断发病，或在缓解期阶段也给予扶正固本或冬病夏治的治疗。

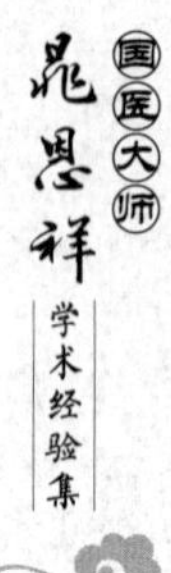

五、病位、病因、病机认识

（一）病位

肺系虽包括鼻、咽、气管、支气管、肺实质，统称病位在肺，但咳嗽主要在上呼吸道，以气管、支气管为主，个别肺实质、间质病变也有咳嗽，且久病可影响脾、肾。

（二）病因及诱因

1. 六淫为主

重视风、寒、火、燥；重视风寒、风热、风燥。“皮毛者，肺之合，皮毛先受邪气，邪气以从其合”。四时六气，寒、暑、燥、湿、风、火皆令人咳，风寒为主，但“外感咳嗽以风为先导”，“风为六气之首”。

2. 脏腑失调

多因久病内邪干肺，七情变化影响，或因平素好烟嗜酒，或过食肥甘辛辣，肺病可及脾、肾；如有它脏疾病，亦可殃及于肺而有咳嗽。

3. 禀赋体质

过敏体质者可因接触过敏原，如食物、粉尘等致使气道感染成慢性炎症，引发气道敏感性变化。

4. 诱因

咳嗽的发作常有诱因，如遇异味、油烟、冷风刺激、污浊空气、污染环境刺激、过激运动、感冒等，其他物理化学因素也可以造成气道受刺激而突发咳嗽。

（三）病机概述

1. 病变在肺

咳嗽病位以肺为主脏，邪犯于肺，肺气失宣，肺气上逆。肺为娇脏，不耐寒热，宣肃失常而气逆，出现呛咳、阵咳。“只受得本脏之正气，受不得外来之客气，客气干之，则呛而咳”。

2. **寒热**

外邪之气属实，并可以演变传化。风寒咳嗽治疗不及时可以郁而化热，风热咳嗽也可化热伤津，肺热熏蒸而见黄痰，痰热阻肺。外感咳嗽若迁延失治，邪伤肺气更易感邪，致咳嗽反复，肺气亦伤，逐渐转为内伤咳嗽。

3. **内伤咳嗽**

多属于久病、急性发作之后迁延不愈，可以影响脾之健运，脾虚而生湿生痰；肾虚不能纳气而喘；肝木刑肺金。久病致虚，标本可兼见。同时外感与内伤亦常互为因果，虚实可互相兼夹。脏腑相关，肺还与脾、肾、肝相关，可因肺气卫外不固，复又感受外邪，反复加重，尤易因气候变化而发病，日久从实转虚。

六、证候要素与证候分类

（一）证候要素的识别

证候要素即在辨证之时需要关注的重点因素，这里将泛指辨证中提取的几种因素分别简要述之，也许与有些学者所论并不一致。

六淫中多以风、寒、燥、火为主，当诸邪犯肺而致咳嗽，又因其咳、咯痰之状分其虚实，可见风邪伏肺，寒邪袭肺，燥邪犯肺；也可因风热、风寒、风燥犯肺，致使肺气失宣，肃降失常，咳逆上气而生诸般咳嗽。

内伤咳嗽者亦可见。痰浊、虚亏、肺阻，气道挛急、肺气失宣，也是在应对慢性咳嗽时要加以分析的。痰浊内生，阻塞气道，致咳或喘；有肺阴津液亏乏；有燥伤脉络；有因风、因寒刺激气道致肺失宣降，肃降失常。肺病久可及脾、肾，从而从急性转为慢性，从外感转为内伤，由外邪致气道不畅而见挛急。

（二）证候分类

1. **风寒袭肺**

症见咳嗽，咯痰稀薄色白，流清涕，恶寒发热，或言内有痰饮，外受风寒。苔薄白，脉浮紧。

2. 风热犯肺

症见咳嗽，声重，咳声嘶哑，咯痰黄或黏稠，咯吐不爽，或身热口渴，咽痛，口干。舌光边红，脉浮数。

3. 燥邪伤肺

症见干咳无痰或少痰，咯痰不爽，或痰中带血丝，鼻咽干燥，口渴少津。多发于秋季，或见恶寒。舌干少津，舌苔薄白，脉浮。

4. 风邪伏肺

症见咳嗽少痰，急咳或干咳少痰，阵咳、顿咳，可突发突止，咳声急迫，常见痉挛性咳嗽或因异味、冷空气刺激而加重；咽痒，鼻痒或喷嚏；或见于感冒之后，久咳不止，甚或夜重昼轻。舌苔薄白，脉弦。

5. 痰热壅肺

症见咳嗽重浊，气粗，痰多黏稠，量多色黄，痰阻气促，或发热，或咯血，胸闷或痛，口苦咽痛，常反复多次发作。舌红苔黄腻，脉滑数。常见于阻塞性肺病或支气管扩张。

6. 痰湿阻肺

症见咳嗽声重，咯痰量多，痰黏稠、黏腻或呈泡沫状，质清稀，晨起更甚。脘胀胸满，纳差乏力，容易感冒。舌苔白腻、厚腻，脉弦滑或沉弱。

7. 肝火犯肺

症见咳嗽气逆，咳则连声，咳引胸痛，咯痰难出，或因郁怒加重，常烦急或抑郁，或咯血，口苦烦急。舌红，舌苔薄黄少津，脉弦数。

8. 肺阴亏虚

多见于咳嗽日久，咳声低怯，干咳无痰或少痰，咯痰不爽或痰中带血丝，食少，口干舌燥，手足心热，或气短无力。舌红少苔，脉细数。

9. 肺肾气（阳）虚

多见于久咳或老年体弱患者，咳嗽经久不愈反复发作，咳嗽声低，咯痰清稀，恶寒或四肢不温，腰肢酸软，动则气喘，消瘦。舌体淡嫩，苔白滑，脉沉细滑无力。

证候是由四诊八纲辨证分析获得的，证候是立法的依据、用药的根本，这里只是列举了临床上关于咳嗽的急性期和慢性迁延期的证候，以供同道分析参考。

七、证治方药（与证候分类相对应）

1. 风寒袭肺

治法：疏风散寒，宣肺止咳化痰。

方药：杏苏散（《温病条辨》）加减。

杏仁、紫苏、前胡、桔梗、枳壳、陈皮、半夏、茯苓、甘草、生姜、大枣。

加减：咳嗽较甚者加紫菀、金沸草；咳而气急者加麻黄、苏子宣肺气；表邪较重者，加荆芥、防风、羌活。内有痰饮，外受风寒者可选用小青龙汤。

常用中成药：通宣理肺丸、风寒咳嗽丸。

2. 风热犯肺

治法：疏风清热，宣肺止咳化痰。

方药：桑菊饮（《温病条辨》）加减。

桑叶、菊花、薄荷、杏仁、桔梗、甘草、连翘、芦根。

加减：如咳甚者加炙枇杷叶、鱼腥草、浙贝母、金荞麦；若热较甚，身热口渴明显者，加黄芩、知母、金银花加强清泻肺热之力；咽痛明显者加射干；若风热伤络，出现鼻血或痰中带血丝者，加白茅根、藕节；热伤肺津，咽干口燥，舌红，酌加南沙参、天花粉清热生津。

常用中成药：桑菊感冒片、羚羊清肺丸、双黄连口服液。

3. 燥邪伤肺

治法：疏风透邪，润肺止咳。

方药：杏苏散（《温病条辨》）加减。

杏仁、紫苏、前胡、桔梗、枳壳、陈皮、半夏、炙枇杷叶、沙参、紫菀、甘草。

加减：若风寒表证较重者，加荆芥、防风等以加强解表散寒之力；燥热象较重者，加麦冬、知母、石膏；头痛、发热重者，加鱼腥草、黄芩、连翘、蝉蜕；咽痛明显者，加玄参、牛蒡子、马勃；痰中带血者，加金荞麦、白茅根、侧柏叶治之。

常用中成药：羚羊清肺丸、二母宁嗽丸、润肺止嗽丸。

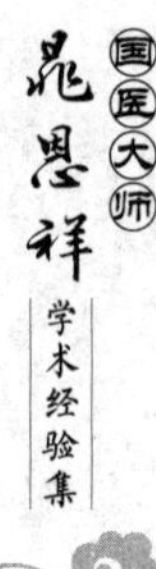

4. 风邪伏肺

治法：疏风宣肺，缓急解痉，止咳利咽。

方药：炙麻黄、蝉蜕、苏子、苏叶、射干、牛蒡子、炙枇杷叶、紫菀、杏仁、前胡、地龙、僵蚕。

加减：兼热者，加金银花、连翘、黄芩、桑白皮、鱼腥草等；兼燥者，加沙参、麦冬、玄参、火麻仁等。鼻塞喷嚏者，加苍耳子、辛夷；肺肾亏虚者，加太子参、黄精、山萸肉、枸杞子、五味子等。

常用中成药：苏黄止咳胶囊。

5. 痰热壅肺

治法：清肺泄热，化痰止咳。

方药：清金化痰汤（《杂病广要》引《统旨方》）加减。

黄芩、知母、山栀、桑白皮、陈皮、桔梗、瓜蒌仁、麦冬、贝母、甘草、茯苓。

加减：肺热壅盛，咳而气粗，痰多黄稠难咯，烦热口渴者，去陈皮，加金银花、蒲公英、鱼腥草、生石膏、金荞麦等以加强清热泻肺之力；肺气郁闭，咳而喘满，高热，气急胸闷者加麻黄、前胡、白前等以宣肺散热；大便干者，加大黄。

常用中成药：复方蛇胆川贝液、复方鲜竹沥液、痰热清注射液。

6. 痰湿阻肺

治法：益气健脾，燥湿化痰。

方药：二陈汤（《太平惠民和剂局方》）合四君子汤加减。

陈皮、半夏、党参、白术、茯苓、甘草。

加减：如痰湿较重，痰多，脘闷明显加苍术、厚朴、薏苡仁、杏仁之类，以增强燥湿化痰之力；证属寒痰者，加干姜、细辛之类，以温化之；有热象者，加黄芩、蒲公英、鱼腥草之类；属风痰者，加制南星、白附子以祛风化痰；痰滞食阻而见痰多胸痞、食欲不振者，加三子养亲汤（苏子、莱菔子、白芥子）以顺气降逆，化痰消食；气虚甚者，加黄芪、五味子以加强补气之力，或以补肺汤加减治疗。

常用中成药：橘红丸、痰咳净散、复方满山红糖浆。

7. 肝火犯肺

治法：清肝泻肺，止咳降逆。

方药：黛蛤散（《医说》）合泻白散（《小儿药证直诀》）加味。

青黛、海蛤壳、桑白皮、地骨皮、甘草。

加减：火热较盛，咳嗽频作者，可加黄芩、鱼腥草、知母、山栀、炙枇杷叶，以增强清热止咳之功效；胸闷气逆者，加枳壳、瓜蒌、旋覆花；胸痛者，加郁金、丝瓜络；痰黏难咯，加海浮石、寒水石；咯血者，加藕节、紫草、荷叶、侧柏叶等凉血止血，或加三黄泻心汤治之；咳嗽日久，可加沙参、麦冬、五味子等敛阴生津止咳。

常用中成药：清肺抑火丸。

8. 肺阴亏虚（耗）

治法：养阴润肺，宁肺止嗽。

方药：沙参麦门冬汤（《温病条辨》）加减。

沙参、麦冬、玉竹、天花粉、桑叶、甘草、川贝母、杏仁、炙枇杷叶、百合、桑白皮、地骨皮。

加减：若久咳不止，加五味子敛肺止咳；潮热加银柴胡、青蒿、鳖甲、胡黄连以清虚热；盗汗加浮小麦、黄芪、乌梅收涩敛汗；咯痰黄稠，加海蛤粉、黄芩清热化痰；痰中带血或咯血，加荷叶、侧柏叶、地榆炭、山栀凉血止血。

常用中成药：养阴清肺膏、二母宁嗽丸。

9. 肺肾气（阳）虚

治法：温肾健脾益肺，止咳化痰。

方药：苓甘五味姜辛（《金匮要略》）加味。

茯苓、甘草、五味子、干姜、细辛、制附子、肉桂、巴戟天、淫羊藿、黄芪、当归。

加减：小便不利，可用真武汤温阳化水；痰多，加白芥子、苏子、莱菔子、橘红、半夏化痰；心慌明显者，加珍珠母、浮小麦、远志、柏子仁镇静养心。

常用中成药：金匮肾气丸。

八、风咳的论治思路

1. 风咳的提出

早在《礼记·月令》一书中已有“季夏行春令，则谷实鲜落，国多风咳”的论述；隋代《诸病源候论·咳嗽病诸候》中也提到“十种咳嗽”，风咳为首，言及“一曰风咳，语因咳言不得竟是也”；《河间六书·咳嗽论》中言：“寒、暑、燥、湿、风、火六气，皆令人咳。”，又言：“风为六淫之首，其他邪多随风邪侵袭，如风寒，风热。”还有“外感咳嗽常以风为先导”等说，可惜后世并未重视“风咳”，《症因脉治》中所说“伤风咳嗽”即咳嗽的一种，又称风嗽，均言及因风邪伤肺所致，故风咳不可忽视。

2. 风咳的特点

笔者推荐“风咳”主要是依据其独有的“风”的特点，也可以说临床符合风邪犯肺之时可见风症的特点，即所谓“风为百病之长”“风善行数变”“风盛则动”“风盛挛急”等。我们还通过在呼吸科门诊临床观察，见到常有一些咳嗽为主的患者，其临床表现则有风症的特点，往往有伤风之鼻部痒感，痒即咳嗽，异味、冷空气刺激可以加重，常呈顽固性呛咳、刺激性咳嗽，咳甚者顿咳，常较严重急迫，难以抑制，呈挛急性咳嗽，我们称其为“风邪伏肺”或“风伏肺络”“气道挛急”。

3. 认证思路分析

风咳常发生于感冒之后，因病毒或其他上呼吸道感染之后，或有过敏因素而发生。我们在80年代对中医哮病研究之时，曾首立哮病中“风哮”之名，之后被多家论著引用。继而发现“风咳”与“风哮”有共同之处，即大都有“风症”特点，大都有过敏因素，尤其在肺功能、气道激发试验中常为阳性（或言气道高反应性）。后笔者经临床与查阅资料得知，咳嗽为主的“咳嗽变异性哮喘”就是属于咳而无哮喘的哮喘类型。风咳可见于咳嗽变异性哮喘、感冒后咳嗽、过敏性咳嗽、鼻液滴漏综合征、胃食管反流为主的咳嗽，均有“气道高敏”现象引发咳嗽，更为风咳的命名提供依据。

九、风咳的临床治疗

1. 从风论治的思考

临床观察及研究中看到有一些患者表现与一般咳嗽、咯痰不同，而具有突发、呛咳、干咳、顿咳、咽痒即咳、遇异味等而突发咳嗽的特点，一般散寒止咳化痰、清肺止咳等方法治疗效果不很理想，这与西医专著中所论咳嗽变异性哮喘应用“一般止咳化痰消炎药无效”的论断相一致，因而启发我们对临床证候兼有“风邪犯肺、肺气失宣、气道挛急者”采用疏风宣肺，缓急止咳利咽之方药论治，效果明显，进而积累了从风论治的经验。

2. 疏风宜肺，缓急止咳利咽法的应用经验

方药：炙麻黄、苏子、苏叶、炙枇杷叶、紫菀、杏仁、射干、牛蒡子、蝉蜕、地龙、僵蚕。

加减：咳嗽气急明显者，加五味子、白果、白芍以缓急；咳剧者，加罂粟壳，罂粟壳不宜久服，中病即止。兼热者，加金银花、连翘、黄芩、鱼腥草、知母等；兼寒者，酌情加荆芥、防风、桂枝、白芷等；兼燥者，加沙参、麦冬、玄参、火麻仁等；咽痒、咽干者，加玄参、玉蝴蝶等；鼻塞喷嚏者，加苍耳子、辛夷；肺肾亏虚者，加太子参、黄精、山萸肉、枸杞子、五味子等。

由于该病诱发因素较多，常有复发，当病情缓解时仍要继续服用药物 2 周左右，以巩固效果，每年季节性发作者也可以于次年发作前提前用药。

3. 新药开发——苏黄止咳胶囊

当前治疗咳嗽的中成药已有数百种之多，基本药物目录中，风热咳嗽就有几十种。但从风论治，针对风邪犯肺、气道挛急病机的药物尚属少数。针对一些气道高反应的咳嗽，西医多采用哮喘常规治法，而中成药则针对上述疾病的证候表现治疗。但临床所见，医生常感笔下无药，加之对病证认知不同，治疗效果亦不能令人满意。来我们门诊的患者亦多以中药汤剂治疗，总感不便。因而我们才积极开发治疗咳嗽变异性哮喘的中成药——苏黄止咳胶囊。该药即属从风论治咳嗽变异性哮喘和感冒后咳嗽的中成药，已经在北京、广东、天津、河南、辽宁、湖北等省市三甲级医院进行了Ⅱ、Ⅲ期临床试验，收到很好效果，现已经上市，正按照各省市要求进行挂网招标采购。

十、诊疗咳嗽相关问题之己见

1. 外感咳嗽与内伤咳嗽

多版《中医内科学》及近代一些中医丛书，对咳嗽的认识大都遵《景岳全书》的意见将咳嗽分为外感、内伤两大类。笔者认为，这里可能是指咳嗽的新与旧，或言不同阶段，急性与慢性迁延之别，无实质上的不同，不必拘泥外感、内伤。

2. 咳嗽不等同于慢性支气管炎

1994 年 6 月国家中医药管理局发布的《中医病证诊断疗效标准》中，明确指出咳嗽“多见于急、慢性支气管炎”是不够全面的意见，笔者曾参加过这部分起草工作，至今看来，咳嗽还应当包括一些其他肺系疾病，尤其是气道病变引发的多种咳嗽。咳嗽的诊疗近来亦备受西医关注。

3. 当对风邪犯肺予以重视

笔者从事肺系疾病及内科的临床工作几十年，随着临床诊疗经验的不断充实、科研的深入、信息量的增加，也对咳嗽病因和治疗予以探索。从风论治不仅有理论和历代经验的支持，而且也有患者的良好反映，以及我们大量的临床观察证实。从风认证、从风论治是一个应该重视的、诊疗风咳的有效思路。

结语

笔者从事中医内科并以呼吸、消化系统疾病为主要的临床和科研任务，40 余年对于诊疗疾病和学术发展做过一些总结，深深感到还应继续坚持继承、发展、弘扬中医学的伟大宝库，这一责任与使命会使我思悟不断，笔耕不倦。

（原文为 2008 年中华中医药学会内科肺系病专业委员会、世界中医药学会联合会呼吸病分会学术研讨会交流汇报稿，有删改）

第三节　风咳诊疗方案

风咳是咳嗽的一种特殊证型，是因风邪犯肺，肺气失宣，气道挛急所致，是以咳嗽阵作、呛咳、气急、咽痒、痰少或无痰为主要症状的病症。

西医学中感染后咳嗽、咳嗽变异性哮喘、胃食管反流综合征、上气道反应综合征等凡是可以引起亚急性、慢性咳嗽症状的疾病，都有可能诊断为风咳。

一、诊断标准

1. 中医诊断标准

风咳之病在《诸病源候论》等古籍中虽有提出，但并未真正作为一证型在教科书及行业标准中提出，故而其中医诊断标准主要参考中日友好医院首席专家晁恩祥教授多年经验提出的风咳诊断标准。（可参照中医内科学第 7 版教材）咳嗽，或呛咳阵作，气急，咽痒，遇冷空气，异味等因素突发或加重，或夜卧晨起咳剧，多呈反复性发作，干咳无痰或少痰。舌苔薄白，脉浮，或紧，或弦。

2. 西医诊断标准（亚急性咳嗽、慢性咳嗽的诊断标准）

参照中华医学会呼吸病学会哮喘组制定的《咳嗽的诊断与治疗指南（2009 版）》：慢性咳嗽是指咳嗽持续 8 周以上；以咳嗽为主要或唯一症状；X 线胸片无异常；除外肺结核、肺炎等病。亚急性咳嗽是指咳嗽持续 3~8 周；多见于感染后咳嗽、上气道咳嗽综合征、咳嗽变异性哮喘等；X 线胸片无异常。

二、证候特征

1. 以咳嗽为主症。咳嗽多表现为阵发性干咳、呛咳，咳嗽程度剧烈，难

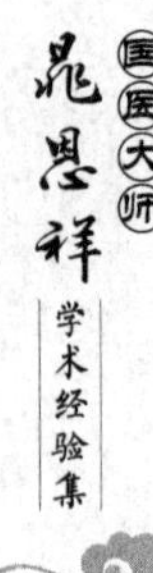

以抑制，呈挛急性、刺激性咳嗽，多于入睡时、夜间或晨起发作较明显，影响睡眠。

2. 咽部不爽，有刺激感，咽痒明显，痒即引发咳嗽。

3. 无痰，或少量白黏痰不易咯出。

4. 部分患者有鼻痒、鼻塞、发作性喷嚏、流涕等症状，偶有胸闷或喘鸣。

5. 发作有诱因。常由相关诱因所诱发，如冷热空气、异味、过敏原、运动、说话或上呼吸道感染等。

6. 有家族史。患者家族中常有类似病史，或直系亲属中有过敏性鼻炎、支气管哮喘患者，常有变态反应性疾病史。

7. 支气管激发试验阳性。气道反应性增高，支气管激发试验或舒张试验呈阳性。

8. 有一定的季节性。春秋季多发，全年均可发病。

9. 病程可持续数年或数十年。

10. 药物特异性。应用支气管扩张剂、肾上腺皮质激素类药物有效，一般抗生素、止咳祛痰药物无效。

三、治疗

1. 中医辨证论治

主症：阵发性干咳、呛咳，咳嗽剧烈，难以抑制，呈挛急性、刺激性咳嗽，多于入睡时、夜间或晨起发作较明显，影响睡眠。咽部不爽，有刺激感，咽痒明显，痒即引发咳嗽。无痰，或少量白黏痰不易咯出。对冷热空气、异味敏感，说话、大笑易诱发。

次症：鼻痒、鼻塞、发作性喷嚏、流涕，偶有胸闷或喘鸣。

舌脉：舌淡红，苔薄白，脉弦。

证候：风邪犯肺，肺气失宣，气道挛急。

立法：疏风宣肺，缓急解痉，利咽止咳。

方药：风咳方加减。

炙麻黄、杏仁、紫菀、苏子、苏叶、炙杷叶、前胡、地龙、蝉蜕、牛蒡子、五味子。

2. **加减**

（1）咳嗽气急明显者，加乌梅、白芍以助五味子收敛之力。

（2）咳嗽重者，加罂粟壳。罂粟壳不宜久服，中病即止。

（3）兼寒者，酌情加荆芥、防风、桂枝、白芷等。

（4）兼热者，酌情加金银花、连翘、黄芩、桑白皮、鱼腥草、瓜蒌等；流黄涕者，加金荞麦。

（5）兼燥者，加沙参、麦冬、川贝等。

（6）兼湿者，加藿香、佩兰。

（7）咽喉肿痛者，加北豆根、僵蚕、玄参、青果、锦灯笼等。

（8）鼻塞喷嚏者，加苍耳子，辛夷。

（9）病久咳剧，络脉瘀阻者，加蜈蚣、僵蚕、全蝎等虫类药搜风通络。

（10）反酸、烧心者，加黄连、干姜、瓦楞子、乌贼骨。食后或卧位咳嗽加重者加半夏、厚朴。

（11）咽喉异物感：加射干、诃子、青果、石菖蒲。

（12）打喷嚏、流清涕者，加辛夷、苍耳子。

（13）肺肾虚亏者，加太子参、黄精、山萸肉、枸杞子、淫羊藿等。

3. **中成药**

苏黄止咳胶囊3粒，3次／日。

四、引起风咳的西医相关疾病

（一）肺源性咳嗽

1. **感染后咳嗽**

感冒本身急性期症状消失后，咳嗽仍然迁延不愈。

特点：有明显的外感病史；无外感表证；病程一般多在3~8周以上。

药物加减：兼热者，加金银花、黄芩、桑白皮等。兼寒者，加荆芥、防风、白芷等。

2. **咳嗽变异性哮喘**

咳嗽变异性哮喘是一种特殊类型的哮喘，咳嗽是其唯一或主要的临床表现，无明显喘息、气促等症状或体征，但有气道高反应性。

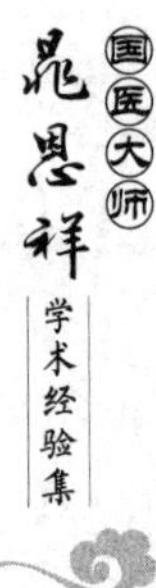

特点：支气管激发试验阳性，气道反应性增高；无明显的寒热之象；病程可持续数月或数年。

药物加减：咳嗽气急明显者，加白芍、僵蚕、全蝎。咳嗽急、重，影响睡眠者，加罂粟壳，罂粟壳不易久服，中病即止。

（二）非肺源性咳嗽

肺外疾病亦常常成为引起咳嗽的原因；咳嗽可以是该病唯一的症状；具有风咳的证候特征；咳嗽症状减轻或缓解后出现原发病的相关症状。

1. 胃食管反流综合征

因胃酸和其他胃内容物反流进入食管，导致以咳嗽为主要的临床表现。胃食管反流是慢性咳嗽的常见原因。

特点：反酸、烧心、食后或卧位咳嗽加重；支气管激发试验阴性。

证候：风邪犯肺，胃气上逆。

立法：疏风宣肺，和胃降逆。

方药：炙麻黄、蝉蜕、地龙、苏子、苏叶、射干、牛蒡子、紫菀、五味子、炙枇杷叶、苍术、白术、旋覆花、砂仁。

药物加减：反酸、烧心者，加黄连、干姜、瓦楞子、乌贼骨；食后或卧位咳嗽加重者，加半夏、厚朴。

2. 鼻后滴流综合征（上气道咳嗽综合征）

鼻后滴流综合征（上气道咳嗽综合征）是指由于鼻部疾病引起分泌物倒流鼻后和咽喉等部位，直接或间接刺激咳嗽感受器，导致以咳嗽为主要表现的综合征。

特点：鼻部的症状较明显，如鼻塞、咽痒、频繁清嗓子、流涕、打喷嚏、鼻痒；部分患者有鼻后滴流感、咽喉部可咯出黏性分泌物、咽喉有黏液附着感；咽喉部可见黏性分泌物，咽喉壁可见鹅卵石样改变；支气管激发试验阴性。

证候：风邪犯肺，鼻窍不利。

立法：疏风宣肺，通利鼻窍。

方药：炙麻黄、蝉蜕、地龙、苏子、苏叶、射干、牛蒡子、紫菀、五味子、炙枇杷叶、辛夷、苍耳子、桔梗、青果。

药物加减：流黄涕者，加黄芩、金荞麦、鱼腥草；咽喉有异物感加诃子、石菖蒲。

五、疗效评价

1. 疗程设置

疗程一般为 2~4 周。根据咳嗽各原发病的疾病发展规律不同确定具体疗程。

2. 疗效观察内容

①咳嗽的程度。轻：间断咳嗽。中：持续性顿咳；伴有声音嘶哑。重：急咳；痉挛性咳嗽；影响睡眠及工作。

②复发的情况：复发次数以月、季、年为单位计算；复发程度的判断同上。

③咽痒的程度。轻：时有咽痒，注意力集中时咽痒存在。中：时时存在咽痒。重：咽部及气道有蚁行感，难以抑制地咳嗽。

④对易感因素的敏感程度。

⑤气道反应性：肺功能及支气管激发试验。

⑥胃镜检查：观察胃食管反流的情况。

⑦咽喉部直观检查：观察咽喉部分泌物的情况。

六、难点分析

1. 复发问题：经治疗后，虽然大部分患者未再复发，但是仍然有部分患者因感冒后或遇到诱发因素后咳嗽复发。

2. 部分患者咳嗽好转或临床治愈后，仍有咽喉不利的感觉，并可持续较长时间。

3. 尽早鉴别原发病，寻找导致咳嗽的直接原因。

4. 确定疗程。各原发病的疾病发展规律不同，疗程难以统一。

七、应对措施

1. 针对复发的问题，目前的措施是：延长服药时间，一般要求患者服药2个月，难以坚持服汤药的患者，症状改善后服用苏黄止咳胶囊，亦取得了较好的效果。至于究竟应该服药多长时间比较合理，尚需临床进一步探索。

2. 针对咽部的异物感可以继续降气利咽治疗，目前正在探索早期强化利咽治疗的效果。

3. 就诊的初期，注意询问患者肺外症状。

4. 根据不同的疾病制定不同的疗程，一般疗程为2~4周。

（原文为2011年世界中医药学会联合会内科专业委员会成立大会暨首届国际中医内科学术论坛交流汇报稿，有删改）

第四节　关于中医风咳证治的临床研究

今天我非常荣幸能够参加这次学术思想和经验讲座会。来香港也不止一次，对于这里我有一定的感情，但是今天心里特别暖。今天我想讲的是咳嗽，这是大家平时经常遇到，门诊就诊人数最多的呼吸科疾病。我将从风咳证治的角度来谈中医传统的理论，也谈一些个人的新的认识和看法。

一、传统中医学对咳嗽的认识

咳嗽是肺失宣降，肺气上逆，发出咳声，或咳吐痰液的一种肺系病证或者症状。一方面它是多种肺病的主要症状，而且还是重要症状，如咳嗽、干咳，或有痰、无痰等临床表现；另一方面咳嗽既是一个独立的病名，又是一个独立的病证，所以它也算一个病，西医也有这方面相关的研究。临床上多痰、声并见，故以咳嗽并称。咳嗽是机体驱邪外出的反应，但如果是频繁剧烈反复的咳嗽会严重影响生活质量。有的人患病后变得很悲观，有的人感觉很痛苦，临床上各种表现都有。虽然它是常见病，但是给临床诊疗造成了很大困扰，所以必须注意，给以解决。

从古代医书的记载来看，《素问·咳论》曰：“五脏六腑皆令人咳，非独肺也。”认为咳嗽不仅是肺本身的问题，还有其他脏腑的因素。明代张三锡《医学六要》说：“百病唯咳嗽难医。”咳嗽虽然是常见病，而且是人人都可能发生的，每一位医生都可遇见的，但是连张三锡这样的明代中医名家，也特别提出咳嗽不易解决。清代徐灵胎说：“诣其研求咳嗽治法，四十余年而后稍能措手。”意思是研究了40年咳嗽治法，才能熟练一些，嘱勿轻视咳嗽。

二、中医对咳嗽分类的认识

从《黄帝内经》开始，《素问·咳论》以脏腑命名，将咳嗽分为五脏六腑咳。后世再提出咳嗽由肺到脾，最后入肾。隋代的巢元方《诸病源候论·咳嗽病诸候》提出十种咳：“一曰风咳，语因咳言不得竟是也。”他把风咳作为咳嗽之首位，此风咳即是我今天所要讲述的内容，临床表现为咳嗽引起的难以说话，如打电话说不完整，有的老师咳嗽不能给学生上课。我将对这种咳嗽做进一步研究，对风咳辨治理论做进一步完善。

宋代的陈无择《三因极一病证方论》将咳嗽病因分为内因、外因、不内外因3种。各代的医家对咳嗽有不同的看法，都是从大量的实践中体验和思考出来的，也都是临床治疗的依据。金元时期的张从正《儒门事亲·嗽分六气毋拘以寒述二十五》指出六气皆能致咳。他认为风、寒、暑、湿、燥、火的“六气”之邪或者说六淫皆能导致咳嗽。《丹溪心法·咳嗽》将咳嗽分为风寒、痰饮、火郁、劳嗽、肺胀5种。将咳嗽以疾病名称进行分类，也是一种学术思路。《景岳全书·杂证谟》指出：“咳嗽之要，止惟二证，何为二证？一曰外感，一曰内伤而尽之矣。”就是我们目前教科书所采纳的观点，一个外感咳嗽和一个内伤咳嗽，把外感内伤都包括了，但少了不内外因。教科书采纳了外感咳嗽的风寒、风热和风燥，内伤咳嗽就牵涉到了脏腑。我参与了1999年发布的《中医病证诊疗标准》的编写，当时只是把咳嗽分外感、内伤，并且与急、慢性支气管炎挂钩，并未考虑其他疾病（包括肺胀和咳喘都有自己的论述）。2007年西医发表了《咳嗽的诊断与治疗指南》试行版，2009年

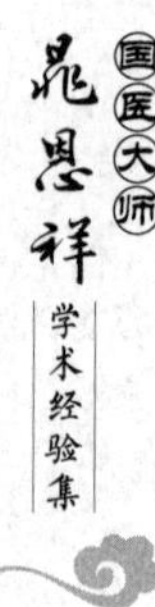

正式发表《咳嗽的诊断与治疗指南》，大体将咳嗽分为急性咳嗽、亚急性咳嗽和慢性咳嗽。

上述大概梳理了历史上传统医家对咳嗽的认识，也从传统中医角度论述了咳嗽的分类。

三、风咳临床表现和鉴别

1. 风咳理论的提出

《诸病源候论·咳嗽病诸候》最早提出十种咳，“一曰风咳”，在十咳中“风咳”为首。

经过临床总结，我认为“风咳”，风者为因，其表现与“风证”特性相关，具有风的证候和特点。如“风性主动”“善行而数变”，变化相对较多，临床上把这些动的、变化突然的，和风相关的一些特性归结于此。而“风咳”就包含了突然咳嗽，恢复迅速，但过一段时间又反复发作的症状特点。所以咳嗽往往表现为干咳少痰或咽痒；有时也表现为“顿咳”或刺激性咳嗽，就是抑制不住地咳嗽，例如因咳而无法讲话说完，所以在临床中，风咳的特点还是鲜明的；特别是咽喉痒，一痒就咳嗽，咳嗽就是一阵，这种表现和其他咳嗽还是有所区别的；风性挛急，风邪犯肺之后，气道敏感度高，有些外来的刺激，比如风、冷空气、油烟、异味、二手烟都可以诱发咳嗽加剧。这些我们都可以从风的角度来思考。

风咳是区别于风寒、风热、风燥咳嗽的，风寒是寒象多，风热是热象多，风燥是燥象比较明显，它们也可能是干咳，或者少痰，但它不是突发性的咳嗽。因此，在临床上是完全可以区分风咳和其他外感咳嗽的。所以它可以独立成为一个“风咳”病。在临床中，我们发现风咳的表现特点之后，就进行了文献研究，发现有很多文献也支持风咳理论。因此，风咳的临床表现来源于临床观察的结果，并得到了文献研究的支撑，应当是可以给予正名。

2. 临床表现

风咳的临床表现为干咳少痰，阵咳，刺激性咳嗽，发作突然，顿时则止，甚则开口即咳，不能说话。再一个特点就是咽痒，表现为气道痒感，痒即咳，难以抑制。很多医生会把它当作咽炎处理，其实它只是一个气道高敏感性反应。当然咽喉性咳嗽也存在。但我们还是把这种气道痒感，痒时即咳，而且难以抑制的表现归为咳嗽，它反映了气道敏感性高。易感因素包括冷空气、异味、油烟、汽车尾气及污浊的空气、汽车封闭的空气环境等，均可诱发咳嗽。或患者有过敏体质，如过敏性鼻炎，或对一种或多种物质过敏。这种咳嗽在夜间也时常发作。

3. 外感咳嗽的鉴别

大家都知道风寒、风热、风燥咳嗽特点，而风咳有它独立的特点，如干咳少痰或阵咳，突发，呈刺激性咳嗽，咽痒，反复发作，闻冷空气、异味加重。由于我们认为这个病是由风引起的，所以应当疏风宣肺，舒缓气道。因此，风咳和风寒、风热、风燥咳嗽在临床表现上是有区别的，在治疗上也是有区别的。大家在临床中可以借鉴和观察。

四、苏黄止咳汤

1. 苏黄止咳汤的产生

我是从临床中观察到风咳有其病症特性，故根据从风论治的理论，创立了苏黄止咳汤。风咳最早是由《诸病源候论》提出的，不同于风寒、风热、风燥咳嗽，风咳有其自己的特点。其机理就是风邪犯肺，肺气失宣，气道挛急。因风者，辛平主之，辛为辛散之意，平为不寒不热、不温不燥之意。由此，我们创立了苏黄止咳汤主方，在临床中应用较多。

2. 主方分析

主方的组成：苏子、苏叶、麻黄、地龙、蝉蜕、五味子、牛蒡子、杏仁、紫菀、前胡、枇杷叶、炙甘草等。麻黄疏散内风，五味子和地龙有舒缓气道的作用。方中麻黄、地龙皆为治咳喘圣药，一温一寒，一宣一降，相得益彰；蝉蜕体轻性浮，入肺、肝经，与麻黄、地龙配伍，加强疏散内风；地龙、蝉蜕虫药合用，增强解痉之效；苏子降气，苏叶散风，二药合用，降中有散；牛蒡子疏风止咳、利咽止痒。

3. 兼症出现，随症加减

汤剂较其他剂型灵活，可以随症加减。兼热象者，咽中痒且少许黏痰不易咯出，或咯少量黄痰，酌加黄芩、鱼腥草、金荞麦、芦根、白茅根等药；

兼寒象者，少痰遇冷风咳剧，咽痒，可加桂枝、荆芥、防风等辛温之品；兼燥者，咽干少痰，或肠燥便干，则适加沙参、麦冬等养阴生津之品。

4. 发表文章

中国中医科学院中药研究所杨红军教授对我的2000多个门诊病例进行了分析，并在《循证补充与替代医学》上发表了题为《运用网络分析资料采撷方法研究咳嗽变异性哮喘证型与治疗》的文章。该研究针对咳嗽变异性哮喘的临床表现，按“风邪犯肺”“气道挛急”两个证候进行研究，挖掘其证候特征及其与证候关联的主要药物。在2000余张处方中，出现频次最高的药物与苏黄组方基本相同。主要用药频次从高至低依次为：苦杏仁、地龙、苏叶、蝉蜕、牛蒡子、紫菀、炙枇杷叶、五味子、苏子、生甘草、炙麻黄、浙贝母、白果、辛夷等。此文章受到了很多国外学者的重视。

案例一（苏黄止咳汤验案）：

张某，女，53岁，教师，因“反复咳嗽4年”于2012年8月31日就诊于中日友好医院门诊。患者既往有过敏性鼻炎病史。近4年来反复出现咳嗽，并逐渐出现咳后喘息、呼吸困难，曾应用舒利迭（沙美特罗替卡松吸入粉雾剂）、顺尔宁（孟鲁司特钠片），一度好转。但每年秋季仍发作频繁，对异味、冷空气敏感，言语多时咳剧，时有流涕、打喷嚏。舌质淡红，苔薄白，脉弦。

辅助检查：皮肤过敏原检测示屋尘螨（+++）、粉尘螨（++）；支气管激发实验阳性。

西医诊断：①咳嗽变异性哮喘；②过敏性鼻炎。

中医诊断：风咳　证属风邪犯肺，气道挛急。

治法：疏风宣肺，缓急止咳通窍。

方药：苏黄止咳汤加减。

炙麻黄6g、杏仁10g、紫菀10g、苏子10g、苏叶10g、炙枇杷叶10g、地龙10g、蝉蜕10g、五味子8g、前胡10g、牛蒡子10g、辛夷10g、苍耳子10g、薄荷6g、黄芩10g、浙贝母10g。

随症加减，前后服药60剂，咳嗽、喘憋、呼吸困难明显好转，2013年、2014年秋季均未再发病，且已停用舒利迭、顺尔宁等药。随访得知患者药后2~3年没有发病。

案例二（苏黄止咳汤验案）：

王某，中年男性，教师，因“反复咳嗽15年，加重半年”于2010年冬季就诊于中日友好医院专家门诊。

患者15年来因感冒后出现咳嗽，病情进行性加重，咽痒作咳，遇冷空气、异味明显加重，多次求诊于各家医院，考虑诊断为慢性咳嗽，中西医治疗效果欠佳。平素因咳嗽影响授课。近半年来病情明显加重，严重影响睡眠，甚至有悲观情绪，且活动后憋气时作。

当时症见：咳嗽、痰少，咽痒作咳，影响睡眠，饮食及二便正常。舌质淡红，苔薄白，脉弦。

西医诊断：慢性咳嗽。

中医诊断：风咳　证属风邪犯肺，气道挛急。

方药：炙麻黄8g、杏仁10g、紫菀10g、苏子10g、苏叶10g、炙枇杷叶10g、地龙10g、蝉蜕10g、五味子8g、前胡10g、牛蒡子10g、白芍10g。

服药后病情变化：服前20剂时效果不显，20剂以后咳嗽症状明显减轻，活动后喘憋逐渐消失，睡眠好转。

随访过程中患者未再出现咳嗽、憋气发作。2013年患者来中日友好医院门诊，诉身体状况一切良好。

五、苏黄止咳胶囊的研发

在苏黄止咳汤的基础上，我们研发出苏黄止咳胶囊。该胶囊是在《诸病源候论》论述的风咳理论及《临证指南医案》论述的“辛平主之”的理论指导下，通过对苏黄止咳汤的精选后研发而成的。研究发现临床上风咳这种病并不少见，苏黄止咳胶囊非常符合市场需要。我们在2002年参与了国家中医药管理局新药创新基金课题，经多次研究修订，最终确定处方。通过3位硕、博士研究生对组方、疗效等立题研究，最后选定了9味药作为苏黄止咳胶囊的主方。经Ⅱ、Ⅲ期临床研究后，于2008年正式批产。

该方组成：麻黄、苏叶、苏子、五味子、前胡、地龙、枇杷叶、蝉蜕、牛蒡子。这是根据疏风宣肺，止咳利咽，辛平主之的思路来研制的。纵观整个处方，寒热并不突出，还是从疏风的角度来治疗。用于风邪犯肺，肺气失宣所致的咳嗽，咽痒作咳，或呛咳阵作，气急，遇冷空气、异味等因素突发或加重，或夜卧晨起咳剧，多呈反复发作，干咳无痰或少痰，舌苔薄白等。

这就和西医的感冒后咳嗽及咳嗽变异性哮喘链接上了。胶囊研究观察的病例也是这两个病，所以国家药品监督管理局也批准了这两个病作为适应证，但应用时必须有风邪犯肺，气道挛急的症状学内容。所以在临床中，这种链接、融合，或言思考，是有其独特之处的。

从药理方面来看，它的作用包括：①具有显著止咳作用。②具有抗气道炎症和一般炎症的作用。③可以降低气道高反应，具有平喘作用。④具有祛痰作用。⑤具有免疫调节作用。从单味药来看，君药：炙麻黄——有松弛支气管平滑肌的作用（疏风宣肺，止咳平喘）；苏叶——镇咳，对组胺有拮抗作用，抑制 IgE 产生，抗病毒作用（疏风宣肺）。臣药：五味子——镇咳、祛痰，增强细胞免疫功能（止咳平喘，疏缓气道）；蝉蜕——对抗组胺引起的支气管收缩（疏风宣肺，止咳利咽）。佐药：前胡——抑制支气管平滑肌收缩（疏风宣肺，止咳化痰）；地龙——舒张支气管，抗组胺（疏风宣肺，疏缓气道）；枇杷叶——平喘、祛痰、抗炎、抗菌、抗病毒（止咳化痰）；苏子——平喘（降气平喘）。使药：牛蒡子——抗菌，提高免疫力（疏风利咽）。

该药的创新点：第一，理论创新。创立了以“风盛挛急”为病机，以“疏风解痉”为治法，“从风论治”治疗“风咳”的新观点；第二，病名创新。风咳病名早就有之，但是我们将风咳和西医疾病相链接，提出“风咳”与“咳嗽变异性哮喘”及“感冒后咳嗽”病名相链接的观点，这是首创；第三，组方创新。基于“风咳”理论，苏黄止咳汤体现了“因风者，辛平解之”之意，佐证了“风咳”理论的实用性；第四，应用创新。填补了治疗“咳嗽变异性哮喘”和“感冒后咳嗽”的中成药的空白。

案例三（苏黄止咳胶囊验案）：

王某，男，47岁，因“咳嗽反复发作2月余”于2012年3月7日初诊。既往有慢性鼻炎病史。近2个月因受凉后出现咳嗽、咯少量白痰，遇冷空气及刺激性气味则咳嗽加重，夜间尤甚。静脉点滴多种抗生素，亦未缓解，颇为痛苦，严重影响其日常生活及工作，经常怀疑自己得了不治之症，不愿到公共场合。就诊时精神疲惫，神情焦虑，咳嗽阵发，干咳少痰，咽痒不利，遇冷空气及刺激性气味则咳嗽加重，多次因剧烈咳嗽而出现呕吐、胸闷、气短。舌红苔白，脉浮。

辅助检查：肺通气功能正常，气道激发试验阳性。

西医诊断：①咳嗽变异性哮喘；②慢性鼻炎。

中医诊断：咳嗽（风邪恋肺）。

处方：沙美特罗替卡松　　50/100μg 吸入 q12h

　　　曲安奈德鼻喷剂　　1 次喷 q12h

2 周后复诊，患者诉咳嗽时呕吐、胸闷等症状好转，鼻流清涕症状亦明显缓解，但咳嗽症状未得到有效缓解。考虑患者对激素治疗不理想，在原有治疗方案基础上加用“苏黄止咳胶囊 3 粒 tid”。服苏黄止咳胶囊 2 周后复诊，患者诉咳嗽减轻明显，夜间可以安静睡眠。

结语

对今天讲的这个题目，我有两个方面的想法。第一个想法：中医能不能用中医的方法进行科研？当然用中医的方法不等于说和西医没有联系。因为我们国家中成药审评的时候，要求有中医的症状学，也要求有西医的病名，所以我们就按照要求去做，并受到了中医、西医的普通认可，说明这种方法是可行的。我反复思考，中医学几千年来就是靠观察发展的，没有观察就没有认识，当然认识必须得有思路，没有思路也产生不了新的东西。我所举的例子就是这么一个过程，我认为从中医的角度观察、细致地临床、熟悉中医古籍，再进行很好的思维分析和总结，是会有成就的。第二个想法：虽然我们研究的内容反映了中医传统的东西，西医也是能接受的。只要拿出来的东西有效，西医也是认可的。很多学者和专家都对风咳论治和苏黄止咳胶囊进行了相关研究，最终都推崇该药。我觉得风咳是应当可以正名的。它有理论，有药物，也有患者的需求。所以苏黄止咳胶囊的研发是大品种药物研发成功的案例之一。

关于咳嗽，过去西医认为该症相关的病种是比较少的，现在病种也增多了，如慢性咳嗽、咳嗽变异性哮喘、过敏性咳嗽还有鼻液滴漏的咳嗽，胃食管反流的咳嗽等，已经分得非常细了。而中医如果只用风寒、风热、风燥分型是不全面的，还需要研究是不是有新的内容。我相信有很多专家正在从事这方面的工作。大家共同努力，百花齐放，让中医药发扬光大！

（原文为 2016 年香港会议交流汇报稿，有删改）

第五节 再谈风咳与从风论治的思考

咳嗽是临床常见的症状，中医历代医家均对其十分重视，在临床实践中积累了丰富的理论内容、临床经验及方药。关于咳嗽的研究一直是中医临床中的重要课题，笔者在多年临床观察中，对咳嗽的认识不断深入。究其证治，认为临床除常见的风寒、风热、风燥咳嗽，尚有以“风证”为主的咳嗽，从而提出其病机为“风邪犯肺，肺气失宣”，当治以“疏风宣肺、缓急止咳”，溯古求源，提出了“风咳”的认识，从而为咳嗽的临床诊治开辟了新的思路。

一、“风咳”理论是临床观察的积累

1. 咳嗽的古今论证

早在《素问·咳论》就有“皮毛先受邪气”“肺之令人咳”记载，又指出“五脏六腑皆令人咳，非独肺也”；《诸病源候论·咳嗽病诸候》曾载有十咳，言及“风咳，寒咳，支咳”以及“肝咳、心咳、脾咳、肺咳、肾咳、胆咳、厥阴咳”等十咳；金元时期注重“六气皆令人咳”；明时《景岳全书·咳嗽》将咳嗽分为“外感咳嗽”与“内伤咳嗽”。

现代中医学对咳嗽的阐释也大多宗于张景岳的认识，将咳嗽分为外感咳嗽与内伤咳嗽，而外感咳嗽主要分为风寒、风热、风燥咳嗽。

2.“风咳”的临床表现

在多年的临床实践观察的基础上，笔者总结发现咳嗽尚有寒热不显之证，不同于风寒、风热或风燥，而是具有风证特点。归纳其临床特点，表现为以咳嗽为主，但多无痰或少痰，干咳可以突然发作，出现阵咳、顿咳、甚至呛咳。有时是一种难以抑制的刺激性、挛急性咳嗽，常伴有鼻塞、流涕、鼻痒；有时咽与气道部位痒感，痒即引发咳嗽不断；有时会有过敏因素，冷风、异味、油烟、污浊空气易于诱发。这类咳嗽在应用一般温肺散寒、清肺泄热、解毒止咳等治疗方法时常难以收效，而以疏风宣肺，缓急止咳的方法治疗，则收到了良好的临床效果。因而我们认为，这类咳嗽的病因主要为“风邪犯肺”，进一步导致“肺气失宣，气道挛急”。

3. 文献挖掘

从临床中发现疾病的特征，还需要反复加以验证。我通过追溯理论，查阅大量文献后认为，“风咳”古即有之，早在《礼记·月令》中就有“季夏行春令……国多风咳”的记载；隋代巢元方在《诸病源侯论·咳嗽病诸候》也提到：“十种咳嗽，风咳为首……一曰风咳，语因咳言不得竟是也。”之后才是寒咳、支咳、肝咳、心咳、脾咳、肺咳等。《备急千金要方》卷十八“咳嗽”亦曰：“欲语因咳言不得竟，谓之风咳。”《医学入门》载：“咳嗽诸证，有风嗽、寒嗽、湿嗽、热嗽、郁嗽、劳嗽、食积嗽、气嗽、痰嗽、干嗽、血嗽、酒嗽、久嗽、火嗽、夜嗽、天行嗽。”明代秦景明《症因脉治》中亦有“伤风咳嗽……又称风嗽”之说。“风咳”古即有之，应当给予正名，还其历史面目。1978 年 5 版《简明中医大辞典》中亦言及“伤风咳嗽为咳嗽一种，又名风咳”。可见，风咳在中医学中确早有一席之地。

4. 当今咳嗽的诸多内容

近几年西医学来对于咳嗽的认识日渐发展，尤其关于慢性咳嗽的研究日益深入。首先从病程上将咳嗽进行分类。急性咳嗽，在 3 周以下病程；慢性咳嗽则为病程在 8 周以上者；另还有亚急性咳嗽则为病程 3~8 周。慢性咳嗽病因则较为复杂，涉及面广，临床常见的慢性咳嗽主要有以下病因：

（1）咳嗽变异性哮喘（CVA）：临床较常见，以咳嗽为主要症状，并无明显喘息、气促，但有气道高反应性；临床咳嗽较剧烈，夜间咳重，感冒、受凉、油烟等异味均可诱发咳嗽加重，通常应用抗感冒、抗感染药物治疗无效。

（2）鼻液滴流综合征（PNDS）：以鼻咽部分泌物倒流鼻咽部而导致咳嗽，通常有鼻痒、鼻塞、口咽黏液有附着物感，抗感染、吸入激素、抗组胺药物等有效。

（3）气道嗜酸粒细胞浸润支气管炎（EB）：也是咳嗽为主，多为刺激性干咳，肺功能正常，气道激发试验阴性，诱导痰液细胞学分类嗜酸粒细胞增高，口服或吸入皮质激素有效。

（4）胃食管反流性咳嗽（GERC）：干咳少痰或少量白色黏液，多发生在白天，但临床亦有无反流症状的患者，有时餐后、进食引发咳嗽，可以应用抑酸药物治疗。

此外，还有一些慢性咳嗽如慢性支气管炎咳嗽，亚急性的感冒后咳嗽（或言感染后咳嗽），还有一些疾病如急性支气管炎、肺癌、肺间质纤维化、矽肺等也会有咳嗽，当予鉴别。

而我们在临床中，将“风咳”与部分慢性咳嗽相链接，运用“风咳”的理法方药体系治疗咳嗽变异性哮喘、感冒后咳嗽、肺间质纤维化引起的咳嗽等，取得了良好的临床疗效。

二、从风论治的临床理论依据

（一）从风论治的临床基础

1.“风哮”的提出

支气管哮喘为临床常见疾病，属中医哮证范畴，传统中医认为，本病为膈有胶固之痰，感邪诱发，痰阻于肺而发病。根据痰分寒热，而又有寒哮、热哮之说。哮证发作时临床上常有无痰而仅以喘息气促为主要表现者，治疗不离宣肺平喘。传统治疗寒哮之射干麻黄汤、小青龙汤及治疗热哮之定喘汤，组方中不离麻黄、杏仁、射干、款冬花、紫菀、苏子等疏风散风、宣降肺气之药。

在临床观察中，发现哮证表现中具有如下特点：①许多支气管哮喘患者及家族中有哮喘、湿疹、荨麻疹等病史；②发作有明显的季节性，多发于春冬季节，而春季在五脏对应于肝，在六气对应于风；③发作前多有鼻痒、眼痒、喷嚏、流涕等先兆症状，这与风为阳邪，其性开泄的特点相符合；④发病迅速，时发时止，反复发作，发作时痰鸣气喘，与风邪“善行而数变”的特点相似。在此临床观察的基础上认为哮证除有寒哮、热哮之分外，根据其临床表现，总结其病机特点，认为哮证尚有以“风邪”为特征的病证类型，因而提出了“风哮”之说。“风哮”的提出综合了前人治疗哮喘病经验，同时结合西医学对本病的认识，根据此类患者的情况，对病因病机进行了探讨，追本求源，提出风盛痰阻、气道挛急是部分支气管哮喘病急性发作时的主要病机。“风盛则挛急”，风痰相搏，内阻于肺与气道，致使气道挛急，肺管不利而发哮病。风哮病因是“风邪”为患，风邪袭肺，肺失宣降，气道挛急而引发哮喘，故祛风解痉法为治疗风哮的根本治法。治疗用疏风宣肺，解痉平喘之法。制定黄龙平喘汤，主要药物：麻黄、地龙、蝉蜕、白果、苏子、白芍、石菖蒲、五味子等。从而在临床中展开了对“从风论治”法的应用及不断的思考。

2. 关于咳嗽变异性哮喘的治疗

在其后的临床实践中，通过观察、总结大量的咳嗽病例，发现其中很大一部分临床特点表现为阵咳、挛急性咳嗽、干咳、咽痒则咳，运用传统的清热止咳、润肺止咳等治疗方法，疗效并不理想。而在临床中亦观察到的此类咳嗽与西医相链接，多数患者被诊断为咳嗽变异性哮喘，乃为支气管哮喘的一种特殊类型，发病机制与支气管哮喘相同，西医治疗原则亦相同。在临床中，根据“有是证，用是方”原则，总结其临床表现，认为咳嗽变异性哮喘具有风邪致病特征，结合风哮治疗经验，予疏风宣肺，缓急止咳治疗，取得良好疗效。从而在临床实践的基础上，进一步深化对从风论治法的认识。

3. 治疗“风咳”的方药思考

临床所见“风咳”有寒热之证不突出、寒热之象较平和之状，因而临床选方用药亦无明显寒热之偏。其主方有疏风宣肺之炙麻黄、苏叶、地龙、蝉蜕等；也有宣肺止咳之紫菀、杏仁、炙枇杷叶、百部、桔梗等药；而苏子、牛蒡子、五味子、地龙或诃子、白芍、白果、山萸肉等，常有缓急、舒缓气道之功，以达到治疗咽痒、气道敏感之效。

临证加减：因于寒者加荆芥、防风、桂枝；兼热者加金银花、连翘、黄芩、鱼腥草、金荞麦等；兼痰者加橘红、川贝等；因干燥者加沙参、麦冬等。临证选药精当，药味不多，直切病机，随证加减，兼证皆去。组方用药与清代叶桂《临证指南医案·咳嗽》之“若因风者，辛平解之”不谋而合，也反证了“风咳”古即有之，而今人多有忽视，但见外感咳嗽即从风寒、风热、风燥而治，辨治不当，因而鲜能奏效。

（二）历史沿革

关于疏风宣肺法在肺系疾病治疗中，尤其是在哮证、咳嗽治疗中的论述和应用，我们可以在经典论著中寻到较为充分的依据。如清代蒋宝素在《问斋医案·肺部第三》中指出“哮喘屡发，发时以散风为主”；沈金鳌有“哮之一症……治需表散”之论；《医学妙谛·哮病章》云：“喉中为甚水鸡声，哮症原来痰病侵。若得吐痰并发散，远离浓味药方灵。”明代李梴《医学入门·哮》云：“凡哮须忌燥药，亦不宜纯凉，须常带表。”而明代刘默在《证治百问·喘》中亦云：“凡风寒初感，其病在肺，其邪在表。肺窍为风寒痰积闭遏，而有通者，则涕泪不清鼻息不利，喘嗽交作……先宜疏散之药急治之。此乃初起有余之标病也。”清代林珮琴在《类证治裁·哮症论治》中概括曰：“总之，哮既发，主散邪；哮定，则扶正为主也。”哮证之发病与气道受阻，肺之气机不畅有关，现代医家江尔逊曾提出“风药畅气”说，认为疏风解表药除用为祛除外邪外，尚可调畅气机，肺之气机调畅，气道自可恢复通畅，有助哮喘之症的缓解。

《周慎斋遗书·咳嗽》载：“咳嗽不一，所因不同也。因于风，宜辛凉以散之，前胡、紫苏、防风、葛根之属。”《临证指南医案·咳嗽》载：“有咳为气逆，嗽为有痰。内伤外感之因甚多，不离乎肺脏为患。若因于风者，辛平解之。”其所载病案记载有风邪阻于肺卫或者风邪上受的病案，采用“辛以散邪，佐微苦以降气为治”的治法，药用苏梗、前胡、麻黄、牛蒡子、杏仁等。《景岳全书·伤风》曰：“伤风之病，本由外感，但邪甚而深者，遍传经络……有气强者，虽见痰嗽，或五六日，或十余日，肺气疏则顽痰利，风邪渐散而愈也。有气弱者，邪不易解而痰嗽日甚，或延绵数月，风邪犹在，非用辛温，必不散也。”而沈金鳌在《杂病源流犀烛·咳嗽哮喘源流》中提到：“咳嗽之因。共十有六：一曰风嗽，风乘肺也，其脉浮，必兼鼻塞，流涕声重，口干喉痒，自汗恶风，烦躁，语未竟自咳，宜款冬花、金沸草散。”《温病条辨·上焦篇》亦云：“治上焦如羽，非轻不举。”因而以疏风宣肺法治疗上焦肺系病可以说不仅有临床实践的验证，也有着充分的理论基础。

中医学的发展需要在继承的基础上不断创新，而创新也涵盖着对疾病认识的重新思考，并提出新的诊疗观点及思路。在以疏风宣肺法治疗疾病的不断观察总结中，也进一步深化了对疾病的认识，因而对理、法、方、药的任何一个环节的思考，其目的都是提高对疾病的整体认识。在疏风宣肺法的临床的应用中，其核心理念突出的“从风论治”，因而也引发了对“从风论治”体系的整体思考。

三、从“风咳”认识引发的思考

（一）“风咳”的学术地位备受重视

风咳的提出是基于临床实践的基础上对疾病认识的发展，只有在临床实践的基础上去思考、探讨，才能促进中医学的进步。从“风咳”概念的提出，到为学术界所接受，需要临床疗效的验证，也需要中医理论的支撑。近些年来，我们从理论到实践都在不断完善对“风咳”的认识，已形成了行之有效的理法方药体系，并在临床中加以推广，为临床提供了治疗咳嗽的新的思路与方法。我们在全国各地多次宣讲“风咳”的理论体系，受到广大同仁的认可，并且我们关于风咳的理论体系已收入于一些指南、路径、共识之中，成为规范化的、具有指导意义的临床指导性文件。

（二）“风咳”与咳嗽变异性哮喘、感冒后咳嗽

我们在临床实践中注重中、西医学的链接。咳嗽变异性哮喘、感冒后咳嗽是近年来在临床中发病率很高的疾病，我们也是通过临床实践的摸索，不断总结、思考，从而发现其相关性，也为临床提供了很好的中西医相链接的模式。

通过临床观察分析，与西医学相链接，发现一些诊断明确的疾病在临床中常具有“风咳”的临床表现，主要为包括咳嗽变异性哮喘（CVA）、感冒后咳嗽。来诊患者中常见有明确诊断上述疾病的患者，其临床表现常具有“风咳”之特征。此类患者从风论治，往往取得良好的临床疗效。其中多见有诊断为咳嗽变异性哮喘的患者，久治不愈，患者深为其症所苦。通过收集四诊资料，详辨其病因病机，乃风邪犯肺，日久内伏可致气道挛急失畅，而见气道敏感，气道的反应性增高，临床表现为诱因较广，如接触某些过敏物质、吸入异味、说话过多、大笑、冷热空气刺激等均可诱发，因而又有复发的特点，经过疏风宣肺法治疗症状均可得以改善，复发率也有明显降低。

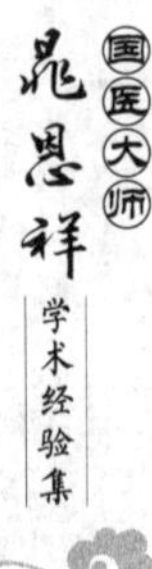

（三）关于“风咳”的认识是继承与创新的充分结合

1.“风咳”理论符合中医病证认识规律

我们对“风咳”的认识来源于临床实践，疏风宣肺法在“风哮”治疗上的提出，又在“风咳”的治疗上进一步应用，不仅发挥了疏风宣肺法的临床价值，同时也在临床实践过程中深化了对疾病的认识，临床上首要强调的是理、法、方、药的一致性，关于治疗方法的探讨旨在深化对疾病的认识，并在现代临床认识的基础上，进一步挖掘中医学对疾病的认识，从而佐证临床所提出的新观点、新思路。从“哮”到“咳”，其病证似有很大差异，但病证的病位均在肺，其病机演变有着内在的联系，且“哮”中常见“咳”，咳可引致“哮”。《医学真传·咳嗽》曰：“咳嗽俗名曰呛，连咳不已，谓之顿呛。顿呛者，一气连呛二三十声，少者十数声，呛则头倾胸曲，甚者手足拘挛，痰从口出，涕泣相随，从膺胸而下应于少腹。大人患此，如同哮喘，小儿患此，谓之时行顿呛。”对咳嗽一证的描述与西医学中的咳嗽变异性哮喘之症很相近，且篇中也论述了“咳”同“哮喘”，体现了古代医家对疾病的细致观察，及对疾病的深入认识。因而在临床实践中应不断发现问题，积极思考，溯本求源，寻求理论支撑，继承创新，才能不断推动中医学术的整体发展。

2. 于继承中求发展

“风咳”之证古即有之，但一直为历代医家所忽视。我们在临床中发现新的问题，采取新的治疗方法，都需要有中医理论的支撑。古代医家关于“风咳”的阐述为我们提供了发展疾病认识必不可少的理论根基，因而继承是发展的前提条件。而在继承的基础上引发的思考及发展才是促进中医学进步的根本所在。

3. 创新体现于成果的转化

多年来由于临床对咳嗽认识的局限，我们在医学生的教科书中关于病症的论述都有缺如，形成了对疾病认识的缺憾。目前，我们已经将对“风咳”的认识广泛推广到继续教育中。我们关于“风咳”的认识发展过程，可以说对中医学的整体发展具有典范的示范意义。

我们在临床观察的基础上，形成了有效的方剂，并且也在临床中得以推广使用，那么我们是不是就此止步不前了呢？当然不是。在中医学的整体发展中，一法一方的提出都不足以产生深远的影响，随着由法及证及方的深入思考，形成对疾病的新的证治规律的认识，从而对临床实践具有指导作用，才使临床的思考得以发展，从而也引发了对推动中医学术发展的思考。

临床实践中历来是医不离药，药不离医，我们由此进行了有效方剂转化为可更广泛应用的模式，即进行新药研发。尽管这是一个投入较大，收效较缓的过程，但其成果的取得却是有重要的实际价值，在推动中医学的整体发展上具有深远的意义。

如今我们开发的苏黄止咳胶囊已正式上市投入使用，不仅填补了该类品种的空白，也为广大患者提供了行之有效的治疗用药。同时，我们关于风咳研究已获得两个奖项，风哮风咳理论及临床应用获中华中医药学会科学技术一等奖及北京市科学技术进步三等奖。

每个医生在行医过程中都要接触大量的患者，都有自己独特的经验，如果局限于一法一方的应用，一病一证的治疗，而没有深入的思考和领悟，那么中医学的发展必将受限。作为中医人，应具有使命感及责任感，应当不断思考中医学发展的模式和途径。中医理论的形成源于临床实践，并在临床实践的基础上得以发展及提高。那么我们要想发展中医，也必须注重临床观察，并在临床观察中不断加以总结，深入思考，将个人的独特经验转化为有效的成果，从而推动中医学术的整体发展。

（原文为晁恩祥教授手稿，有删改）

第六节　咳嗽变异性哮喘的中医临床诊治思考

咳嗽变异性哮喘，是一种以咳嗽为主要表现的特殊哮喘类型，因而又称之为“咳嗽性哮喘”，亦有“隐匿型哮喘”之名。由于该病临床表现症状是以咳嗽为特点，常伴有咽痒致咳，因而常有误诊、误治，医生对此病的认识也不一致。此病病程长短不一，易反复发病，常给患者带来极大痛苦，甚至影响工作与休息。笔者对此病进行了多年的观察与思考，现从中医学角度稍事讨论，以求与同道共同深入研究。

一、咳嗽变异性哮喘的特点

1. 一般无哮喘症状

该病以咳嗽为主症，同时可能见到干咳、少痰、咽痒、呈剧烈咳嗽，多有夜重昼轻等表现，遇冷空气、异味刺激而突发或加重，甚至发生呛咳或称“痉挛性咳嗽”，但并无哮喘症状出现。由于具有过敏因素及各种原因而引发支气管气道高反应，与哮喘机理有相同之点，因而才被称为“咳嗽变异性哮喘”或“咳嗽性哮喘”，以区别于其他以咳嗽为主要表现的疾病。

2. 以咳嗽为主症，非感染性支气管炎

该病虽以咳嗽为主要特点，但与急、慢性支气管炎或老年性慢性支气管炎并非一致。此病也多见于上呼吸道感染之后，继而发为咳嗽，往往抗感染治疗 1~2 月而不愈。由于有的患者系继发于病毒或支原体感染以后，因此临床上经常与上呼吸道感染混淆，有相当多医务人员误认为此病是支气管炎，而又多以抗感染治疗。其实它并不属于支气管炎，而是一种以咯痰不多、咳嗽较急、阵咳为特征的气道高反应性疾病。

3. 经常与咽喉性咳嗽混淆

由于该病还有咽喉方面的临床表现，即多伴有咽中痒，痒即引发阵咳，外界冷风、空调风以及异味刺激即诱发咳嗽，常伴有过敏性鼻炎。但据我们临床观察，这类咳嗽患者并无咽痛、咽部充血以及扁桃体红肿，而是一种咽喉及气道部位的不可压抑的、很不舒服的痒感，一痒便会使咳嗽突发。因而经常被诊断为“咽喉性咳嗽”，其实这也是一种误区。

4. 小儿多见，成年患病率有增长趋势

有些资料认为该病多见于儿童，此说也广为医学界所接受。但从对大量患者的诊治观察中发现，该认识应有所改变。一些诱因，即感染、外因刺激等因素，并非小儿仅有，成年人亦可因上呼吸道感染病毒、支原体感染以及大气污染等其他原因而致气道高反应，从而诱发咳嗽变异性哮喘，可以认为成年人的发病率有增长趋势。我们在临床中诊断咳嗽变异性哮喘的患者中年纪最大者 60 余岁，但大部分属于中青年患者。病程大都在 1~2 个月，也有 1~2 年的，病程最长者有 8 年，症状反复发作。

5. 西医诊断综合资料

现参考国内外有关诊断资料，将该病诊断要点归纳为以下几点内容：

（1）临床症状：阵发性剧烈咳嗽等持续 4 周以上，常呈发作性痉挛性干咳，不伴有喘息和呼吸困难。

（2）咳嗽多在夜间或晨起发作较重，可因吸入冷空气（油烟、刺激性挥发性物质）或运动诱发。

（3）患者既往有过敏性疾病史或家族性过敏史；或有上呼吸道感染因素。

（4）双肺听诊未闻及哮鸣音，肺部 X 线检查无异常变化。

（5）抗生素、镇咳药物治疗效果不明显。

（6）口服或气雾吸入 β－肾上腺素受体激动剂、茶碱类等支气管扩张剂和糖皮质激素治疗有效。抗过敏类药物治疗有一定效果。

（7）肺功能检查：肺功能大多正常，支气管激发试验阳性。如发现小气道阻塞，则支气管舒张试验阳性，或最大呼气流量昼夜波动率 24 小时峰流速（PEF）≥ 20%。

（8）实验室检查：血嗜酸性细胞增高，嗜酸性细胞直接计数常 $\geq 0.4 \times 10^9$，血清 lgE 增高，过敏原试验常有一种或多种抗原呈阳性反应。

二、咳嗽变异性哮喘的病症、病因、证候及检查

1. 症状分析

咳嗽变异性哮喘的临床表现主要是咳嗽。根据我们多年的临床观察，该病咳嗽表现非常独特，多与慢性支气管炎及肺部其他疾患咳嗽有所不同，该病咳嗽大都为干咳、少痰，咯痰不易咯出，咳嗽之时大都属于呛咳、阵咳、咳时急剧，难以停下，呈痉挛性咳嗽；多于夜间入睡时发生，晨起明显；白天咳嗽多因受冷空气或空调、异味刺激加剧。还有一项最明显的特征是普遍具有咽喉部及气道的痒感或不舒畅之感，咽痒也很快诱发难以抑制的咳嗽，不分场合地点，有时讲话、运动时，亦会发生咳嗽，来势迅速，严重时往往影响工作和休息；当然有时也会有干咳、咽干、口燥；有时个别病程较长的患者也会并发感染；虽有痰但痰量也不会太多，痰色一般为白色，也可能有黄痰。个别患者还会有憋气感，或转化为哮喘。患者舌苔多薄白，脉多弦。

2. 病因、诱因、病机分析

该病病因可能还有体质因素，如个体差异、过敏体质；有的伴有过敏性鼻炎，内源、外源性过敏病史，即有较易诱发气道高反应可能者；有些患者还会有其他原因，如因上呼吸道感染之后或气候变化、冷空气刺激、夏季空调刺激而发急剧咳嗽，伴咽痒；有些患者系继发于病毒、支原体、衣原体感染之后，往往感染虽愈但咳嗽不止。根据其症状分析，即审证求因，从中医来看大多属于风邪、寒邪、燥邪。

其病机也是风邪、风寒、风燥为患，咳嗽突然，善行数变，咳时来之匆匆，咳后也可骤止，但反复阵咳及咽中痒感，痒似虫行，又无法抑制，如此更显示了该病的风邪特点。至于寒邪、燥邪大都伴于风邪出现，因而认为其病证似以风邪犯肺，肺气失宣，气道挛急为其主证。笔者虽认为该病病因多以风邪为患，但亦有见燥、寒、热、血瘀者。燥者咳嗽以干咳少痰或无痰为主；患者受冷风刺激诱发，且往往有很少量的白痰，虽也有部分属风寒之因；有的患者尚伴有黄痰黏稠不易咯出，又当注意热象；病程过久，常又有气逆血瘀之象。因而对病机的分析还应认真对待。

3. 证候内容要辨证而定

我们根据临床实践，认为该病主要是以“风邪犯肺，肺气失宣，气急挛咳”为主要病机。系因症见咳嗽，突发，挛急，呛咳咽中痒即发，遇冷空气刺激加重，反复迁延难愈，夜重昼轻，故而认为以风邪犯肺为主见证的大约占总体患者 65% 以上。至于有些患者偶见咽干，咽燥，痒不甚者当以兼见燥证；若见咳嗽，少量白痰，有恶风寒者，遇冷加剧当注意属风寒之证；个别患者有属该病之咳嗽，若伴发外感则可能咳嗽更剧，同时会有黄痰气粗者，当属风热为患。由于该病病程长短不一，有的一两个月，有的则近六七年，因而还须注意该病的血瘀证候。燥、寒、瘀及阴虚者也占有一定的比例。

4. 检查指标的验证

从临床症状学的详细观察及了解患者病史、治疗经过，对诊断辨证大有帮助，但一些理化检查也很重要。我们在胸部 X 线检查中发现，除有些病例伴发有支气管、肺部病变外，一般病例胸部 X 线检查无明显变化；血气分析结果大都在正常范围；肺功能亦多正常，但最大呼气流量昼夜波动率 24 小时峰流速（PEF）≥ 20%；支气管激发试验或舒张试验可呈阳性，提示了气道高反应者多见；血常规检查嗜酸细胞计数可能有所升高；皮肤过敏原及血中过敏原检测可呈单项或多项阳性；也有些患者 IgE 升高；如若病程日久，有血瘀征象，也可以检测血液流变学指标。为了明确诊断及临床疗效评价，这方面内容也是必要的。这几项检测项目常常为该病的诊断提供了重要参考依据。

三、咳嗽变异性哮喘的治疗

1. 抗生素以及祛痰药效果不理想

一些患者，不少是继发于上呼吸道感染、肺部感染，但肺部感染愈后仍然咳嗽，或者误诊为急性支气管炎、慢性支气管炎急性发作，患者个人甚至一些医生也都独钟于抗生素、祛痰药、镇咳药的应用，有的甚至较长时间连续应用口服、静脉点滴抗生素进行治疗，然而却疗效甚微；有的应用祛痰、止咳等功效的中成药或西药，均难以达到满意的效果，这大概就是诊断未明之故。其实以咳嗽为主要症状，应用抗生素及祛痰药治疗效果不明显也是咳嗽变异性哮喘的诊断参考根据之一。我们可以看到，很多医学专著中也有关于“应用抗生素、止咳祛痰药不效”的记载。

3. 咳嗽变异性哮喘的西医治疗

该病西医病名与哮喘相关，西医认为该病同样是一种非特异性炎症引起气道高反应，它的症状体征并无哮喘、哮鸣音，而是以咳嗽为主，并经抗生素、止咳祛痰之类药物治疗效果并不好，但应用脱敏方法或扩张支气管药，如氨茶碱、支气管扩张气雾剂、类固醇类药有效，这也就不难看出，该病虽与支气管哮喘不同，但是与其治疗方法颇为一致。

四、中医药治疗咳嗽变异性哮喘概况

1. 笔者对该病的认识

笔者在 40 余年的肺系病临床工作中，尤其最近 30 余年对 COPD、支气管哮喘以及上呼吸道感染、肺部感染的诊疗中，虽见到些杂志的零星报道，观察到有一批患者以咳嗽为主诉来求医看病，但临床表现与一般急、慢性支气管炎之咳、痰、喘不同，而且也与肺部感染引起的咳嗽有别，反复研究，经临床分析及查阅有关资料，逐步对“咳嗽变异性哮喘”的病名有了些认识，加之一批批感冒后患者、肺与支气管感染后的患者，虽感冒、感染、发热得除，但咳嗽，咽痒，呛咳等症状有增无减，往往应用抗生素或止咳、祛痰药收效不明显，甚至迁延几个月难愈，有的还可能发展为慢性咳嗽、阵阵咳嗽，甚至呈痉挛性咳嗽，个别患者也可能发展为典型哮喘患者。因而引发我们进一步的思考，逐步探索该病的病因与治法，并设计课题，组织研究生进行深入研究，探讨病症规律。

2. 以风为本的认识

首先笔者认为“咳嗽变异性哮喘”的咳嗽特点为阵咳，突然发作，呛咳、挛急，并表现为咽痒、气道痒感、痒即咳而难以抑制，受风、冷之气及异味刺激诱发等，这些大都体现了中医风邪之突发特性，“风善行数变”“风为百病之长”“其性轻扬，风盛则挛急”及“风邪为患可致瘙痒”等特点。因而确定了以疏风为主，并针对因其风邪而致气道失衡，肺气不宣，气道挛急。确有似哮喘的某些表现，如过敏性表现，常伴有突发喷嚏、鼻塞、咽痒、气道瘙痒感，反映了风动气逆之状，也与风邪相关，因而确定了疏风宣肺，缓急解痉，止咳利咽的主要治法。这种风象常有外邪之犯，也可有内因肝风内动的挛急失衡之象。

其基本立法则以疏风、散风为要，选用疏风止咳、利咽、止痒之药，又有散风脱敏之意。再者就是以解除缓解气道挛急以及润肺止咳等药组方，临床观察确感效果明显，课题病例分析对照观察结果同样显示该治法的临床效果是满意的。

3. 方药及药味加减变化的思考

笔者在研究总结该病治疗过程中，系根据其主要表现，以疏风宣肺，缓急解痉，利咽止咳为主要治法，但由于该病存在较大的个体差异，因而处方又有加减变化，证变治变。如有风热者，常见有咽中痒，少许黏痰不易咯出，或合并含有少量黄痰，可加入清肺疏风化痰药；又有风寒犯肺，见有寒象者，如少痰，见冷风咳嗽加重，咽中痒，常加入疏风散寒辛温之品；临床还会有阴虚肺燥，如伴有咽干、少痰、干咳，或见肠燥便干者，常又加入养阴润燥之品；由于该病常见有干咳少痰或咳嗽剧烈，咽痒较剧，异味刺激则咳嗽更剧，又常应用缓急收敛之品或敛肺止咳等药；由于有病程较长咳嗽已久者，常又加些活血行瘀之品。当服药后病情缓解好转，尚应继续服用以巩固效果，标本兼顾之调补肺肾药，以求扶正固本。

4. 临床用药举例

（1）疏风散风药：荆芥、防风、葛根、炙麻黄、蝉蜕、僵蚕、地龙、全蝎。

（2）疏风散寒药：炙麻黄、桂枝、细辛、苏叶、白芷。

（3）宣肺止咳药：前胡、紫菀、杏仁、款冬花、炙枇杷叶。

（4）解痉缓急药：地龙、全蝎、五味子、白芍、苏子、罂粟壳。

（5）疏风利咽药：牛蒡子、青果、诃子、桔梗。

（6）养阴润燥药：麦冬、北沙参、炙枇杷叶、火麻仁、梨皮、玄参。

（7）清肺化痰药：黄芩、鱼腥草、川贝、桑白皮。

（8）活血化瘀药：丹参、赤芍。

（9）调补肺肾药：太子参、黄精、山萸肉、枸杞子、肉苁蓉。

五、有待探讨的几个问题

1. 病名问题

该病在西医学中，有“咳嗽性哮喘”“咳嗽变异性哮喘”等名称，临床中确实有感于该病虽有咳嗽，但其特点不同于一般咳嗽，而是表现为阵咳、呛咳、咽痒即咳，晚间咳为重，常伴有鼻痒、鼻塞、干咳少痰，刺激性异味，遇冷空气即发咳嗽，因而明显不同于急慢性支气管炎的咳嗽。也确有咽喉症状，但并无咽部明显充血、红肿、扁桃体变化，而是咽部痒感、痒即咳剧，偶有少数患者有咽部不适，因而它不同于咽炎，或称咽喉咳嗽，尤其在中医方面，更需进一步思考。中医文献中如巢元方《诸病源候论·咳嗽病诸候》中有“风咳”之名，该病亦有过敏因素，是否可行尚待研究。但笔者认为可暂定“风咳”之名。

2. 中医证候学及辨证的研究

对于该病的认识，仍有待进一步分析及深入研究，从中医学方面笔者认为目前治疗该病的大部分同道存在着认识上的不同，一般都以治疗急、慢性支气管炎药为主，止咳、祛痰药多用，虽然认为哮喘多以痰为中心，但在辨证方面并非一致。近来杂志对该病有了一些讨论，但仍然不是建立在对大量疾病认识基础上。看得出来有些主观臆测性较大，因而急需在病因、病机、病势认识上深化，尤其是在辨证标准、证候规范上下些功夫，并制定中医学对该病的诊断及证治规范和标准。

3. 注意诊断明确

前文已经讲过，部分医生对该病存在着认识上的误区，以止咳、祛痰、抗生素等药治疗者不在少数，但在仔细分析发病及临床治疗经过，病情、症状后，再进行气道激发试验或舒张试验，以及一些过敏因素的检查等，并不难诊断。但目前对此病的认识上仍有不足，应该加强对该病的宣传，积极研究诊断及疗效评定标准，以提高诊断与治疗水平，同时也可以减少抗生素浪费和滥用。

（原文 2003 年收录于陕西科学技术出版社《砭石集》（第 4 集），有删改）

第六章　哮喘临床证治

第一节　哮喘的中医证治

一、关于哮喘的病名与历史变迁

（一）病名

哮喘系属一种发作性痰鸣气喘为主的疾病。本病中医称之为哮证，或言哮喘。追溯古籍可见有以病因为名、以症状为名及以病性为名者。

1. 以病因为名者，如冷哮（寒哮）、热哮、风哮、痰哮、鱼腥哮、酒哮、糖哮等。

2. 以症状特征为名者，如呷嗽、吼哮，喘等。

3. 以病性为名者有虚哮、实哮之别。

（二）哮喘的沿革

1.《黄帝内经》中本无哮证之名，但《素问·阴阳别论》中有“起则熏肺，使人喘鸣”的记载。

2.《金匮要略·肺痿肺痈咳嗽上气病脉证并治》提到：“咳而上气，喉中如水鸡声，射干麻黄汤主之”。

3. 隋代《诸病源候论·咳嗽病诸候》中说：“呷嗽，其胸膈痰饮多者，嗽则气动于痰，上搏喉咽之间，痰气相击，随嗽动息，呼呷有声，谓之呷嗽。”又《诸病源候论·上气喉中如水鸡鸣候》说：“肺病令人上气，兼胸膈痰满，气行壅滞，喘息不调，致咽喉有声。”

4. 唐代《圣济总录》《普济本事方》也有“上气呷嗽”“其呀呷有声及水

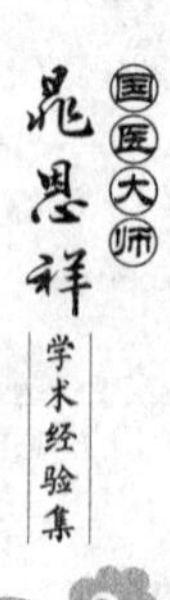

鸡声”的记载。

5. 元代朱丹溪首创哮喘病名，且将哮喘与痰喘、咳喘及喘促加以区别，哮喘之名为后世所采用。

6. 明代《赤水玄珠全集·哮》言及：“其问亦有自童幼时，被酸咸之味，或伤脾，或呛肺，以致痰积气道，积久生热，妨碍升降而成哮证，一遇风寒即发。”叶桂也有“痰哮”“咸哮”“醋哮”“过食生冷及幼稚天哮”之说。张景岳则言其有“夙根”。

可以看出历代医家早就有对哮喘病的观察与记载，最早始于秦汉，后历经汉、唐、元、明各代，至今仍以哮喘为名。

二、关于哮喘的范围与鉴别

（一）范围

哮喘病所讨论的是一种发作性气喘病，发作时伴有喉鸣咽响。相当于西医的支气管哮喘（包括过敏性哮喘），历代也有将慢性喘息性支气管炎包括在内者，也包括一些与哮喘具有相似症状表现的肺系疾病。

（二）哮喘与喘的区别与联系

1. 哮喘与喘的区别

哮喘系指哮证，哮指声响言，为喉中哮鸣有声，是一种与季节有关或因诱因而发的发作性疾病；而喘则指以气息言，属呼吸困难，甚则张口抬肩，鼻翼扇动，不能平卧，是多种疾病的一个症状，其中也包括咳喘为主要症状的阻塞性肺气肿、喘息性支气管炎等。

2. 哮与喘二者相互关联

临床一般哮必兼喘，哮喘反复持续发作，又常因合并感染而见咳喘、咯痰，二者表面虽有相同但实质有别，病机病理各异，但久发哮喘迁延不愈，可以发为咳喘。

三、关于哮喘的分期、分型

（一）分期

根据哮喘的发作性特点，且发无定时，以夜间多发，病有轻、中、重的不同，发作时也有时间长短的区别，病程不一，发作时有些患者还有先兆症状。故而又分先兆期、发作期、缓解期。

1. 先兆期

有的患者先兆症状明显，有的患者并不明显，但大多数患者可先见到咽痒、鼻痒、打喷嚏、流清涕，自感胸闷，气紧不舒，情绪不宁等。

2. 发作期

见有咽喉不利，鼻痒流涕，胸闷微咳干呛，呼吸困难，或喉中痰鸣，有如水鸡声，痰黏稠而量不一定多，或不易咳出，咯痰不利，甚则张口抬肩，端坐不能平卧，目胀睛突，口唇紫绀，喘憋汗出，多烦躁不安，恐惧难宁。持续重型哮喘多称大发作，持续 24 小时者称哮喘持续状态，此时喘憋重，紫绀严重，大汗淋漓，严重缺氧，中医称之为“暴喘”或“喘脱”。

3. 缓解期（或称间歇期）

即患者在发作后，或因季节及发病因素去除，病情缓解而出现的间歇期。此时气憋胸闷、痰鸣得止，气道症状改善。在缓解期也应该引起注意，因虽哮喘已止，但有些患者仍可见肺、脾、肾相关症状，也应采取相应的预防措施。

（二）分型的认识

1. 感染型哮喘

发病多因反复的上呼吸道感染或肺部感染，或因外感原因诱发，多见于成年人，易发于秋冬季节。

2. 吸入型哮喘

发作多与吸入某些过敏性抗原有关，如花粉、尘埃、异味、螨虫等，常有明显的季节性和致敏原因，春末秋初为多发季节，发作时常有鼻痒、咽痒、连续打喷嚏，晨起流清涕，胸憋不适或有微咳表现。

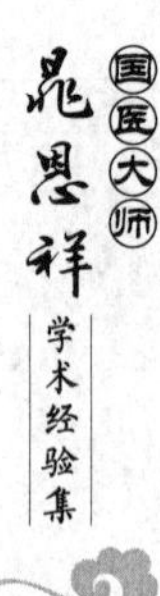

3. 混合型哮喘

兼有以上两种类型的特点，即可因感染或吸入、食入异物异味而发，多表现为病史较长，四季可发，反复加重，常见有哮喘、咳喘及咯痰等症状，以成人较多见。

四、哮喘病因与病机概要的认识

（一）病因

西医认为哮喘病因系属过敏疾病，有外源性吸入、食入异物等原因；也有因感染所致者；还有遗传与体质方面的原因。而中医同样认为哮病有外邪、饮食、体质、情志等原因。

（二）病机概要

1. 病理因素重于痰

痰源于脾，渍于肺，肺失输布，脾不能运，肾不能蒸化水液，则使津液凝结成痰，从而痰伏于肺而成“夙根”，成为发病的潜在因素。所谓“夙根”即旧病之根。哮喘病言及“伏痰”，即痰液伏于气道，导致壅滞不畅，狭窄挛急。

2. 气道挛急是哮喘发病的重要方面

由于外受风寒风热之邪，或因吸入花粉、尘埃等物，或因感染、感冒影响气道，使之反应性增强，出现气道挛急不畅，呼吸困难，通气障碍，常使哮喘加重。

3. 病位在肺和气道，且关系脾与肾

“肺为贮痰之器”“脾为生痰之源”，就二者关系而言，肺主输布水液，脾主运化水湿；就肺肾关系而言，肾主水，有蒸化水液之功，又肾主纳气，肺主呼气，肺吸入之气必须下纳于肾。肺虚日久，可致脾虚不运，脾虚又可深入及肾，导致肾虚。

4. 痰气搏结是其机理

无论是痰液，还是风邪，或风寒邪气，均可导致气道壅塞，肺气失宣，伏痰引动，气机不畅而成其病机内容。

五、哮喘的临床思考与辨证要点

（一）注意临证步骤

1. 抓住主症

即主诉的喘促痰鸣，鼻痒、咽痒，胸憋有痰，张口抬肩，或夜不得卧。收集四诊内容。

2. 分析病位

即分析病位在肺、在脾、在肾，在表或是在里。

3. 确定病性

看其新病久病，是发作期还是缓解期，从而确定属实属虚；发作期多为实证，痰浊内阻，气道挛急；缓解期多为虚证，责之于肺、脾、肾三脏之虚。

（二）注意危难重症

有的患者常发病迅速，急暴而起，称之暴喘；又有持续 24 小时不能缓解者称哮喘持续状态，此时严重者可出现大汗淋漓，哮喘不止，张口抬肩，缺氧严重，口唇紫绀，脉细数，为欲出现喘脱之征象。此时应采取多种方法治疗，尽快使之稳定，否则亦有生命危险。

（三）掌握哮喘的辨证要点

1. 明确分期与病史

了解哮喘的分期，是先兆期，还是发作期、缓解期，注意病情演变。

2. 分清寒、热、痰及风邪之不同

寒哮当伴有寒证；热哮当有热证；而痰阻则属痰鸣，乃痰气搏结使然；若认定为风邪外袭，痰浊内阻而致气道挛急，当有突发突止的特点，并可见鼻痒、咽痒之风证表现。

六、辨证与治疗

（一）辨证

1. 先兆期

支气管哮喘患者常伴有过敏性鼻炎，有的患者则表现为鼻痒、咽痒、眼痒，常伴有打喷嚏、流清涕的表现。先兆期有时也表现为轻度胸部憋闷不畅感，常有心绪不宁。脉多浮，舌苔薄白，其证为风邪外袭，伤及肺卫。

2. 发作期

（1）寒哮：喘憋气逆，喉中哮鸣有声，胸膈满闷，气壅痰升，呼吸憋闷急促。肺气闭郁不得宣畅，导致气道狭窄、挛急而气促，痰白而黏，稀薄多沫。素有寒饮内伏为内在诱发因素，而又多因外感受凉而病发。受凉者伴有形寒肢冷，或恶寒发热，可有突然发作哮喘。舌苔白滑，脉弦紧。证属夙有伏痰，寒邪伤肺。

（2）热哮：肺内常有郁热痰伏，外邪侵袭，肺失清肃，肺气上逆，也可致痰气搏结，气道不畅，而哮喘气粗息壅，喉中痰鸣如吼，或声如拉锯；胸高胁胀，呛咳阵作，咯痰黏稠，咯出不利，痰黄或黄白相间；口苦，口渴喜饮；不恶寒，或兼发热。舌苔黄腻或白腻，脉滑而数。属痰热内壅，肺气郁闭。常可因外感寒热，或兼见感染，多易反复发作。

（3）痰哮：多以痰气壅塞气道所致，寒热不明显。由于肺气不降，痰浊内阻，而致气道狭窄。症见喉中痰鸣辘辘有声，痰涎壅盛，喘不得卧，咯痰黏稠，不易咳出，自感痰能咳出为快，多反复发作。舌苔白腻厚浊，脉弦滑实有力。当属痰浊壅肺，气逆哮喘。

（4）风哮：发作时多有先兆，寒热不明显，或突然发作，或多有过敏史和致敏原接触史，如花粉、异味、饮食不当等。其症多见有鼻痒、咽痒、眼痒，流清涕，打喷嚏；喉中不利，喘鸣如水鸡声，喘促气急，胸中憋而不畅，气不得续，夜不得卧，伴微咳，痰少而黏；常呈季节性发作，突发突止，夜重日轻。舌苔薄白，脉弦浮。证属风痰气阻，气道挛急。

3. 哮喘持续状态

风、寒、热、痰诸哮均可因病情加重而出现哮喘持续不解，24 小时甚或更长时间不能平息，并伴有喘憋头汗出，目睛外突，气不得续，胸高抬肩，起伏频作，心急烦躁不安，大便秘结或不畅，喉中痰声如鸣，气壅痰盛，喉有哮鸣声不断，严重缺氧，口唇紫绀明显，有喘脱之状。舌质紫暗，苔少，脉细数。其证为喘脱气憋，痰瘀阻肺，寒热错杂，虚实可见。

4. 缓解期（间歇期）

（1）肺肾气虚：多属反复发作患者的间歇期表现，为久病致虚。症状表现为时有自汗，动则喘甚，平时易患感冒，怕风，偶有因气候变化而诱发。舌苔薄白，舌淡或暗，脉沉细无力。

（2）肺脾两虚：亦见于反复发作患者，属久病致虚。哮喘发作后可见食少纳呆，时有痰浊，大便不实，气短懒言。舌苔白腻，脉细软。

（二）哮喘病的治疗

1. 治则与治法

治则乃中医治疗疾病的大法，是进行诊治疾病的大的指导原则，哮喘治疗应当宗“急则治其标，缓则治其本”或“标本兼治”的原则，而且要以辨证论治为基础，注重病因、病机的分析。如“寒者热之”“热者寒之”，又如“扶正祛邪”“扶正固本”以及“虚则补之”“实则泻之”等，都是应当坚持的原则精神。

治法当根据辨证的结果而设。寒哮宜温肺化痰；热哮当清肺化痰，兼见表证则应解表；风邪外受者，当以疏风解痉平喘为法；虚者则应补其虚。因而治法有解表、宣肺、疏风、解痉、化痰、平喘、清肺、温肺、健脾、益气、固肾、纳气等。

2. 辨证治疗的方药

（1）先兆期哮喘治法方药

治法：以疏风宣散固表为主。

苍耳子散加减：辛夷、薄荷、苍耳子、苏叶、蝉蜕、僵蚕、地龙、黄芪、荆芥、防风、细辛、山萸肉等。

（2）发作期哮喘治法方药

1）寒哮：温肺散寒，降气化痰平喘。

小青龙汤加减：麻黄、杏仁、细辛、五味子、干姜、桂枝、半夏、苏子、前胡等。

2）热哮：清肺化痰，降气平喘。

清肺化痰平喘汤加减：麻黄、杏仁、黄芩、知母、鱼腥草、金银花、连翘、地龙、大黄、桑白皮、川贝母、生石膏等。

3）痰哮：涤痰利肺，降气平喘。

三子养亲汤加减：苏子、莱菔子、白芥子、半夏、海浮石、黛蛤散、郁金、石菖蒲、远志。

4）风哮：祛风解痉，化痰平喘。

黄龙解痉平喘汤加减：麻黄、杏仁、白果、白芍、苏叶、蝉蜕、石菖蒲、虎杖、远志、五味子、地龙等。

（3）哮喘持续状态治法方药

治法：理肺化痰，解痉平喘。

黄龙解痉平喘汤加减：麻黄、杏仁、白果、白芍、苏叶、蝉蜕、石菖蒲、虎杖、远志、五味子、鱼腥草、大黄、地龙等。

有寒热表现者，针对寒热加减用药，如加黄芩、知母或桂枝、干姜等；有喘脱者当固脱益气，如用生脉饮注射液、双黄连粉针剂，或加西洋参，或银黄气雾剂喷雾吸入等。

（4）缓解期哮喘治法方药

1）肺肾气虚：调补肺肾，纳气平喘。

肺肾调补方加减：西洋参、冬虫夏草、枸杞子、山萸肉、女贞子、五味子、淫羊藿、白果、款冬花、丹参、茯苓等。

2）脾肺两虚：益肺健脾。

方药：六君子汤加减：党参、白术、茯苓、甘草、陈皮、半夏、苏子、紫菀、款冬花、丹参、黄精、生黄芪等。

3. 治疗哮喘、咳痰用药经验

（1）咳与痰的用药经验

1）咳者：视咳声之轻重，寒、热、虚、实等情况。

干咳少痰者，当须养阴润肺，药用麦冬、沙参、炙枇杷叶等。

有痰而咳者，当用化痰止咳，药以橘红、半夏、百部、苏子；痰热咳嗽当清肺化痰止咳，药如黄芩、鱼腥草、知母、贝母、黛蛤散等；风寒咳嗽当以温肺散寒止咳，药如麻黄、杏仁、前胡、细辛、百部等；咳声低微者当以益肺补气止咳，药如太子参、西洋参、黄精、山萸肉、紫菀等。

2）痰者：视咯痰量、颜色、质地、黏稠度。

寒痰者当温肺化痰，药如白芥子、麻黄、苏子、半夏、茯苓等；热痰者当清肺化痰，药如黄芩、鱼腥草、竹沥、川贝母等；湿痰者当燥湿化痰，药如半夏、橘红、莱菔子、茯苓等；脾虚生痰者当以健脾化痰，药如白术、茯苓、陈皮、半夏等；浊痰当以降浊化痰，药用海浮石、郁金、黛蛤散等；燥痰者当以润燥化痰，药如麦冬、沙参、川贝母等。

（2）治喘用药经验

喘者：当视喘状及寒热虚实之辨证而给药。

寒喘当以温肺散寒平喘，药如麻黄、细辛等；热喘当以清肺平喘，药如黄芩、鱼腥草、地龙等；痰喘当以祛痰平喘，药如石菖蒲、苏子、莱菔子、白芥子等；因风所致或喘急者当以疏风解痉平喘，药如麻黄、蝉蜕、苏叶、地龙等；肺虚喘息当敛肺平喘，药如五味子、白果、蛤蚧、冬虫夏草等；肾虚喘息当以补肾纳气，药如山萸肉、淫羊藿、蛤蚧、冬虫夏草等；气虚喘息当补气平喘，药如黄芪、人参、西洋参、黄精等；过敏性哮喘当以脱敏平喘，药用苏叶、蝉蜕、僵蚕、地龙等。

4. 其他疗法

（1）应急措施：可采用紫金丹 5~10 粒，冷茶下；针灸治疗可取定喘穴、天突穴、内关穴；也可采取背部拔火罐法。

（2）药物雾化吸入：气雾剂吸入如双黄连粉针剂、银黄气雾剂喷雾。

（3）白芥子贴敷法：白芥子、延胡索、细辛、甘遂为粉，加麝香和匀，用姜汁调敷于肺俞、膈俞、心俞，每次 1.5~2 小时，10 天 1 次，共贴 3 次。贴后皮肤局部有麻、热、痛感。

七、哮喘的转归和预后

1. 转归

该病具有突发性，且喘憋哮鸣，发作时会使患者产生恐惧心理，尤其是反复发作会给患者带来很大痛苦，但治疗后可及时得到缓解。部分患者发作持续时间长，反复加重，轻可转重，表寒可以化热，伏痰可因风寒或热邪而加重。初病多为实证，久病可以转虚。临床中常表现出从肺虚至脾虚及至肾虚的发展规律，所说“内科不治喘”是说重者易复发，而诱发因素多也是一个重要原因。

2. 预后

如果治疗顺利，平素体质好，邪浊不重，病情较轻者完全可以缓解；中重度患者要重视综合治疗。该病亦属阻塞性肺疾病，若反复发作可使病情加重，发展成阻塞性肺气肿、慢性肺源性心脏病。故而在病情缓解时也应要重视扶正，通过治疗达到“正气存内，邪不可干”的目的。

八、哮喘的预防和保健

哮喘的防治，发作时以治标为主，平时即缓解期（间歇期）应及时治本，尤其要注意预防和保健，避免各种诱发因素，也是防治哮喘的重要内容。

1. 首先注意气候影响，当天气突然转冷时，应及时做好防寒保暖，防止外邪侵袭。

2. 避免刺激性气体、灰尘、花粉、棉毛物、油烟异味，吸烟者当戒烟。

3. 饮食要清淡，忌食生冷及肥甘海鲜，少食酸咸辛辣。

4. 避免过度劳累或情志恼怒，烦闷刺激，防止在潮湿阴暗处劳作、居住。

5. 注意观察周围环境有无对哮喘患者的诱发因素，且当避免接触。

6. 平时应注意锻炼身体，增强体质，进行耐寒及呼吸锻炼，如进行气功锻炼以调整呼吸。

7. 间歇期应注意扶正固本的治疗，注意补肺健脾益肾，以及注意服用脱敏药物，增强防卫功能。

九、哮喘诊疗的几点体会

1. 治要早，辨要准，用药精，收效快。

2. 急时治标，缓时治本，尤其不要忽略间歇期扶正固本治疗。

3. 哮喘持续状态注意适当采用激素的短期应用，也要防止激素和抗生素滥用的问题，吸氧也是必要的。

4. 注意整体，考虑全面，从哮喘病的全过程，分期、分型、分证治疗。

十、哮喘治疗验案举例

1. 夙有痰饮，外受风寒诱发哮喘案

一素有痰饮咳喘，复受外感风寒引发哮喘者，其病史已有10余年，多于每年秋末冬初加重，今秋又发哮喘，喉中痰鸣，不能平卧，恶寒咳痰。脉弦滑，舌苔白滑。

证属风寒外受，痰浊阻肺。拟用温肺散寒，化痰平喘。以麻黄、桂枝，温肺解表，宣肺平喘；干姜、细辛，温肺散寒，化饮平喘；苏子、橘红、半夏，理肺化痰，清利气道；杏仁、厚朴、五味子，降气敛肺平喘。

服用上方10余剂好转，继用中药调理而愈。

2. 疏风解痉化痰平喘治疗哮喘案

一患者哮喘5年，每于春末夏初（5月）发作。此次始有鼻痒、咽痒、流涕等先兆症状，继则喘憋气急，不得卧，大汗淋漓，焦虑，便干。脉数，苔白微腻。

证属风邪犯肺，肺失宣降，气道挛急。拟用疏风解痉，宣肺降气，通便平喘。炙麻黄、苏叶、蝉蜕，疏风解痉平喘；杏仁、石菖蒲、远志，宣肺化痰，通窍利气；白芍、地龙、赤芍，解痉利气，活血平喘；白果、五味子，敛肺纳气平喘；大黄，清热活血，通便平喘。

3. 扶正固本防治哮喘案

1988年治一女性患者，哮喘反复发作11年，每于秋季加重，近4年来反复应用激素及平喘药。此次来诊时已加重3天，咳喘痰鸣，汗出，动则喘甚，面色白，精神不振，张口抬肩。脉沉细数，舌质淡。

证属脾肾阳虚，肾不纳气。拟用补肾健脾化痰，纳气平喘。制附子、补骨脂、女贞子、枸杞子，固肾温阳，纳气平喘；五味子、炙麻黄、白果、山萸肉，理肺纳气平喘；茯苓、半夏、陈皮、石菖蒲，健脾化痰；地龙、赤芍，解痉活血平喘。后用调补肺肾方制成丸药，坚持服药4个月，次年未大发作，且停用激素。

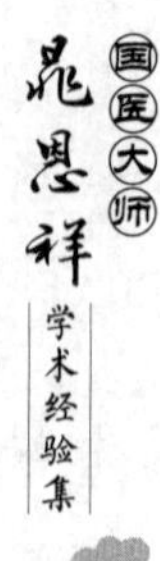

4. 哮喘膏外敷治疗哮喘案

一女性58岁患者，每年夏季哮喘发作，历时18年，近5年加重。来诊时正值暑伏，哮喘发作喘急，喉中痰鸣，易感冒，咳嗽有少量痰，脉弦滑。

证属痰浊内阻，气道挛急不畅。拟用理肺化痰，利气平喘。以哮喘膏外敷。

用后感冒及哮喘、咳喘发作次数均减少。

（原文为晁恩祥教授手稿，有删改）

第二节　哮喘的传统与现代研究及中医证治

一、哮病病案两例

【热哮】

王某，女，56岁，初诊日期：2009年5月26日。

主因“反复喘憋10年，加重5年”就诊。患者既往过敏性鼻炎病史10年，支气管哮喘病史，哮喘反复发作10年，每年发作2~5次，四季均有发作。经常因哮喘发作应用糖皮质激素治疗控制，平素服用顺尔宁（孟鲁司特钠片）10mg bid，舒利迭（沙美特罗替卡松吸入粉雾剂）1吸 bid，有时服用酮替芬。1个月前哮喘发作，使用激素1个月，患者因应用西药多年，而求中药治疗，并自行停用西药。现夜间喘鸣音，喘憋，能平卧，痰多色黄白相间，不易咯出，咳嗽，喷嚏，流涕明显，耳、眼、鼻均发痒，纳可，小便频，大便时干。舌淡红苔薄腻，脉弦。

辨为肺气失宣，痰热内蕴。治以宣肺止咳，清肺降气化痰。处方如下：

苏叶 10g	辛夷 10g	苍耳子 10g	炙麻黄 8g
黄芩 10g	鱼腥草 25g	炙枇杷叶 10g	金荞麦 15g
防风 10g	牛蒡子 10g	荆芥 10g	浙贝母 12g
白果 10g	地龙 10g	甘草 10g	

7剂，水煎服，日1剂，早晚分服

嘱其西药不可贸然停用，当根据病情渐减。

2009 年 6 月 2 日二诊：自上周再次使用舒利迭（沙美特罗替卡松吸入粉雾剂）（50/250）2 吸 bid。现喘憋轻，仍咯痰黄白相间，量不多，不易咯出，夜间喘，流涕少，喷嚏频作，身痒，眼痒，纳可，眠差，夜尿频，大便调。舌淡红苔薄白，脉沉细。

按：服中药后，哮喘症状得以平复。该患者多年来反复应用激素，自服中药后病情尚稳定，之后年余未再住院及应用激素治疗。

【风哮】

黄某，女，40 岁。初诊日期：2008 年 11 月 18 日。

患者主因“患者胸闷 1 年，加重 2 个月”来诊。患者 1 年前无明显诱因出现胸闷憋气，能自行缓解，有时伴有喘鸣音，反复发作。近 2 个月每日均有胸闷出现，食海鲜后曾有呼吸困难，未查肺功能及过敏原试验，亦未认真治疗。上周查胸部 X 线示：右侧第三肋骨皮质毛糙，请结合临床除外异常，双肺纹理强；查心电图未见异常；血生化正常。现胸闷气憋，夜间为重，有少量喘鸣音，无咳无痰，纳可，眠可，二便调。舌淡红苔薄白，脉弦。

辨为肺气失畅，气道挛急。拟宣肺降气，缓急平喘之法。处方如下：

炙麻黄 8g　杏仁 10g　紫菀 15g　炙枇杷叶 10g
地龙 10g　蝉蜕 8g　五味子 10g　白果 10g
薤白 10g　瓜蒌 15g　白芍 10g　石菖蒲 15g
牛蒡子 10g　甘草 10g

7 剂，水煎服，日 1 剂，早晚分服

后又续服上方 2 周。

2008 年 12 月 16 日二诊：药后喘憋已缓解，无咳嗽，无痰，纳可，眠可，二便调。舌淡苔薄白，脉弦。

继以宣肺降气，养心安神之法，处方如下：

紫菀 15g　薤白 10g　全瓜蒌 15g　苏叶 10g
苏子 10g　葛根 25g　地龙 10g　蝉蜕 8g
白芍 10g　玫瑰花 10g　五味子 10g　白果 10g
山萸肉 10g　枸杞子 10g　生甘草 10g

7 剂，水煎服，日 1 剂，早晚分服

2008年12月23日三诊：上周就诊后当晚感冒，咳嗽无痰，喘憋稍加，呼吸气粗，自感未明显发作，继服中药治疗，现已缓解，咳少，无气憋，无痰，纳可，眠可，二便调。舌淡红苔薄白，脉弦。

继以宣肺止咳，降气宽胸之法。处方如下：

紫菀 15g	杏仁 10g	全瓜蒌 15g	薤白 10g
地龙 10g	蝉蜕 8g	炙枇杷叶 10g	麦冬 15g
半夏 10g	苏子 10g	浙贝母 10g	桔梗 10g
白茅根 25g	知母 10g	生甘草 10g	

7剂，水煎服，日1剂，早晚分服

按：该患者曾服过中药，哮喘发作亦未改善。应用西药，继用中药后逐渐好转，缓解后年余未发作，续用西药。

二、风咳病案三例

【病案一】

患者缪某，女性，51岁。初诊日期：2008年11月18日。

患者主因“咳嗽阵作7个月”来诊。患者于今年4月受凉后咳嗽，曾在某三甲医院就诊，服用多种抗生素，一般止咳化痰药治疗不效，7月份在某医院诊断为CVA，开始间断使用舒利迭（沙美特罗替卡松吸入粉雾剂）1吸bid，未见明显缓解。期间曾在外院服用中药汤剂清肺化痰止咳药治疗，效果亦不显。来诊时症见咳嗽午后发作，咳嗽剧烈，咯痰色白质黏，不易咯出，量少，咽痒，偶有胸闷，气道不畅感，对异味敏感，眠欠佳，不易入睡，二便调。查舌淡暗，边有齿痕，苔白略腻，脉沉细。每天舒利迭（沙美特罗替卡松吸入粉雾剂）1吸qd，沐舒坦（盐酸氨溴索片）2片bid，服用3~4天。

辨为风邪犯肺，肺气失宣，气道挛急。治以疏风宣肺，缓急止咳利咽。方药如下：

炙麻黄 8g	杏仁 10g	紫菀 15g	炙枇杷叶 10g
苏子 10g	苏叶 10g	地龙 10g	蝉蜕 8g
五味子 10g	牛蒡子 10g	射干 10g	白芍 10g

远志 10g　　　　　炒枣仁 15g　　　　　白果 10g　　　　　甘草 10g

7 剂，水煎服，日 1 剂，早晚分服

2008 年 11 月 25 日二诊，仍咳嗽，以午后为主，但较前减轻，咽部发痒，阵咳，少量白黏痰不易咯出，左胸不适感，纳可，眠可，二便调。舌淡红边有齿痕，苔白，脉沉细。现舒利迭（沙美特罗替卡松吸入粉雾剂）1 吸 qd，法以疏风宣肺，止咳利咽为主。上方去射干、白芍、远志、炒枣仁，加薤白 10g、瓜蒌 15g、鱼腥草 25g、金荞麦 15g、火麻仁 25g。7 剂，煎服法同前。

2008 年 12 月 2 日三诊时咳嗽较前明显减轻，原咳嗽午后发作 5~6 次，近 1 周每天咳嗽发作 1 次，程度亦较前减轻，11 月 26 日始停用舒利迭（沙美特罗替卡松吸入粉雾剂），继用顺尔宁（孟鲁司特钠片）10mg qd，咳嗽咽痒减轻，左胸不畅感，深吸气稍缓。纳可，眠欠佳，不易入睡，二便调。舌淡暗，边有齿痕，苔白，脉沉细。

法以疏风宣肺，止咳利咽为主，并配合化痰敛肺，安神润肠之法。随证加减使用桔梗、浙贝母、青果、黄芩、山萸肉、白果、知母、酸枣仁、火麻仁等。

至六诊时，痔疮手术后 3 天，偶咳，偶咯少量白痰，咽痒轻，纳可，大便干。舌淡红苔薄腻，脉沉细。已停用顺尔宁（孟鲁司特钠片）。

按：此例患者病程虽仅数月，但症状典型，且服用西药副反应明显。经中医从风论治，症状减轻明显，且停服西药，未再复发，其后虽仍有不适，但已对日常生活无影响。

【病案二】

许某，女，48 岁。初诊日期：2008 年 12 月 23 日。

主因“咳嗽 1 月余”来诊。患者 1 个月前因感冒引起咳嗽，有痰，色黄白相间，咽痒，不喘，抗炎止咳及输液治疗（药物不详）后效不佳。今日查肺功能正常，气道激发试验阳性。现阵咳，咽痒轻，对冷空气敏感，言语时欲咳，有黄白痰不易咯出，不喘，少涕，纳可，眠少，大便不爽。舌淡红苔薄，脉弦。

辨为风邪犯肺，气道挛急。治以疏风宣肺，止咳利咽。处方如下：

炙麻黄 8g　　　　　紫菀 15g　　　　　杏仁 10g　　　　　苏子 10g

苏叶 10g　　　　　炙枇杷叶 10g　　　　　地龙 10g　　　　　蝉蜕 8g

五味子 10g	黄芩 10g	金荞麦 15g	白茅根 25g
牛蒡子 10g	白果 10g	北豆根 6g	生甘草 10g

7 剂，水煎服，日 1 剂，早晚分服

2008 年 12 月 30 日二诊：药后咳嗽稍减轻，仍有黄白色痰，咽痒减轻，有异物感，咳声如夹吼声，不喘，咳甚则气短，言多咳嗽，对冷空气敏感。舌淡红，苔白，脉弦。仍拟疏风宣肺，止咳利咽。上方去北豆根、白茅根，加前胡 10g、百部 10g、鱼腥草 25g，7 剂，煎服法同前。

其后以拟疏风宣肺，止咳利咽法治疗，配合养阴化痰诸法。患者咳嗽逐渐缓解，至 2009 年 3 月 13 日就诊，咳嗽明显好转，已停药 1 周，有时嗽咽，偶咯少量白痰，继以上法调之。

按：临床所见感冒后诱发的咳嗽可能为单纯的感染后或感冒后咳嗽，也可能素有气道高反应性，未曾诱发，而成蓄势待发之状。正气不足，邪气又盛之时，即可出现肺气失宣、气道挛急之表现，且一发而不可收拾。来诊患者初期治疗不当，清热化痰并用，宣肺降气并施，独少疏风宣肺之法。看似病小，缠绵不愈，实则因辨证不够准确，用药有失偏颇，自难速愈。

【病案三】

患者孙某，男性，12 岁。初诊日期：2011 年 2 月 22 日。

主因“咳嗽反复、气喘反复发作 11 年，加重 2 年”来诊。患者自 1 岁时受凉后出现咳嗽、气喘，当时治疗后症状缓解，其后咳嗽反复发作，少痰，间断使用止咳药（具体不详），曾查过敏原，对尘螨、牛肉等过敏。近 2 年来咳嗽伴气喘，咽痒欲咳，平日患者气喘突作，有时伴喉中喘鸣音，无痰，大笑运动时咳嗽，咽痒欲咳，无痰，食纳可，二便调。舌淡红，苔薄白，脉弦。

辨为风邪犯肺，气道挛急。治以疏风宣肺，缓急利咽止咳。方药如下：

炙麻黄 5g	杏仁 10g	紫菀 10g	苏子 10g
苏叶 10g	炙枇杷叶 10g	地龙 8g	蝉蜕 8g
五味子 8g	牛蒡子 10g	乌梅 10g	白芍 10g
辛夷 10g	百部 10g	麦冬 15g	锦灯笼 10g
生甘草 8g			

7 剂，水煎服，日 1 剂，早晚分服

2011 年 3 月 15 日二诊，服药 2 周，每日均有咳嗽，自觉咳嗽时间有改变，夜间偶有干咳，期间曾发剧烈咳嗽 1 次，咳嗽持续 12 个小时，平素咳嗽发则 1~2 小时方止，咳甚则喘憋，流涕清水，喷嚏，咯吐白色稀痰，同时用西药镇咳药物，对冷空气敏感，气短明显，下肢无力，胸闷，大便调。舌质淡红，苔薄白，脉弦。治以疏风宣肺，止咳利咽。方药如下：

炙麻黄 8g	杏仁 10g	紫菀 15g	苏叶 10g
炙枇杷叶 10g	地龙 8g	蝉蜕 8g	五味子 8g
牛蒡子 10g	辛夷 10g	荆芥 10g	浙贝母 10g
锦灯笼 10g	生龙骨 30g	生牡蛎 30g	甘草 8g

15 剂，水煎服，日 1 剂，早晚分服

2011 年 3 月 29 日三诊，服药后咳嗽逐渐减轻，咳嗽程度及频率减少，无痰，有胸闷，喷嚏流涕，上周三加用万托林（硫酸沙丁胺醇吸入气雾剂）及辅舒酮（丙酸氟替卡松吸入气雾剂），自觉症状减轻，已停用镇咳药物，近 2 日白天少咳，夜咳少，则气短减，鼻咽发痒减轻，纳可，大便干燥成球，2 日一行，眠差，时汗出。舌质淡红，苔薄白，脉弦。治以疏风宣肺，咳利咽通窍。方药如下：

炙麻黄 6g	杏仁 10g	紫菀 15g	苏子 10g
苏叶 10g	炙枇杷叶 10g	地龙 8g	蝉蜕 8g
五味子 8g	牛蒡子 10g	辛夷 10g	苍耳子 8g
薄荷 6g	锦灯笼 10g	荆芥 10g	生甘草 8g

14 剂，水煎服，日 1 剂，早晚分服

2011 年 5 月 17 日四诊，患儿平素无咳嗽，遇柳絮时喷嚏时有时无，无流涕，已无鼻咽痒，仍翻身磨牙，纳可，大便调。舌质淡红，苔薄白，脉弦。治以疏风宣肺，缓急利咽。方药如下：

炙麻黄 6g	杏仁 10g	紫菀 15g	苏子 10g
苏叶 10g	炙枇杷叶 10g	地龙 8g	蝉蜕 8g
牛蒡子 10g	荆芥 10g	辛夷 10g	薄荷 6g
生甘草 8g			

7 剂，水煎服，日 1 剂，早晚分服

（原文晁恩祥教授 2011 年写于北京，有删改）

第七章　间质性肺病研究与思考

第一节　肺痿再辨识

肺痿乃是中医学中独有的一个病名，自汉代张仲景创此病名以来，后世医家沿用至今。围绕肺痿的病因病机及症状证候特征等，历代医家多有阐述。近几年来我们根据临床观察并通过复习历代有关论述肺痿的文献，认为有必要对某些混淆的问题予以论述，探隐索微，阐扬经义，致令心明其理，以发展学术，服务于临床。

一、历代医家论肺痿

（一）基本沿革

肺痿是由张仲景在《金匮要略》中首提并立专篇论述，从而确立了该病的定义、病因、症候及治法。《金匮要略·肺痿肺痈咳嗽上气病脉证并治》云："热在上焦者，因咳为肺痿。"又云："肺痿吐涎沫而不咳者，其人不渴，必遗尿，小便数。所以然者，以上虚不能制下故也。此为肺中冷。"认为肺痿是以多唾涎沫为主症的疾病，其病位在肺，证候分为虚热、虚寒两种。后世对此病认识基本尊崇仲景之说，仅是从治法、证候分类等方面进行补充和深化，而缺乏从病名定义上进行根本的探讨。如孙思邈提出以"生姜甘草汤治肺痿咳唾""桂枝去芍药加皂荚汤治肺痿唾涎沫"。但唐代以后对该病研究出现萎缩趋势，医家多将其并入咳嗽门，尤以虚咳、劳嗽论之者为多。迨至清代，随着中医整体研究水平的提高，复以独立病证论之，对其认识有所深入。如喻嘉言所归纳的"生胃津，润肺燥"等七大治疗要点，至今仍对临床具有指导价值。

1949年以来，有关肺痿的现代研究资料甚少，其中较为重要的原因恐为该病内涵外延不够确切恐。迄今为止，多数学者仍拘仲景之言，据一二症状（如"唾涎沫"）将其与现代某些疾病相联系。如《实用中医内科学》认为："近年有关肺痿的研究，分别见于慢性支气管炎、支气管扩张、矽肺和肺痨咯血等报道中。"亦有人依某些病理特征，将肺不张、气胸归于肺痿。总之，在遵从前贤所论基础上，结合西医学发展，重新认识、规范并界定该病定义和范畴，使之既不悖于病名原旨，又不混淆于传统中医已成熟认识的病症（如咳嗽、肺胀、喘证等），已显得十分必要。

（二）文献统计与分析

为阐明原旨，更为深入、系统地研究此病，我们查阅了自汉代以来有关论述肺痿的文献，统计有代表性的28位医家的62条论述，结果如下：

1. 论及症状处48条，出现各种症状130余条次，涉及症状10余种，重复出现者为咳嗽25条、唾涎沫25条、喘息23条、咳血11条、寒热9条、烦渴8条、咽不利8条、汗出4条、消瘦食少4条。另有提及"肺痿"的症状的是眩、毛枯等。其中出现频次最高的是咳嗽（52.08%）、唾涎沫（52.08%）、喘息（47.92%）。其余均不超过22%，明显低于前3项主症。

2. 论及病因处21条，所论病因以阴虚为主，计18条（85.71%），其次为气虚10条（47.62%）、虚寒7条（33.33%）、湿2条（9.52%）。

3. 论及治法处19条，所论治法以养阴为多，计17条（89.47%），次为益气9条（47.37%）、清热9条（47.37%）、化痰6条（31.59%）、活血5条（26.32%）及降气3条（15.79%）、温肺2条（10.53%）。

4. 所见22首处方中涉及药物61味，出现频率较高者为甘草16次、生姜11次、麦冬9次、人参7次、桑皮7次、紫菀7次、桔梗9次、生地黄5次、贝母5次、柴胡4次、茯苓4次。

5. 所有药物中出现较为集中的是养阴类5味（麦冬、天冬、沙参、玉竹、鳖甲），出现味次为16（26.23%）；清热类10味（知母、芦根、竹叶、生地黄、赤芍、地骨皮、射干、桑皮、柴胡、葛根），出现味次为25（40.98%）；益气（健脾）类8味（甘草、人参、党参、黄芪、白术、山药、茯苓、大枣），

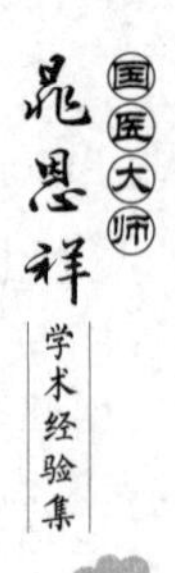

出现味次为 32（52.46%）。其余分别散属于化痰、活血、行气、温里、润下等。

6. 言及预后者 6 处，均示宜早期治疗，预后不佳。

7. 凡言及脉象处，均为“虚数”。

二、病名研究

（一）“痿（萎）”字训诂

痿：《广雅释诂》：“病也。”《字林》：“无力也。”《说文解字》：“痿弱无力以运动。”《汉书·哀帝纪赞》：“集注引如淳，音萎枯之萎。”《新编汉语词典》：“指身体某一部分萎缩或失去机能的病。”

萎：《经籍纂诂》：“草木烟也”，又“柔软也”；《声类》：“犹悴也。”《新编汉语词典》：“干枯，衰落。”

痿、萎古通假。但痿从“疒”，萎从“艹”。从构字而言，前者指痿废不用的病态，后者则指（植物）形态上的干缩与衰落（亦用指精神方面的萎靡不振）。自张仲景创“肺痿”病名，后世医家一直沿用“痿”字，盖取其软弱无力的病态之意，且始终假借“萎”字的含义，有时甚至竟以代之，以形象说明该病因津涸而干枯皱缩的病理特点。如尤在泾所言：“痿者萎也，如草木之枯萎不荣，为津烁而肺焦也。”

（二）病名探源

仲景的学术思想源于内经。关于肺痿的认识与论述亦概莫能外。《素问·至真要大论》云：“诸气膹郁，皆属于肺……诸痿喘呕，皆属于上。”刘完素就此发挥道：“诸气膹郁病痿，皆属肺金。”《素问·痿论》曰：“肺热叶焦，则皮毛虚弱急薄著，则生痿躄也。”张介宾对此的注释是：“肺痿者，皮毛痿也。盖热乘肺金，在内则为叶焦，在外则皮毛虚弱而为急薄。”由此可见，仲景是在《黄帝内经》相关论述的基础上，结合实践经验将“痿”字引入于肺病，以此概括由肺热叶焦引起的一类疾病。所以，关于肺痿的认识是渊源于《黄帝内经》，奠基于仲景，丰富发展于后人。

（三）病名定义

通过复习文献，结合临床观察，我们认为应从以下几个方面重新认识、定名肺痿。

1. 喘是主症之一

传统中医所谓肺痿是以咳唾涎沫为主症。但从上述文献总结看出，喘与咳唾涎沫出现频率几乎相同，并列于主症的前3位。为何在定义肺痿时均仅突出“咳唾涎沫”之症而忽略了喘息？实际上历代医家论述肺痿之见喘者不在少数，之所以在定义时不言喘息，恐为受传统文化“为尊者讳”的影响。医圣仲景首提肺痿之证并立专篇论述，《金匮要略·肺痿肺痈咳嗽上气病脉证并治》作为代表性篇章一直规范着后人的观念。该篇论述仅言“咳唾涎沫”，其他症状语焉未详。是故后世医家虽在临床实践中观察到喘息亦为主症之一，并在论述时均予记载，不厌其详，但在定义该证时却始终拘于先贤之语，造成今日对喘的症状重视不够。仲景所论肺痿本有喘息之候，只是在此专篇中未述及。《金匮要略·脏腑经络先后病脉证并治》云：“息张口短气者，肺痿唾沫。”因此，根据历代医家所论和临床观察，肺痿之主症应为咳、喘、唾涎，三者可并现、可或缺。即肺痿之证不仅在于“咳唾涎沫”症状之有无，而更在于“肺热叶焦”之病机是否存在。

2. 强调预后不佳

教科书在定义肺痿时已认识到该病属慢性病，但对其难治性强调不够。是故造成在临床论治与现代疾病相联系时有些牵强。致将某些预后尚属良好的疾病（如气胸、肺不张等）归于肺痿论治的范畴。歧义的产生必将影响研究的深入。历代中医认为“肺痿无论寒热，皆属虚损之证”，所以多主张早期治疗。如“初起可治”“盖示人图治于早”。从文献总结可以看出，历代学者均认识到本病预后不良。如明代朱棣说：“药不奏效，而证候日深。”清代喻嘉言指出治疗“图速效，反速毙”，柳宝治认为“此属肺痿沉疴”，丹波元简也指出“若此将成，多不救矣”，《类证治裁》则明确指出此属“难治之证”。就我们临床所见，认为肺痿主要与西医学肺纤维化相关。

3. 病机转化由气及血，由肺及肾

肺热叶焦是肺痿的基本病机。因于其为慢性过程，病久必然产生由气及血、由肺及肾的转化，以致出现虚中夹实之象。由以上文献复习可见，肺痿病性均为虚，但所论治法除补虚外还有清热、化痰、活血、降气等，所用方药亦多有肺肾双补之功，说明后人已认识到本病的病机转化之由，大大丰富了仲景麦门冬汤和甘草干姜汤的治法和认识。最有价值的是喻嘉言所提出的七大治疗要点："缓而图之，生胃津，润肺燥，下逆气，开积痰，止浊唾，补真气，散火热。"其中"补真气"可谓真知灼见，紧扣由肺及肾的病机转化之枢，概括了其症状由咳唾涎沫到气短、气喘、动喘及至喘促的演变过程，也兼及其热毒之象的各种兼见症状。同时还认识到其由气及血的必然，如柳宝诒指出治疗该病"不去其瘀，病终不愈"。周学海也认为治疗"宜清热宣郁，养液行瘀"。

通过复习、分析和考证历代医家的有关论述，我们认为肺痿病名的研究应在尊从前贤所论原旨的基础上，结合西医学认识，突出强调其喘息症状及预后不良的特点。即定义为"由各种原因所致的，以肺脏萎缩为基本病理特征，以咳喘唾涎为主要临床表现的慢性虚损性难治病，预后不佳。与西医学各种原因所致的肺纤维化相关。"有关其证候分类的内容和病机转化规律有待进一步深入探讨。

（原文1997年发表于《北京中医药大学学报》，有删改）

第二节　中医药治疗特发性肺间质纤维化的研究与思考

"特发性肺间质纤维化"又称为"隐源性致纤维化肺泡炎"，属弥漫性肺间质疾病的一类难治病。病因多不明确，包含病症范围亦较广，治疗有一定难度，有的西医专家主张可应用中医药治疗，故从中医角度对其加以研究，现介绍成果如下，与同道共享。

一、西医学对特发性肺间质纤维化的认识

（一）主要症状

1. 呼吸困难：劳力性呼吸困难并进行性加重，可有鼻翼扇动。但大多无端坐呼吸，活动后呼吸困难加重。

2. 咳嗽、咯痰：初期无咳嗽，随病情发展可出现干咳，影响生活。伴有少量黏液痰，继发感染后可见咯脓性痰。

3. 全身症状：乏力，食欲不振，消瘦。

（二）常见体征

1. 口唇发绀，舌下静脉迂曲。

2. 胸廓扩张度和膈肌活动度降低。

3. 两肺中下部可闻及爆裂音。

4. 可见手指、足趾杵状改变。

（三）病史与病程

1. 病史参考：患者进行性呼吸困难、咳嗽等症状在应用抗生素、支气管扩张药治疗后效果不明显。

2. 病程特点：常可见到反复性的急性加重，易于反复感染而造成发热或咳嗽咯痰加剧，预后不良。

（四）影像及实验室检查

1. X 线检查：早期胸部 X 线片常无明显变化，随着病情进展，胸部 X 线片出现云雾状、弥漫如毛玻璃样改变。

2. CT 或 HRCT：可以对早期肺泡炎与肺间质纤维化鉴别有帮助。毛玻璃改变在肺泡炎明显；而肺间质纤维化的肺部 CT 和 HRCT 常表现为蜂窝肺及肺大疱样改变。

3. 肺功能变化：可有阻塞性通气障碍及弥散功能降低，肺活量下降，运动后更明显。

4. 血气分析：动脉血氧分压下降，出现低氧血症，二氧化碳分压下降或正常，晚期可致二氧化碳分压升高。

5. 肺组织活检病理诊断具有权威性。

（五）治疗概况

1. 肾上腺皮质激素：早期及部分肺间质纤维化患者可有良性反应，但非特异性间质纤维化或晚期患者则效果不明显。

2. 免疫抑制剂：效果有限，常用的有环磷酰胺、硫唑嘌呤、秋水仙碱。

3. 肺移植。

4. 部分西医推荐中医治疗：弥漫性肺间质纤维化、特发性肺间质纤维化属于一大类疾病。一般来说该类疾病以弥漫性肺泡炎单位慢性炎症和肺间质纤维化为主要病理特征，疾病中以特发性肺间质纤维化最为常见。不同学者对特发性肺间质纤维化在概念理解上存在差异，但随着 CT、HRCT、支气管肺泡灌洗液检查及肺活检的开展，对该病认识日渐明确。在病因方面，原因明确的还有尘肺、药物性肺间质纤维化，亦当了解。

二、中医对该病的认识与讨论

（一）肺痿病名的认定

1.《金匮要略·肺痿肺痈咳嗽上气病脉证并治》言：“寸口脉数，其人咳，口中反有浊唾涎沫者何？师曰：为肺痿之病。”

2.《黄帝内经》虽无肺痿，但有“肺热叶焦”之说，归于肺也。仲景亦认为：“热在上焦者，因咳为肺痿。”又言：“痿者萎也，如草木之枯萎而不荣，为津灼而肺焦也。”历代认为“肺伤善萎”，肺间质纤维化乃肺之质痿，肺之功萎也。

3. 肺痿也有肺痹之称，乃从痹证引发五脏痹者成为肺痹。但目前已认为肺痿与肺间质纤维化相关，或言概念相链接。

（二）传统症状学内容

1. 症状主要为咳嗽，唾涎沫，多以干咳少痰为特点，气短或喘促，多有动喘，可伴有乏力，消瘦，易于反复加重，反复者或发热，或有痰，或咳嗽剧增。

2. 临床不同于一般咳嗽或咳喘，古人云其“难治”。舌及舌下络脉、指甲、口唇紫暗，或见杵状指。

（三）病因病机思考

1. 原发病因病机

诸书在论及“热在上焦，因咳为肺痿”时，系谓肺之燥热伤及津液，致肺热叶焦，而咳嗽、气促乃肺伤所致，即《医门法律·肺痈肺痿门》所说：“肺痿者……总由胃中真液不输于肺，肺失所养，转枯转燥，然后成之。”肺气虚寒可能为自身阳气不足，素有肺气虚寒，感病后久咳者，肺失濡养，痿弱不用；肺气虚寒，气不化津，肺失濡养，痿废不用，即“上虚不能制下，此为肺中冷”也。

2. 继发病因病机

（1）气虚血瘀的转化：咳嗽病久必致肺气大伤而虚，气虚不能运血，或因痰瘀碍气，所以动则气喘。

（2）肺肾两虚是病之发展，气无力，致血瘀，必因肺肾不足，肺肾呼吸失畅，纳呼失衡，乃致虚亏渐重。

（3）继发反复受邪或见痰热复加，则更伤正气，致正虚邪实，咳喘加剧，痰黄稠黏，危重复加，常可危及生命。

三、肺痿（肺间质纤维化）的研究概况

（一）概述

1. 肺痿与肺间质纤维化的链接

通过对肺痿进行分析可知，它不同于一般咳嗽，为燥热伤津或肺气虚冷而致肺失濡养成痿，肺间质病变亦可因肺部受邪而致咳嗽少痰，气短，乏力，久咳致气喘加剧，致肺之呼吸失畅，气虚血瘀，肺痿枯也，致肺的呼吸功能失用，肺肾失调而致动喘加剧，正虚易受邪。我们通过临床观察，结合文献分析，发表了《肺痿病的研究与辨识》与《肺痿再辨识》，认定了肺痿的

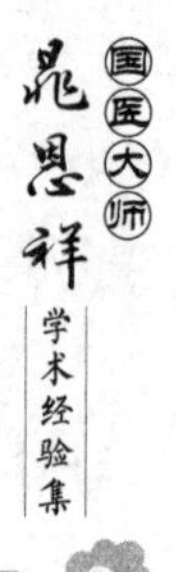

病名。肺痿与肺间质纤维化二者均为难治病，预后不良。从临床到文献复习，我们认为肺痿与肺纤维化二者在症状学、病因及演变机理等方面均有可链接之处。

2. 病因及主症

肺间质纤维化的病因，可能为肺泡炎（各种病毒性肺炎引发）等造成肺热叶焦，转致肺纤维化；也有原因不明而致肺纤维化；或者因药物或其他原因导致。均可见到咳嗽、干咳无痰或者少痰，咯吐涎沫而非大口咯痰，气短，喘促，动则加剧。

3. 就诊患者增多为我们提供观察机会

近几年到中医门诊就诊的此类患者逐渐增多，可占到我院中医呼吸科门诊的 1/5 左右，病房患者更有增加。加之有西医推荐该病患者到中医处就诊，我们有更多的机会了解该病的发生、发展和演变规律。病情由轻到重，甚至病危身亡者均可见到，给中医药以挑战疑难病症的机会。

（二）科研课题

我们承担了国家中医药管理局行业专项，即“肺痿冲剂对特发性肺间质纤维化的干预作用及疗效评价研究”，初步观察到中医药治疗该病对患者的生活质量有所改善。

（三）对肺间质纤维化的认识

1. 初期为肺泡炎阶段，可见或发热，或病情隐匿逐渐发生咳嗽、咽痒、干咳少痰，伴有进行性呼吸困难、气短，动则加剧。

2. 第二阶段为肺间质纤维化，多见有刺激性咳嗽，难以治疗，伴有乏力，消瘦等。

3. 疾病末期常合并反复感染，咳剧，或见黄痰，动喘加重。临床需要注意发热情况，该病可发展成Ⅰ型呼衰，或转为Ⅱ型呼衰，部分患者预后较差。

四、关于临床论治

（一）诊断要点

1. 辨识主证

（1）咳嗽：咳嗽是肺痿的重要症状，乃属肺气受损所致，常见干咳少痰，咳嗽日久难治常使人烦恼、焦虑。咳嗽常为突发性阵咳，或是刺激性咳嗽，可因感受燥邪、风邪等伤及津液而致久咳不愈，伴有咽干、咽痒、咽喉不利等症状。

（2）咯吐涎沫：该病初始很少见有大口咯痰，患者但觉口有涎沫黏滞咽部而不适，咯之费力，不易咳出。在反复感染之时可以见到黄白相间或者黄痰。

（3）呼吸困难：呼吸困难是肺痿（肺纤维化）的重要临床表现。早期多为短气，逐渐发展可使呼吸困难加重，甚或胸憋、喘促，在活动之时加重，劳力后气短、喘息等症状加剧。

2. 注意兼证

该病通常伴有乏力、消瘦以及纳差等症状，或者有发热，尤其在感染时，发热明显。此时以整体观念思考更为重要。

3. 分析病史和主诉

有的患者可能病因不明显，只是咳嗽而感到呼吸困难，并进行性加重，从咳嗽、气短到喘促、呼吸困难。要观察其感染情况，必要时进行肺部 CT、血气分析、肺功能检查。若患者病史过程中有发热，继则咳嗽、胸憋者需要考虑该病。

（二）证候

1. 邪毒伤肺，燥邪伤阴（肺泡炎）

咳嗽，气短，常呈进行性加重。咳痰不多，或唾涎沫痰，或咳嗽咯痰带血丝。活动后呼吸困难，或见乏力，或口干少津，或有发热病史。舌白微腻，脉细数，或滑数。

2. 肺肾两虚，气虚血瘀（纤维化）

进行性气短，呼吸困难，咳嗽伴咽痒，久咳难愈。或见口唇紫绀，动则

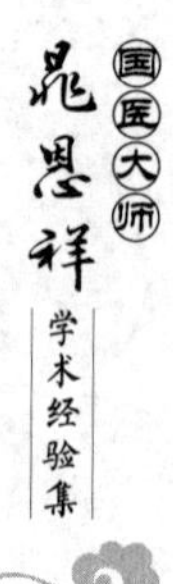

喘促，逐渐加重，胸痛，可见杵状指。患者由实转虚，肺肾两虚，气虚血瘀，其脉可见细数或者沉细。

3. 气阴两虚，痰热壅肺（反复感染）

咳嗽，口吐涎沫，咳声不扬，咳声音哑，气急气促，动喘加剧，胸闷，口干少津。常因多次反复致病情日重，或痰黄黏稠，或发热，一般可见气阴两虚及痰热蕴肺。舌苔黄燥或腻，脉虚细或弦滑。

（三）治法与方药

1. 治疗目的及原则

该病大部分属难治病，并且有些时病因不明，当审时度势，注意“急则治其标，缓则治其本”，改善患者整体状态和临床症状，预防疾病进展，延长生命，改善生活质量，是中医药的优势所在。中医治疗不仅仅具有辅助价值，经过长时间的中医药治疗，部分患者的血气情况，甚至影像学等方面有所改善。但多数患者难治，甚至预后不良。

2. 依证论治

（1）若邪毒伤肺，燥热伤阴，拟用清肺解毒，润燥泻热法。方药以桑杏汤合百合固金汤。药用桑叶、杏仁、沙参、川贝母、生地、桔梗、百部、炙枇杷叶、白茅根。有发热重者可加知母、生石膏、鱼腥草、黄芩、栀子；咯血者加藕节、仙鹤草、侧柏叶，或加解毒之金银花、连翘。

（2）肺肾两虚，气虚血瘀者可调理肺肾，益气活血。选用都气丸加生脉饮，并加入活血药。药用山萸肉、五味子、麦冬、西洋参、地黄、泽泻、茯苓、丹皮、山药、白果、丹参、三七。若喘重可加服参蛤散（人参、蛤蚧）或冬虫夏草（或百令胶囊、金水宝胶囊等）。

（3）气阴两虚，痰热壅肺，可益气养阴，清肺化痰。方药用生脉散合清肺抑火丸加减。药有西洋参、五味子、麦冬、沙参、栀子、青蒿、黄芩、黄柏、紫菀、金荞麦、鱼腥草、知母。大便干者加大黄；喘重者加地龙、白果、山萸肉。

临床治疗选药亦可在辨证论治原则下，根据治则、治法结合自己的经验拟方用药。

五、关于进行肺间质纤维化科研工作的几点意见

1. 首先要对肺间质纤维化的研究信息有所了解，包括临床观察及证治所见，注意文献的收集与掌握，对于一些规范、指南、路径以及研究进展等都需要掌握。

2. 进行科研时需要熟悉西医诊断、中医诊断，熟悉肺痿的常见证候，疾病发展不同阶段的表现，主症、兼证，以及各阶段证候的治法方药。

3. 选择切入点，寻找中医药可有作为或者可突破的临床闪光点。科研需要对临床研究进行完善且科学的方案设计，注意随机对照的设计。在以往的研究中，我们多采用循证医学的"盲法"设计，设置对照组，并进行统计学处理。但设计应根据不同的科研目的而有区别，较高水平的研究还需要有第三方参与监督。

4. 选择临床观察指标与评价方法，如症状学的观察，可以采用量表形式，可以在生活质量改善上下功夫，即制定症状学量表，包括如咳嗽、咯痰、气短、喘息、动喘、乏力、消瘦等症状的观察表，在患者每次随访或者就诊时进行，对上述症状的改善情况进行记录。我们经常有人采用"圣乔治呼吸问题调查量表"，或者 6 分钟步行距离记录表以及自制量表等考察患者生活质量或者活动耐力的情况。也可以采用西医的疾病检测指标，如肺功能、血气分析、影像学检查等。目前我们还不能实现对病理学指标的观察，研究中仍以观察临床指标为主。

本病的研究有一定的难度，但正由于西医治疗方法有限，除激素和免疫抑制剂等药物外无其他办法，因此给中医药提供一个可以摸索和观察的空间，寻找合适的切入点，相信中医治疗还是会有所成就的。

六、病例举例分析

【病案一】

患者闫某，男性，61 岁。初诊日期 2009 年 3 月 13 日。

患者主因"胸憋、气短 2 半月余"来诊。患者于 2 月 11 日因在朝阳医院

行心脏支架治疗而行胸片检查，结果示“间质性肺炎”，当时无症状，未予治疗。2月25日无明显诱因出现发热（T：38.0℃），憋气，胸闷偶作，遂入朝阳医院呼吸科住院治疗，予抗炎对症处理后无发热，但仍感憋气。于3月7日开始以泼尼松40mg qd治疗，胸憋有所缓解，于3月9日出院。来诊时症见：晨起稍动后憋气明显，日间、夜间憋气不明显，行走约300米左右或活动多时气短即作，仅可登一层楼梯。有时心慌，胸闷偶作，咳嗽不明显，无咯痰，无发热，纳可，眠可，二便调。舌尖红，苔黄腻，脉弦。

辨为肺气失宣，气机失畅。治以宣肺降气，清肺化湿。方药如下：

紫菀 15g　杏仁 10g　苏子叶各 10g　炙枇杷叶 10g
黄芩 10g　鱼腥草 25g　金荞麦 15g　佩兰 10g
地龙 10g　五味子 10g　蝉蜕 8g　浙贝母 10g
山萸肉 15g　葛根 25g　甘草 10g

7剂，水煎服，日1剂，早晚分服。

2009年3月20日二诊：患者述服药后诸症逐渐缓解，服药后觉气短明显缓解，连续行走距离已由300米增至500~600米，胸憋缓解，偶觉心慌，今日晨起咽中有痰感，嗽咽后觉舒。纳可，二便调。舌红苔黄腻，脉弦。仍服用泼尼松40mg qd。

继以清肺化痰，止咳利咽之法。方药如下：

黄芩 10g　鱼腥草 25g　金荞麦 15g　紫菀 15g
杏仁 10g　地龙 10g　五味子 10g　蝉蜕 8g
浙贝母 10g　白果 10g　山萸肉 15g　葛根 25g
牛蒡子 10g　桔梗 10g　生甘草 10g。

7剂，水煎服，日1剂，早晚分服。

患者至4月10日复诊时，无胸憋发作，行走1公里无气短发作，无心慌、无胸闷，纳可，二便调。舌红，苔黄腻已减，脉弦。4月6日改泼尼松30mg qd，复查胸部CT示肺部病变明显吸收。患者病情稳定。治以清肺降气，养阴益气为主，上方加半夏、太子参、知母，继服7剂。

按：本例患者来诊时已予泼尼松40mg qd治疗1周，虽症状已有改善，但憋气、气短仍较明显，活动后气短加重。临床治疗上并非针对“间质性肺炎”的病理改变，乃据主证辨以肺气失宣，气机失畅，法以宣肺降气为主，所谓肺主气，司呼吸，肾主纳气，气机失畅，肺肾难以脱开干系，故治疗上标本兼顾，宣肺不忘补肾。综合脉证，痰湿之邪内蕴，兼有热象，既以气短、胸憋为主，乃气道不畅，从肺清化，疏通气道，化无形之湿，清有形之痰，邪去则肺肾之职无扰，气机调畅，诸症自解。

【病案二】

患者孙某，男性，45岁。初诊日期：2008年12月2日。

主因“白血病骨髓移植术后2年”，“反复出现肺炎2年”“间质性肺炎4个月”来诊。患者2006年因“白血病”行骨髓移植术，术后反复发作“肺炎”，反复抗感染治疗，予泼尼松治疗，剂量由30mg qd逐渐减量至10mg qd则易发肺炎，后泼尼松减至5~10mg qd，停药1周，再发“肺炎”。北京人民医院考虑为“真菌、病毒、念珠菌”混合感染，胸片考虑为“间质性肺炎可能”，予甲强龙治疗。当时患者发热（T：39.0~40.0℃），咳嗽，咯痰量不多，呼吸困难，出现呼衰，予无创呼吸机辅助治疗。经2个月治疗后，热退，症状减，但胸片情况无改善。泼尼松减至5mg qd。来诊时患者症见：疲乏感明显，汗出多，每于就餐则汗出湿衣，活动后气短，稍快行或爬坡则气短，咳嗽少，咯痰量多，色白质稀易咯出，咽痒，纳可，二便调。舌暗红体，舌胖大，苔白腻，脉细数。

辨为肺肾气虚，痰浊阻肺。治以调理肺肾，清肺化痰。方药如下：

紫菀15g	杏仁10g	炙枇杷叶10g	炙麻黄8g
地龙10g	蝉蜕8g	五味子10g	牛蒡子10g
山萸肉15g	白果10g	苏子叶各10g	太子参15g

7剂，水煎服，日1剂，早晚分服。

2008年12月16日二诊，气短减轻，疲乏感减轻，痰量明显减少，咽痒明显减轻，但有喷嚏、流涕、偶咳，上楼动喘。现双足发凉明显，畏寒凉，尤以胃脘部为著，双手胀闷感，视物稍模糊，纳可，二便调，眠可。舌淡红，舌体胖大，边有齿痕，苔白腻，脉弦。

仍调理肺肾，降气化痰，方药如下：

紫菀15g	杏仁10g	炙枇杷叶10g	山萸肉15g
地龙10g	蝉蜕8g	五味子10g	牛蒡子10g
白果10g	桂枝10g	干姜10g	橘红10g

半夏 10g　　　　藿香 10g　　　　五味子 10g　　　　太子参 15g

7 剂，水煎服，日 1 剂，早晚分服

2008 年 12 月 30 日三诊：患者痰量减，流涕减，呼吸自觉畅通，足部已有暖感，胃寒亦减，仍疲乏，咽痒明显，时有喷嚏，舌上起疮，唇干，汗出仍多，纳尚可，眠少，二便调。舌红，苔白厚腻，脉弦。

拟调理肺肾，降气平喘。上方减桂枝 10g、干姜 10g、橘红 10g、半夏 10g、藿香 10g，加麦冬 15g、玉竹 10g、黄芩 10g、知母 10g、浮小麦 30g。7 剂，水煎服，日 1 剂，早晚分服。

患者 2 周后再诊，疲乏感持续减轻，汗出减少，气短持续减轻，足凉明显改善。继续以调理肺肾，通阳降气平喘为主，并酌情配合养阴益气，或益气活血之法。方以紫菀 15g、杏仁 10g、炙枇杷叶 10g、炙麻黄 8g、山萸肉 15g、地龙 10g、蝉蜕 8g、五味子 10g、白果 10g 为主，酌用太子参、丹参、葛根、桂枝、枸杞子、黄芪、麦冬、瓜蒌、薤白等，药用 3 个月后，患者已基本无气喘。2009 年 3 月 10 日患者来诊，述近日曾去滑雪场游玩，往返几次爬山未喘，汗出少量，有少量白痰，纳可，眠可，二便调。守方继服，间断来诊。

按：患者久病必致体虚，故本例治疗始终未离调补肺肾之法，乃治本之意，调理肺肾乃可恢复肺肾正常功能，正气得复，乃可主呼吸，司纳气，气可降，喘可缓，因而调补肺肾之中，自可助降气平喘。正气复，则津液有所主，不致外泄；阳气得复，周身有阳气之温煦，自不复发凉；同时兼顾清肺化痰，使邪解气机畅。因而正气渐复，邪渐化，诸症渐解。

【病案三】

庞某，男，82 岁，初诊日期：2010 年 12 月 07 日。

患者主因“气短，少咳 4 年”就诊。患者 2006 年 3 月因低热在 309 医院就诊，诊为肺结核，抗结核治疗 1 年，症状缓解，2007 年行肺部 CT 检查示空洞形成，右肺肺炎，双肺间质性肺炎，建议治疗后复查，此后以气短为主，活动时明显，咳嗽少，有白色泡沫痰，易咯出，感冒则加重，逐年气短加重，今年伴喘息，纳可，二便调，疲乏明显，动则加重，口中黏。舌质淡红，苔白厚腻，脉弦。既往有脑梗病史。

2010 年 11 月 24 日查肺部 CT 示：1. 双肺间质纤维化；2. 右肺下叶局限性

肺气肿；3. 右肺陈旧病灶；4. 纵隔淋巴结肿大；5. 双侧胸膜增厚。建议 CT 增强扫描检查。

辨为肺肾气虚，气机不畅。治以调理肺肾，益气降逆活血。方药如下：

紫菀 15g　杏仁 10g　苏子 10g　鱼腥草 30g
金荞麦 15g　五味子 10g　山萸肉 10g　地龙 10g
蝉蜕 8g　麦冬 15g　太子参 15g　丹参 10g
炙麻黄 6g　淫羊藿 10g　黄芩 10g　生甘草 10g

7 剂，水煎服，日 1 剂，早晚分服。

嘱其避风寒，调情志，忌生冷、油腻、辛辣及发物，慎起居。

2010 年 12 月 21 日二诊：服药后自觉气短改善，咳嗽少，夜间白痰色，痰色略较黄，初则气喘明显，纳可，二便调，眠差，痰多。舌质略红，苔厚腻略黄，脉弦滑。

治以宣肺止咳，化痰平喘。方药如下：

紫菀 15g　杏仁 10g　苏子叶各 10g　炙枇杷叶 10g
地龙 10g　蝉蜕 8g　五味子 10g　莱菔子 10g
白芥子 10g　金荞麦 15g　黄芩 10g　白果 10g
山萸肉 10g　太子参 15g　生甘草 10g。

15 剂，水煎服，日 1 剂，早晚分服。

2011 年 02 月 22 日三诊：服上方 2 个月，自觉症状有缓解，气喘较前减轻，痰量有减少，咯痰时咳嗽。现症：慢行散步 20~30 分钟无明显气喘，爬坡则喘，咯痰量较前减，痰黏不易咯出，左侧卧睡觉则咳嗽，气喘明显，食纳可，二便调，鼻流清涕较多。舌红苔黄腻，脉弦。

治以养阴清肺，纳气平喘。方药如下：

紫菀 15g　杏仁 10g　苏子叶各 10g　黄芩 10g
鱼腥草 30g　五味子 10g　地龙 10g　蝉蜕 8g
牛蒡子 10g　白果 10g　山萸肉 10g　橘红 10g
桔梗 10g　淫羊藿 10g　生甘草 10g

10 剂，水煎服，日 1 剂，早晚分服。

结语

弥漫性肺间质病变及各类肺间质纤维化是一组病变，我们从中医角度对其进行探索，也收到了一些效果，但方案尚未成熟，临床与科研等工作都在进一步的开展。西医学也认为该病多预后不佳，实属难治。西医对其难治，中医也同样要花费时间。认真观察，精心辨治，相信一定会在科研及临床中有所收获。

（原文为 2011 年中华中医药学会肺系病分会成立大会暨第十五次全国中医肺系病学术交流大会交流汇报稿，有删改）

第八章　内科杂病临证心得

第一节　试论下法在内科急证中的运用

下法即运用泻下通便的方药，使病邪排除于体外，从而达到治疗疾病目的的一种治疗方法。汉代张仲景在《伤寒论》中对下法的临床运用论述甚为详备，有关经文达50余条。其后如金元之刘完素、张子和以及清代温病学派，对下法用于急证亦多有创新和发挥。吴鞠通受“急下存阴”的启示，制定了牛黄承气汤、宣白承气汤、导赤承气汤等5个承气汤，进一步丰富了下法治疗急证的内容。

一、下法在内科急证中的应用

1. 退热

伤寒或温病，邪热内结，壮热面赤，口干烦渴，腹满便结；或见谵语烦躁，舌苔黄燥，或起芒刺，脉沉弦有力而数；或见热痢，里急后重。当以急下泻热，除阳明之腑实积滞，使热结从下而解，同时寓有急下存阴之意。可选用寒下之承气辈。

2. 消胀止痛

因食滞、虫扰而致脘腹卒然胀痛，可用行气通下法消胀止痛，即所谓“通则不痛”之意。若见腹痛拒按，二便闭结，呕吐自汗，舌红苔厚而燥，系里热实证，可用承气辈下之；若属寒积腹痛，则应治以温下法，可用大黄附子汤、三物备急丸等；若胸胁满痛者可用大柴胡汤治之。

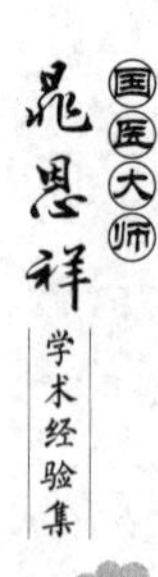

3. 平喘

喘证有虚实之分，实证多因邪气犯肺或痰浊阻肺，致使肺气失于清肃之职而致。由于肺与大肠相表里，在肺之邪浊可通过清泻肠胃而得以治疗。故于临床常用下法以治实喘。若证见喘促胸闷不能平卧，壮热，痰多黄稠，便结，腹胀，舌苔黄燥或黄腻，脉滑数者，可用宣白承气汤以宣肺通便泻热。

4. 止血

吐血、衄血，多因肺胃热盛伤及血络所致。若见胸膈烦热，口干而渴，心烦便秘，口舌生疮，面赤唇焦，小便黄赤，舌红苔黄，脉滑数者，可用凉膈散、泻心汤等泻热通下，釜底抽薪，达到止血的目的。

5. 解痉

痉病以手足抽搐，口噤项强，甚则角弓反张为主症。若兼见胸满腹胀，大便秘结，齘齿，手足挛急，卧不着席者，乃阳明热盛，灼伤阴液，筋脉失养而致，可用大承气汤或增液承气汤治之。

6. 醒脑开窍

热结于里，里热盛实而致躁扰不宁，谵语神昏，壮热不休，大便不通，腹部胀满，舌苔焦黄或黑起芒刺，脉沉实有力，属里热炽盛，腑实燥结所致之神昏窍迷者，亦可选用通腑泄热法，以达到醒脑开窍目的，常用牛黄承气汤类治之。

7. 逐水

若水湿内聚于胸腹，或水停胸胁而暴肿胀满，气急喘促，或腹大如鼓，二便闭结，水饮内停，病属危急而见脉沉实有力，苔白腻者，治当急攻水饮，“去宛陈莝”使水饮得去，二便通利，可选用急攻逐水之方如舟车丸、十枣汤、牵牛子粉、甘遂末等逐水通腑。

二、验案例举

【病案一】

1964 年曾治一男性住院患者，26 岁，工人，浮肿 1 年余，曾于某医院诊断为慢性肾炎肾病型，经用抗生素，利尿剂，激素等药物治疗效不显，患者住院期间浮肿，腰痛，四肢不温，腹胀腹大，纳差尿少，查尿中蛋白（+++），有管型，红细胞少许，总胆固醇380毫克%（9.82mmol/L），腹围72cm，体重128市斤（64kg）。脉弦滑有力，舌苔白腻。入院给以健脾温阳利水药治疗月余，仍效果不显。数日来尿少，尿量每日200ml，浮肿加剧，腹胀，腹水较重，下肢及脊背浮肿，按之凹陷，阴囊部肿大，腹围增至86cm，大便闭结，小便短少，患者腹胀痛苦难受。舌苔厚腻，脉弦滑。观其脉证仍属水湿停聚，证情危重，故宗"急则治其标"之理，给以二丑末、姜汁、枣泥、红糖为小丸，2日服完，取去宛陈莝、通下开闭之意，连续服药2天。患者服药期间，初服胃肠反应较重，呕吐，腹痛，腹泻，夜不能眠，始见稀便，继则水样便，大便日夜10余次，2日后停药胃肠反应得解。大小便得通，腹水大减，腹围减至66cm，体重下降20市斤（10kg），腹胀满痛之苦已除，但查尿变化不大，后继续给以温阳健脾利水药巩固效果，调理3个月后浮肿未再复发，查尿蛋白（±~+），红细胞及管型消失，胆固醇为200毫克%（5.17mmol/L），病情得以缓解。

【病案二】

黄某，男，31岁，工人，1982年8月16日初诊。主诉为"右下腹胀满疼痛1年余，加剧1天"。患者于1982年夏，因贪食生冷而致右下腹胀痛，伴呕吐，泄泻，经某医院诊为"急性胃肠炎"，给予抗生素治疗半月余，病情缓解，然终未痊愈。近因感寒，冒雨而发，来我院就诊。患者右下腹胀满疼痛剧烈，汗出，伴呕吐，腹泻，泻后不爽，腹部拒按。舌质暗红，苔白腻脉弦数。查血白细胞计数13000/立方毫米（13×10^9/L）。其证属大肠寒积，久郁化热。治以温通。方用大黄附子汤加味，药用大黄、炮附子、败酱草、青皮、陈皮、白芍、细辛、甘草，水煎服3剂。服药后腹胀满痛大减，肠中胀气亦轻。原方加厚朴，继服3剂，诸症皆除。

【病案三】

孙某，男，1岁半，系1966年3月下乡巡回医疗病例。患儿4天前开始发热、咳嗽，哭闹不宁，经当地医院给以解热镇痛药肌内注射无效，2天来卒然喘促呛咳，肌肤壮热无汗，面、唇略显紫暗，鼻翼扇动，喉中痰鸣，腹部硬满。拒按，矢气频转，大便七八日未行，小便短赤，口气重浊。舌深红，苔黄糙，指纹位于气关，色紫暗滞，形粗。查体温39.6℃，呼吸49次/分，脉搏154次/分，听诊两肺散在干、湿性啰音，心率150次/分，诊断为肺热喘嗽。证属邪热犯肺兼阳明热结。西医诊断为支气管肺炎。治以泻热通便，肃肺平喘，给予市售回生散，每次1包，得泻则止后服，不止则于4小时后再服。患儿服药后约1小时，即开始腹泻，泻下物初为干粪块，后为稀水，2小时内泻下3次，始见喘咳渐平，喉中痰鸣消失，呼吸均匀，腹部见软，汗出热退，患儿恬然入睡。次日患儿诸症得除，又继服肃肺健脾之药而很快收功。

三、几点体会

1.“急则治其标”

中医治则中有“急则治其标，缓则治其本”之说，而下法用于治疗内科急证当属“急则治其标”之意。急证，有骤急、危急、紧迫之特点，临证如不速决其治，则会变证丛生，因而应用下法治疗急证，除要掌握好时机外，更要有胆有识，不可优柔寡断，应打破“人参杀人无过，大黄救命无功”的成见。下法用之得当适时，是会收到力挽狂澜之效的，所以说下法是临床治疗急证可用采纳的一个良策。

2. 要准确辨证

应用下法亦当进行认真准确的辨证，不可见急证就用下法。几千年来，中医理论与临床实践的总结告诉我们，中医在临证之时，十分强调理、法、方、药的一致性。那么在应用下法之时同样需要辨明其虚实，分清其寒热。下法必须符合辨证，万不要犯“虚虚”之戒。虽然下法适应范围较广，但亦不应滥用于急证的治疗。

3. 在急证的治疗中，下法与其他治法的联合

下法一般分为寒下、温下、润下、逐水等几类，然而下法用于急证则以寒下、温下、逐水为常用，而且经常与其他治法，如活血、行气、涤痰、清热、开窍等法相互配合使用，必须根据病情的需要与其他治法合用。

4. 使用下法治疗急证应注意的问题

首先，下法用于急证，一般多较猛峻，除据病情寒热虚实而用外，还当抓住时机，有的需要一攻而就，有的又当使大便通泻，并保持大便日五六次方使邪去正复，转危为安。因而使用下法之时，必当审证用之，中病即止，防其攻伐太过。应用下法之时患者往往伴有恶心、呕吐、腹痛等反应，亦当注意。下法用后又有伤正之弊，故应注意下后调理。临床对于表证未罢，里实未俱者不当应用。老年人、孕妇一般当慎用。但“有故无殒，亦无殒也”，用之恰当亦无不可。

（原文 1983 年发表于《新中医》，有删改）

第二节　疼痛的治法与病案举例

痛证在中医的临床中是一种较为常见的证候，也是经常见到的一些疾病的重要症状。一个医生在急诊、门诊接诊中时可以见到诸如头部、胃脘、胸胁、腹部等部位的痛证，也随时可以见到诸如四肢、五官、腰背、肛门等部位的疼痛及痛经、疝痛等。然而从中医学的观点来看，任何部位的疼痛证候，均可从寒、热、虚、实、气滞、血瘀等方面进行辨证治疗，或抓住主症来进行分析治疗，也就是说“有是证，用是法，选是方，用是药”，一般来说，不应是“头痛医头，脚痛医脚”，而是要针对证候的表现及变化进行“审证求因，审因论治”，这种针对病因、病机的治疗，的确有其优越之处，值得我们反复研究、实践。

一、几种治疗疼痛的常用治法

1. 理气止痛

该法主要针对情志不遂、气滞不畅的证候，如见有疼痛，痛无定处，痛与情志有关，胃脘、腹部、胸胁、经期诸痛见有气滞不舒者，多用理气止痛法。临床则选用理气止痛之药，如香附、柴胡、青皮、陈皮、香橼、郁金、枳实、厚朴、延胡索、砂仁等。理气止痛法经常与温经散寒、活血通络、健脾和胃诸法联合应用，以治疗不同部位属气滞不舒所致的疼痛。

2. 散寒止痛

该法主要是针对过食生冷或受风寒，致使伤及气机，寒遏经脉、脏腑；

或因阳气不足、阴寒内盛者，如脘腹、腰背及周身疼痛、痛经、疝痛。此类疼痛多遇寒加重，喜温喜热。寒痛当以散寒而止痛，属“寒者热之”。药如干姜、附子、高良姜、肉桂、吴茱萸、川乌、草乌、细辛等，以温阳散寒止痛。临床应用还经常根据病机情况与化湿、行瘀、理气合并应用，或寒热并用等，以达到治疗诸寒为主的痛证的目的。

3. 活血行瘀止痛

此法系依“通则不痛”之理，针对人体气血瘀滞，如血瘀、血结、血郁外伤而致属气血经脉瘀滞的诸痛。如身痛、胸脘及腹部疼痛、头部疼痛等。血瘀疼痛多见痛有定处，刺痛或胀痛，或绞痛，舌象多有瘀斑或紫暗，脉多沉涩或弦紧。该法能够调畅气血，祛瘀通络，从而达到止痛的目的，即“通则不痛”之理。临床常用桃仁、红花、川芎、当归尾、丹参、赤芍、苏木、三棱、莪术、水蛭等。行瘀活血法也常与理气行滞、温阳散寒、通下等法联合使用。

4. 通腑泻下止痛

通腑泻下是指攻逐荡涤肠胃而祛邪为主的方法，主要针对肠胃积滞、邪停脘腹、冷积热结、虫积停食、血结水蕴等引起的头痛、胁痛、腹痛、痛经等见有便秘便结者。下法临床应用较广，这里只述及下后止痛的病患。药如大黄、芒硝（或玄明粉）、枳实、厚朴、甘遂、芫花、大戟、巴豆、二丑等。下法当视寒热实虚的不同而应用不同的治法，并多与理气、活血等法结合运用。

5. 清热解毒止痛

清热解毒法是在“热者清之”指导下衍生出来的治法，主要针对机体毒热内蕴，或湿热而致某些部位疼痛。表现为一些部位的红肿、糜烂、热痛诸症，如牙龈肿痛，咽喉、乳蛾肿痛或小溲灼热而痛，尿浊、尿赤，或见胸胁腰腹皮肤缠腰火丹等。药如金银花、连翘、野菊花、板蓝根、鱼腥草、紫花地丁、栀子、黄连、白茅根、龙胆草等。可根据临床所见与清利湿热法等联合应用。

6. 治法的联合

上述几种常用治法，仅是一些基本治法。治法是根据临床中寒热实虚的证候表现而定的，临床中常有多种治法的联合运用组方，所谓“一法之中，百法备焉”，正是根据不同病机、病因、证候的种种变化，而制定的治法的联合。如上所述中理气与活血止痛，温经与通络止痛，通腑活血行瘀止痛等合用。治法的联合运用以治疗不同部位、不同性质、不同情况的疼痛，从而达到治疗目的。

临床中还有血虚头痛、痛经者，则当予以养血止痛、疏风散寒止痛，而其他类型的疼痛，也可以针对病因病机随之选择不同的治法，这里不再一一赘述了。

二、运用中医治法治疗痛证的病案举例

1. 应用通络活血疏风法治疗头痛案

患者，男，38 岁，初诊时间 1984 年 11 月。

患者持续性右侧头部疼痛 30 天。患者 1 个月前因情志不遂而致突然头痛，右颞部为甚，时感头痛欲裂，痛苦不堪，甚或撞头解痛，夜不能寐，服一般止痛药，只有短暂止痛效果。曾住某医院诊治，经头颅 CT 检查提示“右颞部血管畸形”，欲予手术治疗，患者惧怕手术而求中医药治疗。

来诊时头痛欲裂，坐卧不安，心烦恶心，食纳欠佳，睡眠不安，大便秘结，3 日 1 行，小便正常。

查体：一般情况好，痛苦病容，心肺未见异常，肝脾未及，腹软，未见腹水及下肢浮肿，血压 130/70mmHg。脉弦，舌质淡，苔白中黄。

西医诊断：脑血管畸形。

中医诊断：头痛。

辨证：血瘀气滞，风痰阻络。

立法：疏风活血，舒郁化痰。

方药：僵蚕 10g、地龙 10g、水蛭 8g、全蝎 8g、蜈蚣 4 条、赤芍 10g、川芎 12g、菊花 10g、香附 10g、荆芥 10g、大黄 5g（后下）、钩藤 10g。

继服上药 20 剂后，头痛缓解，只在情绪波动时有疼痛感。后以上方配成丸药服用 2 个月。患者次年又因动怒病情复发，住院治疗月余，仍拟疏风活血、疏肝理气法治疗后好转。该患者虽血管畸形依然，但头痛至今 5 年未再复发。

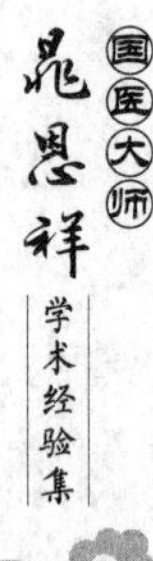

2. 通腑泻下法治疗不完全性肠梗阻腹痛案

患者，女，35 岁，初诊时间 1992 年 1 月。

反复发作性腹痛 2 年，加重 3 天，伴恶心欲吐 2 天。患者 5 年前因右下腹部疼痛，诊断为“急性阑尾炎”并行阑尾切除术，近 2 年来经常见有发作性腹部疼痛，大便秘结或不通，时有 5~7 天大便 1 次，燥结量少，饮食不下，发作时还常伴有恶心欲吐，脘腹胀满，腹痛较剧，按之痛甚。此次诸症依然，腹满压痛明显。

查体：一般情况好，心肺未见异常，肝脾未及，腹部压痛，拒按，肠鸣音减弱，腹部叩诊呈鼓音，血压 130/80mmHg，腹部 X 线检查提示“不完全性肠梗阻”。脉象弦，舌苔黄腻。

西医诊断：不完全性肠梗阻。

中医诊断：腹痛。

辨证：肠腑气滞，蕴热内结。

立法：理气行滞活血，清热通腑。

方药：柴胡 10g、生大黄 8g（后下）、枳实 10g、厚朴 10g、焦槟榔 10g、玄明粉 12g（分冲）、木香 10g、川黄连 8g、青皮 10g、火麻仁 15g、赤芍 10g、桃仁 10g。

1 剂药煎 2 次，分 3 次服。急煎服药 1 次，于 2 小时后，患者腹部仍疼痛，肠鸣音活跃，第 2 次服药后于晚间即见矢气，次晨大便 1 次，量多腥臭，随即腹部胀痛减轻，思食欲饮，恶心欲吐未作。次日仍用上方 1 剂 3 次分服，当晚又大便 1 次，臭秽。3 剂药后疼痛已除，压痛已止，肠鸣音恢复，已能进食，晚间可以安然入睡。后又以理气活血、和胃健脾法调理痊愈。并嘱其取大黄面做成小水丸，每次服 3g，保持大便通畅。

3. 疏肝利胆法治疗急性胆囊炎胁痛案

患者，男，70 岁，初诊时间 1991 年 11 月。

患者有胆囊炎病史，来诊时右胁下发作性剧烈疼痛 5 天，痛连肩背，目睛黄染，纳差，不欲饮食，恶心欲吐，脘腹胀满，肠鸣嗳气，身热，大便 2 日未行，小便短赤。

查体：一般情况尚好，巩膜黄染，心肺未见异常，肝区压痛，脾不大，腹膨隆，叩诊呈鼓音，右上腹压痛，下肢无浮肿。

辅助检查：B超示①胆囊炎；②胆道结石。

西医诊断：①胆囊炎；②胆道结石合并梗阻性黄疸。

中医诊断：①胁痛；②黄疸。

辨证：肝胆瘀滞，湿热内蕴。

立法：疏肝利胆，行瘀清热通下。

方药：柴胡10g、黄芩10g、茵陈30g、栀子10g、大黄5g（后下）、赤芍10g、木香10g、白茅根30g、金钱草30g、海金沙10g（布包）、甘草10g。

服药3剂后即感右胁部位疼痛大减，肩背掣痛已除，恶心未作，稍能进食，目睛黄染减轻。继服上方5剂，病情得以缓解，B超检查提示“慢性胆囊炎”。

4. 清热化湿、通痹消肿止痛治疗热痹案

患者，女，41岁，1967年8月初诊。

患者周身关节持续性疼痛3天，伴发热汗出。患者3天前突然发热，周身关节疼痛，状如猫咬，夜甚日轻，尤以膝、肘、腕关节局部灼热为重，关节周围可见多型红斑，汗出如洗，心悸不安，饮食不振，口渴多饮，精神萎靡，大便干结，小便黄少。

查体：一般情况差，痛苦病容，消瘦，活动受限，汗多，肘关节处可见潮红多型红斑，脉弦大而数，舌苔微黄少津。体温39.5℃。心电图提示：窦性心律，心率106次/分。两肺未闻及干湿性啰音，肝脾未扪及，腹软，下肢无浮肿。

辅助检查：抗溶血性链球菌素O 800IU/ml，血常规：血色素130g/dl（血红蛋白130g/L），红细胞4.3×10^{12}/L，白细胞11×10^{9}/L，中性粒细胞8.5×10^{9}/L。

西医诊断：急性风湿性关节炎。

中医诊断：热痹（历节风）。

辨证：属风寒湿三气杂至合而为痹，化热与湿熏蒸，致湿热伤及筋脉关节。

治法：清热化湿，疏风通络，消肿止痛。

方药：桂枝8g、白芍15g、生石膏45g（先煎）、知母10g、萆薢12g、木瓜10g、生甘草10g、赤芍10g、忍冬藤15g、秦艽10g、威灵仙10g、海风藤10g、络石藤10g、薏苡仁30g。

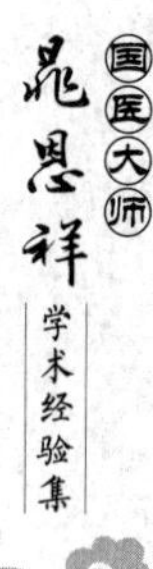

上方服用3剂后，热势渐退，关节红肿疼痛有所缓解，精神稍有好转。继服上方3剂，见汗出大减，红斑皮肤颜色见暗，脉弦，舌苔薄白。经上方调治半月诸症平复，继以疏风通络、清热凉血治疗，4周而愈。

5. 应用辛开苦降治疗胃脘痛案

患者，男，35岁，初诊时间1983年11月。

患者间断性胃脘疼痛半年，加重5天。患者半年来反复胃脘部疼痛，经常嗳气吞酸，现仍胃脘部疼痛较重，脘中痞满，伴肠鸣腹胀，不思饮食，时有恶心，进食不耐寒热，大便不爽，脉弦，舌苔薄白。

查体：一般情况好，心肺未见异常，肝脾不大，胃脘部有压痛，腹部无腹水，下肢无浮肿。胃镜检查提示：糜烂性胃炎，反流性胃炎。

西医诊断：①急性胃炎；②反流性胃炎。

中医诊断：胃脘痛。

辨证：寒热错杂，气滞不舒。

治法：辛开苦降，理气行滞。

方药：甘草10g、半夏10g、党参10g、黄芩10g、黄连10g、生姜3片、干姜8g、延胡索10g、木香10g、陈皮10g、厚朴10g、川楝子10g。

上方服用4剂后，疼痛大减，脘腹满胀已除，已无恶心，仍进食不多，继以上方继续调理10天而诸症平复。

6. 清热解毒利湿法治疗带状疱疹

患者，男，38岁，初诊时间1988年5月。

2天来右胸胁部出现红色小丘疹，灼痛难忍，且沿肋缘呈带状分布，夜寐不安，口苦口黏，小便短赤，大便稍干。

查体：一般情况好，心肺未见异常，肝脾未触及，脉弦稍数，舌苔白微腻。

西医诊断：右胸肋部带状疱疹。

中医诊断：缠腰火龙。

辨证：证属火毒内蕴，湿热郁阻。

治法：清热解毒利湿。

方药：龙胆草12g、栀子10g、柴胡10g、木通10g、泽泻10g、生地10g、车前子10g（包煎）、土茯苓15g、野菊花10g、白茅根30g、川柏10g、地肤子 10g。4 剂，水煎服。

另取金银花 15g、紫花地丁 15g、牛蒡子 15g、川连 12g。煎水湿敷，每日 2 次，每次湿敷 15 分钟。

用药 4 天后，疼痛减轻，丘疹颜色见暗，又继用两方 3 剂后诸症平复，灼热疼已除。

结语

本文着重介绍临床运用止痛诸法的经验体会，所述理气、散寒、温阳、通络、活血行瘀、疏风解毒、散寒化湿、清热解毒等法，均属常用治法，这些治法主要是根据中医理论和临床实践的结合，用以进行临床诸痛的治疗。"一法之中，百法备焉"，正说明了运用基本治法的灵活变化，由汗、吐、下、温、清、补、和、消八法演变出来，是"辨证求因、审因论治"的结果，也是中医治疗疾病的重要步骤，符合辨证论治的原则。

本文运用不同治法，列举了一些疼痛诸证的案例，只是用以举例说明治法的运用和变化，并非全部内容，恐属挂一漏万。文中用个案形式说明理法方药的运用过程，是从笔者临床实践的体会，对理法方药、辨证施治方面进行了总结探讨，并非专论。至于一些专病专方、单方、秘方，并未排除，而是需要不断努力，继续完善的内容。文中不当之处还请同道斧正。

（原文为晁恩祥教授手稿，有删改）

第三节　谈谈原发性肾小球疾病所致水肿的中医治疗

原发性肾小球疾病，包括原发性肾小球肾炎和原发性肾小球肾病（简称肾炎及肾病），是内科的常见病、多发病，而水肿又是肾炎及肾病中最为重要的症状之一。近些年来中医在治疗肾性水肿方面积累了不少经验。为了进一步探讨肾炎、肾病之水肿的治疗，现根据一些资料和个人临床体会，谈谈中医在治疗肾炎及肾病引起的水肿方面的有关问题。

一、中医学关于水肿的论述

（一）关于肾炎及肾病病名

在中医学中虽无此病名，但类似于肾炎、肾病的记载却在历代医籍中并不少见，尤其类似肾性水肿的论述更是丰富。《素问·脏气法时论》中就有“肾病者，腹大胫肿”之说。《灵枢·水胀》中载有：“水始起也，目窠上微肿，如新卧起之状，其颈脉动，时咳，阴股间寒，足胫肿，腹乃大，其水已成矣。以手按其肤，随手而起，如裹水之状，此其候也。”汉代张仲景在《金匮要略·水气病脉证并治》中亦有水气病的论述，提到了“风水”“皮水”“正水”“石水”，还谈到：“夫水病人，目下有卧蚕，面目鲜泽。”汉代华佗著《华氏中藏经·论水肿脉证生死候》中也有“青水者，其根起于肝，其状先从面肿，而渐行一身也”的记载，明代王肯堂在《证治准绳·水肿篇》中记载：“有一身之间，唯面与双脚浮肿，早则面甚，晚则脚甚。”从上述这些文献中，可以看出古代医家对于水肿和水肿初发部位及其变化的描述已经很丰富了。虽然不能说这些记载完全是属于肾性水肿，但可以说其中一部分水肿是属本病范畴的。

早在汉代，人们就对水肿与小便少的关系有了详细观察，如《金匮要略·水气病脉证并治》中言：“夫水病人，目下有卧蚕……病人腹大，小便不利，其脉沉绝者，有水。”元代朱丹溪在《脉因证治》卷三中提到：“有面色惨白，或肿或退，小便清利，或气化不及，小便时闭。”明代戴思恭在《秘传证治要诀及类方·肿》中也曾提到：“遍身肿……小便虽少，而不涩赤，此属阴水。”又有：“小便多少如常，有赤时，有不赤时，至晚则微赤，却无涩滞者，亦属阴也。”《圣济总录·水肿咳逆上气》中亦言：“治水肿盛满……小便涩赤如血者，泽漆汤方。”总之，人们不仅注意到水肿与尿量多少有关，而且也注意到水肿后尿的颜色改变在辨证诊断中的意义，并且还提到了水肿伴有尿少、尿赤时，当以治疗水肿为主。

（二）关于水肿的分类

中医学不仅在水肿的症候描述方面有着大量记载，而且在分类学方面也有比较丰富多彩而且系统的论述。早在《黄帝内经》中就有按症状分为“风水”“石水”“涌水”者。后来汉代张仲景在《金匮要略》中发展了《黄帝内经》有关水肿的分类，提出了有些至今还被人们所采用的“五水”分类，即《金匮要略·水气病脉证并治》中言：“病有风水、有皮水、有正水、有石水、有黄汗。风水，其脉自浮，外证骨节疼痛，恶风；皮水，其脉亦浮，外证胕肿，按之没指，不恶风，其腹如鼓，不渴，当发其汗；正水，其脉沉迟，外证自喘；石水，其脉自沉，外证腹满不喘；黄汗，其脉沉迟，身发热，胸满，四肢头面肿，久不愈，必致痈脓。”可以看出风水、皮水属表，似与急性肾炎和慢性肾炎急性发作相近；正水、石水又多见于肾病及慢性肾炎中的水肿；黄汗则似与黄疸有关。在《金匮要略·消渴小便淋病脉证并治》中还提到按五脏证候分类而分为心水、肝水、肺水、脾水、肾水等。例如“肾水者，其腹大，脐肿，腰痛，不得溺”。这些资料记载为后世人们认识水肿提供了宝贵的资料。

汉代华佗著《华氏中藏经》在论述水肿脉症中还把水肿分为青水、赤水、黄水、白水、黑水、玄水、风水、石水、里水、气水等，称为十水分类。如“青水者，其根理起于肝，其状先从面肿，而渐行一身”“玄水者，其根起于胆，其状先从头面起，肿而至足者是也”“风水者，其根起于胃，其状先从四肢起，腹满大，而通身肿也”，这种十水分类法，说明古人进一步注意了水肿与内脏的密切关系，即把水肿与五脏六腑相关联，并且观察认识到各类水肿出现的规律性，这些水肿尽管包括了一部分心源性水肿、肝性水肿以及其他类型的水肿，但也必定包括了肾性水肿。

隋代巢元方在《诸病源候论》中则以症状学进行分类，在其50卷，67门，1700余个病候中列举了水病诸候二十二论，其中包括了《黄帝内经》和《金匮要略》的风水、皮水、石水等，亦包括了《华氏中藏经》十水的内容，从症状学角度还分有“水通身肿候”“大腹水肿候”“身面卒洪肿候”“水肿咳逆上气候”“水肿从脚起候”等。虽然其中同样是包括了其他脏器病变引起的水肿，但也包括了一部分肾性水肿。

元代朱丹溪在《丹溪心法》中明确提出了水肿可分阴水、阳水两大类。如《丹溪心法·水肿三十八》中说：“若遍身肿，烦渴，小便赤涩，大便闭，此属阳水”；“若遍身肿，不烦渴，大便溏，小便多，不涩赤，此属阴水”。明

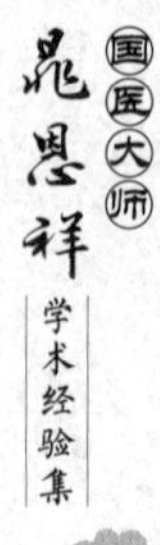

代张景岳在《景岳全书·肿胀篇》中说："凡欲辨水气之异者，在辨其阴阳耳，若病在气分，则阴证阳证皆有之；若病在水分，则多为阴证。"后来李士材对此也有补充。因而阴水、阳水分类方法至今仍然有人采用，对肾炎性水肿进行辨证，阳水者多为急性肾炎，阴水者多系慢性肾炎或肾病。

另外还有从外感与内伤角度来分析水肿的，如明代秦景明在《证因脉治》中就是将水肿分为外感及内伤。外感肿证，即分为风寒、寒湿、湿热、燥火及黄汗5种；而内伤肿证，则从脏腑而分为脾虚、脾热、肺虚、肺热，肝肾虚5种。可以看出，水肿从脏腑来看重点在于肺、脾、肾，以上这10种情况也可能会有一些是属肾性水肿的。

（三）关于水肿的治疗的有关记载

中医学文献中关于治疗水肿的大法和具体方药是相当丰富的，早在《素问·汤液醪醴论》中就有"去宛陈莝……开鬼门，洁净府"的记载，较早地提出了发汗、利尿、攻下治疗水肿的大法。汉代张仲景在《金匮要略》中具体地实现了《黄帝内经》治肿三法，设立了越婢汤、五苓散、十枣汤等方剂。有人说古方中不大注意补法，其实仲景早有了应用白术、附子、黄芪等药治水经验，而且还用枳实之类以理气利水，这些都为后世应用健脾、温肾、理气治疗水肿提供了经验。

后来历代医家在《黄帝内经》《伤寒论》《金匮要略》的基础上逐步发展，不断充实水肿辨治理论，有的重点以攻下泻水为主，有的则明确应用健脾利水、温阳利水以及补虚消水等，一些诸如济生肾气丸、实脾饮、五皮饮、导水茯苓汤等，都是人们至今喜用之方。《证治准绳》中还载有："先泻其水，后补其火，开鬼门泻在表在上之水也，洁净府泻在里在下之水也。水势既减，然后用缓药以补元气，使水火交，则用药之次第也。"说明了历代医家是十分重视辨证施治和标本缓急的，这些也都为后世提供了十分可贵的经验。

二、原发性肾小球疾病水肿的病因病机

体内水液潴留，泛滥肌肤，引起头面、眼睑、四肢、腹背、甚或全身浮肿者，谓之水肿，在《黄帝内经》中称为"水"，在《金匮要略》中称为"水

气”，水肿是西医学所说肾炎、肾病普遍存在的重要症状之一。虽然就其病因来说肾炎与免疫、炎症及肾脏的局部损伤有关，即一部分病例似与链球菌感染所引起的免疫反应有关，另一部分可能由病毒引起，但其病因仍然有待进一步加以研究。水肿的病机在西医学中也是很复杂的，概括来说似与血容量下降、低蛋白血症、醛固酮增高、抗利尿激素增高、肾小球基底膜病变程度、肾滤过功能、肾血流量以及电解质等因素有关。

中医学对原发性肾小球疾病之水肿的认识，亦不外乎外因和内因。从内因来看，总是正气不足，正如《素问·评热病论》所说的“邪之所凑，其气必虚”。诸如内伤七情，饮食劳倦，房欲过度，素体虚弱，造成脏腑气血阴阳失调，正气亏损，形成内虚的基础。《诸病源侯论·水肿病诸候》说：“水病者，由肾脾俱虚故也。”脾肾虚则水妄行，乃溢于皮肤而令身体肿满。从外因角度来看则不外“邪气侵袭”，诸如风、寒、湿邪及皮肤疮疡等而令身体肿满，引起肾炎浮肿。

原发性肾小球疾病引起水肿主要原因在于肺、脾、肾三脏以及三焦对水液代谢功能的失调。中医学认为人体水液代谢，主要在于上焦肺、中焦脾、下焦肾的气化功能正常，水液升降、宣散有序。由于肺主一身之气，外合皮毛，有通调水道，下输膀胱的作用，因风邪袭表，内合肺脏，使肺气失于宣降，不能通调水道以风遏水阻，溢于皮肤，面生水肿；而脾主运化水谷，输布精微，如脾虚或受邪，运化失常则脾虚不能制水，而水湿泛滥形成水肿；至于肾更为重要，因为肾主水液，有蒸化调节水液维持体内水液代谢的作用，肺之通调水道、脾运化水液全赖肾的气化作用，如果肾之阳气不足，肾气虚损，则主水不能，开合失节，亦会造成水湿泛滥，盈溢皮肤形成水肿。

综上所述，中医认为水肿多与外因或内因致使肺、脾、肾及三焦功能失调有关。正如《黄帝内经》中说“诸湿肿满皆属于脾”，“其本在肾，其末在肺……皆积水也”。《诸病源侯论》说：“病源水病者，由脾肾俱虚故也。肾虚不能宣通水气，脾虚又不能制水，故水气盈溢，渗液皮肤，流遍四肢，所以通身肿也。”又：“肺主于皮毛，肾主于水，肾虚则水妄行，流溢于皮肤，故令身体面目悉肿。”明代张景岳在《景岳全书·肿胀》中概括说：“凡水肿等证，乃肺脾肾三脏相干之病。盖水为至阴，故其本在肾；水化于气，故其标在肺；水唯畏土，故其制在脾。”以上均说明了水肿与肺、脾、肾三脏之关系是十分密切的。

三、原发性肾小球疾病所致水肿的治疗

（一）《黄帝内经》治肿三法的临床应用

《素问·汤液醪醴论》载有："平治于权衡，去宛陈莝……开鬼门，洁净府。"刘河间解释称："平治权衡者，察脉之浮沉也；去宛陈者，疏涤肠胃也；开鬼门，洁净府者，发汗利小便也。"明确提出了汗、利、下是治疗水肿的大法。

1. 去宛陈莝

本法可以说是攻下法之鼻祖，在《黄帝内经》是指攻下郁积聚结在肠胃中的积滞水液废物，后世也应用二丑、甘遂等药攻下胸腹之水液。另外还有人提出去宛陈莝除了有攻下水液以外，还有活血化瘀之意，认为去宛陈莝理论也是活血化瘀法的始祖。

1964 年治一男性住院患者，26 岁，工人，浮肿 1 年余，曾于某医院诊断为"慢性肾炎"，经用西药抗生素、利尿药、激素等药治疗不效。患者住院治疗期间浮肿，腰疼，四肢不温，腹胀腹大，纳差尿少，尿中蛋白（+++）。尿中有管型，红细胞少许，总胆固醇 380 毫克 %（9.82mmol/L），腹围 72cm，体重 128 市斤（64kg），脉弦滑有力，舌苔白腻，入院给以健脾温阳药物治疗月余，效果不显，尿少，尿量 200ml/d，浮肿加剧，腹胀较重，查尿中尿蛋白（+++）~（++++），红细胞 5~10 个，颗粒管型 2~4 个，腹水，下肢及背部浮肿按之凹陷，腹围 89cm。观其脉证，仍属脾虚水湿停聚，证情急重，故宗急则治其标，给以芦氏丸（二丑、姜、枣、红糖）取其去宛陈莝之意，攻下治疗。连续服药 3 天，患者服药后胃肠反应较重，呕吐、腹痛、腹泻、夜不能睡，每日夜大便行 10 余次，水样便，但患者坚持服药 3 日，停药后胃肠反应得解，同时腹水大减，腹围减至 66cm，体重下降 20 市斤（10kg），查尿变化不大。后继给以温阳健脾利水法，药以苍术、白术、茯苓、党参、泽泻、车前子、制附子、生黄芪等以巩固疗效，又调理 3 个月诸症减轻，浮肿未再复发，尿蛋白（±~+），颗粒管型消失，胆固醇降至 200 毫克 %（5.17mmol/L），住院 4 个月余，病情基本缓解出院。但尚需说明，此法伤正气，但于急危之

时仍不可废弃，须审证慎用为好，或攻补兼施用之。

近几年来山西省中医研究所（现陕西省中医药研究院）介绍运用活血化瘀，清热解毒法——益肾汤治疗肾炎经验之后，各地都在进一步研究活血化瘀对于治疗肾炎的意义。北京中医学院第一附属医院（东直门医院）更立“肾炎化瘀汤”（桃仁、红花、益母草、当归、川芎）治疗慢性肾炎收到效果，笔者在治疗肾炎浮肿时亦常在利水药中配伍以活血化瘀药而收到一定效果。可以说活血化瘀法治疗原发性肾小球疾病水肿具有一定疗效。并且有人提出活血化瘀方药能影响酚红的排泄率，表明其可能具有改善肾小管的排泄功能作用。

2. 开鬼门

鬼（同魄）者，系指汗孔，而开鬼门则属开发汗孔使发汗之法，主要适用于先有面部浮肿而后遍及全身，并以上半身肿为主的水肿。《金匮要略·水气病脉证并治》提到：“风气相搏……身体洪肿，汗出乃愈”。《丹溪心法·水肿》还根据《黄帝内经》《伤寒论》之理提到“腰以上肿宜发汗”“水气在表，可汗”，这些都是属发汗消肿祛邪之法，解表发汗消肿，有时又有辛凉、辛温之别，有时还与益气药合用，《金匮要略·水气病脉证并治》中提出：“风水，脉浮，身重汗出恶风者，防己黄芪汤主之。”诸如越婢汤、麻黄连翘赤小豆汤等均属此类。

笔者曾用麻黄连翘赤小豆汤加减治疗一小儿急性肾炎水肿。患儿 10 岁，女性，突然于感冒后发现颜面浮肿，查尿中蛋白（++），红细胞 5~10 个，予麻黄 5g、连翘 5g、桑白皮 5g、杏仁 5g、白茅根 10g、赤小豆 10g、生姜 5 片、大枣 5 枚。服药 5 剂后诸症消除，后未复发。

3. 洁净府

洁净府即是利小便，仲景提出“腰以下肿，当利小便”。利水治肿人尽皆知，自古传来仍属重要平妥之法。治疗中又分为温阳、健脾、理气以利水。如《丹溪心法·水肿三十八》中说：“水肿，因脾虚不能制水……宜补中、行湿、利小便。”利水之药如车前子、泽泻、茯苓、猪苓、薏苡仁、赤小豆等。而利水之方就更多了，诸如五苓散、五皮饮、茯苓导水汤等。

1978 年夏，笔者治一女性患者，47 岁，3 年前患肾炎，经住院治疗好转。1978 年 5 月因劳累复发，来门诊治疗，始见全身浮肿，晨起颜面肿甚，下午下肢肿势加重，纳差、腹胀，但未见腹水，伴乏力、头晕、尿浊，血压正常，查尿蛋白（+++），颗粒管型1~2个，酚红试验2小时排出60%，10mmol/L，余均正常，脉弦，舌苔白腻，证属脾虚水湿停聚，拟用健脾化湿利尿治之，药予党参、苍术、白术、茯苓、泽泻、车前子、冬瓜皮、白茅根、竹叶、陈皮，经服药15剂后，浮肿大减，尿蛋白（±），管型（-），饮食、二便正常，后又服用健脾益气之药，调理月余而基本缓解。

（二）宣肺、健脾、温肾治疗水肿

无论急慢性肾小球肾炎还是肾病之水肿的治疗，从肺、脾、肾来考虑都是非常重要的，根据临床表现进行辨证，选用宣肺、健脾、温肾来达到利水的目的。这也是属于治本的方法，即扶正以祛邪的办法。由于肾炎引起了水肿，中医认为其病位不外乎肺、脾、肾三脏，其病机乃因肺之通调水道功能失职，脾之健运功能受阻，肾之温化无权、开合不利所致，故当平治权衡，掌握时机，辨证治疗，仲景就曾提出“宣肺”“健脾”“温肾”之法，而后世也有人提出“养肺”“滋肾”“补脾”，称此三法为“万举万全之妙”。

1. 宣肺利水

所说宣肺利水亦属宣肺发表，使其水道通调，水湿得以从小便排出或从汗解，肿势得除，宣肺利水尤以急性肾炎最为常用，一些资料提示由于风邪袭肺，肺气闭塞，不能通调水道，影响膀胱气化失常而见小便不利，遍身水肿，此时常以越婢加术汤为主方加减。方中麻黄、石膏宣肺清热，甘草、姜、枣和中，白术健脾利水，可加白茅根解表利水，使肺气宣通，水湿下行，若见热证不重当去石膏，有表证者可再加羌活、防风，咳者可加桑白皮、杏仁，咽喉肿痛可加金银花、板蓝根等解毒药治之。须知宣肺利水与“开鬼门”有相近之处。

2. 健脾利水

健脾以利水，乃系因脾主运化水湿，由于中阳不足，气不化水，脾不运水，致使水湿泛滥，水肿按之凹而不起。笔者曾治一男性慢性肾炎，其表现为下肢水肿，伴脘腹胀满，纳呆便溏，神倦懒言，小便短少，舌质淡，苔白滑腻，脉缓，查尿蛋白（++~+++），管型少许，红细胞3~5个。分析其证属脾虚欠运，水湿停聚，拟用健脾理气利水为法，方用实脾饮加减。炒白术10g、大腹皮 10g、草果 10g、木香 6g、干姜 6g、厚朴 10g、茯苓 15g、车前子 10g、山药 10g、薏苡仁 30g，服药 10 剂后浮肿减轻，纳食好转，便溏得除，又服药 30 余剂诸症缓解，尿检结果基本恢复正常。

3. 温阳利水

此法早在仲景著作中即有应用，所说治水肿用附子、肉桂即为此法，真武汤则是代表方剂，对温阳利水后世更为重视，并有不少发挥。宋代严用和应用济生肾气丸即为其范例之一，它主要针对肾阳虚衰，水湿泛滥。1964 年治疗一张姓工人，肾病患者，其症见颜面及四肢水肿，面色白，恶寒怕冷，四肢不温，纳差便溏，小便短少，脉沉迟，舌质淡，白苔。查其尿蛋白（+++），红细胞 3~5 个，可见颗粒管型，尿量 400ml/d，酚红试验 65%，NPN 25 毫克%（8.93mmol/L），胆固醇 600 毫克%（15.52mmol/L），血压增高，辨证分析乃为阴水范围，是因肾气衰微，阳气不足，膀胱气化不利而水气内盛，应当温阳利水，而先给以真武汤加味（附子、白术、白芍、茯苓、生姜加泽泻、车前子、胡芦巴等）每日 1 剂，治疗 10 余日方见好转，而后给以济生肾气丸丸药治之。

又曾会诊一男性小儿肾病，曾用过激素、利尿剂、环磷酰胺等药治疗效果不显，患儿表现高度浮肿，按之凹陷，阴囊水肿，明亮，颜面白，纳少，四肢不温，尿少，尿量 300ml/d，脉滑，舌苔白腻。查尿蛋白（+++~++++），红细胞 3~5 个，管型 1~2 个，血压稍高，胆固醇 350 毫克%（9.05mmol/L）。给以温阳利水治之，方用桂枝、附子、泽泻、车前子、白茅根、白术、云苓、冬瓜皮、陈皮治之，三剂后尿多，肿减，阴囊水肿消退，继服上方 10 余剂，尿检尿蛋白（++）。后因其他原因未再继续治疗，5 年后因肺部感染引起肾功能衰竭死亡。

（三）原发性肾小球疾病低蛋白血症水肿的治疗

肾脏疾患，特别是慢性肾脏疾患，由于患者常因从尿中漏失大量蛋白，有的尿蛋白竟达每日 10~20g，这样必然使肾性水肿加重。中医学对此也十分重视。一般表现多以正气虚损，气血双亏为主，除了健脾利水、温阳利水而外，还应健脾益气调胃，气血双补或适当补充蛋白，以便“扶正以祛邪”，即所谓针对本虚补之。应用补脾、益气、养血、扶正培本。在急慢性肾炎恢复期也经常应用此法，从而可以达到巩固疗效或减少复发的目的。

1. 健脾益气

慢性肾炎或肾病，若尿蛋白漏失较多，而见有四肢浮肿，按之凹而不起，伴乏力，四肢困倦，纳呆，厌食，恶心欲吐，舌质淡有齿痕，舌苔薄白，脉沉迟，而见气虚、脾虚等证，故当以健脾益气、和胃调中，方用黄芪补中汤、补中益气汤、参苓白术散等。药可选用黄芪、人参、党参、白术、云苓、陈皮、半夏等。若伴有肾虚者，也可加入枸杞子、菟丝子、覆盆子、胡芦巴等药。有的还应用黄芪粥，均能收到一定扶正退肿效果。

2. 气血双补

慢性肾炎及肾病患者，由于久病迁延不愈，无论水肿轻重，都可能见到气血不足，正气虚衰之象。症见面色无华，四肢乏力，或见轻度贫血，尿检可见尿蛋白（++++），尿蛋白定量24小时有在7g以上者，重者可达10~20g。脉多细弱无力，舌质淡，少苔。此为气血两亏，因而当根据其证候用补气养血之法。方以大补元煎加味、归脾丸、参芪膏等方。

3. 内服补充蛋白食物

对于肾性低蛋白血症之水肿，除适当忌盐，调理脾胃外，如无氮质滞留，血浆蛋白低于1.5克%（15g/L）以下者，还可予以高蛋白饮食，有“药补不如食补之意”。饮食营养状态对于扶正利水，改善全身情况是有一定意义的。一些文献和老中医经验都证明了这是一个有益的方法，现择其述。

（1）鲜鲤鱼汤：中医历来有应用鲤鱼煎汤内服治水肿的经验，北京中医医院姚正平老医师主张应用0.5kg重鲜鲤鱼1尾，切段加生姜3片，不入盐及其他佐料，文火清煮1个小时后，煎汤至200ml，取汤饭前2次分服，对治疗浮肿有较好效果；另外也有用鲫鱼煎汤者；也有用赤小豆与鲤鱼熬粥治水肿等。

（2）小鸡煎汤：姚正平老医师还介绍过用当年0.75kg重小鸡1只，切成小块，加姜3片，不入盐及其他佐料，以文火煮8个小时后，去油、肉，取汤1500ml，于2天内每饭前分服，对于低蛋白血症水肿亦有一定效果。

（3）鲜羊奶内服：笔者曾治疗一农村男性肾病患者，经中药治疗病情有所好转，但仍有轻度浮肿，嘱其回乡后每天饮鲜羊乳1~2L，此患者回乡后养一奶羊，每日服羊乳2L，据1年后此患者言，经吃羊乳月余后，浮肿全消，精神好转，病已基本痊愈。

（4）羊骨头汤：曾见一同道治疗慢性肾炎，除服用中药外，并嘱患者每天食羊骨头汤，经月余，病情好转；另外还有用猪肚煎汤内服，治疗水肿的经验。

（5）紫河车粉：紫河车粉对于扶正培本，治疗水肿亦有效，对巩固疗效也有一定好处。

总之，对于低蛋白性水肿患者，补充一定的动物蛋白，对没有较明显氮质滞留，肾功能尚可之浮肿的确有一定效果，是可取可用之法。

（四）单方、验方治疗原发性肾小球疾病之水肿

笔者在治疗急、慢性肾炎、肾病过程中发现，散在于广大医务人员、群众手中或历代医著中关于治疗水肿的单方、验方也为数不少。这些可贵资料是不应予以忽视的。下面摘其部分述之。

（1）黄芪、白茅根同用或单用熬粥，长期服用，不仅能利水，而且对消除蛋白尿也有一定效果。有人在实验研究中用狗做实验，证明黄芪有使狗尿量增加 1 倍的作用；还通过白茅根对肾血流量及肾小球滤过率的测定实验，证明它有使肾功能改善的作用。

（2）抽葫芦 1 个不去籽，烧灰存性与红糖拌匀，分 9 包，每日服 3 次，每次 1 包。有利尿作用。

（3）岳美中老医师，多次介绍每日应用玉米须 100g，洗净煎水服用 3~6 个月，可以治疗小儿慢性肾炎性水肿，并提出玉米须甘平无毒，有利尿退肿强肾的作用，此法经济而有效。

（4）蟋蟀或蝼蛄、田螺以及用蟾蜍加砂仁焙干研面冲服，均有利尿消肿的作用，也都可以试用。

（5）还有人用鲜车前草煎服，或鲜车前草捣烂取汁加烧酒半杯空腹服；也有用赤小豆煮汤代茶饮者；以及灯心草、益母草都可用单方以求利尿消肿。

如上单方、验方还有许多，这里不再一一赘述。

结语

本文重点从原发性肾小球疾病，包括急、慢性肾炎、肾病水肿方面，论

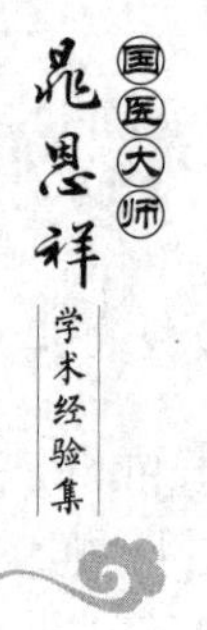

述了有关中医学对水肿分类、病因、病机以及治疗方面的材料。但限于笔者理论水平有限，临床经验不足，尚难能全面，仅仅是为了进一步探讨肾性水肿的治疗。谬误难免，不当之处尚须同道批评指正。

（原文为晁恩祥教授手稿，有删改）

第四节　论肝

藏象学说是中医学的重要组成部分和理论核心，它是古人通过长期生活实践、医疗实践以及对人体的详细观察基础上产生的，它在中医解剖、生理、病理、诊断、治疗、方药等方面都有重要的实用价值，尤其是在辨证施治方面更是意义重大，因而有必要进行再学习和进一步研讨。故本文即是在学习藏象学说的基础上，试从肝之病理、生理、临床治疗以及治法方面谈谈个人的心得体会。但由于水平所限，难免谬误，望求同志们批评指正。

一、中医学对肝的解剖、生理、病理的认识

（一）肝的解剖与肝之经脉循行

1. 肝的解剖

《难经·四十一难》中曾经指出："肝独有两叶。"又《难经·四十二难》说："肝重二斤四两（一说肝重四斤四两），左三叶右四叶，凡七叶。"隋唐杨上善注云："肝者，据大叶言之，则是两叶也，若据小叶言之，则多叶矣。"从古代部分医书来看，关于肝的解剖形态的描述，是由人体解剖而得的原始记载。关于肝之部位，元代滑伯仁在《十四经发挥》一书中指出："肝之为藏，其治在左，其藏在右胁右肾之前，并胃，着脊之第九椎。"明代李梴《医学入门·脏腑条分》中说："肝之系者，自膈下着右胁肋上，贯膈入肺中，与膈膜相连也。"从其脏器部位来看，是在右季肋部，这与《黄帝内经》所说之"肝左肺右"不能混为一谈，"肝左肺右"乃指肝、肺气之功能和生理性能而言，并非指解剖部位。以上是中医学对肝之解剖部位形态的粗糙观察，不过

也说明了中医学对肝之大体解剖的初步认识。

2. 肝之经脉循行

经络是人体阴阳、气血、津液运行的通道，它联系着人体的内脏器官、孔窍以及皮毛、筋肉、骨骼，经络系统反映着人体之生理功能、病理变化以及脏腑的相互关系。其十二经脉属于肝者为足厥阴肝经，它起于足大趾背面趾甲后，经过足背和内踝前侧，在小腿中部（踝上 8 寸处）交叉到足太阴脾经的后方，再沿股内侧上行，绕阴部，过小腹，经过胃的两旁，属肝络胆，上入膈膜，分布胁肋，并注入肺（交于手太阴肺经），再沿喉咙后面，向上进入鼻咽部，连接目系，由目系分成二支，一支向下环绕口唇，一支向上出于前额，与督脉会合于巅顶。

从肝经上述走行可知，接于足少阳胆经之后，由下向上与足太阴脾交叉，绕阴器，过少腹，络胆，布胁，穿胃，接肺，上绕口唇，系目系达巅顶，因而在一定程度上解释着人体肝之生理功能及病理变化。然而还必须指出，肝之经脉循行并不是孤立的，它不仅直接定义、交接联系于各经，而且与其他十一经脉相连构成一个循环无端贯穿内外的脏腑的整体。

（二）肝的生理功能

1. 肝脏的功能

（1）肝主疏泄：肝主疏泄系指肝具有疏通喜条达、柔和、舒畅、升发的生理功能，肝气的条达舒畅关系到升降之调达，气血之平和，它一定程度上反映了人体内脏的正常生理活动。中医学通过长期的医疗实践，观察到人的肝气舒畅条达与否可以直接影响到人的精神与气机，因而认为肝之功能与人之精神状态密切相关，肝气条达方能气血调畅，诸脏诸腑升降气机正常。

（2）肝藏血：肝为多血之脏，是含血最多的器官，肝能贮存血以调节血量，如《素问·五脏生成篇》说："故人卧血归于肝。"唐代王冰注云："肝藏血，心行之，人动则血运于诸经，人静则血归于肝藏。"说明了肝有随人之动静而改变血量的功能。肝藏血的功能，又关系到与血有关的各个方面，如视物、行走、握物均赖以血之供应，故肝也有"血海"之称，如清代唐容川说："肝属木，木气冲和调达，不致遏郁，则血脉得畅。"从"气行血则血行，气滞则血止"一说，也能看出肝气与血的关系。

（3）肝主筋，开窍于目：肝主筋，系指全身筋肉运动与肝有关。《素问·痿论》言："宗筋，主束骨而利机关。"又："肝主身之筋膜。"说明了关节、肌肉运动都不仅与肝有关，而且肝血充盈才能"淫气于筋"，使肢体筋脉得以濡养而维持正常活动。

所说肝开窍于目，不仅是说肝经过目系，而且目需肝血之营养，五脏六腑之精气无不通过血脉上注于目，《灵枢·脉度》说："肝气通于目，肝和则目能辨五色矣。"《素问·五脏生成篇》也说："肝受血而能视。"均说明肝开窍于目是一种生理功能，同时在病理和临床中也有其实际意义。

2. 肝与其他脏腑的关系

（1）肝与胆相表里：肝与胆相表里乃一脏一腑，一阴一阳，而且其经脉相接相合，即足厥阴肝经与足少阳胆经交接于足背大趾爪甲之后，又肝经脉，属肝络胆。《难经·四十二难》中说："胆在肝之短叶间……盛精汁三合。"说明胆附于肝下，从而共同起着疏泄分泌胆汁的生理作用，故前人有言："肝之余气溢入于胆，聚而成精汁。"

（2）肝与脾胃的关系：肝气调达可助脾胃之气的升降，使消化功能正常进行，肝与脾有着相互资生制约的关系，因而说肝气调畅，肝之疏泄可以直接影响脾胃的功能。由于肝藏血、脾统血，脾气又为血之生化之源，故脾胃之气也可以养肝，从而共同构成了消化水谷充养诸脏的功能，并与妇女月事有关。

（3）肝与心肺的关系：《素问·五脏生成篇》提出"肝藏血"。《素问·痿论》云："心主身之血脉。"说的是血液充盈则肝有所藏，心有所主，血液运行全身，阴血充足，则濡养肝体，制约肝阳，使之不致过亢；由于肝主疏泄，肝藏魂，心藏神，故二者同与精神思维情志有关；又肝脉上行之主肺，肝气升发，肺气肃降，也关系到人体气机升降运动。

（4）肝与肾的关系：肝藏血，肾藏精，同属下焦，二者关系十分密切，故有"肝肾同源"之说。这不仅由于肝之经脉有多处与肾之经脉交会联系，而且二者有相互资生的作用；又肝主疏泄，肾主闭藏，因而二者有相互资生依赖，相互协调的功能；又肝血充盛，可使血化精充肾，共同对女子月经、男子排精的生殖功能有着一定的作用。

（三）肝的病理及病证

肝之病理及病证表现主要是肝之生理功能、特性以及经脉循行异常，病因有七情六淫，脏腑相关诸方面的变化。大体可从肝之经脉循行、脏腑功能及相关脏腑异常变化、六淫七情方面加以叙说。

1. 肝之经络走行部位与病理病证表现

前已述及人体之经络遍及全身，无处不到，如环无端，联系脏腑体表，因而在病理、病证及辨证施治方面有着实际的意义，可以解释一些疾病的发生演变的机制，对肝来说也同样如此。如《素问·皮部论》中说："邪中之则腠理开，开则入客于络脉，留而不去，传入于经，留而不去，传入于腑，廪于肠胃。"说明了外邪可以通过经脉由表及里，从而影响到脏腑。

另外还可以经络受邪的角度来解释经脉循行部位出现的一些病证。如足厥阴肝经系由足大拇趾背面爪甲起，上行络阴器，穿小腹，经胃旁，属肝经络胆，布两胁，过膈穿肺，沿喉连目系，绕口唇，又一支上达巅顶。正是由于这条来源于实践的循行路线，反映了不同部位的病变属于不同的脏腑，如肝之经脉见有两肋胀满疼痛，恶心呕吐，腹痛疝气，遗尿尿闭，阴部抽痛及肿湿痒痛，巅顶疼痛，目疾以及妇女痛经、小腹胀痛等，即是由于病变涉及了肝经循行部位。当然，这一结论主要还是来源于中医临床实践的积累，并在长期医疗实践中得到证实。

2. 肝及与肝相关脏腑功能失调而产生病理变化及病症

（1）肝脏功能的异常变化：中医认为肝主疏泄，肝藏血，其华在爪，开窍于目，主筋，故可以由于这些性能改变而发生疾病。若肝主疏泄功能失调，气机不畅，则会出现情志不畅而有肝气抑郁见症，如胸胁胀满、郁闷不舒、多疑、多虑，也可致使月经不调；若肝气亢盛，则可见急躁易怒、失眠多梦善惊、目眩头昏、耳鸣耳聋等症；由于肝喜调达，如气机不畅又可因气与血相关而影响血的正常运行，"气行则血行，气滞则血滞"，故肝气郁结可以导致气不行血，从而肝血瘀滞，可见胸胁刺痛，月经不调，甚则血瘀经闭或见瘕积块；暴怒伤肝，肝气上逆而常见血随气逆，则头昏目眩、呕血吐血，妇女可见崩漏、经血量多。

从肝藏血角度来看，肝病而藏血功能失调，就会影响到人体五脏六腑的正常活动，而见有血液方面的病变，这不仅因肝气暴怒而见血证，而且也因肝血不足，常见两目昏花；血不养筋则筋肉拘挛，屈伸不利、麻木，以及月经量少、经闭。

由于肝“开窍于目，主筋脉，其华在爪”的生理功能，若出现肝阴不足，可见目涩夜盲、视物昏花；或见肝郁化火而有目赤、云翳、目红肿痛；若肝阴不足也可见有肝风内动，头昏目眩、眼斜目呆、抽搐之症；又有手足麻木、头摇震颤，乃肝阴不养筋脉之证；如邪热伤及肝阴也可以出现角弓反张、手足抽搐，即《素问·至真要大论》中“诸风掉眩，皆属于肝”的道理。肝血虚还可以出现爪甲薄软、软脆而弱或凹陷等，都是因肝之生理功能改变，出现病理状态的不同症状，故定病位于肝。

（2）肝与其他脏腑相关所引起的病理变化和病证：中医学认为人是一个整体，脏腑是相关的，互相依存，互相资生，互相制约，也是互相影响的，因而表现在疾病的病理变化方面也是一样。以肝为中心的病理和病证首先就表现在肝与脾胃。由于肝气横逆，肝气不舒而影响到脾、胃受纳运化和升降的功能，而可出现一系列胃肠及脾之消化不良的症状，如恶心、呕吐、胃脘疼痛、嗳气胀满、食欲不振以及肠鸣腹泻、水湿不化等症；又如肝与胆相表里，若肝失疏泄，则会影响到胆汁的分泌与排泄，从而出现胁肋胀痛、腹胀、食少、口苦、呕吐黄水或见黄液。另外肝与三焦的关系也可以从肝的疏泄功能失调来解释，肝气不调，气机不畅，可使三焦道调水道的作用受到影响，从而使水液代谢障碍出现水肿或腹水。由于肝藏血，心主血，肝与心也有密切的关系。临床常因心血不足导致肝血亏虚，而见心慌、心悸、而色不华、头晕失眠、惊悸多梦，可因心阴不足而肝旺，见有心烦易怒、失眠急躁等症。肝与肺有经脉联系以及资生制约的关系，故临床可见因肝气郁结导致肝郁化火，灼伤肺阴，形成肝火灼肺之咳嗽、喘急、咯血、咳痰以及胸胁胀痛等症，还可以由于肺失肃降而致肝气升发太过，见咳嗽胸胁疼痛、胀满。从肝肾关系来看，常常因肝肾同源及肝肾相互依赖及滋养关系的破坏而出现肝肾阴虚，肾阴不足，从而致使肝阳妄动，而出现一系列的头晕目眩、耳鸣、半身麻木或不遂等症状。从以上可以看出，由于肝与他脏有着一定的关系，这种关系的破坏所发生的病理变化和病证表现，对于临床辨治有着实际的意义。

（3）六淫、七情对肝的影响：从病因学方面来看，中医认为六淫与七情是致病的主要因素，并从整体上分析了造成人之正常生理功能破坏，导致脏腑阴阳失调的道理。《黄帝内经》曾反复强调正邪的关系，谈到六淫与七情都是致病的因素，为辨证求因、审因论治打下了基础。下边谈谈六淫与七情对肝的影响及病理、病证。

六气指自然界之风、寒、暑、湿、燥、火，而伤人者为六淫。外有六淫，脏腑功能失调也可以出现内风、内湿、内火、内寒、内燥等。但下边仅就与肝关系密切之风、湿、寒、火等方面加以叙述。《黄帝内经》中有“风者，百病之始也”及“诸风掉眩，皆属于肝”的记载，因而可知风与肝的关系十分密切，我们在临床见到的眩晕、震颤、抽搐、角弓反张、颈项强直、瘙痒等症都属风证，同时又与肝的功能失调有关，在分析病理之时都可以以类相从。寒者可以引起气血的凝滞，“寒则气收”则可使筋脉拘急不伸，临床常见与肝有关之肝寒可见于疝气、囊缩、小腹疼痛、睾丸抽痛等；火热与肝的关系更为密切，如临床常见到头晕、头痛、目眩、口苦、耳鸣、目红肿痒痛，均可以从肝火来考虑；又如表现于外阴部湿烂痒、白带异常、小便灼热或小便不利，则常从肝经湿热、寒湿来考虑，由此也可以看出肝与湿的关系。

七情系指怒、喜、忧、思、悲、恐、惊，一般正常的情绪属人对客观事物的反应，但若情绪长期存在，或突然的精神刺激，也可以影响到人的正常生理活动，从而引起脏腑阴阳气血的失调，产生疾病。七情在肝其志为怒，但又以太过而见“怒则气上”“怒则伤肝”，同时还有“肝气虚则恐，实则怒”之说，都说明怒之太过不及可以导致肝的功能失调出现两胁胀痛不舒、胸闷、精神抑郁、烦躁易怒、嗳气太息、咽中梗塞，妇女则可见月经不调，乳房结块或胀痛。若怒则气上，可见呕血、吐血，肝怒伤脾可以见到脘胁胀痛、不欲饮食、恶心呕吐、便溏腹泻等肝脾不和、肝脾不调之证。

二、与肝有关之疾患的临床治疗体会

中医所说之肝病因生理复杂，而且病理亦头绪纷繁，疾病表现较多，故有“肝为五脏之贼”“肝病如邪”之说，均说明了肝病涉及范围极广，内容较多，变化较大，为了提高对肝的认识及对肝病的治疗水平，现仅将个人在学习藏象之时关于治疗肝病的心得和体会总结如下。

（一）从肝入手治疗眼疾

1. 急性结膜炎

常见目红肿羞明，流泪痒痛，尿赤，脉弦数。多属风热外受，又因肝开窍于目，肝火上乘，故病在肝，属风热为患。常以清肝火散风热之剂，方如菊花、薄荷、荆芥、防风、栀子、黄芩、龙胆草、蝉蜕、芦根，水煎服。

2. 角膜炎及角膜溃疡

症见患眼充血、红赤，或见溃疡斑，流泪、怕光、刺痛，视物模糊，有时伴大便秘结或目干而涩，此多属肝火风热而致。但亦有阴虚火旺的患者，故常以清肝泻火散风之剂，或滋阴清热明目，多以防风、柴胡、黄芩、龙胆草、黄连、栀子、金银花、赤芍、生大黄组方；若无便秘，属肝肾阴虚者，去大黄、龙胆草而伍入石斛、生地、麦冬、沙蒺藜、谷精草、密蒙花组方。

3. 暴盲

女性，成人，打字员。患者因母突然故去，情志不畅而双目不能视物，两眼突然失明，仅有光感，1 米之外五指难分，伴头昏目涩，情绪紧张，烦躁，饮食二便正常，月经正常。曾经西医诊治 2 个月未愈，查眼底未见异常，诊断为“癔病性暴盲”，后来我院住院治疗。查舌质淡红，少薄白苔，脉弦细稍数。辨证其病在肝，肝郁不舒，肝血失养，致使不能运精于目，证属肝郁不舒，肝肾两亏。故拟以疏肝解郁、滋肾明目。方先拟蔓荆子、谷精草、密蒙花、草决明、菊花、沙蒺藜、赤芍、柴胡、女贞子、桑椹、枸杞子。治疗月余，视力逐渐恢复至双眼 0.4，后拟用杞菊地黄丸又调理月半，视力恢复到双眼 0.6，出院恢复工作，改工作为会计。2 年后见其人，言视力仍为双眼 0.6，未见变化。

4. 夜盲症

主要见症是入暮之时或于黑暗处即视物不清或不见，至天明或光线充盈处则恢复，有时伴有面色无华，舌质淡，脉数。为肝血不足，精气难以上承所致。故拟以养肝明目，常以明目地黄丸配合羊肝丸治之，或嘱患者多吃羊肝。

5. 目痒

主要是患者自觉两目瘙痒无度，视力及外观无一异常，仅痒如虫行而不可忍。此乃肝血虚损，血虚生风之故，因而治疗多以滋肝养血祛风。常以四物汤加入何首乌、鸡血藤及荆芥、防风、菊花治之。

6. 电光性眼炎

常于临床治疗电光性眼炎，症见电光刺激后随之见沙涩刺痛、羞明、流泪或重者两目难睁，流泪灼热而痛。此乃火邪之患，在目属肝火之状，故用疏风解毒清肝火之剂，方以金银花、连翘、牛蒡子、荆芥穗、芦根、菊花、栀子、黄芩、生甘草。外用黄连素（小檗碱）眼药水滴服，或黄连煎水外洗。

7. 中心性视网膜炎

症见自觉昏朦视物不清，视物有黑点，视力减退，伴有睡眠不佳，耳鸣，腰膝无力，脉沉弱。此多属肝肾阴亏，故常以滋补肝肾明目之法治之。方以密蒙花、草决明、木贼、生石决明、生地、菊花、石斛、五味子、白芍、磁石、女贞子、枸杞子治之。或配以杞菊地黄丸。

目为五官之一，与脏腑相连通，五脏六腑之精气皆上注于目。肝开窍于目，目赖于肝血的滋养，肝之经脉连目系。因而说肝与目之关系极为密切。五轮中风轮属肝，又火邪、风邪均可引起目疾，如肝火、肝风，肝经风热、肝经实火均可导致目疾之实证；同时又因肝阴、肝血不足而可导致眼病的虚证。从《诸病源候论》一书中可见，目疾亦多以肝旺、肝火以及肝肾两亏，五脏六腑精华不足和风邪外受而致为多，故个人体会，无论内眼或外眼疾患，从肝及肝肾、风热、风火治疗确实有疗效。

（二）从肝入手治疗妇科疾患

1. 慢性盆腔炎

若见有少腹冷痛，月经量少，周期后延，带下色如涕，舌苔白脉沉冷者，常根据少腹为肝之经脉循行部位，以疏肝温经散寒之剂。方以吴茱萸、小茴香、炮姜、乌药、桂枝、青皮、川楝子、当归、炒白芍、党参等，水煎服。或用艾附暖宫丸。

2. 月经不调

肝气不舒，情志不遂，可以引起月经失调，赶前错后，量少不畅，色黑有块，伴少腹下坠而胀，胁肋疼痛，烦急，乳房经前胀痛，脉弦或沉弦。故当从肝治，用疏肝为主，辅以活血调经。常以当归、赤芍、白芍、川芎、益母草、木香、延胡索、乌药、香附、柴胡、陈皮，水煎服。

3. 痛经

女性，31岁，已婚，干部。经行延期，月经量少不畅，且有瘀血块，小腹下坠而痛，腹满胀疼，乳房亦感胀痛，两胁不适，性急烦，每行经之时痛不可忍，影响工作，脉弦。视其症乃属肝气郁结，气滞不畅，气不能运血畅行，故责之在肝。治以疏肝理气活血之剂。方以柴胡、香附、苏叶、乌药、青皮、白芍、木香、川楝子、川芎、益母草、泽兰等。水煎服3剂。服1剂后，经行转畅，疼痛得减，继服之则诸症基本缓解，后又予益母草膏及逍遥丸口服调理，并于下次月经时又服上药3剂后，诸症未起。笔者治疗痛经每于经行之初以通经、理肝为主，平时则以丸药调理。

4. 崩漏

女，28岁，已婚，工人。月经后期而至，来潮量多如崩如注，色鲜红夹块，难能行动，伴胁肋不适胀痛。患者诉1年前行经之际因动怒吵闹致使月经突然暴注，经行10余日方止，后每于行经即量多不止，均待10余日方得减，并曾经西医检查诊为"子宫功能性出血"，多次治疗并刮宫2次，仍未愈，后来中医门诊治疗。视其面色白，形瘦，少腹及胁肋疼痛，行经前乳房胀疼感，性烦急，脉弦细。证属郁怒伤肝，肝失所藏，伤及冲任二脉，致使血虚气郁。故拟柔肝养血之剂。患者正值经期，故给以炒白芍、当归、阿胶（烊化）、炒艾叶、熟地黄、川芎、柴胡、陈皮、香附、枸杞子、川楝子、三七面（冲服）。水煎2剂。服后血量减，后继服3剂血止诸症得除，继给以八珍益母丸调理，并下月再行经之时又服上方4剂，血量大减，月经6日而停。第3个月又嘱其行经再服4剂，3剂诸症均除，精神好转，面色红润，体力增强恢，恢复工作。半年后体重增加10kg。

5. 更年期综合征

妇女年至七七，月经将尽欲止，常出现此症。症见烦躁易怒或忧郁，头晕目眩，阵阵发作，自汗出，五心烦热，心悸失眠，脉弦。此当属肾虚肝旺，阴阳失调之象。故常给以滋肾平肝治之而收效。方由山萸肉、女贞子、菟丝子、覆盆子、生地、生白芍、生黄芪、枸杞子、生龙牡、珍珠母、浮小麦组成。阴虚有热者加知母、黄柏。

6. 产后乳少

产后最忌郁怒，若怒则伤肝，每每引起乳汁顿少，伴有乳胀而痛，胸闷胁胀，烦急，脉弦。此乃因肝气郁怒不舒而致乳汁缺少，必当以疏肝解郁为主，并佐以通乳之品而生效。常以柴胡、陈皮、香附、白芍、木香疏肝解郁，又以王不留行、橘络、丝瓜络、皂角刺、穿山甲、通草、山楂通乳。

7. 子痫

妊娠期产前或产时、产后发生子痫，头晕目眩，胁痛，恶心而吐，全身抽搐颤抖，甚则昏迷。血压增高，病情危重，此证系肝风内动、肝阳上亢之故。虽有因肾阴不足、阴血亏损而致肝阳上逆者，亦有因肝气郁滞化热而致肝阳亢盛者。因而治疗也必当从肝入手，针对肝风给以滋阴潜阳或平肝潜阳剂，常以羚羊角粉（冲服）、菊花、天麻、钩藤、僵蚕、石菖蒲、远志、麦冬、生白芍、生石决明、生龙骨、生牡蛎组成。昏迷者可用安宫牛黄丸开窍醒脑。如若伴水肿、纳差、胸闷，可伍以健脾利尿之药，如茯苓、五加皮、泽泻等。

从以上妇科疾患来看，可以看出由于肝藏血，肝喜调达疏畅、主筋，故动风与肝有关，肝之经脉走行与妇科疾患有关。因而妇科疾患常与气血、脾肾、冲任有关，但与肝之关系则更为密切，因而在治疗某些妇科疾患时应用疏肝、调肝、柔肝、养肝、清肝、镇肝、息风，并与理气、活血、通经、养血、滋肾、健脾等治法配合，共同构成治疗妇产科疾病的重要内容。

（三）从肝属风、肝主筋谈风证的治疗

1. 皮肤瘙痒症

皮肤瘙痒、干燥、夜间痒甚，皮肤如虫行，可见搔痕，划痕试验可呈阳性，脉细弱。此乃血虚生风之象，故根据肝与风的关系以及有因血虚生风者，而当依“治风先治血，血行风自灭”之理，予养血散风之法，用当归、白芍、生地、熟地、鸡血藤、何首乌、丹参、白蒺藜、防风、蝉蜕、僵蚕、蛇蜕等。

2. 梅尼埃病

女性患者，干部。症见经常反复发作头部眩晕，视物旋转，不敢睁目，眼前发黑如荡秋千，同时左耳鸣耳聋。伴有恶心呕吐，口苦，便干尿赤，脉弦稍数。血压正常，每次发作 10 余天方能好转，影响工作。诊断为耳源性眩

晕，曾经西医治疗，病情未能稳定，仍反复发作，改用中医治疗。视其见症乃属肝阳上亢，肝火为患。故拟以平肝清火，潜阳息风之法，方以钩藤、菊花、生龙牡、珍珠母、生白芍、磁石、代赭石、牛膝、黄芩、龙胆草、泽泻组成。水煎服4剂，诸症消退，又服3剂而愈，2年未见复发。

3. 高血压眩晕

病见头晕而痛，面红目赤，口苦而燥，心中烦乱，便秘尿赤，舌苔黄而燥，脉弦有力或弦数。病已日久，血压常为170~210/100~120mmHg。证属肝火亢盛上冲。故拟平肝泻火之法，常以龙胆草、黄芩、栀子、木通、钩藤、菊花、天麻、地龙、白芍、珍珠母、生龙骨、生牡蛎息风清热潜阳。若属肝肾阴亏，则常去栀子、龙胆草、黄芩、木通清肝之品，而伍以山萸肉、枸杞子、龟甲、沙蒺藜、黑芝麻等治之。

4. 低血压眩晕

治一男性，成人，干部。症见头晕目眩数月，伴有耳鸣心悸，失眠多梦，腰膝无力，倦怠不能工作，食少纳呆，查血压86/50mmHg，舌少苔，脉沉细无力。视其症乃属肝肾两亏，气血不足之象。故给以滋补肝肾，佐以益气升阳之法。方以黄芪、党参、升麻、柴胡、枸杞子、仙茅、旱莲草、女贞子、黑芝麻、山萸肉、白芍、生地、熟地黄。水煎服。服药6剂后，眩晕大减，精神好转，又服3剂后，给以杞菊地黄丸、补中益气丸早晚分服1丸调理，血压升至正常（110/70mmHg），饮食体重增加，头晕耳鸣未作，恢复工作半年未见复发。

5. 神经性头摇

1969年下乡治一男性，为供销社售货员。主要表现为头部不自主地摇动，或左右间断摇摆，每分钟可动摇7~10次，整日不断，病已5年，诊断不清，多治未效。饮食精神正常，尚能坚持工作。根据《素问·至真要大论》“诸风掉眩，皆属于肝”之理，故视动摆为肝风之象。拟以平肝潜阳息风之法治疗。方用杭白芍、僵蚕、蝉蜕、蜈蚣、全蝎、钩藤、菊花、生龙牡、生石决明、紫贝齿，水煎服。服药20余剂，并配合针刺大椎、合谷、风池、风府等穴，收到一定效果。治疗后每分钟头摇1~2次，有时10余分钟动摇1次。

6. 面神经麻痹

系指突然口眼㖞斜，患侧面部麻木感，口角流涎，脉弦或浮。此乃风邪外受，中及经络而致，故祛风通络为法。曾治一面神经麻痹患者，突然口眼向左㖞斜，自觉右面部不适麻木感。应用白附子、僵蚕、全蝎、地龙，丝瓜络、白芍。服药10余剂，加针刺合谷、颊车、地仓等穴半月愈。

7. 脑血管意外

男性，老年，农民。此患者平常头晕目眩伴头痛，两腿软而无力，常伴有右侧肢体麻木感。血压不高，晚上于室内突然口眼㖞斜，舌强语謇，口角流涎，左半身麻木不遂，轻度昏迷，舌质红，苔稍腻，脉弦数。诊为中风，西医印象为脑血栓形成、脑血管意外。辨证其病在于年老肝肾不足，而致肝阳亢盛，阴阳失调，肝风内动而成。治以滋补肝肾，镇肝息风。拟用《医学衷中参西录》镇肝熄风汤加减。方用怀牛膝、生白芍、生赭石、生龙骨、生牡蛎、珍珠母、生龟甲、菊花、钩藤、石菖蒲、女贞子、竹沥、黄芩。水煎服。另服牛黄清心丸2丸，晚、早各服1丸。针刺人中、合谷、曲池、足三里、丰隆、地仓穴。次日上午神志恢复，余证尚存，继服上方，并配合针刺及少量西药。10余日后症状减轻，但左侧似口角流涎、㖞斜，患肢不能步履、握物，语言不利，饮食二便正常。改用补阳还五汤及西药、针灸同治3个月，能以持杖行走外出活动，口眼㖞斜恢复正常。

8. 热病动风

温热病常因肝经热盛而致头晕胀痛，手足躁扰，瘛疭、狂乱痉厥，角弓反张，舌苔红而少津，脉弦数者。是为热极生风，肝风内动之象。故当以凉肝息风治之，方以羚羊角、钩藤、菊花、芍药、黄芩、丹皮、生石膏、知母、黄连等。若属于湿热病后期热伤阴津者，也可以造成虚风内动，也是由于因热而致真阴亏乏，不能养肝而见动风。此应以肝肾同治，给以滋阴养血，平肝息风。可用大定风珠加减，以生白芍、阿胶、生龟甲、干地黄、麻仁、五味子、生牡蛎、麦芽、炙甘草、鸡子黄、生鳖甲等组方治之。二者前为清热凉肝息风，后者为滋养肝肾以息风。

以上述及了部分疾病都是从肝与风的关系、肝主筋脉等入手治疗的。涉及的诸如眩晕、瘙痒、动摇、抽搐、中风不遂等病证，其病机大体不外受风邪、血虚生风、肝肾阴亏、肝阳亢盛、肝火热盛生风等，而以祛风、养血、育阴、平肝、潜阳、息风等方法结合运用治之。可以看出从肝入手治疗某些风证确有其实际意义。

（四）从肝之经脉走行考虑治疗某些疾病

1. 神经性头痛

头痛痛于巅顶且伴干呕吐涎沫，痛甚则四肢厥冷，脉弦紧。此即寒邪侵犯厥阴肝经，上攻于头。故常以温散厥阴寒邪治疗，以吴茱萸汤去人参、大枣，加半夏、藁本、川芎、蔓荆子组方。寒盛四肢不温，尚可加入炙附子治之。

2. 带状疱疹

本病中医称经腰大丹、火串疮等。临床治疗一例男性壮年患者，突然发现右侧胸胁间出现点片状疮疹，疹红而疼痛甚，如水烫火烧，沿肋骨排列成带，同时伴口苦，便干，溲赤，脉弦而数，此即肝经风火毒热为患。因肝之经脉布两胁，故拟从肝经实火治之。方用龙胆泻肝汤加减，药用黄芩、栀子、柴胡、木通、黄柏、紫花地丁、野菊花、大青叶、紫河车、龙胆草、生大黄（后入），水煎服。另用雄黄调膏外涂，用药一天半后，诸症大减，服药4剂，4天得愈。

3. 寒疝

治疗一男性青年患者，突然小腹疼痛，痛引睾丸挛急，自觉阴部寒凉，四肢冷感。平素喜暖畏寒，脉弦而沉，舌苔属白。此乃阴寒内盛。又肝之经脉络阴器，故属厥阴肝寒为患。治以暖肝散寒，方以暖肝煎加减。用肉桂面、小茴香、乌药、沉香面、吴茱萸、附子、川楝子、橘核、青皮、丝瓜络，水煎服，4剂而愈，未见复发。

4. 阴部湿疹

治一急性阴部湿疹患者，见阴部红肿、糜烂、渗液，痒甚难忍，痛苦至极，难以入眠。且可见搔痕，伴烦急，口苦，溲赤，舌苔黄腻，脉弦滑而数。证属湿热为患，因肝脉络阴器，故以解毒清肝经湿热，佐以祛风止痒为法治之。方以黄柏、龙胆草、苦参、土茯苓、金银花、防风、荆芥、地肤子、蛇床子、蝉蜕、粳米，水煎服，服药5剂，红肿、渗液及瘙痒均见大减，又经祛湿止痒调理，10余剂而愈。

5. 外阴瘙痒糜烂

临床治疗妇女外阴瘙痒糜烂，时有搔破流脂水或结痂，痒痛，亦常以湿热毒邪为患，而以清利肝经湿热之剂，并辅以黄柏、蛇床子、地肤子、苦参，煎水外洗治之。

以上几种病症，主要是从肝之经脉走行来考虑治疗的。由于肝之经脉络阴器过少腹，络布两胁，上达巅顶，邪气有寒、湿、火、热之别，故治以散肝、温肝、清肝、利肝经湿热等方法治疗，用之得当，收效是显著的。当然前文也提到过一些妇科病、目疾，也因是肝之经脉所行，故治疗也从肝进行考虑。

（五）肝及相关脏腑疾病的治疗

1. 外感

临床常以和解少阳之小柴胡汤治疗外感。小柴胡汤是治疗伤寒邪入少阳而见少阳证者，即有往来寒热，心烦喜呕，不欲饮食，胸胁满胀，头晕目眩，脉弦，舌苔薄白者。曾多用小柴胡汤治疗邪入半表半里，又兼气机郁滞者，效果显著。

2. 急性肾盂肾炎

临床治疗急性肾盂肾炎，症见膀胱刺激症状，有尿频、尿急、尿痛，尿中白细胞增多，伴发热及头晕、恶心、寒热往来，每以小柴胡汤和解少阳，并加入清利肝胆湿热之剂治疗，收到显著效果。常以柴胡、黄芩、半夏、党参、生姜、白茅根、龙胆草、黄柏、竹叶、滑石、木通、甘草梢等组成。

3. 胃炎及胃溃疡

胃炎及胃溃疡从调和肝胃、理气行滞入手，往往能收到一定的效果。但当见肝郁气滞，胃气不和者，也需注意防止温燥太过和胃阴受伤。如曾治一西医诊断为“胃炎”患者，症见胃脘疼痛，胀闷不舒，食后为甚，嗳气恶心，食少纳呆，两胁亦感胀闷，并每遇情志不遂而诸症加重，脉沉弦。此即病在肝胃，属气滞不畅，失于调达，故拟用舒肝调胃理气和中之法。方拟木香、延胡索、川楝子、香橼皮、枳壳、白芍、青皮、陈皮、石斛、砂仁、焦三仙、半夏，水煎服，药 3 剂。服后诸症减轻，唯饮食仍少，故以继服 5 剂，而诸病得除。

4. 腹泻

曾治疗一女性患者，腹泻，泻前腹部阵阵绞痛，便痛减，常以情志不遂郁怒烦急而加重，泻 3~5 次，伴食少纳呆、乏力。故先拟健脾止泻之剂，方用四君子汤加薏苡仁、白扁豆、山药，泻减但痛未见止，故考虑此患不仅脾虚且有肝脏气滞之象，是属肝脏伐脾，故改拟理脾疏肝之剂，应用痛泻要方加味，方用防风、白术、白芍、青皮、陈皮、木香、炒生山楂、柴胡、焦槟榔等药，服药数剂后，泻止痛减，食纳转佳。

5. 肝郁气滞型肝炎

治疗无黄疸型肝炎，见胁肋胀而窜痛不舒，胸闷，脘腹胀满，易急易怒，纳食不香，恶心嗳气，且喜长息为快。肝大、肝功异常，脉弦。此乃肝气郁结，气滞不畅。胁肋痛者，是因肝经布于两胁。故综观诸症以疏肝理气行滞之法，并常佐以活血药物治之。方以柴胡疏肝散加味，柴胡、枳壳、白芍、香附、陈皮、川楝子、延胡索、丹参、木香、佛手、丹皮。但亦当注意理气香燥药治疗气滞诸病后，再以一贯煎加减调理治疗。

6. 急性黄疸型肝炎

此病多发病急，伴发热发黄，巩膜及遍身黄染明亮，如橘黄色。可见恶心呕吐乏力，两胁不适，烦热口干而苦，胁疼腹胀，大便干或见色灰白或溏，小便黄赤。肝大、转氨酶升高，脉弦滑，苔黄腻。此乃“肝之精气，溢之于胆”，湿热熏蒸肝胆，影响了肝胆之正常疏泄。治疗亦当清利肝胆湿热为法，方用茵陈蒿汤，佐以解毒药。药用茵陈、生栀子、生大黄（后入）、板蓝根、金银花、蒲公英、龙胆草。

7. 慢性喘息型气管炎的治疗

临床常见有慢性气管炎患者，症见气逆咳嗽，时有黄痰，咯痰不畅，咳引胸胁疼痛，咽干口燥，面红脉弦数等症，此乃肝火犯肺，肝火灼伤肺津之象。以清肝泻肺治之。治当以平肝清肺润燥之剂，方用清肺化痰汤加减。药用黄芩、山栀子、桔梗、麦冬、桑白皮、知母、贝母、瓜蒌皮、橘红、黛蛤散、海浮石、寒水石等。

8. 神经衰弱性失眠

临床曾治一失眠女性患者，医务人员。其人症见心中烦乱不宁，失眠易惊，常年以安眠药维持睡眠，伴抑郁不畅，食少，恶心，心悸，胸闷，舌苔稍腻，脉弦。首先拟以养心镇静之剂不效，后分析恐为肝胆不宁，痰火上扰为患。宗他人之法应用温胆汤治疗失眠经验而拟以温胆汤加味，佐以清肝镇惊之药。方用陈皮、半夏、竹茹、茯苓、橘红、石菖蒲、远志、柴胡、生龙牡，水煎服。治疗周余而收到效果，诸症缓解，睡眠好转。

前文已言，人是一个整体，脏腑是相关的，而且互相依存、资生、制约。因而在临床上与肝及其相关脏腑有关的疾病也是不少的，除了上述几例以外，肝与肾同源，在治疗一些病症，如眩晕时用滋补肝肾的治法。由此可以看出，中医在治疗与肝有关的疾患时，要考虑其他的脏腑；治疗某些其他疾病之时，也要考虑到肝的功能是否失调。

三、肝相关疾患常用治法与方药

中医对于疾病的治法及方药选择主要根据辨证，而辨证又是通过四诊对患者症状及体征运用中医之理分析的概括。对于肝病来说也同样如此，肝病的治法也是根据肝病的病理变化分析归纳而提出的，方在法中，药也依附于法与方之下。现归纳治肝常用方法，从肝的疏理法、滋养法、散寒祛风法、清利和解法、潜镇息风法 5 个方面加以论述如下。

（一）肝的疏理法

本法主要是根据肝喜条达疏散之理，应用疏通、理气、调和的作用的方法治疗肝病，包括疏肝理气、抑肝健脾、理气活血、疏肝调经。

1. 疏肝理气

本法主要适用于肝气不舒，肝气郁结，气滞不畅而见有胸胁胀痛，胸闷不舒，精神郁闷，善太息，不欲饮食，脉弦者。

（1）常用药物：当归、芍药、柴胡、郁金、川楝子、香附、枳壳、佛手等。

（2）常用方剂：柴胡疏肝散。

2. 抑肝健脾

主要适用肝气亢盛影响到脾胃之功能，出现肝脾不和，见腹泻，泻兼腹痛，胀满，食少，脉弦等症。

（1）常用药：枳壳、芍药、青皮、陈皮、白术、云苓、薏苡仁等。

（2）常用方：痛泻要方。

3. 理气活血

主要适用于肝气郁滞而至血瘀者。气为血之帅，气滞血瘀，症见脘腹胁肋胀痛，或胸痛如刺，或痛处不移，妇女可见月经不畅、有块、行经痛剧，或闭经，脉见弦涩，舌质可见瘀斑。

（1）常用药：柴胡、香附、延胡索、枳壳、川芎、当归、赤芍、泽兰、丹参、鸡血藤、益母草等。

（2）常用方：柴胡疏肝散或金铃子散加味。

4. 疏肝调经

主要适用于因肝气郁结而致妇女月经不调，赶前错后，行经小腹胀坠，或乳房胸胁胀痛，脉弦者。

（1）常用药：柴胡、香附、陈皮、芍药、当归、川楝子。

（2）常用方：逍遥散。

（二）肝的滋养法

因肝藏血、肝体为阴，与血相关之理。故有滋养肝阴、肝血为主的方法，如滋阴柔肝、滋补肝肾、养肝明目、养血调经、养血息风等。

1. 滋阴柔肝

主要适用于肝肾阴虚且伴有肝气不舒而致胸满胁痛，咽干口燥，失眠，舌红少津，脉细弱者。

（1）常用药：芍药、甘草、川楝子、枸杞子、当归、山萸肉、女贞子、生地、桑椹。

（2）常用方：一贯煎。

2. 滋养肝肾

主要用于肝肾阴亏，阴虚不能养肝者。见头晕目眩耳鸣，口干，五心烦热，腰膝酸软，男子遗精，妇女月经不调，脉细数。

（1）常用药：山萸肉、丹皮、枸杞子、生地、女贞子、龟甲、鳖甲。

（2）常用方：杞菊地黄丸。

3. 养肝明目

主要适用于肝血不足，不能上水养目，而见夜盲视物不清，模糊，眼睛干涩者。

（1）常用药：女贞子、菊花、山萸肉、沙蒺藜、密蒙花、丹皮、磁石、生地、熟地。

（2）常用方：明目地黄丸。

4. 养血调经

由于肝血不足而引起月经不调或月经量少或闭经，常伴少寐易惊，怔忡，面色萎黄，经色淡稀，爪甲色淡或崩中漏下，舌质淡，脉虚细者。

（1）常用药：当归、熟地、白芍、何首乌、川芎、鸡血藤。

（2）常用方：四物汤。

5. 滋阴息风

主要适用真阴欲竭，肾不养肝，肝旺而虚风内动；或热病晚期阴伤而致五心烦热，虚热持续，咽干口燥，手足蠕动或抽搐，舌干绛少苔，脉虚数者。

（1）常用药：生地、白芍、麦冬、鸡子黄、龟甲、鳖甲、牡蛎。

（2）常用方：大定风珠。

（三）肝的温寒祛风法

由于肝主筋脉，肝的经脉走行以及肝与风的关系，故对于厥阴肝经受邪，肝寒，经脉不通，受风瘙痒，受风而见挛急等，可以此法治之。此法即包括祛风止痒、疏风通络、暖肝散寒等。

1. 祛风止痒

主要适用于血虚生风或外受风邪而致皮肤干燥瘙痒，尤以夜间较甚，脉多细弱者。

（1）常用药：血虚以养血祛风为主，外风以疏风止痒为主。药如何首乌、当归、白芍、熟地、鸡血藤、蝉蜕、蛇蜕、荆芥、防风、菊花、僵蚕。

（2）常用方：消风散。

2. 疏风通络

主要适用于外风引动内风或风中经络而见肢体麻木，抽搐，口眼㖞斜，颜面麻木不仁者。

（1）常用药：钩藤、天麻、僵蚕、白附子、荆芥、羌独活、地龙、丝瓜络、蜈蚣等。

（2）常用方：牵正散加味。

3. 暖肝散寒

主要适用于寒凝肝脉症见睾丸、少腹抽痛，阴冷挛急，舌苔白滑，脉沉弦或沉，以及厥阴头痛呕吐涎沫者。

（1）常用药：吴茱萸、小茴香、橘核、附子、肉桂、乌药、川楝子、生姜。

（2）常用方：暖肝煎、橘核丸、吴茱萸汤。

（四）肝的清利和解法

这里主要根据肝胆的关系而言。肝胆经之实火、湿热，以及少阳受邪和肝火灼肺等均可用清、利、和法治疗。主要包括清泻肝火、清利肝经湿热、清肝泻肺、和解清透少阳、疏风清肝泄热、清热息风等。

1. 清泻肝火

主要适用于证属肝火旺盛，肝火上炎者。主要见症有头晕目眩，目赤红肿而痛，面赤口苦，急烦易怒，耳鸣耳聋，呕吐鲜血，便秘尿赤，苔黄脉弦数。

（1）常用药：龙胆草、黄芩、黄连、栀子、夏枯草、羚羊角、犀角、牛黄、菊花、芦荟、丹皮、赤芍等。

（2）常用方：龙胆泻肝丸、当归芦荟丸、犀角地黄汤。

2. 清利肝经湿热

主要适用于肝胆经湿热为患。临床见阴囊肿痛，胸胁灼热发红，耳聋流脓，小便短赤，妇女外阴红肿痒，带下色黄腥臭，或见黄疸，口苦，食少，小便胀痛，灼热不利，舌苔黄腻，脉滑数或弦数。

（1）常用药：龙胆草、栀子、黄芩、木通、黄柏、茵陈、苦参、柴胡、金钱草、薏苡仁、滑石、通草。

（2）常用方：龙胆泻肝丸、八正散、茵陈蒿汤。

3. 清肝泻肺

主要适用于肝郁化火灼伤肺津而致者。肺之肃降失常，见有气逆作咳，面红喉干，咳引胁肋疼痛，舌苔薄黄少津，脉弦数。

（1）常用药：桑白皮、地骨皮、青黛、蛤壳、栀子、黄芩。

（2）常用方：泻白散、清肺化痰汤。

4. **疏风清肝泄热**

主要适用于风热引起之头晕目赤，红肿痒痛，羞光，脉弦数。

（1）常用药：蝉蜕、薄荷、菊花、白蒺藜、密蒙花、栀子、黄芩、草决明、木贼。

（2）常用方：驱风散热饮（羌活、防风、当归尾、赤芍、牛蒡子、甘草、栀子、连翘、川芎、大黄、玄明粉、菊花）。

5. **和解少阳**

由于肝脉络胁与足少阳胆相表里，故外感内伤见有少阳证者，症见两胁胀满，往来寒热，恶心呕吐，头晕目眩，口苦咽干，不欲饮食，脉弦。

（1）常用药：柴胡、半夏、川楝子、党参、黄芩、甘草、生姜。

（2）常用方：小柴胡汤。

6. **清热息风**

又可称凉肝息风，主要针对热极生风，热病发热见手足抽搐，两目上吊，项强，角弓反张，神昏口噤，脉弦数。

（1）常用药：黄芩、黄连、犀角、羚羊角、钩藤、地龙、蜈蚣等。

（2）常用方：安宫牛黄丸、羚角钩藤汤。

（五）肝的潜镇息风法

此项方法是针对肝阳亢盛而见肝风内动，或因肝不藏魂而惊动不宁者。主要包括镇肝息风及镇惊安神。至于养血滋阴息风及清肝息风法前文已述，不再重复。

1. **镇肝息风**

主要适用肝阳上亢而引动内风者。适用于头晕头胀，目眩震颤，手足痉挛或口眼㖞斜，肢体麻木，半身不遂，脉弦等。

（1）常用药：生白芍、生石决明、生龙骨、生牡蛎、珍珠母、地龙、天麻、钩藤、全蝎、蜈蚣、龟甲、代赭石、磁石。

（2）常用方：镇肝熄风汤、平肝熄风汤。

2. **镇惊安神**

主要适用于惊悸心神不安，失眠，伴头晕失眠，烦急，情志不适，脉稍数者。

（1）常用药：磁石、朱砂、生铁落、珍珠母、五味子、石菖蒲、远志。

（2）常用方：磁朱丸、安神定志丸。

结语

本文通过复习和学习藏象理论进一步讨论了肝的生理、病理以及从肝入手治疗肝疾患的临床体会和心得，归纳和整理了肝病治疗方面的常用方法与方药。由于水平有限，学识浅薄，谬误一定不少，敬请同志们指教。

本文谈及临床治疗体会的部分内容，主要是力图说明藏象学说的临床指导意义，但其内容局限，所举疾病不仅没能概括全部，而且仅从与肝有关的各个方面加以叙述，因而是很不全面的。

关于治法与方药也同样是仅举常用者，不一定能满足临床运用。因此临证还需要全面照顾病情，根据辨证方法用药，并可与其他治法结合运用。

（原文 2011 年收录于中国中医药出版社《中国现代百名中医临床家丛书·晁恩祥》，有删改）

第五节 “千口一杯饮”治疗阳痿有妙用

余学医之时，曾跟随北京中医学院（现北京中医药大学）方鸣谦老师实习。一次见方老为一阳痿患者诊治疾病，行四诊之后，便开了一个处方，并以方配成丸药，每重 3 钱，日服 2 次。患者治疗月余后，来院告知，阳痿已近痊愈，效果显著。因此，余便顺手将该方录于卡片存之。余 1962 年毕业之后，从事内科临床工作，亦常接待来门诊求医的阳痿患者，便多以方老治疗阳痿之方，取而用之，亦收显著效果，故院内一些医生前来索方，并于临床中常用。但感到遗憾的是，当时并未注意向方老询问该方出处及来源，同时也没有认真查阅有关资料加以考据，只是多在临床用之而已。

1976 年有幸复于中医研究院西苑医院（现中国中医科学院西苑医院）参加全国中医研究班的学习，又跟随名老中医王文鼎老师于门诊学习，边看病边抄方。一日，忽见王老为一阳疾患者开列一个处方，观其药味与方鸣谦老师治疗阳痿之方近似，便向王老询问该方的来龙去脉。王老言之，此方之名乃为“千口一杯饮”，系配做药酒用。服时应一杯药酒做二三百口饮之，并要求意守丹田，使之引药下行，有道家方术之意。并言此方治疗阳痿效果甚好。又一日随王老出门诊之时，见其又为一位男性患者开了“千口一杯饮”方，亦告其配成药酒，嘱其如法饮之。该患结婚后 3 年其妻未曾生子女，检查女方妇科未见异常，身体健康。而该患精液检查示精子不活跃，精子数量仅为常人四分之一，且多为不成熟精子。王老开方后言该方有补肾、健脾、培补元气，填补精髓的效用，又嘱患者取其配成药酒缓缓饮之，并意守丹田，使药达病所。

前几年查阅资料，见《验方新编》中载有“千口一杯饮”方，此方专治阳痿不举，一杯作二三百口缓缓饮之，能生精、养血、益气、安神，并言其功不能尽述。方中有高丽参（好党参亦可）、熟地黄、枸杞子各 5 钱，沙苑蒺藜、淫羊藿、母丁香各 3 钱，远志去芯、沉香各 1 钱，荔枝肉 7 个，上药浸入好烧酒 2 斤，3 日后蒸 3 炷香久，取起浸冷水中，拔出火气，过 31 日饮之。方老所用之方又加以桑螵蛸、芡实米、炒山药，并以蜂蜜为丸服之。王老以原方用酒剂服之。从中可见，该方虽有补脾肾、益气血、生精助阳的效用，但并非辛热大补之品，亦无多少强阳壮阳之药。诸如常为人们习用治疗阳痿的海马、鹿茸、鹿鞭、牛鞭、海狗肾等药，该方并没选用，乃是以平和草木之品为主。方中虽有益阳生精之药，但大都是补肾、益气，且以缓补为主.并非骤补、热补、大补方法。方中亦无以求立效而贪求一时欢快之意，而是以培补元气，根于补脾、益肾，其效果显著，又无伤人之正气以及灼伤肾阴之弊，效果良好而持久。如若患者有阳火偏旺之象，多加知母、盐黄柏用之。方老在原方中加入芡实、炒山药、桑螵蛸，是为增加固涩精气、补益脾肾之功，且以丸剂，丸者缓也；王老则用酒剂缓服，一杯作千百口服，亦为缓补，意守丹田，药力直达下焦，更添导引之意，又别具补其下元之意，令人玩味。同道不妨试之、用之。

（原文 1986 年发表于《北京中医》，有删改）

第六节　冬季养胃时刻表

对于老人而言，冬季若使身体能量充足，需要让胃保持高效率的工作，为身体提供足够能量和养分。而要养好胃，关键在于“里外不受寒”。以下这个冬季养胃时刻表，老人们不妨参考一下。

7：00 喝杯温开水。早起喝水，可以补充一晚上流失的水分，充分滋润身体的每一个角落。需要注意的是，早晨是人体阳气生发之时，喝凉水属于“逆势而为”，容易给胃部造成不良刺激。

8：00 早餐吃热食。调查表明，不吃早餐引发肝胆疾病的概率为 11.7%，引发胃病的概率高达 36%。一份营养均衡的早餐中应包含谷类、奶类、肉类、豆制品以及水果、蔬菜等几大类食物。

9：30 晨练别受寒。由于胃靠近腹壁，只有少量的肌肉、脂肪等在外围包裹，容易受“凉”。因此老人冬季晨练时，一定要做好胃的保暖工作。最好等阳光明媚后再出门锻炼，运动时护好腰腹。

12：00 午饭前喝汤。在食物比较干而唾液分泌不足的情况下，适量的汤水有益于消化和吸收，尤其适合在冬季肠胃“懒惰”时。汤水会稀释唾液和胃液，但它对肠道消化液的影响很小。注意不要将饭和汤一起吞下去，饭没有经过充分咀嚼，容易消化不良。

15：00 找老友聊天。不少人生气后一点胃口都没有，原有胃病的还会病情加重。冬天人的心情容易随气温一起变得低落，多和家人老友聊天，可以让心变暖，胃也会随之暖和起来。

18：00 晚饭别太饱。一定要控制在“七八分饱”。每顿少吃一点，两顿正餐之间适量加餐，既保证摄入总量，又不会让胃挨饿。

19：00 站立助消化。胃容易有灼热感的人，尽量不要饭后躺着或久坐，否则容易反流到食管，使症状加剧。餐后半小时以内不要做剧烈运动。

（原文 2012 年发表于《工会博览》，有删改）

第七节　关于中医抗衰老几个问题的思考

一、中医历来重视延缓衰老

1. 古代即有延缓衰老的考虑

中医讲究治病而且重视养生保健，有“顺四时、节饮食、调情志、慎医药”的说法，讲究“恬淡虚无，真气从之”，多有追求长寿、延年益寿的企望。

2. 中医历代注重抗衰老

养生保健是中医的一个重要方面，古人甚至有人追求偏方，神化秘方，炼丹以求长命，一些王公贵族更是千方百计追求长生不老的方法。

3. 我国老龄化的步伐正在加快

老龄化社会的问题在我国正在逐步加重，这也是由于近年生活水平的提高，健康条件的变化，再不是“人生七十古来稀”。从我近些年来看病过程中所见，七八十岁的患者，甚至九十岁的患者不在少数，百岁的人也并非稀有。

4. “生长壮老已”是人生的规律

生老病故是谁人都离不开的人生轨迹，但应该考虑如何通过每个人、每个家庭的努力，获得健康的生活状态。并借助医疗保险，通过医疗改革解决看病难的问题，使众人获得保持健康的机会。

二、中医养生保健，益寿延年

1. 老年人首先应当注意自我调养

65 岁以上的人，一生工作，几十年奔波劳碌，也可能会有些大大小小的身体不适或病态，有失于健康，年老后更为明显。当今卫生条件有了很大改善，医改医保政策的贯彻，使大家获益。老年人应每年主动进行一次体检，一旦出现问题，及早处理。

2. 老年人正确应对退休

目前我国退休年龄一般在60岁以上，身体尚好，继续工作的人员也不少。退休是人生一大变化，我认为对退休当正确认识，要保持心态平衡，正确对待并适当安排自己的生活，不要认为自己已是无用之人。

3. 老年人更应注意外感病

老年人不要轻视外感病，外感可以诱发其他疾病，一般应及时诊治，免于发展、变化；脾胃病、心脑血管病、精神病变、糖尿病也应及时诊治。

4. 老年人的用药原则

老年人的保健康复、养生、用药当然离不开中医的整体观念、辨证论治。但由于老年人的特点、体质强弱、疾病情况，更应注意正邪兼顾，扶正固本。用药不必过猛烈，调补比大补更可取。中医药对于老年人的用药除了针对治病（包括外感病），尊崇急者治其标，缓则治其本之外，可在康复保健中注意养生用药，也可以在平时针对个体情况辨证用药，或选药组方制作膏方。不一定一味滋补、活血，而要注意阴阳气血的虚实调理。

三、关于老年人抗衰老的几点建议

1. 个人、家庭共同作用

老人自己或家庭要对健康问题给予关注。首先个人要有自知之明，任事不必强求，独善其身足矣！老人不必过多干涉家人之事，老夫老妻和睦更为可贵；年轻人也要带着晚辈多关怀老人，不住在一起也要多联系，多回家看看。经常交流，给予老人尊重，做到和谐相处。

2. 注意调整好饮食

各地饮食情况有所不同，难于一言而就，但应在原来的习惯基础上给予关注。早、中、晚分别对待，早晨可以食用牛奶、豆浆、鸡蛋、点心之类，中午可以随其习惯食主食、蔬菜，鱼肉少许，晚餐可以吃少些。若年老牙齿不好，要把牙修整好。老年人进食要慢，一定要细嚼慢咽，防治进食呛或水呛，老年人屡有进食噎住者，重者当去医院处理。

3. 选择适合自己体能的锻炼方法

锻炼身体属一生之事，各人认识有不同。有的爱活动，有的不太爱活动。

我主张少年、青年应当注意身体的锻炼，目前跑族、走族日益增加，是一种好现象。但老年人运动种类应当适当，根据自己的身体情况选择慢跑、散步或气功、太极拳、八段锦等方法，运动一定要适量！自己也可以早晚做做腿部、头面部按摩。

4. 戒掉坏习惯，养成好习惯

有的人从年轻时吸烟，直到出现了慢性阻塞性肺疾病才想戒烟，但已晚矣！有的高龄仍不想戒烟，还借口多端，这显然自毁身体；有的饮酒多年，以饮为乐，到了老年还是戒烟、少酒为好；坚果还是少吃为好，可以多吃蔬菜及水果；有些爱好如打牌、玩游戏都比较有益，但不可连夜打牌、打扑克；可以适度玩玩手机，不可日夜不断；起床不要过猛，穿裤不要站立；养成定时起睡的习惯。

（原文为晁恩祥教授手稿，有删改）

下篇

医论医话

第一章　中医药相关理论的探讨

第一节　对中医“证”的认识

“证”是中医学术思想中的一个具有特殊内容的概念，是辨证论治原则的重要环节，也是当前中西医结合研究工作的一个课题。近些年来，对“证”的意义及认识曾经有过一些研究的讨论，但从发表过的资料来看，仍然存在着意见分歧，结论尚不能令人满意，因而有必要进一步深入探讨，以便正确理解“证”的概念和意义。为此，笔者不揣浅肤，谈谈个人对“证”的点滴认识。但因水平所限，文中难免发生错误，恳望同志们给以批评指正。

一、“证”是中医学术思想中具有特殊内容的概念

“证”在中医学中有着重要的地位，是历代医学家都很重视的内容。大家都知道，汉代张仲景所著《伤寒论》《金匮要略》是公认的临床医学专著，它在《黄帝内经》的基础上发展和创立了“辨证论治”的治疗体系，有机地将理、法、方、药紧密结合，为我们树立了典范。张氏在其著作中首先提出以“脉证”分篇立目，来认识疾病，依证选方用药，治疗疾病。如《伤寒论》中就有“辨太阳病脉证并治”“辨少阳病脉证并治”等。《金匮要略》中也有“脏腑经络先后病脉证并治”“胸痹心痛短气病脉证并治”等，还提出了“桂枝证”“柴胡证”以及“观其脉证，知犯何逆，随证治之”。自张仲景以后，历代医学家对证之使用日趋广泛，认识更加深入，唐代就比较强调“有是证用是方”。宋代许叔微在《伤寒九十论·太阴证》说：“盖仲景有三阴三阳，就一证中又有偏胜多寡，须经分明辨质，在何经络，方与证候相应，用药有

准。”许氏还在《伤寒百证歌》中论述了阴、阳、表、里、虚、实、寒、热证的区别。金元时代，在对“证”的应用上更为重视，并尤其重视“审证求因”，以及重视对证的分析，突出了“证因脉治”，如《丹溪心法·治病必求于本》中说：“夫邪气之基，久而传化，其变证不胜其众。”言临证时证型变化无穷，当时以据证求本，还提出了治疗疾病当“药证相对”。明代张景岳提出“当识人因人因证之辨……证随人见”，同时张景岳也有以证分类、以证以立病名的论述，如有“阴证”“虚证”“热证”“六经证”以及“暑证”“痔证”等。到了清代对于证的理解更为深入，如柯韵伯以证分类研究《伤寒论》，柯氏在《伤寒论注·凡例》中提出“以证名篇”，“是编以证为主，故汇集六经诸论，各以类从”。清代温病学家吴鞠通在《温病条辨·凡例》中提出：“是书着眼之处，全在于认证无差……不求识证之真，而妄议药之可否，不可与言医也。”历代医家对于证的研究还很多，并且都很重视对证的认识。突出“证”又以“证”命名的医书也不胜枚举，如《小儿药证直诀》《外科证治全生集》《证治准绳》《脉因证治》等。

从上述可知，历代医学家对“证”都有一些论述，并对其给予了相当的重视，近些年来也有学者发表过不少有关资料，但从国内及日本发表过的资料来看仍有不同意见。这首先是对“症”与“证”字使用上的分歧。从一些文献上看，有的认为古有“证”而无“症”字，根本不使用“症”字；又有人则将“证”字改用“症”字代替，甚至将已为人们所熟悉的“辨证施治”之“证”也改为“辨症施治”，认为二者无须区别；但也有人认为“症”与“证”是不同的，它们分别有着各自的含义，应当加以区别，笔者同意本意见。

笔者认为“症”是包括在古代“证”的内容之中，翻阅一些资料得知，“症”是清末才出现的（《康熙字典》无此字），并非古字。“症”在西医学中应用较多，而在中医学中则是指疾病所反映于外的、表面的现象。“症”是具体的，指的是临床表现的各种症状，由于人们对“症”的认识已经赋予了其与“证”不同的含义，症状是疾病病理变化的客观反映，是组成证候的具体材料，是我们辨证时所要进行分析、识别的重要内容之一。一个病、一个证是由不同的症状和各种因素所构成。比如痢疾一病可以见到“腹痛”“里急”“后重”“发热”“下痢”等症状。这些单独的症状与痢疾之湿热下痢证、疫痢证候以及虚寒下痢证是不能混为一谈的。正如《中国医学大辞典》中释证所说："后人代以症字，殊失本义。"因而，由北京中医学院（现北京中医药大学）主编，十二个中医学院参与协编的《中医学基础》就严格地将二者作了区别。

"证"，遵循古见，查阅《说文解字》《辞海》《辞源》《康熙字典》以及《中国医学大辞典》等，则有"验证""作证""证物""助成断案""典也""谏也"，引入医学则有"病证""证候"及"助成认识疾病、诊断和治疗疾病的证据"之意。根据古典医籍，"证"在历代医家应用中的确包括了疾病具体症状的内容，它是一个概括性概念，它不同于具体的单独症状，而这个"证"则是本文所讨论的重点。近年来，一些资料从不同角度进行了论述，其中有人认为可以用"证"来对疾病进行分类，如里证、表证、阴证、阳证、六经及卫气营血诸证等；有人认为"证"有点像"综合征""症候群"；还有人认为"证"可以用来确定病名；也有人认为"证"是一个对疾病各种情况高度概括的概念；还有人认为"证"反映了病机、病位、病性等内容。近些年来许多学者对某些疾病开展辨证分型，实际上也是以证分型。根据历代医籍论述以及个人临床体会，笔者认为"证"乃是反映了疾病不同发展阶段中病因、病位、病性、病情，以及正邪对比、阴阳变化情况，也包括了疾病表现于外的各种主要症状、次要症状、体征、年龄、性别、体质、发病与治疗经过，它是从辩证思维和整体观念出发，并借鉴古人对证候认识的经验，通过运用中医理论进行分析、归纳和高度概括，同时也包括了地域、气候季节在内的各方面情况的评价。"症"是具体的症状，"证"是概括性的证候，二者有着概念上的区别。笔者认为中医辨证论治原则中，辨证部分就是对疾病诸多情况，包括对主症、兼症、脉舌在内的辨析，也是对疾病认识产生一个概括性、概念性的理性结论，是对疾病进行的总评价，同时也是对疾病进行论治的根据，或说是论治的凭证。"证"是辨证论治的中心环节，是诊断与治疗的关键。

然而"证"是怎样概括出来的呢？一般说来，它需要四诊八纲的辨证过程。望、闻、问、切四诊是中医在长期医疗实践中逐渐形成的诊断方法，为辨证过程提供充足的依据，它符合人们的认识过程，即从感性到理性的过程。中医通过四诊，即靠医者感官了解患者各方面的情况，进行全面调查，四诊是辨证的第一步。中医从整体观念出发，认为人体是一个有机的整体，一旦脏腑经络受邪，功能失调则必定表现于外。有其内必形诸外，全身病变就可以反映到局部，而局部病变也可以影响到全身。四诊中的望诊可以了解患者之神色、形态体质、舌苔变化情况；闻诊则可以了解其语言、气味等；问诊可以收集患者的自觉症状、病程、病情变化、治疗经过以及年龄、职业等；切诊则可以了解脉象及胸腹、肢体等体征。为了达到确切的辨证，四诊必须合参，互相补充，否则，忽视四诊的某一方面，而以片面、主观、零碎的资料为依据，其辨证就难准确，辨析、概括出来的“证”就不会确切。

在通过四诊取得第一手资料之后，还要善于运用中医基本理论，从整体观念出发，进行八纲分析辨证。在辨证之时也要根据不同情况，选择古人通过长期临床实践为我们创立总结的不同的辨证方法，如脏腑辨证、气血辨证、病因辨证、六经辨证、三焦辨证、卫气营血辨证等方法来进行辨证，这种辨证已经不仅仅是对某些症状的罗列，以及对症状的简单的堆积，而是在中医理论指导下进行的全面科学的分析，即首先从患者主要症状入手，结合舌脉，了解病程及治疗和发病经过、环境、季节、气候、体质、精神因素等情况，探讨疾病的病位、病因、病性、正邪斗争情况。比如从发热这一常见的重要症状来看，在辨证时由于各种疾病本身规律不同，发热的表现形式也不一样，不同的情况，便会在辨证之时得出不同的“证”。如突然发热者，多为外邪在表之证，如发热伴有怕冷、咳嗽、脉浮紧，则病属风寒犯肺之证；如急性发热，伴有红肿疮疡，则为毒热内蕴之证；如发热不重，多在午后较著，且兼见干咳、气短、痰中带血，多汗或盗汗，脉见细数，舌质红，体质弱，病性为虚热，因而可以认为是肺脏气阴两虚之证。当然中医临床就发热这一症状来讲还有阳明热盛之证，还有热在气分、热在营血、伤食、外感发热及湿热相搏、气虚发热之证等。由此可以看出发热这一重要症状，还要配合兼症、体征等条件，来进行认真分析。均为发热，但其具体情况有别，所辨之证也就不一样了，从而反映了中医对辨证和对证的分析是相当重视的。但是，也不是说中医不辨病，不过是辨病与辨证结合的同时更加重视辨证，以便探求不同疾病和相同疾病的“证”，从而作为诊断和治疗的依据。

二、“证”的相对定型性是古人医疗实践的经验总结

中医学在长期医疗实践的不断总结，已经形成了对证的内容上的相对定

型观念。即证有不同的内容，不同的内容构成了不同的证，它不是漫无目的随意堆积，而是在实践中逐步形成的中医临证认识疾病的规律，并以此指导临床实践。这可以从八纲辨证、气血津液辨证、六经辨证、卫气营血辨证、三焦辨证、病因辨证、脏腑辨证等辨证方法中得知。而这些辨证方法，又往往要根据临床所见疾病的不同而选择，或结合不同的辨证方法来具体运用于临床。下面择其要者举例说明。

（一）八纲辨证

八纲主要是指表、里、虚、实、寒、热、阴、阳八个方面内容。八纲辨证是中医辨证的基本纲领，它们具有很强的概括性，应用之时经常是与气血、脏腑、病因、六经等辨证方法结合运用。无论疾病表现如何复杂，症状如何繁多，都可以应用八纲来归纳、分析，尤其是阴、阳两个方面更为重要，因而阴、阳又称为八纲的总纲，任何疾病都可以归纳为阴证、阳证两大类。从疾病的病位深浅来看可以分表证和里证；从疾病性质来看又分寒证、热证；从正邪关系对比来看又有虚证、实证之别。里证、寒证、虚证属阴证；而表证、热证、实证又为阳证。

八纲诸证是以一系列的症状及疾病有关情况为内容依据的，如《素问·阴阳应象大论》中说："阳胜则热、阴胜则寒。"故寒证则见恶寒，面色苍白或面色青，喜静，蜷卧，四肢逆冷，口不渴，喜热饮食，或脘腹暴痛，吐泻清冷，腹痛喜温，下利清谷，小便清长，舌苔白润，脉迟或紧等，这些均为寒证所见之象，也可以说是阴寒证。而热证则见面红壮热，烦躁口渴，喜冷饮食，大便秘结，小便短赤，舌质红或绛红，苔黄，脉数，或洪大而数等，也可以说是阳热之证。

其余如表、里、虚、实之证，也同样有其特定的内容，而这些特定内容则是认证、辨证的依据。当然，还应当说明，八纲并非是绝对和孤立的，而往往有相兼和夹杂的内容，并且也经常与其他方法相结合。如寒、热与表、里、虚、实结合则有表热证、里寒证、虚寒证、虚热证、里虚证及表虚证等；与脏腑辨证结合则有真阴亏损、脾阳不振、脾肾两虚等；八纲辨证还可以与六经辨证、三焦辨证、卫气营血辨证、病因辨证相结合，这里不再一一叙述。临床上有时还有寒、热、虚、实的混杂和假象，也当给以辨别，如真寒假热、真热假寒或真实假虚、真虚假实等证。如此等等，都是古人为我们提供的相对固定的，也应当是特有的结构征象，从而形成了八纲辨证规律性的相对定型的观念。

（二）脏腑辨证

和八纲辨证一样，脏腑辨证也是有其特定内容的，它不是孤立的运用，往往脏腑彼此间或与八纲辨证、病因辨证、六经辨证相结合。由于对脏腑生理、病理以及脏腑之间相互关系的认识，决定了辨证时脏腑分证的不同，因此各脏腑有着不同的相对定型内容。如心之证候有实证与虚证的区别，虚证又有心阳虚、心阴虚、心血虚、心气虚；实证则有心火亢盛、心血瘀阻、痰迷心窍、痰火扰心等证；从心与其他脏腑相关来看，又有心脾两虚、心肾不交、心移热于小肠等证。上述诸证也都各自有其特定的内容，而对特定内容的分析、归纳则是运用了中医理论的结果。如心气虚与心阳虚虽有共同之处，即往往是由于老年脏气日衰或久病而来，或由于汗、下太过所致气血衰败，同时可以有心悸，气短，自汗，活动及劳累后加重，但二者脉症也有区别。心气虚除有上述表现外，还常有面色皖白，体倦乏力，舌质淡，舌体胖嫩，苔白，脉虚；心阳虚除共有症状外，又有形寒肢冷，心胸憋闷，面色苍白，舌淡或紫暗，脉细弱或见结代。从而可以看出，心气虚与心阳虚也是有着不同的相对定型内容。

（三）六经、卫气营血与三焦辨证

一般说来这三个方面都是属于对温热病的辨证，也包括了目前对传染病的辨证。六经辨证是汉代张仲景根据《黄帝内经》关于对热病的认识，在《伤寒论》中提出的具体的定型性内容，主要包括太阳病证、阳明病证、少阳病证、太阴病证、少阴病证、厥阴病证等六大类，六经分证均各有其相应脉证和有关内容，从而构成六经分证的定型性概念。后世由于人们对热病的认识逐渐深化，尤其是到清代，六经分证不能满足对外感热病的辨证要求，因而叶天士则在临床实践的基础上提出了卫气营血辨证方法。卫、气、营、血是温病学家对温热病的证候概括，它是在六经分证基础上发展起来的，卫分证系主表、主肺、主皮毛；气分证为邪热入里，但尚未动血；血分证中轻者属营热之证，以血热为主；而血证则深重，属肝血，重则耗血、动血、动风、亡阴、失水。卫、气、营、血诸证也各有其脉症。

另外，清代吴鞠通又补充了叶天士卫、气、营、血辨证理论，创立上、中、下三焦辨证体系。所谓三焦辨证，主要是根据外感热病不同的临床症状表现，将其划分为三个不同阶段和部分。上焦病证包括外邪袭肺，属外感病初期；中焦病包括热结肠胃和脾胃湿热的证候表现，大多属于外感热病中期；下焦病证系病邪深入，肾阴耗损，肝血不足，阴虚动风，属外感热病晚期。从中也可以看出不同的症状表现构成了热病的不同阶段。

关于辨证方法，还有如病因辨证、气血津液辨证等。它们和前述一样，都有具体的证的内容，这些具体的内容构成了中医对证的相对定型的认识，这里不再赘谈。总之，中医学通过几千年来的不断总结，积累了认识疾病、辨别证候的规律，形成了对证认识的相对模式和规范，或说对证认识的相对定型的观念，也可称之为“证候”，或称“证型”。然而，这一切都是建立在对疾病表现及各种因素辨析的过程的基础上，都必须是在中医理论指导下进行的，而不是单纯对症状的随意堆积。

三、在中医学整体观的指导下形成了“证”的整体性观念

“证”的整体性观念，源于中医认为人是一个有机的整体，人体各部分是相互关联的，脏腑之间以及人体与外界环境之间都是联系在一起的。认识疾病之时也必须从整体出发来分析病证，因而“证”也必然反映了整体的特点。

首先，从人和自然界的关系来看，自然界存在着人类赖以生存的条件，人类也具有适应自然界变化的能力，如果自然界气候、环境等条件发生变化并超越了人体的适应能力，或由于人体调节能力失常，就会发生疾病，出现各种病理变化，就会产生各种不同的病和证。如一年四季，冬则易感寒邪，春则多有温热致病，夏季外感多兼暑湿。如某一老中医曾于不同的年度治疗乙型脑炎，前一年认为多见阳明热盛之证，下一年则以湿热之证为主，因而治疗有别，此乃是参阅了当时气候条件不同，疾病表现不同则辨证不同。临床上又有昼夜变化而影响辨证者，发热夜晚较重多为阴虚、血虚之证，若日晡发热则为实证潮热，如上午发热而午后则退，劳倦为甚，多属气虚发热。

古人也曾言："夫百病者，多以旦慧昼安，夕加夜甚。"这些都说明了气候、季节、日夜的不同，可以使疾病有不同的表现，同时也构成了人对证的不同认识，从而也就反映了人与自然环境的整体关系。

从整体观出发，"证"还应当反映出脏腑相关的内容。中医认为这种联系是以脏腑为中心，并通过经络来实现，而且也认为脏腑与形体各组织器官之间也存在着密切的关系，因而局部病变可以影响整体，整体病变也必然会反映到局部。根据"有诸内者必形诸外"的认识，"证"也必然要反映出这种脏腑之间、脏腑与形体器官的生理、病理关系。如心合小肠，开窍于舌，而心火亢盛则可引起小肠实热，症见心胸烦热，小便短赤，甚则尿道灼痛，口舌糜烂疼痛等，此时则称之为心热移于小肠之证。从脏器之间来看，两个相关脏器互相影响的关系，在辨证时也会反映出来，如因情志所伤引起肝气郁结，肝之疏泄失常，则往往影响到脾的运化功能，而见有胸胁胀痛，善太息，腹部胀满，肠鸣，大便稀薄，矢气多，精神抑郁，烦急，纳少，舌苔薄白，脉弦等，认识这一病证则从肝脾关系来认识，而属于由肝及脾，肝脾不调之证。从肝与胃来看，又有肝胃不和等。都说明"证"反映了脏腑相关的特点，"证"可以是脏腑关系失调的概括，从而显示出了"证"观念的整体性。

"证"的整体性观念，还可以从患者的体质情况反映出来。人体正气盛衰，受着体质因素、精神状态，以及生活环境、营养状况的影响，而正气以及邪气在辨证时可以直接在辨证中反映，正如《黄帝内经》所说的"正气内存，邪不可干"以及"邪之所凑，其气必虚"，说明了正、邪在辨证中有着重要意义。人的体质因素及先天禀赋也与证有极为密切的关系。《灵枢·寿夭刚柔》中提到："人之生也，有刚有柔，有弱有强，有短有长，有阴有阳。"如在临床上，同是风寒侵犯肌表，有中风（表虚证），有伤寒（表实证）；若体胖之患者则多痰、多湿或言气虚；素体血热则易见生风之象；素体阴虚之人易从热化；阳虚之体又易从寒化；酒客之患多见夹湿之证；老年患者每多肾气不足；儿童为稚阳之体；妇女又多见血分诸证。另外居住条件、精神状态、发病时间、治疗经过，都应当反映到"证"中来，因而徐灵胎在《医学源流》中概括："天下有同此一病，而治此则效，治彼则不惟无效，反而有大害者，何也？则以病同而人异也。夫七情六淫之感不殊，而受感之人各殊，或气体有强弱，质性有阴阳，生长有南北，性情有刚柔，筋骨有坚脆，肢体有劳逸，年力有老少，奉养有膏粱藜藿之殊，心境有忧劳和乐之别，更加天时有寒暖之不同，受病有深浅之异。”这就比较全面地指出辨证要全面考虑分析，要从整体观念出发认识疾病，并且还要在辨证中一一体现，因而“证”也就必然要反映整体性观念。

四、“证”具有阶段性和变化性的规律

“证”乃是根据疾病的不同阶段的不同表现而辨得的，它不仅有相对定型性规律和整体性观念，而且还随着疾病的病情进退而变化，万不可认为某病之“证”是静止的、不变的，有时它是沿着一定规律传变演化的，有时也可以由于各种因素的影响而相互转化。所以在临床上应当是经常注意“证”的演变趋势，一个病往往不是一“证”到底。

首先我们从《伤寒论》来看，就可以知道伤寒诸证是有固定的传变规律的，即首先见到三阳之证，而后见到三阴诸证。如《伤寒论》第 4 条中提到：“伤寒一日，太阳受之，脉若静者，为不传，颇欲吐，若躁烦，脉数急者，为传也。”所谓传变即是证发生了变化，当然也是病性的变化。从温病来看也是一样，温病发生发展演变卫、气、营、血以及上、中、下三焦的传变，也都反映了“证”的阶段性和演变规律。正如叶天士在《温热论》中说：“大凡看法，卫之后方言气，营之后方言血。”吴鞠通在《温病条辨》凡例中也提到：“《伤寒论》六经，由表入里，由浅及深，须横看；本节论三焦，由上及下，亦由浅入深，须纵看。”说明了卫、气、营、血、三焦诸证，不是静止不变的，而是有其阶段性和变化性的规律。掌握了这一规律特性，医生就可以随时掌握病情变化而随时辨证。这对危重患者尤其重要，有些危重患者甚至上午、下午都会出现不同的见证，医生也可以通过治疗，尽力防止病症从阳转阴，从表入里，从卫气转营血，以求其速愈。在外感热病范围内，除了有上述传变之外，还有逆传以及直中三阴之说。如《温热论》中提到：“温邪上受，首先犯肺，逆传心包。”

从内科杂病诸证来看，也同样存在着“证”的阶段性和变化性特点，如《金匮要略》中指出：“夫治未病者，见肝之病，知肝传脾，当先实脾。”说明了肝病证可以转化为以脾病为主的证候，医生必须熟悉和掌握脏腑之间的关

系及转变规律，了解“证”的演变过程。又如有人分析痰饮一病，一般首先是肺气失宣，见有咳嗽、咯痰，继则日久迁延，而影响到脾之运化功能失调，导致脾虚痰湿证而咯痰、胸闷；若再迁延终年不愈，还可以导致肾虚之证，而见喘促，动则喘甚，痰多等。这些可以说明，由于病程的不同，病情表现不一，不同阶段的病机见证也就不一样了。

另外，阴、阳、寒、热、虚、实也可以相互转化，这种转化，也就构成了对证认识的转化。中医认为阴阳互根，阴损可以及阳，阳损可以及阴，阴虚者可以阳盛，阳衰可以出现阴盛。从寒热来看，有“重寒则热”“寒极生热”“重热则寒”“热极生寒”等。当然虚、实、表、里同样也可以转化。临床上经常见到寒证可以继见热证，而寒证诸象则渐渐消退。例如外感寒邪，开始可以身热不重，而恶寒较重，苔白，脉浮紧，而属风寒在表之证，如果得不到及时治疗，寒邪不解，阳郁化热，则恶寒逐渐减轻而出现发热较重，继则不恶寒反而恶热，出现口渴，苔白转黄，脉浮转为洪数，即是由风寒表证转成了里热之证。又如，临床可以见到由表入里或由里出表的变化，而这种转化主要看正邪斗争消长而定。若机体抗病能力下降或邪气亢盛或因误治、失治，或因护理不当，则可由表入里。比如，因风热外受之麻疹患儿，若体质素弱或疹后复受寒，或因过投寒凉药物，郁遏肺卫阳气，则会导致逆证，其症见疹出不畅，高热不退，喘促，咳嗽，烦躁等，此乃疹毒内陷，病势由表入里。虚、实转化也是一样，若先见实证，而过汗、过下、耗伤津液或正气，或病久不愈，正气受损，实证也可以转化为虚证。

综上所述，可以看出，“证”并不是一成不变、固定不移的，临证之时不能辨一次“证”就一劳永逸，一“证”到底，而必须根据病情的变化随时辨证，尤其是急性病和危重病，更应及时观察，认真掌握“证”的阶段和变化规律，以便正确地辨证论治。

五、“证”与治则、立法、方药有着密切的关系

治则是中医学在长期医疗实践中总结出来的指导论治的总则，它同样是建立在整体观和辨证的基础之上提出来的治疗疾病的规律。而这一规律也是与“证”密切相关的。如扶正祛邪、标本缓急、虚实补泻、正治反治、同病

异治与异病同治，以及因时、因地、因人制宜等，均说明了治则与“证”的关系。

首先从扶正祛邪来看，它包括了扶助正气，祛除邪气。如果一个患者是以虚证为主，那么就应当是以扶正为主，扶正也可以祛邪；若见邪气实者必当以祛邪为主，祛邪也能扶正。提示我们治疗应当区别主次，灵活运用。如果一个老年患者见体虚气弱，津亏便秘之证，则当攻补兼施，扶正祛邪。从证与治则关系来看，正治者又称逆治，即“寒者热之，热者寒之”“虚则补之，实者泻之”。所以，应用寒、热、补、泻也都应当根据临床见证，针对热、寒、虚、实之证选取不同的治疗法则。从反治法来看，也是一样，反治又称从治，它是采用从表面看是顺从疾病所表现的现象来确立的原则，但根据“治病必求其本”的原则，就应当透过现象，找出其病机变化的关键所在，治要与证符。如临床有时见到真寒假热、真热假寒等证，这就要识真去伪，遵照“审证求因”的原则，应当针对真寒和真热进行治疗，万不可以根据假寒、假热进行治疗，这种“热因热用，寒因寒用”的从治法的原则实际上也同样是建立在辨证基础之上的。又如“通因通用”“塞因塞用”，为什么用此法？也是由于证有虚实之分，如果患者因中气不足，脾虚不运而致脘腹胀满之证，则不应以通为治，而当以健脾益气补而治之；若因食积所致腹泻、腹痛者，虽有腹泻，但因其是属于食积、食滞泻泄之证，因而必须以通滞消积之法，可见“塞因塞用”“通因通用”的提出也是建立在证的虚、实基础上的。

在治则方面，还有同病异治、异病同治。异病同治乃是异病同证而同治，同病异治乃是同病异证而异治，其异、同不在于病，而在于证。如不同的疾病（包括中医的病和西医的病），只要中医病因、病理、病机属于同一性质或在某一阶段表现相同，也就是说，“证”是相同的，就可以采用相同的治法，临床上常常把崩漏、脱肛、子宫脱垂、久痢、小便失禁等病的某一阶段表现辨证属于清阳下陷，中气不足，则均可以应用补气益气，升阳举陷之剂；如果同是一个病，但其病因、病理、病机，以及发展阶段表现之“证”不相同，也就不能采用同一治疗方法。如痢疾一病，可以有寒湿证、湿热证、虚证、实证的区别，因而治疗也就有温中化湿、清热燥湿、补中健脾、行气导滞的不同。了解“证”在治则中的意义，也就不难理解为什么有同病异治、异病同治的原则了。

关于治则与“证”的关系还有一些内容，这里就不再一一赘述了。我们还可以从治法、方药方面加以说明。大家都知道辨证论治就是中医理、法、方、药在临床上的具体运用，它既有中医临床过程中的理论原则，又有解决疾病诊断和治疗的具体方法。辨证是认识世界的过程，论治是改造世界的过程，二者是不可分割的整体，前后呼应，而“证”则是承前启后的中心环节，特别是立法、处方、用药方面，正如我们常说的“随证治之”“依法治之”以及“对证治疗”等。《临证指南医案·凡例》中说：“医道在乎识证、立法、用方，此为三大关键，一有草率，不堪司命……然三者中，识证尤为紧要。”又说：“若识证不明，开口动手便错矣。”历代医生都很重视这方面的问题，如张元素说：“随其证而制其方。”刘完素说：“方不对证，非方也。”都从临床实践中论述了“证”在治疗疾病方面的重要意义，提到了治法与方药，必须根据“证”的不同而制定，“证”是治法与方药的依据，而治法、方药又是对证的佐证，如果辨证准确，立法选方、用药恰当，一般来说疗效较好，反之疗效不佳。立法、选方、用药随证而定，同时也随证而变。

从八法来看，汗、吐、下、温、清、补、和、消各有其含义，也各有其适应证。可以以汗法为例，它具有疏散外邪、辛散、轻宣、发汗的作用。它能开泄腠理，调和营卫，解除表证，故又称解表法。但是，就“证”而言，表证又有风寒表证、风热表证之别，所以又分辛温解表、辛凉解表的不同。然而，临床上还有表证兼有水饮内停，治疗则又当用解表散寒，温肺化饮之法；若表证外感风寒，表实无汗，又兼里热者，又当给以发汗解表，清热除烦之法治之；若兼正气不足，阴虚外感，又当给以益气解表，滋阴解表的方法治疗。可以看出，同为表证，又因具体情况不同，见证有别，而当以不同解表方法治疗。八法是治法中的基本方法，“八法之中，百法备焉”。除八法之外，方剂学中还介绍了理血、理气、祛湿、祛痰、开窍等法，也不外乎是从临床的不同见证中逐渐总结、积累出来的随证治法的经验，从而指导着人们的临床活动。

根据理、法、方、药的一致性，方与药同样是紧紧扣住了“证”的要求。正如上文所述，治病要依证立法，依法选方、用药，方中有法，法在方中。历代医家为我们制定了许多行之有效的方剂，积累和提供了大量的治疗专病、专证的方剂，但任何方剂的来源不外乎对“证”的治疗实践。下面我们可用龙胆泻肝汤来说明一下。

龙胆泻肝汤主要具有泻肝胆实火、清利肝胆经湿热的作用，治疗口苦、胁痛、目赤、耳聋、耳肿、头晕、头痛；还可以治疗肝胆经湿热下注、小便淋浊、阴肿、阴痒、囊肿而痛、妇女带下等。从西医学角度来看，本方则能治疗急性结膜炎、急性中耳炎、急性肝炎、急性胆囊炎，但其证必定具备了肝胆实火等表现；它还可以治疗急性肾盂肾炎、膀胱炎、尿道炎、急性盆腔炎、外阴炎、睾丸炎等，但同样必须表现是肝经湿热下注之证。也就是说以上诸病在某一阶段，必须具备肝胆实火，或见肝经湿热下注之证方可用龙胆泻肝汤。我们还可以从方中药物组成中看出，方中龙胆草、黄芩、栀子清泻肝胆火热，除下焦湿热；又以泽泻、木通、车前子清利湿热，并使其从小便排出，这是针对实火、湿热的一面；为了防其苦燥伤阴及肝胆实火亢盛耗阴，方中又有当归、生地养血育阴，柴胡疏肝，甘草调和诸药。各药配合，具备了泻肝胆实火、清利肝胆湿热的作用，从而使该方达成了对肝胆实火、肝经湿热之证的治疗目的。

药物也同样与“证”密切相关，历代医家不断总结了药物的不同功用，也就产生了根据药物的不同作用进行的分类，药物分有解表药、泻下药、补益药等，是为了适应临床治疗不同病证的要求，解表药必须用于治疗表证，补益药应是针对虚证。应当据证选药，不可以使证与药在本质上有矛盾，不可以本质为寒证反而给寒凉药物，热证反给以温热药。正如有的医家提出了“桂枝下咽，阳盛则毙；石膏下咽，阴盛则亡”的告诫，临床虽不致如此严重，但也要严肃地指出，如果药不对证就会产生种种严重不良后果。

这里说立法、处方、用药必须以“证”为根据，但也并不排除专病专方的研究，以及主方加减治疗疾病的研究。其实专病、专方、主方加减也同样没有离开“证”与方的一致性，从《伤寒论》中就可以看出，桂枝汤证应用桂枝汤，小柴胡证应用小柴胡汤，《伤寒论》中还有各种主方变化加减，如理中汤就有 8 种加减法，桂枝汤的加减变化就更多了。但是，这些加减与变化也一定在理中汤与桂枝汤证变化的基础上，而符合汤与“证”的一致性，证变治变，因此说这并没有脱离中医理、法、方、药的运用规律。

结语

本文主要论述了“证”在中医学中的意义和概念，探讨了“证”的定型性、整体性和阶段变化性的观念和规律。“证”是通过四诊八纲和运用中医理论对疾病分析的总概括，“证”是对疾病的诊断又是治疗立法、处方的根据，因而“证”是中医学中一个十分重要的内容，是中医理、法、方、药的关键，也是当前中西医结合的一个重要研究课题，我们不仅应当运用现代科学知识和技术，一个病一个病、一个方一个药地进行研究，而且也应当运用现代科学知识和技术方法，开展对中医“证”的研究，以便在为创造我国统一的新医学新药学方面做出努力，取得成果。

（原文于2011年收录于中国中医药出版社《中国现代百名中医临床家丛书·晁恩祥》，有删改）

第二节　重视治则的研究——浅谈中医治则的理论与实践

治则是中医理论的重要组成部分，它作为中医治疗疾病的法则，对指导中医临床实践意义重大。研究其理论，对于提高临床论治水平是很重要的。但目前对此讨论较少。为了提高对中医治则的认识，现将个人学习心得和临床体会作一浅谈。

一、治则是中医学中特有的理论概念

1. 治则的概念

目前不同学者在对治则之概念的认识上有一些区别，现据部分资料概述如下：

（1）有些学者认为治则系指中医治疗原则，它是人们长期与疾病做斗争过程中的实践总结，是指导中医治疗疾病的总的原则，也是对疾病分析和应用中医理论指导临证治疗的规律性法则，是中医理论和中医治疗学的重要组成部分。治则不同于具体治法，在《中医学基础》或一些《黄帝内经》讲义中治则与治法都是分别论述的。

（2）也有一些文章谈及治法时用治则一词代替，似乎二者可以不分，二者可以通用，如某中医杂志曾将两者等同。例如“阳明经证，治则用清法（白虎汤），腑证治则用下法（承气汤）等”。在辨证治法中，有的写成治则，但有的则写成治法，这些不是属于笔误或疏忽，乃系概念使用的问题，还有一些同志有时把活血化瘀写成治则，有时言属治法。从而把治则与治法的概念使用混淆，这种概念上的模糊不清，理当引起注意。

2. 治则与治法

笔者认为治则与治法是不同的，治则是论治之时应当遵循的总则，是指导中医治疗疾病时应当遵循的规律性原则，其理论指导着论治。治则是治疗疾病不可缺少的指导思想，也指导着人们临证之时立法、选方、用药。治则与治法密切相关，治法受治则的指导。治法可以从属于或包括在治则之中，是具体的方法。所言八法（汗、吐、下、温、清、补、和、消）作为有代表性的治法，是具体的方法，当然，治法还分为内治法和外治法。一般来说治法是由治则指导的，根据辨证而制定，是理、法、方、药的组成部分，治法决定着选方用药，方在法中，法由方药去体现，即辨证、立法、处方。治法是多变的。《医学心悟·医门八法》提到：“论治之方则汗、吐、下、和、消、清、温、补八法尽之。一法之中，八法备焉，八法之中，百法备焉。病变虽多，而法归于一。”因而中医教科书中将治则与治法赋予不同内容，概念有别，是恰当的，应当引人深悟。

二、治则理论在中医学中有着重要地位

治则理论作为中医理论组成部分，在《黄帝内经》中有着丰富的内容，而且阐述比较深入。李念莪在《内经知要》中也曾给以其综合论述阐解，虽不尽完善，也能窥其一斑。汉代张仲景《伤寒论》中所言治疗经验，所立397法，113方，无不以《黄帝内经》治则精神为准绳，后世医家对其有更精辟的发挥和阐述，大大地丰富了中医治则内容，充实了中医治疗学的宝库。《黄帝

内经》一书在治则方面论述较广，现仅从几个方面择其思悟。

1. 抓主要矛盾

中医在诊治疾病时十分重视抓主要矛盾。《素问·阴阳应象大论》中指出："阴阳者，天地之道也，万物之纲纪，变化之父母，生杀之本始，神明之府也，治病必求于本。"可以看出阴阳为万物之本，因而在治疗疾病时，应当求本，并着重于对阴阳的调理，几千年来这一原则一直指导着中医的临床工作，告诫我们一定要分析根本，探求阴阳失调的主要矛盾，分辨脏腑阴阳病理变化的症结所在，调整阴阳失调，以求阴平阳秘。但在《素问·标本病传论》中又谈道："病有标本……有其在标而求之于标，有其在本而求之于本，有其在本而求之于标，有其在标而求之于本。故治有取标而得者。"又言："知标本者，万举万当，不知标本，是谓妄行。"告诉我们在诊治疾病时，应当考虑从本治疗，同时还应了解标本逆从的变化。治本的原则是基本原则，但也不是一成不变的，在一定条件下，还应掌握"急则治其标"和"缓则治其本"的治则精神。

2. 辨其病机论治

《素问·至真要大论》中提到："谨守病机，各司其属，有者求之，无者求之，盛者责之，虚者责之，必先五胜，疏其血气，令其调达，而致和平。"又言："夫百病之生也，皆生于风寒暑湿燥火，以之化之变也。经言盛者泻之，虚者补之。"又言："审察病机，无失气宜，此之谓也。"明确指出临证时，要精审病机，并把病机变化作为治疗的依据，分别脏腑气血虚实，给以调治。同时还要考虑六气为病，四时五运气候，观察五行胜负、脏腑相关而给予治疗，《黄帝内经》一书论述病机并将其作为治疗依据的部分至今仍是辨证论治十分重视的内容。

3. 摄生、防病与早期治疗

在《黄帝内经》中，很重视治未病、摄生、养生的治则要求，提示了早期治疗的原则为精神调理和保健。《素问·四气调神》篇言："是故圣人不治已病，治未病，不治已乱，治未乱，此之谓也。"提倡预防，反对已病而后药。《素问·阴阳应象大论》提出："故邪风之至，疾如风雨，故善治者治皮毛，其次治肌肤，其次治筋脉，其次治六腑，其次治五脏，治五脏者半死半生也。"提倡早期治疗，指出防止病情传里的重要性。《素问·上古天真论》

还指出："恬惔虚无，真气从之，精神内守，病安从来。"提示我们注意精神因素，注意养生之道对于人体之健康的重要性，病当防，治当早。要"起居有常，不妄作劳"，对"虚邪贼风"要"避之有时"。

4. 全面分析各方面因素指导中医论治

制定治则时对地土方宜、四时季节、病家体质等因素，也都应予分析，这些因素在一定程度上也影响着论治。由于人与自然相关，《素问·五常政大论》中说："必先岁气，无伐天和，无盛盛，无虚虚，而遗人夭殃。无致邪，无失正，绝人长命。"提出治疗注意与自然气候变化和证候的虚实。《素问·异法方宜论》中还说："医之治病也，一病而治各不同……地势使然也。"说明地理环境不同论治也有异。关于人体禀赋强弱、体质情况不同，治疗时必当先审，正如《素问·五常政大论》中说："能毒者，以厚药，不盛毒者，以薄药。"要根据"人之五态乃治之"，这些原则告诉我们论治疾病当分析气候、地理、人三者间的相互关系。

5. 治则指导立法

在《黄帝内经》中，总结了许多具体指导治疗方法的原则，特别是正治法和反治法。《素问·至真要大论》中指出："寒者热之，热者寒之"；"微者逆之，甚者从之"；"热因寒用，寒因热用，塞因塞用，通因通用"。指示临证立法当据证情选择治法的原则。正治者系指治病应根据疾病寒、热、虚、实之不同，而给予温、清、补、泻诸方法及药物，但也有症状表现与病机不一致者，就应采用反治法的原则。这些原则为后世八法和许多具体治方法开拓了广阔的前景。

6. 治则理论指导制方用药

在指导制方、用药方面《黄帝内经》也有不少论述，《素问·至真要大论》中说："主病之为君，佐君之谓臣，应臣之谓使。"还提出："君一臣二，奇之制也；君二臣四，偶之制也；君二臣三，奇之制也。"《黄帝内经》还提到大、小、缓、急、奇、偶、复等七方内容，都为后世提供了制方应当遵循的原则。

《黄帝内经》在指导用药方面所提倡的原则也很重要，如《素问·五常政大论》说："病有新久，方有大小，有毒无毒，固宜常制矣。"还指出："大毒治病，十去其六，常毒治病，十去其七，小毒治病，十去其八，无毒治病，十去其九。谷肉果菜，食养尽之，无使过之，伤其正气。不尽，行复如法，

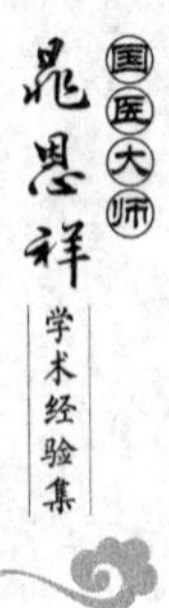

必先岁气，毋伐天和。”指出用毒药、峻药治病要适可而止，防其伤正，同时提到食疗的重要性。强调从整体出发，注意人体之正气。但也有如《素问·六元正纪大论》中所说的“妇人重身，毒之何如……有故无殒，亦无殒也”。患者虽属胎孕，只要有病亦可大胆治疗，以上这些原则至今仍很有实用价值。

三、治则理论指导临床治例

1. 治病求本

所谓“本”乃是指“阴阳为万物之本”，阴阳为中医辨证论治总纲，治疗疾病必当求之，根据临床表现分析其病因、病机，有针对性地进行治疗。笔者曾治一水肿（慢性肾炎肾病型）患者，表现为水肿，下肢为甚，形寒惧冷，四肢不温，小便短少，面色白，舌体淡胖、苔白，脉沉弱而迟。分析其病为水邪内停为标，肾阳不足为本，系属阳虚水泛，其本在肾。故以温肾阳，利水湿为法，给予真武汤治疗。水肿迅速消退，余症改善。其治重点不在于治水、攻水，乃以温肾阳，鼓动气化功能，肾阳得充，气化有力，又因肾主水，肾阳得治，水湿自利。

2. 扶正祛邪

疾病的发生发展总与正邪有关，“邪之所凑，其气必虚”，正盛邪退，病向愈转，邪盛正衰，病情加重恶化，因此扶正可以祛邪，祛邪也可以扶正。笔者曾治一例高龄女性，因高热、咳喘（肺炎）住某医院，用西药治疗后高热退而咳喘减，但仍低热持续不退，纳呆少力，便结尿赤，微咳少痰，舌红少苔，脉细数。其证系高热伤阴，阴虚有热，属正气受伤，阴液亏乏，故给予扶正养阴以退热。方药用玄参、沙参、麦冬、生地、地骨皮、太子参、石斛、百合、紫菀、白茅根、焦三仙、玫瑰花等调治。6 剂后诸症得除，精神饮食好转，虚热退尽。此即从扶正养阴入手而达到治疗目的。

3. 治未病

我院应用固本止咳夏治片（黄芪、黄精、百部、赤芍、补骨脂、沙棘）于夏季伏天治疗慢性咳喘缓解期（慢性气管炎）之患者。接受治疗的患者，大多既往病情冬重夏轻，甚或咳、痰、喘诸症不明显，但逢冬均加重复发。对此，于夏季伏天服药 40 天，根据临床报道，85% 的患者能收到一定效果，主要指标是减少感冒，冬天减少复发或症状减轻。所以然者，是以“扶正固本”“春夏养阳”为依据，是从治未病考虑。

4. 通因通用

笔者根据通因通用治则指导临床实践，曾治一10余岁儿童，其表现为腹泻，伴腹痛，腹胀苦满，泻物秽浊，腥臭不堪，起病暴急，脉弦滑。腹泻当止泻治之，似为正理，但该患儿乃暴食之后积滞所伤，且实证俱在，故忌用补、涩，而以通下化滞法为宜，药用大黄、厚朴、木香、焦槟榔、陈皮、川黄连、焦三仙，2剂而愈。可谓通因通用之例。

5. 临证用药不知变

疾病往往是变化的，证候也不是固定不变的。病变，证变，治疗用药也当随之而变，否则难于收效或易导致病情恶化，重剂者不可久用，“毋使过之，伤其正气”。笔者曾见一胆囊炎患者，右胁阵阵痛急，腹满便结，他医用木香、槟榔、枳实、厚朴、柴胡、赤芍、大黄、芒硝，以理气、通便、活血，患者初服效果较好，但因惧怕复发，竟自连服该方20余剂。诸症虽缓解，但见脾胃受伤，出现纳呆，消瘦，腹泻，后经余调理脾胃数日方愈。此乃过下伤正，至脾胃衰败，是证候变化而用方药不知变而造成的不良后果。

结语

本文认为治则是中医理论的重要组成部分，但目前对治则的研究较少，而且使用的概念上应当统一，以免混淆。

治则理论与整个中医理论相联系，《黄帝内经》论述治则的内容很多，今人更应对其进行深入研究。治则的理论是指导中医治疗的原则，是中医治疗学的重要内容。它涉及养生、辨证、诊断、审因、标本应变、制方用药，也从整体观念出发，注意了天人相应、地土方宜、体质禀赋，因而说明中医治疗学的内容是十分丰富的。

中医的理论是由实践中不断总结产生的，并且与临床密切结合，从而指导临床治疗。而治则指导临床也贯穿于整个治疗过程。笔者根据治则理论运用于临床，并将点滴体会举例述之，不当之处，敬希同道指正。

（原文1982年发表于《新中医》，有删改）

第三节 对中医治则研究之我见

中医学中的治则，是指中医治疗疾病时应该遵循的总原则，是中医理论及中医治疗学的重要组成部分，应给予高度重视，加以认真研究，澄清对治则的种种模糊认识。为此，笔者愿将自己的学习心得和粗浅认识谈及如下，以求同道指正。

一、治则与治法、方药息息相关

1. 治则是中医学的特有概念

治则是指治疗疾病的总原则，是中医在临证、立法、处方、用药之时，必须遵循的原则，在《黄帝内经》《伤寒论》中对治则都有着丰富的论述。明代李念莪的《内经知要》一书中，把“治则”列为专章。建国初期出版的一些讲义，皆把治则列于重要的地位。今天呼吁加强对治则的研究，仍十分必要。

2. 治则不同于治法

治则与治法是不同的两部分内容，二者不应混淆或通用。所说治则，是指中医治疗疾病之时应当掌握的指导性原则，是指治疗疾病之时应该遵循的法则，并非具体的治法。治则对于疾病的论治，各种立法、处方、用药具有普遍的指导意义；而治法则是某些具体病证或疾病某一阶段所选用的具体方法，如苦寒泄下、解表发汗、清利湿热等。从中可知，治法是对治则精神的具体体现。一般说来治则指导治法的选择，二者或可喻为战略与战术的关系。

3. 正治、反治的原则与中医治法

正治与反治都是中医治则的重要内容。正如《素问·至真要大论》中指出的“逆者正治，从者反治”的治则精神，它普遍地指导了中医临床治法的选用。这就是根据了疾病的寒、热、虚、实表现给以针对性的治疗。正治原则，如“寒者热之”“热者寒之”“虚则补之”“实则泄之”，指导了临床上诸

如温热法、清热法、补益法、通下法的选用，具体的治法也是正治原则的具体体现；而反治法的法则乃是针对一些比较复杂的情况而提出的，因为临床中病证表现的形式并非简单的寒、热、虚、实，有时实质会被表面现象所掩盖，因而便有寒、热、虚、实的真伪。那么在临床上又有了“寒因寒用”“热因热用”“通因通用”“塞因塞用”的治疗法则，在此法则指导下，又有了针对表面上与症状表现不一致的“反治”原则，而“反治”实际仍然是与正治法则本质相同的治则。

所说《伤寒论》中397法、113方，无不是以《黄帝内经》治则为准绳。清代程松龄在《医学心悟·医门八法》中也谈道：“论治之方则又以汗，和、下、消、吐、清、温、补，八法尽之。”又说：“八法备焉。八法之中，百法备焉。”这说明在治则指导下，治法是可以无穷无尽变化的，可适用于千变万化的临床证候。然而无论治法如何变化，也必然离不开治则精神的指导。

二、治则与中医学的整体观

1. 治则与整体观念

整体观念是中医学的一大特点，中医不仅把人体的脏腑及各个器官视为一体，而且把人与天体宇宙自然界视为一体，也把四季气候变化与人体相联系。“阴阳者，天地之道也，万物之纲纪，变化之父母，生杀之本始，神明之府也”。说明阴阳乃宇宙变化的根本，阴阳也是人体生理、病理变化的根本。从整体观念来看，脏腑之间还有着相互依存、相互关联的关系。五行学说阐述的脏腑生克制化，正说明了这种关联。那么在治疗疾病之时也就必然要考虑到这种相互生克制化的关系。

从整体观念出发看待人体的生理与病理变化，体现在治疗上必然不能只是“头痛医头，脚痛医脚”的治疗，而是把每一疾病的脉症都联系起来分析。中医的辨证论治，重视了人体各个方面，如正气与邪气的盛衰，阴阳气血之变化，治疗上动态平衡与变化，以及早防早治等多种原则。

2. 脏腑相关与治则

由于中医学认为人体的脏腑之间是相互联系协调的，并以经络为通道联系局部器官及各个脏腑。若某局部或脏腑患病，必然影响到相关的脏腑或器官。这种影响是中医重视脏腑相关治疗疾病的一种规律。五行生克制化，为脏腑疾病变化提供了调整脏腑虚实的依据。如临床见到木克土的病变，由于肝旺克脾，那么在治疗上则采用扶土抑木的治法，而这些治则治法的选择，便是出于对脏腑相关的认识。又如五脏六腑与五官以及脏腑经络循行相关，从整体的治疗观来看，也必须要整体治疗，如眼病治肝，耳不聪治肾，口疮则清心胃及小肠之火等。方法的选择应用，又都是在与脏腑相关，与整体相关的思想指导之下提出的。

3. 扶正与祛邪的治则

疾病发展的过程，在一定意义上，可以说是正气与邪气相互斗争的过程。因为正与邪二者在中医学中被视为一个矛盾的两个方面，疾病的发生发展总是与正、邪相关。所谓"正气存内，邪不可干"，又有"邪气盛则实，精气夺则虚"，都说明了正、邪与人体之间的关系。正盛邪退则属病痊愈好转，邪盛正衰，病趋加重与恶化。从辩证法的观点来看，扶正固本是根本，而扶正可以祛邪；另一方面，祛邪也可以安正。若邪实可以祛邪攻伐，正虚可以补虚扶正。我们在临床诊治疾病之时，便无时不在考虑正与邪的情况。医者在治疗疾病之时应重视正气为本的原则，所以也就产生了扶正祛邪、祛邪扶正、攻补兼施以及攻补先后等原则的灵活运用。

4. 因地、因时、因人制宜的原则

这也是从整体观的角度认识并提出的论治原则，这些原则告诉我们，临床治疗疾病，一定要重视地理环境，重视时间季节气候，重视每个人的具体情况与不同体质。因为中医认为疾病的发生发展与地理环境、时间季节以及人体体质密切相关。这可以从《黄帝内经》中的论述看出。《素问·五常政大论》中说："地有高下，气有温凉，高者气寒，下者气热。"又说："西北之气散而寒之，东南之气收而温之，所谓同病异治也。"《素问·异法方异论》中也说："一病而治各不同，皆愈何也？曰：地势使然。"这些都说明临床治疗疾病之时当注意地理环境。又如中医有"春夏养阳""秋冬养阴"的理论，即在夏季扶阳补阳治疗某些慢性病，如冬病夏治法治疗慢性气管炎。一年四季的感冒，虽均为感冒，然治疗则可因不同季节而给予不同的治法方药。至于因人而异，则认为人有体质的强弱，年龄有老幼，性别有男女，性情有刚柔，肢体有劳逸的区别，这些区别在临床治疗时均有参考价值。正如《素问·五常政大论》中说："能毒者，以厚药，不胜毒者以薄药。"提出要根据"人之五态乃治之"。这些都说明中医治病之时必应注意因地、因时、因人的不同而进行论治的原则。

三、治病求本的原则

"治病求本"是指治病时寻求疾病的真正原因，探求疾病的主要矛盾。如《素问·阴阳应象大论》中指出"治病必求其本"。这确是将阴阳视为根本，治病当力求调理阴阳，使其阴平阳秘。而我们所说治本就是抓住疾病的主要矛盾。但是，在《素问·标本病传论》中还谈道："病有标本……有其在标而求之于标，有其在本而求之于本，有其在本而求之于标，有其在标而求之于本。"又说："知标本者，万举万当，不知标本，是谓妄行。"这里所说的标本应当是一个相对的概念，同时也告诉我们在治疗疾病之时，不仅应当求本来治疗，抓住主要矛盾，而且还应当注意抓矛盾的主要方面。治本当然是基本的原则，但知其常同时也要知其变，灵活运用，所以又有"急则治其标""缓则治其本"以及"标本兼治"的治则精神。

（原文 1986 年发表于《内蒙古中医药》，有删改）

第四节　关于临床辨证与论治中的若干问题探讨

辨证与论治，包括了中医临床中从诊断、分析、认识疾病到治疗疾病的全部过程，它是中医学临床思维方法的重要内容和具体体现，也是人们经常研究的课题。探讨辨证论治过程中的某些谬误以及需要注意的问题，无疑对我们掌握辨证论治规律是很有益处的，这不仅可以使我们的思维方法得以锻炼，而且也可以使临床和科研水平得到提高。为此笔者不揣冒昧，摘取临床中经常见到的若干问题，粗略地加以分析讨论，以求与同道共勉。

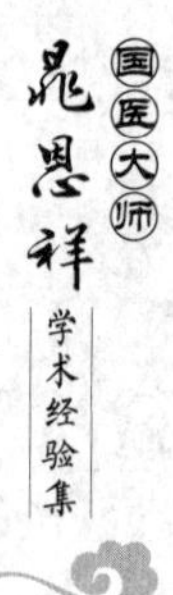

一、关于辨证诊断过程中的一些问题的讨论

1. 防止概念上的使用混乱

中医学通过几千年的实践，总结概括了许多医学概念，对于这些概念应当认真学习和正确运用，否则如果基本概念模糊不清，使用混乱，就无法正确进行辨证论治。

比如有些个别医生，整日忙于诊务，甚至对中医的病、证、症三者概念都不认真研究而运用失当。中医所说的病、证、症各有含义，概念不同。然而，有人则认为中医只有证而无病；或认为只有病而无证；或将证候与疾病混淆，甚至以证代病，只知辨证不知识病；有的还以表现于外的某些个别症状代替经过分析概括的证候。认识模糊不清，混乱使用，必然造成曲解和谬误，给认识疾病和辨证分析带来种种困难。

2. 望、闻、问、切资料不应缺乏，力求四诊合参

望、闻、问、切是中医调查了解疾病的主要方法和手段。四诊合参，详细全面地占有资料，才能为辨证诊断提供重要且可靠的依据。只有四诊资料丰富、准确，而且切乎实际，辨证分析才能全面。如果临床不重视四诊收集资料，或诊察收集资料零乱、失真、断章取义、不够全面，那就必然会给辨证诊断带来困难。虽然中医早有“望而知之谓之神”“舍脉从症，舍症从脉”之说，但仍应以四诊全面分析更为恰当，才能更全面地了解病情及其演变，只强调任何一诊法都是不符合要求的。

然而，在临床上却经常见到有些医生只片面收集资料，马虎对待四诊，或自觉不自觉地过分强调某一诊法的重要性。有的只是简单地问几句就结束；有的只切脉而不顾其他；或因诊务过忙而忽略四诊的全面进行；有的甚至用单一诊法诊病以炫耀自己的高明。这些都是不恰当的，对于医者诊断辨证，绝无益处，必须加以注意。

3. 认识疾病尽量避免主观

科研或临床工作，以及在疾病检查及诊断过程中，最忌主观因素。主观因素主要表现在两个方面，一是患者的主观因素，二是医者的主观因素。

患者方的主观因素，有时也会对医者的辨证诊断形成干扰。由于某些患者长期遭受疾病折磨的痛苦，或因本身对疾病感觉反应不一，或者由于患者的心理因素，或因文化水平和受教育的程度、医学知识的多寡以及新患与久病的差异等，致使问诊回答问题不准确，讲不清病史及疾病演变过程；有的患者甚至虚构病史，夸大叙述自觉症状；或编造疾病过程，所述有用者无几，无用者连篇。如此等等，都会造成问诊结果的不准确，甚至头绪混乱，从而也会给辨证分析带来一定困难，甚或引向错误的方向。但是，患者主观因素的问题，尚且可以通过医者的分析加以辨别，而医生本身的主观因素，倒是更当加以注意。比如有些医生在辨证诊断过程中，不是认真进行四诊，细微观察患者病情，而是以主观猜测作为辨证的基础，自己想当然，一叶障目，捕风捉影，或诱导患者叙述病情。不是认真听取患者及家属陈述，而是摘取个别资料，或只是主观靠脉象，或只是靠望神色，或仅听只言片语，认为这样就可以代替全部。工作再忙任务再重，也应认真辨证，否则怎么会有准确的辨证诊断呢？

4. 注意防止辨证诊断的依赖性

临床过程中应当注意避免辨证诊断的依赖性，也就是不要过于依赖他人或外院的辨证诊断、初诊及入院辨证诊断。诚然，外院或其他医者对疾病的辨证分析可以作为借鉴和参考，但是绝不能完全依赖这些辨证诊断，必须要通过自己的观察辨证分析。须知他人或其他医院的辨证诊断可能是确切的，也可能会因为疾病的演变、分析的角度及方法和某些其他原因而与当下实际不符。

对于上级医生的查房指示、专家教授的会诊意见是必须认真听取的，但作为一名医生，同样应该通过自己的思考，运用中医理论，分析其道理，对照分析个人辨证与专家之差距，这定会有利于自己辨证水平的提高。有些医生对于自己看过的患者，如果效果不好，发现辨证方法不恰当，能够主动打破对自身既往诊断的依赖，重新辨证分析，主动检验自己的辨证，肯定会对疾病的辨治大有好处。

5. 时刻掌握证候动态变化的规律

中医所说之证候，乃是通过四诊收集有关资料，而后运用中医理论辨别分析，归纳概括而得。这一证候反映了疾病的动态规律，即阶段变化的规律。证候是表达了患者某一特定时间，某一阶段的情况概括。证候的时效性、阶

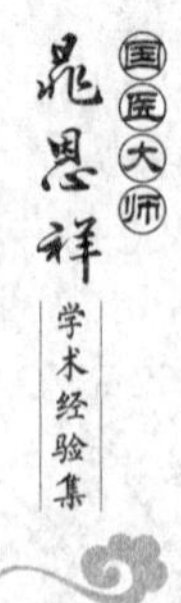

段性特点决定了辨证的灵活性，也就是说一个病的证候不是永恒不变的，因而辨证也不应一证到底（对于一些急重证候更是如此）。因为证候可以随着疾病的演变而会发生种种变化，甚至有朝夕而变的情况。那些认为辨证一次就可万事大吉，一劳永逸的想法和做法是不符合辨证论治精神的。

正如伤寒太阳表证可以转成阳明里热、里实证一样，不懂得变化规律，必然会使辨证诊断趋于僵化，或出现辨证失误。

6. 注意整体观念，防止局部代替整体

整体观念，是中医学的基本特点之一，它可以体现在中医临床的各个方面，特别是在辨证论治过程中更应时刻不忘，万万不可以只抓局部、不顾整体。因为人体是有机的整体，人体脏腑相关，人与自然界相关。这一整体观念指导着中医的医疗活动，临床过程中必须给予充分注意。

在临床工作中经常见到以局部代替整体、以个别症状表现代替证候分析的现象。如只根据部分资料、点滴症状或体征就下结论，或只抓患者某一局部表现就视为疾病的全部，必定把人的整体割裂。如置脏腑相关论于不顾，至于疾病与自然界季节、气候等就更不会考虑了。比如泄泻，它是病名，也是临床常见的症状，其因颇多，不能见到泄泻就认为是脾虚；它还可能因为有六淫所伤，特别是寒暑之邪；它可以因伤食而致；也可以是由于命门火衰等。泄泻作为症状是表现于外的现象，作为病它还有着各种不同的证候类型。只有从整体观念出发，全面分析，才能得出恰当、准确的辨证。

7. 避免辨证方法选择不当

在辨证诊断过程中，尽管四诊资料收集是全面的，但还应当注意辨证方法的选择。中医学通过几千年的实践和不断总结，归纳和创立一些辨证模式，或言辨证方法。诸如六经辨证、卫气营血辨证以及脏腑辨证、八纲辨证、病因辨证等。面对这些辨证方法，如何选择也是需要认真推敲、仔细思考的。

中医辨证方法很多，应该根据不同的疾病情况，选择不同的辨证方法。例如伤寒与温病虽都属热病，也因其种种表现不一，病因不同，病情演变的差异而面临辨证方法选择的问题。就发热而言，除了区别内伤、外感外，还要鉴别伤寒与温病，然后再决定用何种辨证方法更为恰当。伤寒者以六经辨证，温病者以卫气营血辨证，不可随意混淆。当然在临床上也还有着各种辨证方法相互结合、协同的问题，如脏腑辨证与八纲辨证的结合等。但也都有一定的规范和模式，也存在着需恰当选择的问题。

8. 随时关注诊断辨证标准的学习与运用

随着中医学术的发展，有关诊断标准、辨证规范的制定也在不断发展，不断推陈出新。首先是要参考大学教科书中的有关标准，因为教科书是经过多年的总结与锤炼，是专家集体的杰作，并且教科书总是不断地更新，不断地收集吸收新标准、新规范内容；其二是关注有关行业标准，国家标准的制定，这些标准大都是由国家行政部门组织制定并发布的，具有较强的权威性；还有就是一些学术组织、学术团体经过调查研究提供的有关中医疾病、病名、证候规范及一些学者收集编辑的诊断疗效标准专著等，也都具有一定的参考价值。由于医学的发展非常迅速，新规范、新标准的出现，标志着学术水平的提高。西医的病名规范，国际使用 ICD 版本已达 11 版，而且还在不断地更新规范。因此作为一名高水平的中医，要注意吸收新规范、新标准，做到继承与发展并重。病历书写规范中还提到关于西医的诊断问题，自然西医诊断标准的相关内容也应在学习应用之列了。只有不断学习才能不断充实提高自己的临床水平和学术水平。

9. 注意运用西医理化检测指标与西医诊断

几十年来，在我国中医学是与西医学共同存在、同时并举的，在提倡中西医并重的今天，中西医必然会互相交流、互相渗透、互相融合，尤其是中西医结合的发展以及中医病历书写中的双重诊断部分，要求我们除了要熟悉西医诊断标准外，还应当在疾病诊治过程中注意西医检测指标的运用。因为任何医学都必须在实践中积累，任何医学学术理论研究都会在实践中验证，因而中医学吸收现代检测手段是非常必要，也是历史的必然。这不仅可以使我们深化对疾病的认识，而且也为中医学的辨证论治提供可供参考的客观依据。中医学本身大体是以宏观整体观念方式认识疾病的，所说四诊望、闻、问、切，具有一定的局限性，一些理化检测指标经过大量、反复地实践运用，必然会不断为中医的诊断确定证候规范，提供丰富的、有益的、微观的客观依据。有人说理化检测指标也是中医四诊的延长，可谓是一种形象的比喻，因为微观的指标肯定会为中医学术发展提供大量可信的经验。相信随着中医学的证候量化，客观化、规范化的内容会更加充实，更加丰富，这也是学术发展的必由之路，我们不能不对此加以重视。

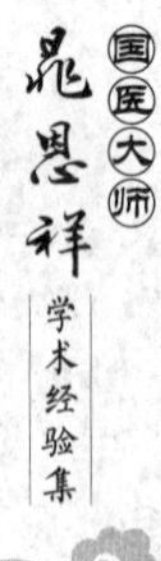

二、关于疾病论治过程中的一些问题的讨论

1. 注意防止理、法、方、药的不一致

理、法、方、药是中医辨证论治的几个步骤，它包括了辨证及理论分析、立法、处方、用药，而这几个部分是相互联系、呼应和具有一致性的。也就是说，证候辨别是立法的依据，立法决定着方药的选择，这一联系应当丝丝入扣，不可含糊，一般不容许有不一致或前后违背、前后矛盾。严格说来，有何证，立何法，选何方药。正如我们常说的“随证治之”“依法治之”，张元素说：“随其证而制其方。”刘完素也说：“方不对证，非方也。”一般说来，若知立法与用药，也应大体推测出治的是什么病。本来这些问题是比较容易理解的，但临床上有些人不大注意理论的指导，忽视对临床过程中辨证论治的检查回顾，以致临床理、法、方、药不一致的问题也并非少见。

临床在确定证候、辨证结束之后，即应在中医治疗原则指导下，确定理法方药。比如辨证属寒证，根据寒者热之的原则，必定以温热之法及方药治疗；如属外寒当以辛温发散，如属里寒当以辛热温里；如果辨证属于阳明腑实证，当以通下阳明腑实治之，给予承气辈方药。立法与处方一致的。如明明为热结里实，如果不予寒下，反以补之或热下，岂不错矣？

2. 避免个人治疗经验的局限性

一般说来每位医者都有自己的临床经验，经验来自于不断的学习和临床实践的体验，应当说是非常可贵的。经验是多年实践及理论与临床多次结合而获得的，它对于我们认识、分析、治疗疾病十分有益。但是，严格说来，无论是谁的经验都不同程度地存在着一定的局限性，在论治过程中，要看经验是否与具体疾病的治疗相符，与理法方药是否相符，相符者用之得效，不符者，甚至生搬硬套经验，只知某方治某病的盲目对号入座，恐怕难以收到较好效果。

还有一些医生对自己的经验盲目固守，自以为是，对于来诊患者一律遵循往日经验，而不是分析具体情况来进行治疗，往往难于满足临床的需要。经验是宝贵的，经验需要不断积累，知识亦需要不断更新。20 世纪 50 年代蒲辅周老医生治疗乙脑时，并不固守前一年应用白虎汤的经验，而是进一步分析了气候的变化对疾病的影响后，给予新的方法治疗，从而收到效果，为后人留下了可贵的经验，树立了榜样。

3. 防止治法方药选择不当

治法是指导制方、用药的重要环节，在辨证论治中应该是不可缺少的一步，它是以辨证诊断为依据，并在中医治则精神指导下确立的。确定治法并不困难，原则上说，只要有了证候，就不难推出治法，而这种治法的确定，不仅要符合辨证，而且也指导用药处方。《医学心悟·医门八法》中说："八法之中，百法备焉。"这说明中医治法并非仅仅是八法，而是在八法之中还可以有更多的治法组合和变化。八法之汗、吐、下、温、清、补、和、消作为基础治法，可以引出适用于临床针对多种证候的治法。

选择治法也要适应证候的需要，万不能根据个人喜好行事。如有些人特别欣赏"活血化瘀"，有人善用"补法"，有人喜用"通下"等，应该说这种欣赏、喜用、善用也是经验，但使用的根据应当明确，如选择温中散寒之法，方中当以温热药组成，而不得用寒凉药物治疗，至于有些个别处方也有寒热并用之法（如《伤寒论》中几个泻心汤），那也是为了应对临床寒热错杂之证。总之应该审慎地对待治法的选择，以提高治疗水平。

4. 注意疾病标本缓急的先后

《素问·标本病传论》言："病有标本……知标本者，万举万当，不知标本，是谓妄行。"可见对标本的辨别是中医学中的重要内容，它不仅在辨证过程中需要认真对待，而且在论治过程中也是重要的原则。《素问·阴阳应象大论》中强调"治病必求其本"，古人也有"急则治其标，缓则治其本"之说，这都说明了论治之时标本缓急先后选择的意义，这些内容作为医生都应心中明了，认真对待。

标本问题是一个相对概念，论治之时标本的选择，是根据辨证当时对标本的辨析，即是如何对待主要矛盾和矛盾的主要方面，关系到治疗针对的重点是什么。然而有些临床医生，论治之时不分标本，不分缓急，或运用"药海战术"围攻其病，或头痛医头、脚痛医脚。一个稍较复杂的疾病如若不辨标本，不求缓急，就难于辨证论治。

5. 防止千篇一律、一方到底

临床论治，当以方药体现治法，方药依法而选，方随法变，也随证变。

“方不对证非其方也”。临床上有些医生主张守方，对于一些慢性病来说，适当守方是有其道理的。岳美中老医生曾讲过：“有些疾病，须要守方，药力积累，方能收效。”此言乃是经验之谈。对于一些疾病在治疗中主张效不更方，也是常理。但前提一定是该方对于其病证的治疗是恰当的，并非像有些医生那样，看病只知一方到底，迷信秘方验方，始终不变，甚至效果不佳或证候有变时，仍然坚持一方到底。中医历来强调“把握阴阳”“谨守病机”，注意“正邪对比”“病情变化”等，这些都是要求我们要时刻注意疾病的动态变化，认真注意辨证论治运用的灵活性、变化性，尤其对急性病或危重患者更应注意。

6. 注意中药运用的不良反应

在应用中医学的治疗中还有一个问题也是我们不可忽视的，有些人认为并大肆宣传中药是“纯天然”的，无任何毒副作用，其实不然。在中医文献与论著中，早有“药既是毒”的概念，中药可以调理阴阳盛衰、调理脏腑失调，是具有祛邪和扶正的作用的，因而又有十八反、十九畏、妊娠禁忌、大毒、小毒、无毒等说，对此我们不可不予重视。凡临床医生必须知晓，并在临床中小心注意，不断提高这方面的警惕，随时注意收集药物不良事件。

7. 注意西医诊断与证治的关系

中医学比较重视证候辨别，也重视病名的诊断，且强调症状、舌脉，四诊合参。然而，临床中中医不可避免地涉及西医诊断，这种两重诊断有益于我们在临床的积累。但是从中医学的理法方药的要求来看，二者的联系应当主要还是用于证候的诊断。因为西医的一个病，可能也还存在着阶段的变化，病情轻、中、重的不同，个体的差异、病情的规律演变等，这些就是我们必须在西医病名之下对中医证候进行求索，有了西医诊断，还必须有明确的证候才会有对应的治法与方药。我们的确不应当只是一病一方，西医一个病在治疗中可以根据理化检查找到病因，明确诊断后应用一种或几种药物进行治疗，而中医对待西医的病，应用中药治疗之时更需要注意的是证候。如果西医的一个病不是很复杂，病情相对稳定，自然中医的证候也会相对稳定；相反，西医的一个病若病情复杂，病情变化大，自然也就在证候表现上有几种证候可能，证候不相同，治法也就各异，方药就有别，这便是我们时刻应该重视的问题。不可仅依西医对疾病的诊断便用中药，否则，便会有损治疗效果。

8. 用药勿乱，有章有法

临床选药开方，一定要有章法，即当根据辨证之证候立法组方。如前所述，要注意理法方药的一致性，注意中医理论与临床运用相一致，做到理论与经验的协调，这样既注意了理论指导，也注意了经验的运用。一个医生在开处方时，应当始终想着疾病的证候，同时也要注意治则的要求，懂得“寒者热之，热者寒之”，明白标本先后。有人说，中医在会诊时往往意见不一致，甚至会诊“会不到一起”。其实，也不见得如此，应该说在认证或诊断证候之时，总的认识应当是一致的，大体相似，可以有些小的地方不一致，但大的方面是应该是一致的，也就是说符合理论和临床的要求。不可能对一个“胃寒”的患者，出现与证候相反“胃热”的认识，在治疗方面也同样是在治则指导下，选择治法，大体也应当相差无几。笔者认为病虽相同而处方可以不一样，可能是医者从中抓的重点不同。同时，还可以由于各个医生在临床过程中积累了个人不同的用药经验和习惯。东、西、南、北、中虽有各自用药的差异，但是理法不可混乱，而应符合中医理论的要求。处方时要符合君、臣、佐、使的要求，千万不要不分主次、堆砌大方治病，选药之时也要注意药味功能主治的协调。

结语

本文从辨证论治的角度，探讨概括在辨证与论治过程中容易发生，并且需要认真研究的一些问题。这些问题，虽然仅在个别医生中出现，但也经常可以见到，它往往影响整个临床及研究工作。注意这些问题，避免和防止问题的出现，必然会提高辨证论治的水平，进而提高治疗水平。

本文只是摘取辨证论治中的部分问题加以探讨，并非全部，且限于水平，不一定准确。但提醒我们，认真细致地对待辨证论治的每一个环节是非常必要的，而且是中医临床和科研工作应该时刻铭记的。

（原文 2002 年发表于《北京中医》，有删改）

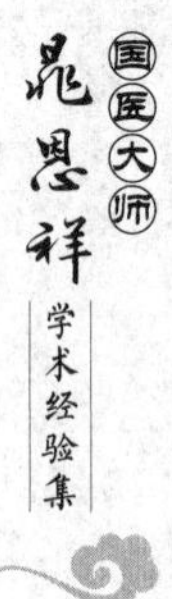

第五节　中医临床原创思维在当代临证中的应用

中医药学是中华民族的祖先对于生命和疾病认知观的总结，传承至今形成以传统医学理论与临床实践为主体，研究疾病诊断治疗、养生与预防保健的学科。中医药理论已经有2000多年的积累，“中医原创思维”的价值体现了千年之沉淀。下面仅关于临床原创思维临证应用，浅述个人思考。

一、关于中医原创思维的认识

中医学在原始社会的发展中，逐步积累并形成了对抗疾病的手段与能力。在中医学发展过程中，医学因具有保健、治病等作用，虽然受到巫术的挑战，最终仍然可以存续和发展。人类通过生活实践逐渐寻求解决病痛问题的方法，从中探索规律，结合当时的社会环境，形成理论认知。因而中医学的理论历经漫长的过程，中医原创思维随着中医学的逐步发展出现并形成。

原创思维在中医发展历程中持续存在，思维活动体现在诊疗环节的各个方面。医生在接诊患者时有思维活动，处方用药时有思维活动，接触中医理论时也有自己的思考等。自西方医学引入并快速发展后，国内逐渐以西医发展势头为主，人们开始思考是否保留中医的思维以及治疗的方式，即现代归纳的整体观念与辨证论治的思维。

二、四部经典与历代名著体现了中医原创思维

“四部经典”，即《黄帝内经》《难经》《神农本草经》《伤寒杂病论》。概括地说，《黄帝内经》总结了战国时期以前的中医理论，至今被奉为经典。该书强调阴阳五行、四诊八纲辨证，注重诊断治疗、治则治法及理法方药一致性的应用原则、不治已病治未病、养生保健等。其中，《素问》主要讨论人体脏腑功能、生理病理、病因病机以及人与自然的相关性，讲究天人合一；《灵

枢》主要讨论了经络腧穴以及针刺诊治方法。《难经》以“问难”的形式讲述了脉学知识，重视寸口脉，书中包括经脉流注、奇经八脉及多种病证的诊治内容。《伤寒杂病论》体现了中医临床原创思维，分《伤寒论》和《金匮要略》。《伤寒论》属外感热病，仲景始创六经分类，辨病辨证；《金匮要略》为有病证、有方药的临床实用医书，论述中医对脏腑内伤疾病的认识及治疗方剂用药。战国时期的《神农本草经》，为我国最早的药学专著，载药365种，全书分上、中、下三品，记述了药学理论、四气五味、有毒无毒、配伍变化、服药方法还有丸、散、膏、丹等剂型。

除此之外，历朝各代中医大家均对中医原创思维有突出的贡献。《备急千金要方》是唐代孙思邈的巨著，总结了唐代以前的医论医方，“博极医源，精勤不倦”，讲究“大医精诚”，将中医原创思维的四诊八纲、辨证施治贯彻于医疗活动之中，共收集医方6500多首。宋代最为突出的是《太平惠民和剂局方》，乃召集朝廷御医、名家共同撰写，综合此前历代经验的医疗药物手册，明确表达了药方的药味、主治，十分重视配伍禁忌。明代最著名的药物学家李时珍，广泛搜集、亲自考察药物，著有《本草纲目》《濒湖脉学》《奇经八脉考》，均颇具原创思维。明末清初，江浙一带连年大疫，当时医学遵伤寒之法治效不明显，致疫虐猖獗。温病大家吴又可认为“守古法则不合今病”，指出病因、感邪途径、发病与传染传变有其自身规律。叶天士、吴鞠通先后强调，疫疠之邪乃口鼻而入，病情严重、易于传染，提出“卫气营血辨证”“三焦辨证”，创立新方，针对近代烈性传染病开创了一条新路。在中医原创思维指引以及临床观察的基础上创立“温邪上受，首先犯肺”，乃属传承基础上的创新。清代太医院御医吴谦等组织编著的《医宗金鉴》当属一部高水平的医学教材，全书90卷，由15种子中医书组成，收集包括《伤寒论注》《金匮要略注》等书，是一部较全面且实用的书籍。综上，这些医籍均为反映中医原创思维的代表作。

三、中医原创思维与中医人才现状思考

中医学发展过程中历代名医辈出，四部经典成书之后，医者大都以其为学习的主要内容，用医、论医均以其为宗，源远流长。老一辈中医大家的临

床实践主要以跟师、家传、自学为主，也有一些医家是通过看书习得理论，再进行实践。他们对中医感情深厚，一生致力于中医的继承与传承，为我们做出了榜样。

中国中医研究院（现中国中医科学院）及四所老牌中医院校成立以及个别省市中医院的建立，加速了中医人才培养的进程。近年来，国家中医药管理局、各地区愈加重视中医传承，关注中医人才培养。目前，全国已有五批名老中医药专家带徒，培养优才，建立传承工作室、研究室，反映了中医特色水平的深化，一些医生通过拜师、跟师，增强对中医的诊疗信心。多种形式的继续教育内容传承了中医原创思维，十分可取。

当今社会，中医药正面临着更好的发展时机，在当前中医药学发展的大好形势下，应当继续努力传承中医原创思维。

四、我的从医之路和临床思维培养

1956年，受学医出身的高中的语文老师冯殊军先生（为岳美中老好友）的指点，我考入北京中医学院（现北京中医药大学），毕业后在内蒙古中蒙医院工作22年，参加过全国中医研究班，脱产学习研究中医，参加全国中草药新医疗展览会，任编辑，承担中医函授教育讲师；并多次参加下乡医疗、带学生下乡医改以及在北大荒地区防治克山病等。1984年，我被调入中日友好医院担任中医肺脾科主任和大内科主任。任职期间我撰写、发表多篇文章，探讨中医药防治老慢支、肺心病的思路与方法，关于肺、肾、肝等疾病的诊疗经验，论述证、理法方药，治则治法等，在临床上应用中医理论指导临床并以中医药为主要方法防治疾病，遵照中医整体观念，进行辨证治疗，均是尊崇中医原创思维。

行医意味着将学习及临床实践作为一生的事业和追求，博采众长，才能获得成果。在综合性医院从事中医工作，我始终强调以中医为主，严格把控中医病案书写质量，要求双重诊断，保持中医特色，坚守中医学术。临床中，主张读经典、做临床，善思悟，取众长。我还认为要坚持中医原创思维，也要重视学习掌握西医知识，不排斥西医，若患者属危重症，就要设法抢救生命。我重视西医的各项理化检查和影像学检查，认为其非常必要。在临床中凡能够有助于中医发挥优势的方法学均可采用，但不意味着全面应用西医标准，要突出中医诊疗特色，应注意避免中医西化。

在科研上，我们研发苏黄止咳汤。苏黄止咳汤是针对“风咳”的方剂，系临床多年进行咳嗽的诊治中，观察到有一种咳嗽与风寒、风热、风燥咳嗽的临床表现有所不同。通过反复临床观察，深入思考，认为风为六淫之首，风性挛急，善行数变，“风咳”具有突发阵发咳嗽、咳而少痰或无痰，咽痒，遇异味、刺激引发咳嗽等“风证”的特点。经查阅发现《诸病源候论》中即有“一曰风咳，欲语因咳，言不得竟是也”的记载，因风者从风论治。苏黄止咳汤的处方具有“辛平组方，非温非清”的特点，与叶天士所言的“因风者，辛平主治”相符，开发了另一思路，从而治疗效果大为提高。

1971 年开始，我加入全国老慢支的防治研究工作组，开始偏重于呼吸内科的研究工作。2003 年 SARS 期间，作为首个去广东会诊的北京中医专家，并作为北京发生突发传染病的专家组成员，参加会诊，参与制定防治方案；其后又在甲流爆发时，走向第一线。我们主要吸取温病学家在明末清初治疫时宝贵经验，制定中医防治方案。从卫气营血方面，提出了防治甲流的方案。不仅研发金花清感汤，还跟进协助研发金花清感颗粒（已上市），同时验证了若干中成药的疗效，采取的就是循证医学的治疗思路。所以，我们用事实证明，中医在进步，中医在提高。

再举一例临床会诊案例。患者有坏死性阑尾炎穿孔灶，腹腔脓液，因最佳手术时机延误，术后出现麻痹性肠梗阻，不排便不排气，已出现呼吸窘迫综合征。经多种方法治疗效果不显著。我会诊时患者病情严重，腹部硬如石板，呈半昏迷状态，腹胀无肠鸣音。血压偏低，使用呼吸机辅助呼吸。我认为患者病患急症在腹胀气结，处以 2 剂汤药，即大承气汤加紫菀等，嘱 3 小时服药 1 次，每次 50ml 口服，并于再次服药前抽取胃内容物，以观察药物是否已吸收。第一付药服用后便出现矢气。考虑到患者胃肠不蠕动，我试图用温度刺激使大肠蠕动，配大葱、生姜、小茴香捣合贴于左侧脐旁，又用青皮、槟榔、大黄，煎药灌肠 2 次，刺激大肠壁。第二天上午便接到医院电话，转达患者病情，患者矢气 9 次。由于服用大承气汤，大黄与芒硝用量虽然不大，但患者出现腹泻，腹泻后神志转清。体现了中医也可以治急重病。

中医学具有独特理论和丰富的临床实践经验，中医药学在我国医改中发

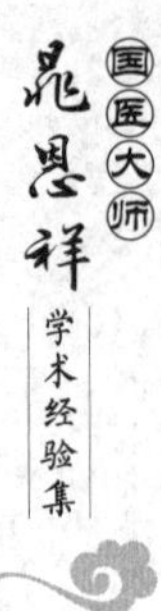

挥着重要作用，要发挥其优势特色，自强自信。要将中医药“继承好、发展好、应用好”。中医药原创思维十分重要，要继续努力发掘，加以提高。因此，我认为原创思维的思路是正确的，是贯穿中医始终的，是发展中医、维护中医的根本内容。

（原文为晁恩祥教授手稿，有删改）

第六节　浅谈中医临床疗效总结的有关问题

临床治疗效果的总结，是中医学的重要内容，历来受到中医界的重视。笔者试图从总结临床疗效应该重视的几个问题、中医临床疗效总结的几种形式，以及适应于中医临床疗效总结的评定方法与手段方面进行初步探讨。限于水平，不当之处还望同道指正。

一、总结临床疗效应当重视的几个问题

（一）坚持中医特色

中医临床疗效总结，必须保持和发扬中医特色。保持中医特色，是指按中医的四诊八纲、辨证论治、理法方药来审查和评价中医临床疗效，即运用中医理论与实践来认识中医疗效。当然，中医学也会随着历史的演变，生产力的提高而不断前进，也会逐步吸收符合中医自身发展的科学技术，不断充实其内容。所以在疗效总结方面，也要吸取有用的内容。但应该从中医特点出发，逐步探讨适应于中医特色的疗效判定方法与手段，以及总结疗效的方法。

（二）临床疗效总结要注意科学性

临床疗效总结，不仅要有严肃认真的态度，实事求是的精神，而且还应该注意方法的科学性，强调临床总结的可信度。首先需要有科学的、统一的诊断及疗效判定标准；完整的病历和资料；严格的对照和可靠的数据统计。

在分析疗效时，要符合逻辑学的推理，符合中医理论的要求，尽量做到自我验证，力求经得起推敲和检验。

（三）疗效总结要有比较先进的水平

在总结临床疗效时，还应注意总结的资料应有新的经验或新的意义；对于某些传统经验的继承也要有新的认识或者新的发现；对某一疾病的治疗要有较为突出的效果。否则疗效一般化，并无特色，也没有先进意义，总结也就没有必要了。但一些临床失败的经验总结，也有一定的意义。

二、关于临床疗效总结的几种常见形式

（一）传统的个案总结

个案总结，历来是中医总结临床疗效的惯用形式，在浩繁的中医文献中，占有重要地位，如《名医类案》《临证指南医案》《洄溪医案》《蒲辅周医案》《岳美中医案》等。这种验案总结对于中医临床经验积累和中医理论的发展起到了一定的作用。即是从一般个案经验上升到理论分析与综合，以求揭示理论的共性。有时个案还可以提出新的理、法、方、药。

目前，采用这种个案与验案的形式和总结方法，在一些杂志中，仍占着较大比例。尤其一些疑难重症和稀有病例的治疗经验及辨治过程，的确是供中医临床参考与借鉴的宝贵资料。但是，不能不注意，这种经验的总结，也还有着一定的局限性，个别经验也难于代替疾病治疗的全部经验；个案往往不能揭示某疾病诊治的全部规律。我们应当逐步在总结个案的基础上，反复验证，不断分析总结以便得出更有普遍意义的经验和资料，从而使中医学术水平得到更大的提高。

（二）辨病与辨证论治的疗效总结

1. 辨证论治的疗效总结

目前，依据中医的辨病与辨证相结合的形式总结疗效，是中医临床总结的最重要形式。它是在中医辨病基础上，进行辨证分析，并给予针对性的治疗。这样的总结对于一些样本较多的病例观察，是探讨辨证论治规律很有价

值的资料。因而，目前的研究，采用辨证论治的总结方法比较多见。如“某病 ×× 例辨证论治疗效分析”“某病辨证论治规律探讨”等。这种形式，大都是在比较灵活掌握辨证论治基础上，重视证候归类和证候动态变化，一般不受某些证候的限制，而多是以实际临床辨证分析为依据，有什么证候，用什么药，也不受加减药物变化的局限，是临床实际辨证论治的总结。

2. **辨证分型的疗效总结**

近些年来，有大量的以辨证分型论治的疗效总结方式，即以西医或中医的病为纲，而后与事先确定的所谓证型相结合（也有的是总结时的归纳分型），再根据分型，进行论治，这种方法也是中西医结合的常用形式。因为这样可以获得较大量而且集中的样本，并用以探讨辨证分型论治的规律。这种形式也可以说是辨证论治的一种演化形式。正如某些杂志或资料中常有“某病辨证分型治疗总结”“×× 例某病辨证分型治疗研究”等。这种总结方法虽然是医者辨证论治的总结，但严格来说它并非是辨证论治的全貌，因为固定的证型往往影响人们在辨证论治中知常达变的认识，易产生对号入座之弊。

（三）不同治法的临床疗效观察

在中医疗效总结的形式中，还经常见到以中医治法为纲，进行临床总结的形式，如“清热解毒法治疗某病疗效观察”“补肾法治疗肾虚喘息的疗效分析”“通下法治疗急证经验”“活血化瘀法治疗多种疾病的效果举例”等。这些都是从不同治法的运用，进行疗效总结。无可否认，从中医理法方药一致性的角度出发，这些治法都是有一定的适应证的，对某些疾病的相应证候可能有相似的疗效，这种形式也是当前总结中医疗效的重要形式。

（四）专方、单方、验方的疗效总结

专方、单方、验方治疗某些疾病，用之得当，可收良效。因为专病专方、单方、验方大都经过多次临床重复，是经过历史考验的经验，因而是中医临床总结不可缺少的内容。单方、验方尽管有时有一定的盲目性，但也常与辨证论治并行不悖，并且理应与辨证论治原则相一致，不能认为专方、单方、验方的使用可以完全脱离理论的指导。实际上单方、验方、专方往往针对性更强，同样有其适应证。如排石汤治疗胆石症、玉泉丸治疗糖尿病、鲤鱼汤

治疗水肿等，都有较好疗效。诸如此类的单方、验方、专方不仅医籍中多有记载，而且于民间也广为流传，并且发挥着一定的作用，认真总结和研究这方面资料，无疑会充实中医临床治疗的经验。

三、探讨适应中医学术要求的疗效评定方法

（一）制定具有中医特色的疗效判定标准

在中医学浩若烟海的文献中，记载了大量论治疾病的经验。但对疗效判定标准尚感缺乏。中医历来是以望、闻、问、切四诊为手段进行诊断，并且把症状学的内容置于重要地位。基于这种情况，在制定疗效判定标准时，必须尊重中医的传统特点和理论，而不应当生搬硬套西医的标准，更不应当只以西医观点为依据。建立中医统一的疗效判定标准是中医界十分关注且迫在眉睫之事。

近来，特别是全国中医内科学会成立以来，不止一次地对此做了大胆的尝试。1984 年第一期《北京中医学院学报》刊登的《1983 年全国中医内科学会中风病诊断、疗效判定标准（试行）》，采用了计分法，即把中风病的一些主要症状及综合功能应用数学定量评价，并以计分多少确定恶化、无效、有效、显效、基本痊愈。中风学组为中医内科临床疗效判定标准提出了计分法的方案，可供参考，我们应不断努力，使疗效判定标准逐步充实和完善。

（二）探讨建立对照组的观察总结方法

中医临床疗效总结，往往由于缺乏统一的标准及恰当的对照组，而被有些人认为观察总结“不严格”“效果不稳定”“可信度低”。为了改变这一状态，有必要加强重视这方面的工作，特别是从中医临床观察特点出发，探求恰当合理的对照方法，的确是重要的问题。对照是医学科研及临床观察疗效的基本方法，有了对照便有了鉴别。在对照比较法中，分组设计是否合理、实验及临床观察严格与否，是保持样本间可比性的重要环节。当然，由于中医辨证论治本身的灵活性，设立对照组有一定的难度。但是，如果认真研究，是可以总结出一套适应于中医的对照观察方法的。

目前常用的医学对照观察方法，大体有分组比较对照、自身对照、交叉

对照及历史对照等方法。这些方法可供我们选用或参考。但作为具有中医特色的对照观察，仍然是今后需要努力探讨的问题。比如可以从某些病来设组比较疗效；从证候分类来设组对比观察；同一病，同一证可以采用不同疗法；对治法与方药设组观察比较疗效等，都可以分别对照比较观察。这样的临床观察与科研疗效总结，其可靠性、准确性必然提高，比起个案总结更有说服力。

（三）理化检查与客观指标的选择与应用

中医望、闻、问、切四诊，系由医者直接感觉收集资料，进行诊断分析。使用一些理化检查的手段协助诊断者较少。中西医结合者在这方面，比我们中医做得较多一些。笔者认为，使用现代理化检查帮助我们中医进行诊断，会使生理、病理方面的客观指标更显著更具体些，对我们中医观察和总结疗效是有利的。我们应该接受现代科学对中医学的渗透，问题是怎样逐步接受渗透，如何把现代科学知识、仪器与中医的四诊手段等结合起来。

中医学比较重视临床症状表现与变化，侧重定性的描述，较忽视定量的记载。因此研究四诊的客观指标，使其规范化是必要的。在保持中医特色的基础上引进了现代科学的检测方法，不仅不会“吃掉”中医，相反还可以推动中医学的发展。比如恰当地用仪器反映中医四诊的内容，既有定性指标，又有定量指标，可使症状学更加全面。一些理化检查内容不仅可以作为诊断和疗效判定的依据，也可以积累这些客观检查资料，进行辨证论治。把显微镜、X线片、超声影像、生化检查、电生理检查等视为四诊的延伸，逐步摸索，并逐步与辨证论治相结合，以使中医诊断客观化内容逐步增加，这将会是有益的。

（四）统计学方法的运用

在总结科研和临床疗效时，欲求得疗效可信度更高，科学性更强，不能仅靠主观印象评价，也不能根据表面数据下结论，甚至严格说来，仅仅用治愈率对比，有时都难以说明疗效的高低，还应当运用概率论的方法进行观测分析，如百分比的显著性测定，均值的显著性测验等。经过统计运算查表得出显著性界限，有利于对一定例数患者疗效观察的评价。

近些年来，国内一些中医杂志，已经开始重视统计学的方法在中医科研中的运用，有些文章也进行了统计学的处理，但还重视得不够。由于历史条件以及中医理论的演变，对比观察条件差别较大，比较起来困难更多一些，因此摆在我们面前的任务就更艰巨一些。探讨如何把数理统计方法作为分析数据的工具，运用到中医临床与科研，是中医学当前的课题。

结语

中医科研与临床疗效的总结是中医学中一项重要内容，如何开展这一工作，是过去和今天中医界都很关注的问题。笔者认为在总结中医临床疗效时必须突出中医的传统特色，尊重实践，并接受实践的检验与重复，重视疗效总结的科学性和先进性。只有这样，才能体现中医临床疗效总结的意义。

（原文 1985 年发表于《新中医》，有删改）

第七节　关于肺系病的临证研究思路及思考

肺系病多为临床常见病、多发病，为众多的研究者所关注。近年来，关于慢性咳嗽、哮喘、间质性肺纤维化的研究日益增多，从而也引发了对我们中医肺系病的临证研究思路的不断探求及思考。下面仅以慢性咳嗽、哮喘、肺间质纤维化为例谈谈关于中医临证思路及思考。

一、慢性咳嗽的中医临证切入点

近年来关于慢性咳嗽的研究日益增多，无论是中医研究者还是西医研究者都对其给予了高度的重视，进行了多方位的研究，但临床中仍存在诊断及治疗中未认知的问题。2009 年版指南对慢性咳嗽的诊治进行了较为详尽的阐述，但在临床中的疗效却不尽如人意。首先，指南关于疾病的病因认识是概括性的，囊括的是最常见的疾病。而即使疾病的病因明确，对症治疗也不能对所有的患者达到预期的效果，因而许多患者转而求助中医治疗。由此也引

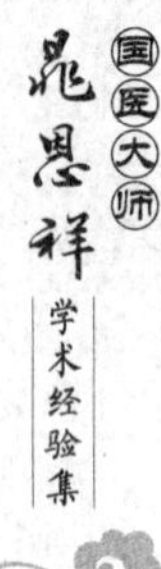

发了我们对慢性咳嗽的思考，这也是我们不断探求中医对慢性咳嗽的临证思路、寻求中医治疗的切入点所在。

1. 病因认识是否全面

在西医学中，慢性咳嗽常见于4种疾病，包括咳嗽变异性哮喘、上气道咳嗽综合征、嗜酸粒细胞性支气管炎及胃食管反流性咳嗽。其他尚有次要病因，包括慢性支气管炎、细支气管炎、支气管扩张、间质性肺纤维化、变应性咳嗽、肺部肿瘤、手术后咳嗽、职业性咳嗽、ACEI诱导的咳嗽等。少见疾病引起的咳嗽包括少见气管疾病、自身免疫性疾病、心因性咳嗽等。纵然在病因中罗列了较为详尽的疾病，但仍不能认为我们对慢性咳嗽的病因认识已经很全面了。在临床中，仍有较多的患者即使已明确诊断慢性咳嗽的病因，并已经过西医临床的充分治疗，仍不能控制临床症状，从而转求中医治疗。由此我们也在思考，是否一个慢性咳嗽的患者存在多重因素的病因机制呢？我们是否应该超越指南的局限来思考慢性咳嗽的病因呢？

2. 异“病”同治与同“病”异治

中医临床中接触到的慢性咳嗽患者多为病程较长、已使用了一段中西药物治疗的患者，诊断或已明确，或不明确。中医临床强调辨证论治，因而在除外非常见病因引起的咳嗽后，不论“病”因如何，都应从中医的本源出发，从“症”识“证”，抛开西医学对疾病病因认识的束缚，从中医的观点来认识疾病的本质，从而获得良好的临床疗效，这就是所谓异“病”同治。而反之，中医诊断为咳嗽，并非一概而论，根据患者的“证”，在中医理论的指导下，审因论治，同“病”异治，充分发挥中医理论的优势所在。

二、关于哮喘的疾病认识演变引发的思考

民间历来有“内科不治喘，治喘就丢脸”的说法，“喘”在临床中的难治程度可见一斑。目前西医学对于哮喘的治疗有较为确切的疗效，但鉴于激素类药物的使用，患者的依从性仍然是影响疗效的重要因素之一。随着中医的发展，尤其是中医在哮喘干预及治疗中不可忽视的作用，转向中医药的治疗及预防的患者日渐增多。而中医在哮喘干预及治疗中的确定性及重要性也源于中医对哮喘认识的演变及发展。

1. **关于哮喘的认识发展**

中医无“哮喘”的名称，而以“哮证”名之。最早在《黄帝内经》中就有类似哮证的记载。如《素问·通评虚实论》云：“乳子中风热，喘鸣肩息。”《素问·阴阳别论》中言：“起则熏肺，使人喘鸣。”至汉代张仲景《金匮要略·肺痿肺痈咳嗽上气病脉证并治》云：“咳而上气，喉中水鸡声，射干麻黄汤主之。”既描述了临床表现，又提出了治疗方药。《金匮要略·痰饮咳嗽病脉证并治》云：“膈上病痰，满喘咳吐，发则寒热，背痛腰疼，目泣自出，其人振振身瞤剧，必有伏饮。”从病理角度指出痰浊伏饮与哮喘发作具有密切关系。张仲景所创诸多方剂，如小青龙汤、桂枝厚朴杏子汤、麻杏石甘汤、射干麻黄汤、葶苈大枣泻肺汤等，至今仍广泛应用，经方家每每将其视为不易良方。

关于哮证的病因病机，古代医家亦有深入的认识，而流传最为广泛、在临床中占据核心位置的则为“宿根”说，秉承“以痰为中心”的认识。明代秦景明在《症因脉治·哮病论》首揭哮证之病因病机为“哮病之因，痰饮留伏，结成窠臼，潜伏于内，偶有七情之犯，饮食之伤，或外有时令之风寒束其肌表，则哮喘之症作矣”。其形象地提出了“窠臼”之论。分析其说，实乃留伏之痰饮，遇引发之邪气则病作。夙根说虽占有主导地位，但医家对哮证仍各有所论。如《医宗必读》卷九论曰：“别有哮证，似喘而非，呼吸有声，呀呷不已。良由痰火郁于内，风寒束其外，或因坐卧寒湿，或因酸咸过食，或因积火熏蒸，病根深久，难以卒除。避风寒，节厚味，禁用凉剂，恐风邪难解；禁用热剂，恐痰火易升。理气疏风，勿亡根本，为善治也。”

古代医家对哮证从病因病机到治法方药都多有论述。《丹溪心法·喘论》中将哮喘的治法精辟地概括为“未发以扶正为主，既发以攻邪为急”，对后世影响颇大。后世医家也都宗其“治哮必须薄滋味，专主乎痰”的主张。

2. **立“风哮”说**

夙根或伏痰之说在临床占有重要的位置，但临床所见病证并非一成不变，其发病、病机演变随着病因、内外环境之变化而有所不同。哮证为发作性疾病，其发病多有季节性，春秋多发。且发病前多有鼻、咽发痒，喷嚏、胸闷等先兆症状，而后气道挛急，患者突感胸闷窒息，哮喘迅即发作，呼吸气促困难，张口抬肩，甚则面青肢冷等，可持续数分钟或数小时不等；且临床所见之证寒热不显。发病过程完全体现了“风邪”致病之特点。因此，我们认为风邪是哮症发病的重要因素之一，在现代临床中第一次提出了“风哮”说。在现代临床实践的基础上，进一步挖掘古人对哮证的认识，发现古人虽没有明确提出“风哮”之说，却在病机认识、治则治法上已有论述。如《症因脉治·痰症论》说：“风痰之因，外感风邪，袭人肌表，束其内郁之火，不得发泄，外邪传内，内外熏蒸，则风痰之证作矣。”《笔花医镜·肺部》云：“风闭者，风郁于肺而哮嗽。”说明古人对“风邪”致哮亦有了认识。现代进一步阐释则认为“风盛则挛急”，风邪犯肺，阻于肺与气道，气机不畅，气逆相搏，则喉中哮鸣气促，发为哮病。

我们根据多年的临床症状学观察及反复验证，从风立论，独自创立应用“疏风宣肺、缓急解痉、降气平喘”法治疗风哮，此独特方法属于创新知识和临床认真观察所见，很有见地。疏风解痉法渊源于古代医家以疏风之法治疗哮喘病，如清代蒋宝素在《问斋医案》指出：“哮喘屡发，发时以散风为主。”沈金鳌云：“哮之一症……治需表散。”明代李梴《医学入门·哮》云：“凡哮须忌燥药，亦不宜纯凉，须常带表。”清代林珮琴在《类证治裁·哮症论治》中概括曰：“总之，哮既发，主散邪；哮定，则扶之。”哮证之发病与气道受阻、肺之气机不畅有关，《温病条辨·治病法论》云：“治上焦如羽，非轻不举。”因而祛风散邪而解痉之法的确立也符合中医治疗上焦病的总的指导原则。

虽然以痰为中心的经典学说在临床中仍占有重要的地位，但随着致病因素、人体内环境及自然界外环境的变化，其疾病的发生因素、发展演变规律都有不同程度的变化，用变化的眼光看待疾病的发展过程至关重要。我们从“以痰为中心”的思维模式转向“风哮”说的临证思考及探求过程也旨在提示临床研究者，要以发展的思路来进行疾病的研究，在实践的基础上探索中医发展的方向。

三、间质性肺纤维化与肺痿的链接

中医关于疾病的认识需要在临床中不断得以发展，尽管古人为我们留下了宝贵的医学财富，但随着时代的发展，医学水平的提高，中医对疾病的认识也必然要推陈出新。我们在对待疾病时既要保留传统的中医认识，也要在临床实践中不断丰富其内涵，并纠偏存正。同时我们也要借鉴西医学对疾病的认识。但在疾病的治疗中，我们认为更重要的是中西医并重，讲求中西医链接，才符合中西医认识疾病、诊治疾病的规律，而不能生搬硬套。取西医之所长，补中医之所短，反之亦然。

现代中医学者在学术研究中脱离不开西医学的影响，而西医学也的确对我们深化认识疾病起到了关键性的作用。我们应该寻求的是中西医对疾病认识上的链接，而非盲目地结合。基于这样的观点，我们在对间质性肺纤维化的研究中探求其与中医病证的对等关系，从而寻求最佳的治疗方案。由此我们发现并探讨了肺痿与间质性肺纤维化的相关性，从疾病的中西医特征上将二者加以联系，从而开拓了疾病的治疗思路，并丰富了关于中医病证的认识，中西医发展相得益彰，深化了对疾病的认识。

间质性肺纤维化与肺痿相链接这种研究思路及思考，也提示我们在现代医学的一些疑难杂症的研究中，可以借鉴并不断探索这种思维模式及研究方式的科学性及有效性。中医学博大精深，西医学尽管具有先进的研究模式及方法，但对某些疾病的诊治仍有其局限性及不可知性。而将中医对疾病的认识及中医的整体观念、辨证施治的原则应用于西医学中的疑难杂症的认识及治疗中，不失为一种有意义的探索模式。因而从间质性肺纤维化与肺痿相链接的认识与实践中，我们也探索了一条中西医并重且行之有效的医学探讨之路。

医学的发展需要我们不断地探讨、思考，寻求有效的发展途径。中医学者需要关注在疾病治疗中中医应有的地位。我们既不能盲目夸大中医的作用，也不能妄自菲薄，要对中医的优势有充分的认识，并在临床实践中不断发掘中医关于认识疾病、诊治疾病的切入点，及在疑难病症治疗中的位置及优势所在。明确并突出中医特色才是中医学发展的正确方向。

（原文为晁恩祥教授手稿，有删改）

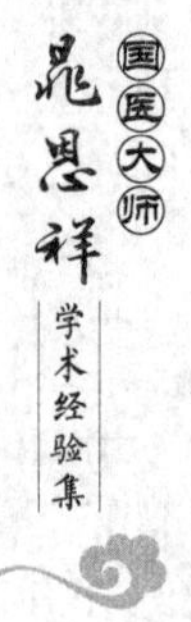

第二章　中药研发思路与意见

第一节　关于中药新药研究开发选题的几点意见

中药新药研究与开发，是一项学术性、专业性、科学性都很强的实用性科研工作，而在新药开发中首先遇到的问题便是选题问题，即选择什么处方、品种、治疗怎样的病证。选题是新药开发的第一步，它关系着新药开发道路的曲直与成败，因此在开发新药时必须重视选题问题并慎重对待。为了与同道交流有关新药开发选题的认识与体会，现就有关问题，谈谈个人的看法，不当之处，还望批评斧正。

一、近10年来中药新药开发品种概况

自1985年《药品管理法》及《新药审评办法》实施以来，确实促进了我国中药新药研究与开发工作，也大大推动了中医药事业的发展，并取得了较大的成果。10余年来已经开发了近千个品种，并且呈逐年增加的趋势，尤其是近三四年，其势头更是有增无减。

从已审批的近千个品种来看，用于内科系统疾病的新药占首位，有资料介绍约占70%以上，并多为常见病、多发病用药。其中又以心脑血管疾病、脾胃病、外感热病及肺病、肿瘤病的新药开发为多。由于Ⅰ、Ⅱ类新药的开发难度较大，故这两类开发的新药所占的比例较小，而大量的则是中药复方的研究与开发，即Ⅲ类新药。同时，以剂型改变为主的Ⅳ类新药以及扩大适应证为主的Ⅴ类新药也占一定比例。从剂型来看，已从单纯传统丸、散、膏、丹向新剂型发展变化，扩大了中成药的原有剂型，如口服液、胶囊剂、颗粒

剂、滴丸剂、气雾剂、贴膜剂等。工艺水平、制剂水平也有较大的提高，开发研究中注意了药效学、药理、毒理、稳定性及质量控制等方面的研究。可以看出，不仅重视了对药品安全、有效方面的观察，也重视了稳定、可控的研究，研究开发水平有了较大的进步。《新药审评办法》《新药指导原则》的实施、一些规范标准的选用等，使中药新药开发在水平与科学性方面有了较大的提高。然而从整体新药申报与审评工作来看，仍然存在着一些问题。尤其突出的是选题问题。诸如人们所言“低水平重复”“中医药理论运用与论证不够”“中药开发与中医临床脱节”“不进行认真调研与论证”“市场情况不明”等问题，均与选题相关，所以因选题不当而致半途而废者也大有人在。因而对新药开发选题，应给予足够的重视，以促进新药的研究开发走上健康发展的道路，为中国人民和世界人民的健康服务。

二、选题一定要重视中医理论的指导

目前中药新药研究开发占比较大的是复方Ⅲ类药。从目前来看，其中主要内容一是中医证候为主的新药开发，它是以中医辨证为基础，认为“有是证用是方”；二是以中医病症名为主开发新药，即以中医病症名为据，进行辨证选方；三是以西医病为主开发新药，即针对西医的病或不同的疾病阶段的辨证选方立题。这 3 个方面都要针对临床上的表现，并在整体观、辨证论治指导下进行，符合中医理法方药、君臣佐使理论以及中药功能主治的要求。它可以借鉴西医和现代科学的研究方法，但并非套用西医研究框架及模式。不仅Ⅲ类药的开发，Ⅳ类药和Ⅴ类药的研究也应该是来源于中医临床实践的升华。甚至在提取有效成分、组分、药用部位等方面，也应当在中医基本理论指导下进行选拔开发，否则也难称其为中药新药。

《新药审评办法》要求，在新药开发中首先要重视选题目的、处方依据、文献、经验及现代研究综述等。显而易见，处方组成的论述必须是在中医理论的基础上进行，尤其是新药选题中对处方的功能主治的表达，必须符合中医证候学的要求，病证名应当与中医临床相符，这两点必须把握准确。处方确立之后，才是制剂工艺、质控、药理、药效、毒理的内容。然而，在目前新药开发选题中也确有以西医理论为据组成处方开发新药者，有的选题甚至与中医理论相背，自然也就难以达到预期目的。处方论述与分析，还要注意密切结合中医临床。尽管一些厂家希望开发的新药适应证广（包括中医病证和西医的病），以便日后广泛应用于临床，打开市场。这种愿望是好的，然而实际操作也必须遵循中医理论的指导。探索如何在中医药理论指导下进行新药开发，本来就是一项有意义的科学研究，也就是按科学规律来办事。

三、避免选题时的盲目性，防止低水平重复

前已述及，新药开发也是一项实用的科学研究工作，其中也有不少新的科研点，在选题之时也应当按科研要求，要有明确的目的性、先进性、实用性。对于开发的项目应当认真地进行处方检索工作，看与前人研究有无重复；同时要进行国内外市场需求、临床需求的调研工作；对于选题的目的和意义有准确的把握，就能做到心中有数。不应不加思考，不认真研究而盲目确定。如若处方不具有开发价值便盲目选题，进行开发，往往是花费了不少时间、精力、经费而功亏一篑，劳民伤财。有的研发者为了省钱省力而取其容易者，在他方基础上加加减减；有的偏信祖传秘方、验方，或者将某古方顺手拈来，不经认真验证，而是赶潮流、追求经济效益。如近年关于肿瘤、心血管疾病的药物的研究十分火热；又如一个某注射液引出了一批不同剂型的所谓Ⅳ类新药，制成口服液、片剂、颗粒剂、胶囊剂、气雾剂，甚至栓剂、含片等；甚者在原方生药蜜丸基础上压粉装入胶囊，只是去掉了蜂蜜，制剂水平并无提高，这样的新药开发意义并不大。有的新药研制者单纯为了追求市场营销，追求大方、贵重药方，追求大而全，即大方百病皆治，多病兼顾，这样的开发难度可想而知。我个人认为除了多发病、常见病的选题外，更应重视世界难治病的药物开发，更重视中医有明显优势、对人类健康有促进作用或者有预防效应的新药开发，才更有意义。

四、选题时要重视对处来源的分析

中药新药研究开发的选题来源，不外是古方、秘方及老专家、老教授多年的经验方。这些处方大都来自临床的总结，有一定的实践基础。另外还有

在Ⅲ类药的基础上进一步开发，把原Ⅲ类药研制成新剂型即Ⅳ类药，或扩大适应证的开发成Ⅴ类型药。还有一类便是多年的科研成果和院内制剂方，这类方剂大多是经多年研究和临床考验的处方，也很有价值。当然开发者也可以根据当前疾病的调研与临床所需、病患所求情况自行组方，这也是一条途径。在这如此丰富的选题来源中，有较大的选择余地，可以根据个人特色以及临床实践经验，在可以信赖的资料基础上选择开发新药的题目。笔者认为，选题还是要立足于确切的临床效果，有明确的适应证、功能主治可靠或经过多年临床锤炼的处方与同类选题相比更有优势，具有先进性和实用性，符合安全有效的要求，在目前的条件下，做到工艺稳定，质量可控。如果一些传统中成药能通过再开发，从药材质量到制剂水平均能有所提高，而且疗效也能提高也是好的。如果能将科研单位的成果或经多年实践考验的医院制剂作为选题进一步推广，造福人民，一定会受到欢迎。可惜的是此类选题目前仍然不占主导地位。经常有一些新药开发，中医理论依据欠准确，没有什么临床基础，甚至于置中医理论于不顾，或用西医理论，或用狭隘的经验堆药组方，这些都是不可取的。但有的厂家在选题时，学习名家经验以及一些有水平的科研单位的成果，从可信度上来讲是可取的。

五、系列中成药的开发仍然是可考虑的选题

新药开发者（尤其是一些厂家）总是希望开发的新药能有较好的经济效益，希望可以开发适应证广泛可以治疗多种疾病的药品，希望能有广阔的销路，这样的想法不能算错。药品虽然也是商品，但它属于特殊的商品。希望是希望，事实上开发研究新药需要依法办事，药是依法申报、审评的，是药就应当有一定的适应范围，不能一药百治，况且一病也往往不一定对应一药，所谓“同病异治”“异病同治”也是有的。按照中医理论，一病也还有不同阶段、不同病情、不同辨证。近几年有的专家学者与厂家合作，在系列中成药开发方面做出过不少努力，可谓独树一帜。他们从中医理论与临床实践出发，根据中医辨证论治的原则，大样本地探讨了病证的动态发展与阶段性的不同，有一病多证者，随即开发出了对证的系列品种。如虚寒胃痛冲剂，针对辨证属虚寒；气滞胃痛冲剂则针对了胃痛属于肝气不舒者。系列中成药是一种更

具有生命力的新药系列，然而时至今日此类新药仍然为数不多，被人重视的程度仍然不够。系列中成药开发研究有一定的难度，其学术性也较强，困难较多，投入较大，但其确实体现中医辨证论治规律，体现了中医理论特色，也是临床患者和医生所需求的（尤其为医院制剂所需求）。如果一些厂家、新药开发者，在某一疾病领域开发出既突出临床疗效又符合临床辨证的系列中成药，其工作一定是有益的。如中成药金匮肾气丸、知柏地黄丸、杞菊地黄丸、六味地黄丸家族，之所以长盛不衰，主要还是因为它是系列中成药，可以灵活地用于临床。系列中成药的开发必然为医院处方用药与非处方用药增加新的内容，必然会推动中成药开发取得新的成果，必然会为中医药走向世界开创新的领域。

六、选题时邀请有关专家咨询论证是必要的

在中药新药研究开发过程中邀请中医临床、中药学、药理学、药剂学等专家进行指导，十分必要，甚至关系到新药开发的成败。如果能得到良好有益的论证，能集临床与药学家的有益建议，会使新药开发顺利进行，可以少走许多不必要的曲折之路。因此，还有人建议专家成立类似的咨询机构，认真为厂家、开发新药者，提出论证意见。

在寻求专家咨询之时，首先应当有目的性。注意选题项目开发的必要性、处方的合理性，处方是否符合临床实践、是否符合中医理论、君臣佐使是否分析得当等，都是针对处方的可开发性进行综合评估的内容。分析其开发的社会效益与经济效益，有无重复性，不要像有些药品那样，开发的人很多，甚至蜂拥而上，致使市场上已有多种类似的制剂时，还要执意重复开发申报，因而造成市场同类制品的激烈竞争。当然若是在现有药品基础上再提高，是有开发价值的研究，也无可非议。个人认为如果属重大疾病领域，有开拓开发的必要，或曾属科研成果或属于医院制剂的选题是可取的，对于所谓秘方、经验方，当审慎分析，并应对背景资料进行认真的评价。专家咨询还可以对新药开发前景、制剂中的困难、药效、药理的指标等进行分析论证。假如厂家或新药开发者能事先到“药审中心”或邀请几位有关学术团体资深的、既懂得新药开发又有丰富临床经验的医药专家咨询评估，或建立一种制度，在

申报新药之前先审选题处方，而后再进行开发，会对新药开发起到避曲取直、增加信心的作用。

七、与选题相关的几点提示

在新药开发选题时，首先必须对所开发的新药有全面的了解和分析，这不仅要对其疗效，而且要对其与开发相关的问题加以考虑。譬如在开发新药时，其处方内容与制剂有无影响；有无药品干扰制剂的选择；有无在制剂中会有难度的药物；所选方药药味的性能在制剂中有无特殊处理；其方功能主治与药效学、毒理学分析研究能否在实验研究中得体现；药理学是否有佐证处方的功能与主治的可能；在质量控制的品种方面，能否选择出合适的质控标准；处方制剂稳定性是否合乎要求等。也就是说要对选题后的下一步工作加以关注，在选题时就予以考虑，以免造成开发的困难。

再者，新药开发者应该努力学习《新药审批办法》，熟悉新药申请程序，熟悉新药申报资料要求，学习新药开发的各种指导原则以及各种药品法规、标准规范，并且应按要求办事。开发者万万不可各行其是，应该明白新药开发是一种实用科学研究活动，也是一种在法规范围内的科研开发活动，在开发新药过程中，正确处理好两者之间的关系，非常必要！

第三，在选题过程中要认真分析处方开发的前景及估价。笔者认为选题安全有效是第一位的，但开发者总在经济效益方面有所考虑，此点其实无可非议，但如果只求选大方或选用贵重药作为处方的内容，以求较好的经济效益，则是不应鼓励的。如果希望获得更大的效益，处方要有新意、疗效要好、特色鲜明、方便患者，才会达到目的。

本文主要根据个人在新药开发研究工作中的几点体会，在新药开发中提出自己的看法。因属已见，实难能准确、全面，还望同道指正。

（原文为晁恩祥教授手稿，有删改）

第二节　对中药复方新药研发的几点意见

笔者参加中药新药审评多年，听到不少对中药复方褒贬不一的意见。中医医生从学习到临床总是离不开中药汤剂的处方，只是由于近年来中成药的研发规模不断扩大，快速发展，才有了对中药复方研发的不同意见。在此，对中药复方的研发谈谈个人见解。

一、复方中成药的现状

1. 中成药复方源流

中成药源于中医药复方，《黄帝内经》中就有汤、丸、散、膏、丹、酒等剂型，但其始为单味药，而后为中药复方汤剂，之后又有了为治疗缓急、方便使用的中成药制剂。唐宋医家早已重视中成药的备用、急用、缓用等经验，中成药源于历代中药汤剂自不必多说。

2. 近年更加重视中成药的研发

随着临床需求的增加、现代工艺的进步以及西药剂型的引进，中成药不仅有传统的以生药为主的丸、散、膏、丹剂型，而且发展了不少新剂型，如浓缩丸、片剂、胶囊剂、滴丸、颗粒冲剂、糖浆剂、外用搽剂、膏剂、合剂、栓剂、气雾剂、注射剂等，制剂、工艺、质控等方面倍受重视。

还有一些从中草药中提取的成分、组分的新药研发，应该说中药剂型有了较大的发展，但也出现了对传统中药“粗大黑”印象的不同看法。有的认为古代之传统制剂，是经过了历代多年的考验，安全有效；但也有人认为中药必须走现代化之路，要按着西药研发的方法进行研发，全盘西化的论调不断影响着中成药的研发。

3. 目前中成药已近万个品种

中成药的品种目前已近万种，有传统品种，如安宫牛黄丸、紫雪散、云南白药等；也有在市场销售多年的地方标准品种（有的已转为国药准字）；还有由多年的保健品种被选入中成药品种，2002 年部分转成国标；还有属（原）卫生部部颁标准品种、药典收载品种，1985 年药政法公布以后审批研发并经国家药品监督管理局审批上市品种；加之近年又有仿制、剂改品种充斥市场，数量可观，其中大多数是属于由中药复方演变而来的制剂。

4. 开发中药复方制剂不是低水平重复

曾经有人说过中药汤剂太落后，中药“粗大黑”，成分不清楚，前景不好，更甚者则认为开发中药复方药也属低水平重复。但是中成药复方确实是中医药的精髓所在，万万不可被误判。值得庆幸的是国家药品监督管理局多次听取中医药专家意见，最近重申了中药复方仍然是中药新药研发的重要内容，并且中药审评注册补充规定中重申对历代中药名方研发给予优惠政策，肯定了几千年来中医经验的科学性。因而不能笼统地认为中药复方研发是低水平重复。

二、中药复方更有中医特色

1. 中成药是中药汤剂的扩展剂型

汤剂是中药应用的较早剂型，在更早的时期，动、植物药均有单用者，也有生用者，但千百年来汤剂一直是中药的主流剂型，这与我国传统饮食以熟食、汤液为主有关，至今年长一些的中医医生在临床中仍喜爱用汤剂。近年来一些传统中成药亦有类似于同类汤剂的品种，体现了中成药的病证结合的特质。汤剂个体化治疗针对性更强，现有的中成药尽管注意到了中医证候要求，但在使用中仍有不当。

2. 中药复方反映了方剂的配伍

中医药诊疗病患常注意整体观念，而中药复方在中医理论指导下形成，具有君臣佐使的配伍结构，这早在《黄帝内经》中就已有详尽论证，可以看出配伍具有主次分明、重点突出、轻重缓急的搭配。这种配伍还可以协同，共建合理的功效，以适应复杂病情。配伍理论对新药开发有重大意义。

3. 中药复方充分体现辨证论治和病证结合

按照传统思路以及当前药审要求，中药复方定要体现辨证论治，要紧贴临床，体现其治疗方面的功能主治。其病证在研发中一般比较明确，古代复方亦有一定的病证相应，也就是说符合中医疾病证候阶段性的要求，具有中医特色。在使用中成药时也必须做到方证相应，不可只看西医的病，而不分中医的证。因而在研发复方中成药时，一定要明确症状表现和证候特点，以便临床医生能正确运用。

4. 中药复方研发应注意治则、治法的协调

治则与治法不同，治则是中医诊疗疾病的大的原则，可以指导中医临床中联系认识疾病及证候，也是立法选方的依据。治则影响治法与方药，而中成药复方必须符合公认的治法要求，研发的新药定当明确功效，符合“寒者热之，热者寒之”等治则要求，功能也必当符合诸如八法的要求和治法的演变内容，区别治疗寒、热、虚、实等证候的治法，这也应当是中药复方研发中必不可缺少的要求。

三、新药研发要注重继承与创新

1. 继承历代医家经验

中医药学几千年来创立了大量治疗多种病证的有效中药复方，中药复方充分体现了中医药的博大精深，成为传统中医药宝库资料，如马王堆的“五十二病方”、《黄帝内经》13方、汉代仲景《伤寒论》113方。唐、宋、元、明、清专著中中药复方更是丰富多彩，把中医理法方药体现于临床之中。当今的新药研发更应从临床入手，针对新的疾病、过去关注不够的疾病以及西医治疗尚有不足的疾病或疾病阶段，真正去探索研发中药复方，不应总是针对多发病、常见病进行研发，应当根据临床需要，在继承的基础上参考历代经验，达到真正的创新，研发出有特色、有疗效的新药。

2. 从临床中寻找继承点

笔者历来重视并强调中药复方新药研发的继承性，这是源于对中医学的认知和信赖，相信中医药理论对于指导临床的正确性。笔者在指导中药复方“苏黄止咳胶囊”研发时，即寻找并遵循了历代医家“从风论治风咳”的经验，并在一定程度上丰富充实了“从风论治风咳”的理论。这种思路求于理论同时又指导临床，从而完善了中医继承发展的理念。

3. 探讨研发新药的理论支撑

新药中药复方的研发不仅运用了中医理论的指导，而且也应当与时俱进。如对咳嗽的治疗，过去教科书中谈外感咳嗽只有“风寒、风热、风燥”的区别，但近来无论中医还是西医都对咳嗽有进一步的认识，尤其是我们通过临床对“咳嗽”的不同观察，风咳可以在以咳嗽为主的“咳嗽变异性哮喘”中表现突出，看到“风邪犯肺，气道挛急”的咳嗽，中成药中并无针对此类病证的治疗药，因而苏黄止咳胶囊的研发成功，可以认为是一种继承中的创新。

4. 研发新药应注意查阅新药研发信息

研发中成药首先要了解政策、审评办法及相关文件，了解新药开发程序及相关资料的要求，以及对中成药安全性、有效性的要求，同时进行临床前药学方面的研究及Ⅰ、Ⅱ、Ⅲ期临床试验。在选题时要查阅相关信息，了解研发新药的必要性、先进性。研发立项时要认真检索，或通过查新使新药开发具有临床意义，而不是重复研发已有的品种。坚持自主研发，关注中西医的临床需求，补充治疗用药中的缺如。

四、从临床到科研到新药中药复方——苏黄止咳胶囊问世

1. 继承并坚持自主创新

笔者经过7年的工作，经历临床探索、整理、科研立项，指导创制“苏黄止咳胶囊”。这是一个典型的中药复方新药问世过程，并堪称新样板。从临床上看到，中医在咳嗽方面除了教材所论寒咳、热咳、燥咳之外还有一种“风咳”，风咳有其自身症状学表现，可以在咳嗽变异性哮喘、感冒后咳嗽中体现。故笔者的团队以此为课题，研究了风咳源流、命名、学术理论，发现该病治疗药短缺而且西药部分应用激素、支气管扩张药来治疗，存在着患者依从性差且疗程长等问题。

2. 从风论治思考到实践

“苏黄止咳胶囊”系由疏风的苏叶、蝉蜕、牛蒡子、炙麻黄等及舒缓气道的地龙、五味子等药，还有宣肺止咳之紫菀、炙枇杷叶及降气之苏子、杏仁等组成，具有“疏风宣肺、缓急解痉、止咳利咽”之功效，可谓多年临床所得，经临床科研再验证之后，其疗效确切，开发前景好，2008年获批上市，

上市前后曾多次分享研发经验，且被人们认可。

3. 确立方药的临床定位

“苏黄止咳胶囊”的特色在于针对了临床咳嗽中的表现，主要有干咳少痰，咽痒，痒即咳，或见鼻痒，咳则见顿咳、阵咳、反复性咳嗽，或刺激性咳嗽，有时咳而气急或呈挛急性咳嗽，遇异味、冷空气刺激咳嗽加重等，完全反映了与寒、热、燥咳不同而符合巢元方、孙思邈所说的“一曰风咳”；“咳嗽有十，有风咳、有寒咳”；“欲语因咳言不得竟也，谓之风咳”，并明确以咳嗽变异性哮喘及感冒后咳嗽为治疗目的。该药上市后填补了中药治疗“风咳”的空白。

4. 建立中药品种的再评价制度

复方中成药的品种较繁杂，功能主治相近的中成药品种较多，多针对常见病的治疗，品种特点不鲜明而且疗效一般，有的使用范围过广，因而给医生、患者选择用药带来困难。2004 年版《国家基本药物目录》中咳嗽相关药品就有 66 种，令人眼花缭乱，加之反复大量的多家仿制、剂改品种充斥审评中心，如此状态持续下去，免不了给人“中药复方研发是低水平的重复”的印象。同时，中成药的淘汰机制不明确，如只靠市场调节，难说未来中成药向何处去。

总的说来，新药研发应真正做到突出重点，追求特色，重视安全有效，重视质量控制，重视中医药理论指导，建立上市后再评价制度，建立健全研发与淘汰的制度，重视选项目的，中药复方仍可以为新药研发提供更加丰富的品种，前景仍然是美好的！要研而有用，发而有据，研发有新意。

以上内容系笔者参加中成药审评研发的感受，目的是希望业界重视复方中成药的研发，推动复方中成药发展。

（原文 2009 年发表于《天津中医药》，有删改）

第三节　谈系列中成药的研究与开发

中成药是中医学宝库中的重要组成部分，在历代中医防治疾病中有着较好的效用。系列中成药是指根据某些疾病的不同证候为对象研制的一组成药制剂，它在一定程度上体现了中医辨证论治的特点。系列中成药的研究，是适应当今快节奏步伐剂型改革的内容之一，是中医药大生产发展的重要部分，为了进一步全面开发中成药，现将有关研究中的问题谈及如下，以求共识，使系列中成药研发得到健康发展。

一、系列中成药的理论与临床意义

（一）系列中成药的特点

系列中成药同样是中成药的内容，只是系列中成药在治疗疾病中不同于中成药的单一概念。中成药大都是针对某一病证、某一疾病制定的成药制剂，如感冒冲剂治疗感冒，金锁固精丸治疗遗精滑泄，气管炎丸治疗支气管炎，调经丸治疗月经不调等；针对证候的如六味地黄丸治疗肾阴虚亏，附子理中丸治疗中寒脘腹冷痛，养阴清肺丸治疗阴虚肺热的咳嗽等。系列中成药则是根据中医辨证论治原则，针对病与证二者相结合的一组成药，以备临床应用选择。系列中成药与临床证候紧密结合，其无论在研制还是应用过程中都与中医辨证特色紧密相关。如市场已有的治疗胃痛的系列中成药中即有气滞胃痛冲剂、虚寒胃痛冲剂、阴虚胃痛冲剂等；治疗痹病的系列中成药如尪痹冲剂、寒湿痹冲剂、瘀血痹冲剂；还有感冒系列中成药等。它的出发点是以中医辨证论治为基础，针对病与证相结合的中成药，可以说是传统中成药的一种较广泛的发展和深化。

（二）系列中成药的理论依据

中药的不同剂型都是为了一个目的，即用以治病时疗效准确、方便、有效。不论汤剂还是丸、散、膏、丹或是冲剂、口服液等，无不是根据疾病的需求而设立，可以说总体不离对证用药、据病用药。现有的中成药，也同样是为了适应病情需要以及药物特点，以更好地发挥药效，应用方便，省时迅速。系列中成药除了有以上特点外，还从理论上更突出中医辨证论治的特色。也就是说，一个系列药是根据一种病的多种证候而确立的，根据四诊八纲对疾病的分析的不同证候表现，研制的成药制剂。比如感冒一病，只用一种感冒成药制剂，无疑是不能全面地治疗各种不同证候的感冒，因为感冒还有风寒、风热的区别，表、里、半表半里的阶段差异，以及因不同的季节、气候、病家体质的不同而应有不同的制剂，这也是中成药研发必须考虑的，中医理论规定辨证论治体系在方剂中的决定性地位，制剂中的中成药也不能离开这一规律。中成药以病机为目的治疗的理论也同样是构成中成药系列的理论依据，而且更鲜明地针对了病与证的需要。随着中医事业的发展，中医对疾病大样本的研究以及对病证的分析，也提供了发展中成药制剂的可能，因而系列中成药的理论依据同样是来自于中医理论体系，它具有对证候明确的针对性。随着科学技术的发展，系列中成药会更加丰富多彩。

（三）系列中成药的临床实践意义

在临床中，有些医生不是很愿意使用中成药，而多以汤剂为患者治病，而且开方用药得心应手。然而汤剂煎服比较麻烦，且必须经医生诊治开方。医生之所以不怕开方的麻烦，是因为使用中成药不那么随心所欲，选方遣药不那么灵活机动。如果有了一系列的中成药可以选择，某病的不同证候均有相应治疗用药，必定会受到临床医生的欢迎。对临床医生来说，一种通治胃病的成药，不能适应于各种不同证候的胃病治疗，如果将病分出寒热虚实，而又以常见几种证候为目标，进行某一种中成药的研制，即构成系列中成药，则必定会优于某一种单一中成药。相对而言，这种系列中成药会更受医患的欢迎，更会贴切临床的需要。那么快捷、简便、有效，又符合辨证论治理论的系列中成药必定会在临床中得到发展、充实和提高。

二、关于系列中成药的研究现状

（一）系列中成药的演变

丸、散、膏、丹等中成药剂型在秦汉时代《黄帝内经》中已有记载，张仲景《伤寒论》亦有论述成药的内容，可谓是中成药发展较早的基础。到了两晋南北朝时期，葛洪《肘后方》始有了“成药剂”的概念，而且主张小批量生产，以备急需和平时应用。唐代及宋时中成药制剂又有发展，《医宗金鉴》中收载的2000余方中就包括了212种中成药，足可见中成药在中医药发展中有着重要的地位。随着中医事业的发展，中成药中传统剂型发展更加迅速，至今中成药有6000余种，这些中成药都是针对疾病的某些表现，尚未有意识系统地联系起来加以认识。如六味地黄丸家族中又有知柏地黄丸、金匮肾气丸、济生肾气丸、杞菊地黄丸等，虽不属于治疗某一疾病系列药物，但作为金匮肾气丸加减而来的六味地黄丸家族也可谓地黄丸系列。又如安宫牛黄丸和苏合香丸虽都为开窍药，但却有凉热之分，二者统一来看亦有系列之意。这些以证候为治疗对象的中成药组合，联系起来认识也具有系列的含义，如治疗大便秘结的寒下药清宁丸，治疗寒秘的半硫丸，治疗津液亏乏的麻仁润肠丸，也同样有系列之意。

（二）近年系列中成药研究

随着中医药事业的发展，中成药事业也在蓬勃发展。随着国内外对中成药的需求增加，也随着中医中药剂型改革现代化的变化，以及中药特色的坚持和发扬，从理论与临床方面发现中成药可以在传统单独针对病与证的基础上，加以联系开发。即可以将一个病的常见证候作为对象，在汤剂基础上研究中成药。这类中成药符合中医辨证求因、审因论治的要求，联系起来便成为一个系列，近几年内科学会一些专家与厂家共同研制的新药，如胃痛药系列中成药、痹病系列药以及感冒系列中成药、肝炎系列中成药等，都是针对胃痛、痹证、感冒证候研制的成药。这些中成药有的有了批号，有的已进行新药审批，有的还进行了Ⅲ期临床观察。有意识地重视系列中成药的开发必定会提高中成药的疗效。系列中成药一般含义确切，针对证候明确，较之肾炎片、肝炎片、关节炎片等药适应证更科学、更准确。比如一种治疗肝炎的药物只是用于肝炎，而肝炎中又有急慢、寒热、虚实之别，统用一方必然难收满意效果，若针对不同的证候用药必会使疗效得以提高，这已为临床研究所证实。虽然历代也有些关于系列中成药的研究，但提到理论上并于临床应用，也仅于近年刚刚开始，是中医药发展中的新问题。

（三）系列中成药研究存在的问题

从系列药这个角度来认识中成药，仍然是一个新问题，还存在着不少值得研究的问题。无论是研制、审批、生产应用都需要不断总结，不断前进。

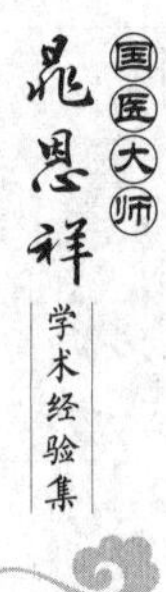

现将几个有关问题提及如下，以供同道参考。

1. 系列中成药是一个系统工程，首先对于疾病应有一个经过多方的临床论证，主要证候尚需中医界的共同努力方能达成共识。目前只有少数中成药走向了系列药的轨道，还需进一步开发新的系列。

2. 系列中成药的意识尚没有被中医药界普遍认识，有必要在理论、临床、审批、生产中进一步宣传并使其得到应有的认可。

3. 系列中成药的出现需要我们进一步对研究设计、观察方法、对照组等内容进行思考。

4. 系列中成药的名称如何确定？以病机病因命名还是以证候命名？还是用更加通俗的名称或者另立商品名称？这些也是有待解决的问题。

三、关于系列中成药的发展趋势

（一）人类健康的需求

系列中成药可谓是当今中成药研究深入发展出现的新趋势，它将会对发扬中医特色，推动辨证论治的优势起到一定的作用，将会使中成药的研究更加细致，针对性更强。在当今剂型改革开放，强调剂型现代化的时代，系列中成药可以更好地适应国内外患者的需要，为人类的健康服务，更好地适应社会快节奏步伐的要求。系列中成药可以部分地（不是全部）替代汤剂，为医者提供简便有效的中成药，使之灵活地应用于临床，经逐步完善的系列中成药研究将会在国内外中药市场占有一定的地位，而且会逐步为人们所认识，可以预料其前景是光明的。它可提供给人们以省时、方便、有效、灵活的中成药，而且也避免了针对性不强的药材浪费，适应于科学发展的规律。可以断言，大批量生产基于辨证论治的系列中成药必然会收到较好的社会效益和经济效益。

（二）努力推动系列中成药的研究与推广

科学总是向更深入更准确的方面发展，系列中成药作为中医药事业的重要组成内容，也必然会更加深入，更能反映中医学术，更好地为广大人民健康服务，这是中医学发展的历史现实。如何推动系列中成药的研究和推广是摆在广大中医药人员面前的问题之一，为了使其健康发展，当前还要重视以下几方面的问题。

1. 系列中成药的研究已经将中成药发展推到了一个新的阶段，为了使其健康发展，我们一定要坚持下去，医药结合，努力研究，更好地宣传开发系列中成药，不应当因为当前还存在一些问题，就停滞不前。

系列中成药刚刚起步，市场上也寥寥无几，而且尚未被生产厂家、推销人员、药材公司等从生产到销售的环节充分认识，还有必要大力宣传推广，使人们进一步认识系列中成药在临床中的意义。

2. 系列中成药的研究还有一些问题，它不同于一般中成药的研究。一般中成药的研究，是以一个药或针对一病或一证的研究，而系列中成药的研究则需要在研究的设计、实施、对照等方面进行更加仔细完善的考虑。应当首先选择近几年来临床辨证论治中对证候、方药分类得到广泛承认，在临床实践中疗效好的病证，以突出中医选题特色，这样可以被更多的人接受，也易于推广。

实验设计应以更严谨的态度进行，需要考虑到一组药物。当然首先从病证入手，选择多见的证候来一个个研究也是可以的，但要紧的是要有系列药物的意识。如某降糖片是针对糖尿病阴虚证候为主的药物，如再进一步完善其他类型药物，以适应临床糖尿病的各种证候，这样也就组成了系列，突出了对病与证相结合的用药。

系列中成药的对照研究，也有一定的困难，这是显而易见的。但对照无非是为了说明疗效确切，自身对照法也有着相对的意义。但是在研究中统计学的设计也应当全面确切。在设计中还应考虑从病与证候相结合的角度研究中成药。可以首先将有意义的病种中较多出现证候的类证作为研究系列中的起点内容，逐步完善形成系列。总之，在设计中要将“系列”的特色考虑得多一些，方能更有成效。

3. 目前中成药的评审都是在《中华人民共和国药政法》基础上，经过认真的审评，而取得批号后再正式生产，大体进行了选题、设计、临床与实验研究、报批等过程。系列药在中成药的研究中，不仅要满足目前的审评要求，其相关因素更多，故有必要认真地根据系列药的特点，研究新的审评方案，以推动系列中成药的研究、开发。新药审评不仅要重视Ⅰ、Ⅱ期临床的研究，

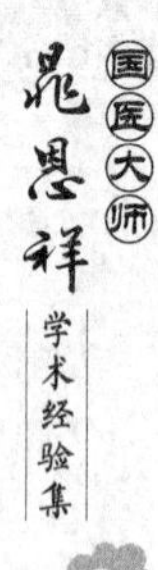

而且要有意识地对Ⅲ期临床进行认真的研究。

4. 系列中成药的开发工作已见于一些厂家和中医专家。有远见的专家能从中医辨证论治理论出发，看到系列药的前景，毅然进行开发。某些生产厂家，他们把系列药的生产视为己任，先后开发了胃痛、痹证、感冒、肝炎系列药。在开发系列药中虽然还存在着不少问题，但也有了一个良好的开端。

目前国内系列中成药生产厂家仍然寥寥无几。目前政策给予较好的支持引导，有计划、有步骤地在国内选择十几个厂家并与一些中医药专家联合，这肯定是系列中成药发展的一条较好的途径。事实证明，系列中成药生产，同样会有较强的竞争能力，会有较好的社会和经济效益，是完全可以提倡和支持的事业，相信在政策和专家的支持下，生产系列中成药的厂家会与日俱增。

结语

本论文主要论述了一些与中成系列药的研究现状、理论根据、临床实践的有关问题，可以认为系列中成药是中成药的一种发展，是发展中医辨证论治的一个具体内容，是一项值得支持的工作。希望中医专家、有关部门以及一些中药厂家在系列中成药理论研究、临床实践、宣传、开拓、科研、设计、审评、生产等方面给予重视，使中成药事业得到更加兴旺的发展。

（原文为晁恩祥教授手稿，有删改）

第四节　再谈中药不良反应问题

随着中医药的广泛应用及深入研究，新药开发、处方用药与非处方用药的分级管理不断强化，中药临床应用中出现一些不良反应报道，它可以使我们对中医药的认识更全面、更科学，从而使中医药能够更健康地发展。

一、中药不良反应问题的提出

1. 中药有不良反应并不奇怪

有人提到中药也有些不良反应便惊恐不安，甚至望而生畏，谈虎色变。其实西药也有不良反应问题。一些人、一些国家认为个别中药有不良反应，便感到不安，有的甚至拒之不用，推之门外。

2. 宣传“纯中药”“纯天然”无任何毒副反应是不恰当的

中医应用的中药大都是动、植物药，也有部分矿物药，是来自于大自然的。虽相较部分化学药物毒副作用少，但既然是药也就会有其不良反应，并非一些广告宣传的那样，“纯天然”“纯中药”便“无任何毒副作用”，应该说中药有些药本身便具有一定的毒副作用。

3. 中药新药的开发需加强对不良反应的管理

在中药新药开发审评过程中，非常重视“安全、有效”，安全为首。新药研究过程中也非常重视“毒理”的研究，Ⅰ期以及Ⅱ期、Ⅲ期临床试验，甚至生产、销售以后还需要进一步观察，收集不良反应案例，实事求是地不断总结，不断认识。

4. 中药、西药都需要不断关注不良反应

概括来说，凡药都有不良反应，西药对此尤其重视，并一一写在说明书中，中成药则不太重视药物不良反应。西药不间断地收集研究上市后的药物不良反应，中药也应该如此。

二、有关不良反应的一些相关概念

（一）何谓药物的不良反应

古人云：“水能载舟，亦能覆舟。”药物能用以治病，但也会在治病过程中出现诸如过敏、毒性反应等副作用，个别药物还会造成一些脏器损害，甚至危及生命，或发展为药物性疾病，不可不予以重视。国际药品监察合作中心将不良反应定义为“为了预防、诊断、治疗疾病或调节人体生理功能的正常用法、用量下，出现的有害和意料之外的反应”。它不包括无意或故意超量

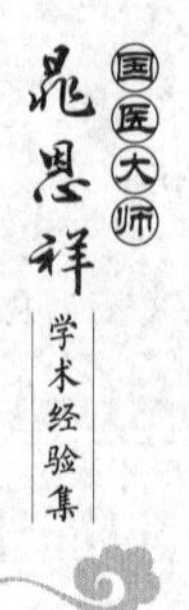

用药引起的反应以及用药不当引起的反应。

（二）何谓药物的不良事件

药物不良反应是指因果关系已经确定的反应，而药品的不良事件是指因果关系尚未确定的反应，它在国际药品说明书中有时可以见到，此反应是否是该药引起的，尚需进一步评估。国际上对药品不良事件是指药物治疗过程中出现的不良临床事件，它不一定与药物有因果关系。

（三）不良反应类型

1.A 型为药物本身药理作用的加强或延长，发生率较高，易预测，病死率低。如某些药物引起口干、胃部不适等。

2.B 型与药物本身药理作用无关，发生率低，病死率高，难以预测，如过敏反应等。

3.C 型潜伏期长，是用药与反应时间不清的不良反应，如致癌、致畸等。

4. 严重不良反应：国际上认为严重不良反应指在任何剂量下出现并且造成下列后果之一的反应。

（1）死亡或威胁生命；

（2）使患者住院或延长住院时间；

（3）有持续或显著的病变或功能不全；

（4）有先天性异常或分娩缺陷。

5. 不良反应临床主要表现

不良反应可涉及人体各个系统、器官、组织，可以有与疾病相似的表现，如呼吸、消化、血液、免疫系统损害等药物性疾病，有的过敏反应可以引起皮疹、休克、哮喘，还可以有致畸、致癌以及药物依赖性反应等。

6. 不良反应中心与管理办法的出台

近年来国家药品监督管理局已经建立了药品不良反应监测中心，建立了国家药品不良反应监测信息网络，制定了我国《药品不良反应监测管理办法（试行）》以及申报程序，基本上已与国际接轨，还出版了《药物不良反应》杂志。这些都说明我国对药物不良反应的重视。

7. 用药不当引起的不良反应

在研究不良反应问题中，还有一种情况是用药不当，如扩大使用范围、超量使用、强调以毒攻毒而滥用有毒药品，应用代用品、错治误治、方不对证等，这些虽不完全属于药品不良反应，但也经常在医疗中出现。既然出现问题就应加以注意，否则也会出现毒副反应甚至造成医疗事故。在临床中还有一些并非是药物不良反应，如对质量上属伪劣假冒药物也应识别清楚，否则也会产生问题。

三、中药不良反应备受重视

（一）重视毒性药物的规范

1. 关于有毒性药物的分级。根据有关资料，有毒性作用中药之毒性，大体分为“大毒”“有毒”“小毒”。对于一些有毒药物的使用，规定了用药剂量，提出了注意事项、功能主治以及一些毒性药物的使用说明。

2. 一些资料中明确列出了有毒性的中药，如砒石、砒霜、水银、马钱子、生草乌、生附子、生半夏、生胆南星、斑蝥、生甘遂等几十种有毒药物，一般必须经过炮制处理，使用时须加注意。

3. 中药饮片历来比较重视炮制，加工炮制可以降低或消除毒副作用，改变或缓和药性，提高疗效，增强或改变药物作用趋向，利于制剂、服用等，其中以降低毒性、消除副作用、缓和药理作用为主要目的。故有炙、煨、淬、煨炒、麸炒、酒蒸、姜炙、水飞、火煅等方法。

（二）新药审评中重视安全性的考察

1. 中药新药审评中十分注重急毒、慢毒的实验研究，在Ⅰ期、Ⅱ期、Ⅲ期临床试验中的安全性方面，要求对临床试验中出现的不良反应给予重视和说明。上市后的Ⅳ期临床观察，也是对药品的进一步考查。若有新发现的不良反应也应及时通报给医药人员，以保障用药安全，防止或减少药物不良反应及其危害。强调依法监督管理药品是一项利国利民的大事。

2. 新药开发比较重视药品说明书的书写，《中华人民共和国药品管理法》中有严格要求，药物不良反应项目应如实填写，有何不良反应均应明确，注意事项也是对药品的应用的说明，如过敏反应、胃肠反应等，还有有效期、适应证、功能主治、用法、用量、禁忌等内容。

（三）建立不良反应监测系统及医院内管理

1. 可以通过监测系统对收集的不良反应不断地加以科学全面地分析，使中药研究开发、临床应用更好地发展。药品不良反应监测管理办法中，包括总则、机构与职责、报告程序和要求、奖惩及附则的内容，加强了上市药品的安全监管工作。有关部门也举办了药品不良反应学习班。

2. 强调各级医院管理，临床应用药品时要注意收集不良反应，并应查明原因，一旦发现不良反应，均应填写不良反应报告表，并向有关部门申报。

3. 制剂室、药局仍应执行十八反、十九畏的要求，有相关毒副作用强的药物，还要医师签名、盖章，或要求修改处方以示规范。

四、中药不良反应的主要表现与举例

（一）中药不良反应的临床表现

1. 全身性不良反应有轻有重，重者可涉及全身危及生命，可以见到用药后发热、皮肤损害，也可以涉及全身各个系统的损害，如休克、严重的过敏反应，以及出现慢性损伤性反应，如药物依赖性、致畸、致癌等。

2. 引起各个系统的损害如心律失常、高血压危象、低血压、低血糖、出血、呕吐、腹泻、电解质紊乱、呼吸困难、骨髓抑制、肝肾功能损害以及神经系统症状。涉及范围较广，系统较多。如乌头类药、蟾酥、雷公藤、山豆根、洋金花等可以引起心律不齐、心动过缓、四肢厥冷及循环系统病变；斑蝥、牵牛子、关木通等，可直接损伤肾功能，见血尿、尿少、水肿、蛋白尿等，严重者可引起尿毒症；消化肝胆系统，如番泻叶、生大黄可以治疗便秘，但也可以引起腹痛、腹泻或依赖性；黄药子、雷公藤、瓜蒌等可以引起呕吐、腹泻、黄疸、肝功能损害、中毒性肝炎等；雷公藤、蛇毒等可致血液系统病变如再生障碍性贫血、紫癜、出血，甚至危及生命。还有些中药可以引起眼、耳、口腔、毛发、精神障碍以及内分泌、生殖系统病变等，近些年有关不良反应的报道确有增加趋势。

3. 药物的依赖性与致畸、致癌、影响生殖等也是严重的不良反应，但常常是较长时间服用才出现的慢性不良反应损害，这些也是不可忽视的。

（二）近期中药不良反应报道举例

1. 马兜铃酸引起的肾损害渐受重视。近几年来学界对于含有马兜铃酸的关木通、马兜铃、青木香、广防己十分注意。龙胆泻肝丸（汤）、八正合剂、八正散等均含关木通。如一些资料中介绍，通乳应用关木通饮片过量达50g者，又如患者自服龙胆泻肝丸治疗肝炎1年，甚至更长者，均会引起肾脏功能损害，导致肾脏萎缩。近来肾损害报道屡见不鲜，一些国家对有关木通制剂予以取缔。《中国药典》中已明确提出关木通饮片用量为3~6g，不可久服，孕妇及有肾脏疾患者不宜使用。再者木通也并非一种，还有川木通（毛茛科），而关木通乃是马兜铃科植物，毒性较大，医者不能不予以注意。

2. 壮骨关节丸用于退行性骨关节痛、腰肌劳损。此药说明书中提到8味药，该药系浓缩丸，用以补益肝肾、养血活血、舒筋活络，但据资料显示，该药可以引起肝损害、黄疸，GOT、GPT增高，某单位曾总结报道发现应用此药发生肝性黄疸者，问题比较严重。

3. 雷公藤，原系中药单味药，现有苷剂、片剂，该药具有抗炎及免疫抑制的作用，用于治疗类风湿关节炎。说明书中注意事项提到该药有一定毒副作用，孕妇忌服，肝肾功能不全慎用或忌用。目前此药应用范围有日渐扩大的趋势，如有人用它来治疗哮喘、肺纤维化、肾病等。雷公藤引起不良反应屡有发生，如有的报道提到肝、肾功能损害，造血功能、生殖、胃肠等多系统损害，应当给予注意。尤其要注意该药虽有效但应用勿过量，应选好适应证，长期使用应注意剂量、疗程以及肝、肾、心、造血等功能，应定期检查，以评价有无不良反应发生。

4. 消渴丸是一种中西药联合组方的水丸药，该方除葛根、地黄、黄芪、天花粉、玉米须、山药外，还含有格列本脲。本品虽在注意事项中提到用药时严禁同时服用化学降糖药，肾功能不全、少年糖尿病、妊娠期患者不宜使用，但临床中经常有因服用此药引起低血糖的报道，因而久服更应监测血糖、尿糖变化。这种直接影响血糖的中西药联合组方，不应提倡。

5. 一些中药注射液的不良反应报道日益增多，如清开灵、双黄连、复方丹参、脉络宁、穿琥宁等注射液有过敏性皮疹、过敏性休克、高热等案例，个别还有造成死亡的案例。穿琥宁用量过大还会造成血小板减少，致使出血，应用时均应注意。这些中药注射液虽已正式批准上市，但由于诸多原因，报道中出现的已知或意想不到的问题，屡有发生，应当加以重视，总结提高。

五、引起中药不良反应的主要原因

1. 药物本身的问题

中药虽然大多以天然药物为主，但有些也和西药一样，因为药是纠偏的，有寒、热、温、凉的药性，用以调节机体，调节气血阴阳的盛衰，也有一些药本身就有小、中毒，甚至大毒，如附子、胆南星、细辛、半夏等药物会有某些不良反应可以理解。有的药物中毒是急性发生，也有的是慢性蓄积。

2. 中药不良反应还有其他问题

如药材种属的选择，地道性、季节性是否恰当，是否伪劣假冒，加工技术是否合格等，无论饮片、中成药都存在着与西药有别的内容，这些虽不属于规范的不良反应，但也可以造成对人体的危害，也应给以重视。

3. 个体差异可以发生不良反应

应用相同的药，有人疗效很好，有人会出现种种不良反应，如过敏、休克、药疹等。不良反应，因人不同，有轻有重，即存在着个体差异。有的报道还提到种族上的差异。年龄、性别、疾病的不同也可能会引发一些意料不到的问题。

4. 药品应用不当也会出现一些不良反应

严格说来药品应用不当不应属于真正的不良反应，它可能是医者用药过量、过时，或复方汤剂煎煮方法问题。如前述之应用关木通、黄药子超过常用几倍、甚至十余倍，必然会出现一些严重的毒副作用；又如饮片中有的药不能久煎，生大黄久煎通下作用减弱；有的药与其他药协同则加重药物作用等。中成药同样也有过量、超时应用者，不能泛说是以毒攻毒。

5. 辨证用药不当

应用中药无论是中药饮片，还是中成药，都有一个辨证问题，即中医所说除了病以外，还有一个证候的问题，证与立法、方药相对应，理、法、方、药必须相符，即便是应用中成药也有寒、热、虚、实、理气、活血、养血、益气、解表、汗、下的不同。方不对证非方也，辨证不当也会出现一些不良反应，出现误治、误汗、误下这类问题。

6. 误导、误用的问题

药品本属特殊商品，在管理、销售方面应非常严格。目前我国已经开始施行了分级管理制度，从非处方用药（OTC）与处方药即可看出，OTC 药在药店可经营甲类，而乙类药可以在市场销售（包括药房和超市），患者自己可以任意购买。另外还有一种则为院内制剂，医生开方可以在本院购到。这些均应有所了解。药是治病的，药有使用范围，也可能有不良反应，应用时必须认真读懂说明书，检查是否对证，有何需要注意和禁忌。有些厂家为了销售药品，采取各种手段进行夸大宣传，忽略中药的特色，导致患者乱吃药，到医院指名要广告中的药，或以为上了电视、报纸的就是好药，误把保健食品当作治疗疾病的药物等乱象。

六、关于预防、减少药物不良反应的意见

（一）正确识别药物不良反应的情况

药物的不良反应，主要指的是“为了预防、诊断、治疗疾病或调节人体的生理功能的正常用量用法下，出现的有害和意料之外的反应”，理应“不包括无意或故意超剂量用药引起的反应及用药不当引起的反应”。但是由于中医学的特点，理论与临床，用药方法方面的要求等，常常有些因用药不当给患者造成问题，中医药界应当认真对待。

（二）提高法制观念，认真执行法规要求

1. 认真学习《中华人民共和国药品管理法》，该法是我国的药政大法，它是药品管理的法规，各级医药人员必须遵守，认真贯彻。《药品不良反应监测管理办法（试行）》主要是针对药的不良反应问题做的规定，要不断收集、重视不良反应问题，要对患者的健康安全负责。

2. 正确区别目前市场流行的药品、保健品、健康食品、治疗药、处方药、非处方药等。药品是经过各级药政部门审批的，不是随意上市的，其功能与

主治各有区别，应当知晓。经过药监局审批的药品（即国药XX号）属治疗药。由地方各省市以前审批的可能有豫卫药、京卫药等，是各省审批的治疗药，目前正在整顿。各省的治疗药与保健药即健字号药名称，也正在整顿，待整顿后将告别市场。近两年来审评批准的健康食品是另外一种保健食品，并不列入治疗药中，扩大宣传其功能、主治，也是不恰当的。

（三）提高医疗水平，减少不良反应发生

1. 正确使用药品，不要随意增加用量或扩大适应范围，应掌握药品使用方法，不要乱用毒药，乱加剂量，要读懂说明书再用。

2. 不断学习药品的有关知识，分清药品与保健食品，积极提高业务水平，认真收集不良反应案例，并及时上报。

3. 中医人员一定要认真提高中医理论水平，懂得辨证用药，“寒者热之，热者寒之”“虚者补之，实者泻之”，疾病往往是会随着时间而变化的，应该注意其动态变化的情况，及时调整用药，以助患者尽快恢复健康。

（原文2002年发表于《天津中医》，有删改）

第三章　对中医学科发展的思考

第一节　中医内科学术发展现状与趋势

中医内科学是中医临床医学中最主要的一个分科，研究中医内科学的历史、现状，总结成绩，提出问题，讨论对策，促使中医内科学更快发展，是当前中医研究工作的一个重要方面。这对于整个中医学理论与临床的发展、提高，具有重大影响。本文根据有关资料，结合笔者的体会，对中医内科学的发展概况，及其学术发展趋势等做一简述。

一、中医内科学分科的历史与现状

（一）历史分科

有关中医内科学的内容，早在殷代甲骨文中就有记载，如心病、肠胃病等；周代开始对医学进行分科，其中所立的“疾医”乃指内科医生；至春秋战国时期，《黄帝内经》中论述的内科学内容颇为丰富；汉代张仲景在《伤寒论》一书中将内科疾病分列为外感时病和内伤杂病，创立了包括理、法、方、药在内的辨证论治体系；其后，隋代巢元方《诸病源候论》第27卷，列内科疾病784条之多；唐宋时期对内科学术研究更为重视，宋代将医学分为8科，即大方脉、小方脉、产、眼、针等，大方脉科便是内科，后来又增加了属于大内科的风科；至明末清初，温病学的兴起，使内科内容得到进一步的扩充。历代医家无不把大方脉科视为重点加以论述，专著也不断增多，诊治范围随之扩大。现已有专长于肺病、胃病治疗的医生，也有医生专长于中风杂病或时令病。总之，许多医生对风、膈、臌、痨各有专长，展示了中医内科进一步分化的趋势。

（二）中医内科学分科现状与发展趋势

随着中医事业的发展，各学科学术水平不断提高，中医内科医生已经在全国范围内形成了一支庞大的队伍，几乎占全国中医医师的80%，各大医院的中医科无不以中医内科为主。中医学术的发展，专业人员的增多，以及临床、科研、教学工作的需要，使得中医内科出现进一步的专业分化，表现在：有按五脏分科的趋势，即分为肺系、心系、脾系、肝系、肾系等科；有的按西医分科，分为心肾科、肺科（呼吸科）、脾胃科（消化科）、杂病科等；有的将中医之急症如热病、出血、惊厥等列入急症科；有的还将某些老年人的多发病列入老年病科；对主要进行康复的内科疾病建立了中医康复内科；一些时令性热病列为温热科。这些主要在中医医院和中医院校的教学医院中设置。

随着学科的分化，为了更好地发挥中医治疗某些疾病的特色，一些中医单位还建立了许多专科门诊，如哮喘、痹证、中风、肝病、男性不育等。全国中医内科学会相应建立了十多个学组，如肺病、肾病、中风、血证、热病、痹证、脑病、脾胃病、肝病等，各学组分别召集国内各专业人员，进行学术交流和协作。由上可见，分科趋势逐渐明朗，这正体现了中医学术在不断发展，也反映了中医内科学日益深化、发展的势头。

二、病名、证名规范化势在必行

（一）病名规范化的研究

中医病名，尤其是中医内科病名源远流长，历代医家各有不同见解，因而至今难以统一，导致病名混乱，概念不清，病与症混淆等。近年来中医界许多有识之士希望尽快规范中医病名，而中医内科病名的统一规范更是迫在眉睫。（原）卫生部中医司把中医病名诊断规范化作为一项科研任务，委托湖南省中医药研究院进行研究，全国中医同道也对此进行了探索。

中医内科病名问题，从历代医家医著来看，的确十分繁杂，其中有的是从症状学角度命名，如咳嗽、呕吐、便秘之属；有以证候命名者，如瘀证、淋证、虚痨等。目前，《中医内科学》也没有离开前贤的思路，如《中医内科学》五版教材，内科杂病部分仅仅采用了常见内科病症 51 个，附病 6 个。而这些病证绝大多数是以症状名称命名的，仅少数如中风、感冒、痢疾、肺痈等可以独立为一种疾病。而眩晕、水肿、厥证、血证等则可见于许多疾病之中。可见，中医病名规范存在着许多问题，有必要集思广益，组织力量加紧研究。湖南中医研究所中医病名诊断规范课题，对《黄帝内经》《伤寒论》《诸病源候论》《备急千金要方》《外台秘要》《医部全录》等著作进行抽样分析。根据其内科涉及的病名，分别绘制了《内科病病名统计图》及《内科病病名分类统计图》，其中收录的病名量以《诸病源候论》最多，《外台秘要》次之，《黄帝内经》《伤寒论》《三因极一病证方论》《证治准绳》病名量较近。这里所说的病名量包括病、症、证三者之综合。《黄帝内经》中的为多，证、症名则较少。《伤寒论》《备急千金要方》《外台秘要》以证名居首，《诸病源候论》则以症名最多。可见，历代中医病名多有概念不一、一病多名、一症多论等情况，而病、证、症三者关系混淆不清尤为突出。因而，必须认真总结经验，遵循中医特点，制订出科学的中医内科病名规范，以便逐步推广试行。

欧阳绮氏指出，在进行病名规范这一工作时，还要处理好症状作为病名必须明确的概念，解决好中西医症名相互借鉴的问题，处理好病类与单病概念的关系问题。此外，诊断规范与病证规范应当同步进行。中医内科病名规范化是一项艰苦而复杂的工作，需要广大中医工作者共同努力。目前某些单位中西医病名混同，或只西不中的病名诊断，不利于中医病名规范化工作的开展。至于目前暂时采取中医病名与西医病名同时诊断的方法，似属可取。

（二）关于证候规范

关于“症”与“证”的区别，通过前一时期的争鸣后，认识渐趋统一。如赵金铎主编的《中医症状鉴别诊断学》，明确指出了不同症状的概念，并列有症状鉴别条目 500 条，其中属中医内科者 244 条。这种对常见症状的鉴别分析，联系了病因病机，注意到了证候的性质，并明确规定“证”代表“证候”，“症”代表“症状”。虽言症状鉴别，实对证候鉴别也有重要意义。

证候是中医特有的诊断术语，它应当揭示疾病阶段性的主要矛盾，或者是不同疾病的共同矛盾。证候反映了辨证的结论，即在疾病过程中所表现的症状、体征及四诊所得的其他资料分析的基础上，通过分析病因病机所做出的理论概括。证候并非固定不变，而是随疾病的进退而变化。因此，与西医所说的证型、综合征等是有区别的。近年来，有学者提出辨病分型问题，如上海中医学院（现上海中医药大学）主编的《内科学》（下册）便突出了西医辨病、中医辨证分型论治的形式，因其简便易行，尤为西学中的同道所欢迎。但也有一些中医工作者对于采用证型代替辨证持不同见解，一个病仅定几个证型限制了辨证论治的灵活性，与中医基本原理不甚相符，还是以证候明确辨证为好。鉴于目前分型论治较为普遍，有必要作进一步讨论，以统一认识。

中医证候学内容的逐步充实，乃是历代医家不断创新发展的结果，从历代辨证方法的积累来看，大体已有 8 种常用辨证方法，如八纲、气血津液、病因、脏腑、六经、三焦、卫气营血、经络辨证等，从《中医内科学》总论来看，其基本病证概念部分已近百种，然而这些仍远远不能满足临床的需要，而且由于排列组合的变化，以及概念混淆，应用欠准确者屡见不鲜，因而也存在着证候诊断的规范化问题。有必要进一步研究，明确概念，并以临床为基础，中医理论为指导，进行证候规范化研究，以提高辨证的准确性。1984 年（原）卫生部中医司组织《中医证候规范》的编写，正是广大中医工作者所希望的。

三、病历规范与诊疗常规的建立

（一）病历规范

中医病历历代多为医案形式，也有人提倡诊籍的重要性。然而初期并未对中医病历格式加以重视，只是随其自然，各自根据本医院特点，或为中医望、闻、问、切四诊八纲以及理法方药的简略记载，或引用西医病历格式并简化应用，或两种病历书写方式并用等。直到1982年全国中医学会内科学会，在南京组织中医专家进行讨论研究，提出了《中医病历格式书写规范》，1983 年 7 月（原）卫生部中医司为加强中医医院建设，综合各地经验，向中医医疗机构下达了《中医病历书写格式与要求（试行）》文件，各地开始采用这一格式，而这一格式也是以中医内科病历为蓝本提出的，尽管有的学者提出过一些修改意见，但病历格式的规范在一定程度上起到了推动中医内科学术发展的作用，相信该格式再经过一段时间的试行再研究，会更臻完善。

（二）诊断与疗效评定标准的建立

随着中医临床、教学、科研工作的进一步开展，中医内科病证诊断与疗效评定标准也开始得到重视。从历代文献来看，不仅病名、证名不一致，而且疾病诊断及疗效评定标准也各有不通，甚或缺加。由于历史的原因，历代医家各承师技，缺乏交流规范。随着中医学术的发展，制定疾病诊断与疗效评定标准也是势在必行。湖南中医研究所曾经提出，想诊断规范首先要解决病名诊断规范的问题，区别病、症、证的概念。凡症状、体征只表示临床表现时，应直言其症状；若当作病名须标“病”字，如眩晕病、胃痛病等；而如传统所说臌胀、肺痈等则不一定标“病”；一病多种病名，应选择最佳者为正名，临床诊断应当以正名为据，明确含义。欧阳绮认为病名诊断规范编写内容应有病名、别名、概念、病因病机、临床表现、诊断要点、鉴别诊断、分证、变证、预后等内容。黄星垣氏在《中医内科急症证治》一书中论诊断方面要有概要和范围、病因病机、临床特点及类型、辨证要点、鉴别诊断等内容。（原）卫生部中医司委托江苏省卫生厅制定的《中医内科病诊断疗效标准（试行）》第一辑中列有 21 个内科病证，主要包括病名、诊断依据、辨证分类、参考项目几个内容，全国中医内科学会各学组以及各急症协作组也都进行了各自的诊断规范的研究，并将进一步给予充实，逐步完善。中风学组《中风病中医诊断疗效评定标准》已经获部级成果奖，它是经过国内有关专家多次共同讨论修订的，主要包括了病名诊断、病类诊断以及证候沴断，而且将疾病过程分为急性期、恢复期、后遗症期。目前对中医疾病诊断标准已经做了一些工作，但尚需进行更广泛的讨论，并由权威机构发布规范才更有意义。

关于疗效判定标准问题也众说纷纭，有人认为一种疾病症状好了就算病好了；有人认为一个患者主要症状消失，体力恢复，饮食正常，就是有效；有的人则仅把化验指标作为中医疗效判定的标准。中医学作为一门科学，就应当根据其固有的规律和特色，根据中医内科疾病的规律制定内科疾病的疗效判定标准。疗效评定应具备科学性、实践性和真实性，应当经过大样本的病例研究，参考历来的种种意见，进行对比观察，借鉴西医的现代理化检查方法进行前后对照，以不断积累资料。

诚然，中医疗效评定标准的建立，并非一朝一夕之事，必须是在理论与实践相结合的基础上，反复验证，不断修订充实，逐步完善。（原）卫生部中医司委托有关单位制定了《中医内科病证诊断疗效标准》，主要依据症状改善情况，以西医理化检查作为参考项目，20个病证中大部分以痊愈、好转、无效三级评定。全国中医内科学会中风组、热病学组以及急症协作组等也都做了有关的尝试。如中风学组、热病学组对中风、热病的疗效评定方面有所创新，采用了有定量意义的计分方法。中风学组在确定中风病后，着眼于神态、语言、运动功能恢复程度给予评分，满分为28分，起点分不超过18分，按恶化、无效、有效、显著、基本痊愈5个等级评分，积分越高说明效果越好；热病学组将观察项目如症状、体征、理化检查进行评分，他们先计算每例各项指标治疗前后的分数，然后算出治疗前后的分数比值，凡比值小于0.3为治愈，介于0.3~0.7者为有效，大于0.7者为无效。其他如肾病、哮喘等学组也做了不少工作。这种以定性和定量评定疗效的方式将有助于中医疗效评定标准化工作的开展。

（三）编写诊疗常规的现实意义

随着中医学术的发展以及中医院的逐渐增多，制定一部适合中医内科工作者应用的诊疗常规非常迫切。因此，有必要组织有较高理论素养和丰富临床经验的专家，以及对某些疾病有专长的老、中、青学者共同研讨，制订出符合临床实践的诊疗常规，从而使中医内科的医、教、研水平得到提高。

在编写过程中，应注意的是要反映出内科疾病防治的综合措施。搜集资料时，除了收集古代医家的诊疗经验外，还应最大容量地吸收最新的中医诊疗方法和成果。诊疗常规还应当包括诊断、辨证、证候、治法、方药、综合防治措施等内容，尽量突出中医特色。同时，还需有诊断与疗效评价标准以及预后的内容，处理好西医病名诊断与现代理化检查的内容。近两年来，（原）卫生部中医司比较重视此项工作，有些兄弟单位进行了初步的摸索。如北京中医医院编写的《诊疗常规》，列举了内科34个病证，其中有中医病证，也有西医病名，尚不统一，内容包括病证的概要和范围、辨证要点、辨证论治、按语，有的还有护理要点，饮食禁忌，并列有西医理化检查参考项目，最后是疗效标准。

总之，诊疗常规应当是一部理论与临床紧密联系的具有实用价值的资料，且应逐渐补充完善。各地较大的中医院或中医院校的附属医院应当尽快制定自己医院的诊疗常规，以发挥每个地区及医生的专长，并不断积累、升华、完善。针对广大临床工作者的迫切需求，全国中医内科学会一些学组，如内科急症协作组在诊疗常规方面做了一些努力，全国胸痹心痛协作组制定了《胸痹心痛救治常规》(试行稿)，热病学组和协作组、血证学组和协作组也都对诊疗常规作了探索。当前，国家中医药管理局十分重视这一工作，相信经过努力，全国性的中医内科诊疗常规会很快问世的。

四、急症研究工作推动了中医学术的发展

(一) 急症工作兴衰事关中医学术的兴衰

中医急症学科历史悠久，对我国医学的发展有过重大贡献。早在《黄帝内经》《伤寒论》中就有急症防治的大量宝贵经验，如治疗急性高热、急黄、暴喘、亡阴、亡阳、血证，厥脱等；晋朝《肘后备急方》又收载了许多急救方法与药物；唐宋以及元明历代医家都十分重视急症的发展，特别是明清时期，温热疾患猖獗，温病学家积累了大量治疗急性热病的经验，使急性热病的治疗成绩更加显著。历代医家十分重视急症，而且创制了许多行之有效的方法和方剂。然而近百年来由于西方医学的传入以及中医学术发展的缓慢，一些行之有效的治疗急症的方药得不到继承，经验得不到发扬，真正搞急症研究和临床者无几，这显然不是一个正常现象。随着中医事业的发展，中医急症研究得到了一定的重视，提出了“振兴中医必先发展急症”的口号，认为发展急症工作，不仅是振兴中医的战略措施，而且也是中医医疗、教学、科研工作深入发展的重要组成部分，是发掘中医宝库的重要方面。

卫生行政部门和中医学术界共同体察到了中医急症工作的兴衰关系到整个中医学术的发展，全国中医内科学会于 1981 年在上海召开了首届中医急症学术讨论会。1983 年（原）卫生部中医司在重庆召开了全国性中医急症工作座谈会，提出了《关于加强中医医院急症工作的意见》，委托重庆中医研究所举办全国中医内科急症进修班。为加快急症工作的步伐，号召各省市自治区

中医院及院校附属医院建立急症科和急症室，急症的科研工作得到了发展。（原）卫生部中医司重视急症协作攻关工作，成立了一些以中医内科为主的急症协作组，如急性高热南、北方协作组，中风、厥脱、血证、痛证协作组等，为了配合急症研究与临床工作的开展，还建立了剂改协作组。协作组成立以后的几年里，各地中医内科工作者不断努力，已经取得了一些可喜的成果。为了促进急症的学术交流，重庆中医研究所编辑了《中医急症通讯》的内部刊物，黄星垣氏主编了《中医内科急症证治》，可以预见，今后中医急症工作会有更好的发展。

（二）急症研究工作逐渐发展

1. 急症防治经验不断扩大

辨证论治是中医治疗急症的基本方法，近几年急症的防治工作得到了一定程度的重视和加强，从有关资料来看，仍以辨证论治为主要方法，即根据历代辨证经验、辨证方法，辨出证候，给予立法处方，传统方药仍然发挥着较广泛的效用。如全国厥脱协作组认为临床上厥脱可分为气阴两亏、阳气暴脱、真阴耗竭 3 型，以及气滞血瘀、邪毒炽盛、心气不足 3 种兼证。南方高热协作组强调高热要辨清外感与内伤，分别虚实，察明热型，辨其寒热真假，在处理上强调分别主次，审清标本，察明传变，重视辨证论治，即是审其病、证在卫、在气，入营入血，分给予治疗。中风病为中医风、痨、臌、膈四大重证之一，中风尤其为急重之病，中风学组与协作组一些成员单位，对此进行了一些研究工作，如东直门医院观察治疗了急性缺血性脑卒中 220 例，认为属风痰瘀血、痹阻脉络者治以平肝息风，化痰活络；属风痰上扰、痰热腑实者，治以通腑化痰为先，大便通后改用清化痰热活络药；属气虚血瘀者，治以益气活血；属阴虚风动者以育阴息风为主。方和谦氏指出：中风急症，晕厥昏迷，当辨闭与脱，开闭固脱是急务。咯血、呕血、便血等血证的研究中也是把辨证作为首要任务。浙江中医院主张治疗咯血时应积极辨证治疗，肺热当清热润肺，宁络止血；肝火当平肝降气，和络止血；阴虚肺热当滋阴润肺，凉血止血。杨明均氏综合各地报道，认为吐、呕血属胃中积热者当清胃泻火、凉血止血，常用泻心汤、犀角地黄汤；肝火犯胃当清肝和胃，凉血止血，用丹栀逍遥散、龙胆泻肝汤加减；肝郁气滞者，当疏肝解郁，活血止血，用柴胡疏肝散；脾胃虚弱者，当健脾益气，温中止血，用归脾汤、四君子汤、良附丸等。在治疗急症中也强调了辨证论治这一指导思想，全国胸痹心痛协作组针对寒痛与热痛，研制了寒痛气雾剂、热痛气雾剂。黄星垣氏论述昏迷之时，也重视了辨别病因病机，将昏迷分为热毒炽盛、内陷心营；湿热酿痰、蒙蔽清窍；胃燥热结、上扰心神；热瘀阻络、闭塞心窍；阴阳衰竭、神无所依等型，分别给予针对证候的治疗。可以看出，在急症的研究中，各家均十分重视传统辨证论治的研究。

2. 诊断分期、分类的临床意义

近几年来由于对一些疾病进行大样本的研究，不仅重视了辨病名、辨证名，也从大量的病例中分析了疾病的分期与分类，进行疾病共性规律的总结，并根据这种分期辨证疾病的分期与分类审慎用药。如董建华氏提出以中医外感病基本理论为依据，统一热病辨证法则，把热病分为 3 期（表证期、表里证期、里证期）、21 候（表寒、表热、表湿、肺燥；表寒里热、表里俱热；以及气分热积、肝胆湿热、气营两燔、邪热入心、阴虚风动等）。杜怀堂氏报道 335 例风湿肺热病的临床研究中，也将风湿肺热病分为初期、中期、末期（恢复期），根据临床表现加以治疗，使恢复期得到了一定的重视。中风学组把中风病分为中络、中经、中脏中腑；而证候分类中中经络又分为 5 个证候；中脏腑中又分为 4 个证候；并且又分为 3 期，即急性期、恢复期、后遗症期。可以看出，这类研究可使对疾病的认识更充分，更系统，更全面。

3. 创制新制剂新药物为急症临床服务

中医治疗急症的传统剂型有膏、丹、丸、散、锭、煎等，主要是口服药，至今仍有其使用价值。近年来，应用现代工艺设备研制成许多新剂型，如片剂、浸膏、含剂、冲剂、气雾剂、舌下含片、滴丸、霜剂、针剂、大输液等，虽然一些剂型尚需改进，但也迈出了可喜的一步，中药剂型改革促进了中医急症临床的发展。

冯菊农氏在论述急症制剂研究进展时认为：急症用药需要重视中医传统理论进行剂型改革，注重治疗的三效化，即要有速效、高效，还要注意药效上的稳定性；剂型多样化，要研制适用于急症的多种剂型；品种系列化，即根据中医急症辨证的要求，治则治法的运用，研制针对某病的系列药物；注意质量的规范化。这些都是保证中药制剂的生命线。以上这些是提高中医急症临床效果的重要保障之一。

在制剂方面，冯氏认为，注射剂近十余年来，数目较多，比较受欢迎，如用于急症的参麦注射液、参附注射液、参附青注射液，以及清开灵、醒脑注射液、舒络通脉液等，仍需不断扩大精制。关于吸入给药，如西苑医院研制的芳香温宜剂、宽胸气雾剂、芳香开窍复方细辛气雾剂，以及舌下用速效救心丸等都是治疗胸痹心痛的新剂型。在给药方式上，直肠给药也倍受重视。应用于治疗急性肾功能衰竭的结肠灌注 1 号，疗效显著。一些急症用清热、解毒、止痛、退热的栓剂，用于治疗急症的口服药，也有不少新品种。积极进行剂型改革，以适应急症研究与临床的需要是至关重要且紧迫的任务。

4. 急症研究中值得注意的几个何题

（1）血证研究中还应重视唐容川通治血证之大纲，即“止血为第一法，消瘀为第二法，宁血为第三法，补血为第四法”。急症出血治疗中，“急则治其标”这个原则还是有其实际意义的。

（2）北京中医学院（现北京中医药大学）研制的清开灵，系清热解毒开窍的注射剂，近来在东直门医院应用清开灵治疗中风病（包括出血性中风与缺血性中风）均有较好疗效，并经血液流变学检查，可以改善血液黏度。近来已通过鉴定，为中医治疗中风证提供了启示。

（3）石膏清热、大黄止血的应用广泛。石膏是清气分热之要药，近几年来应用范围较广，如温热的流行性感冒、里热的重感冒、暑温肺炎以及流行性乙型脑炎、急性风湿热等病，有的医生认为发热属实，生石膏不忌，用量重达 200~400g。而大黄在急暴出血中用于止血，大剂量生大黄用于治疗急性坏死性肠炎、重症肝炎、肝昏迷也有一定的效果。大黄作为直肠给药应用范围更广。

五、内科疾病辨证分型、治则治法及新领域的开拓

（一）关于内科常见病的辨证与分型

1. 辨证是中医临床过程中认识疾病的主要方法

证是对众多因素综合辨析的结果，又称为证候。临床辨证时离不开四诊、八纲的分析，病位、病因、病性的归纳，要从整体观念出发，掌握辨证的阶

段性、变化性及灵活性。有人认为辨证即是辨别证型，就是分型。事实上，辨证分型与西医的疾病分型尚有不同。中医的辨证与分型均围绕着治疗，都是体现疾病某一阶段本质的变化。由于中医对疾病证型的认识存在一些问题，因而对同一个病各地认识颇不一致。如对肝炎、肾炎等疾病诊断分型有的分为 3 型，有的则分为 4 型、5 型或 6 型、7 型不等，如此情况仍然在各地报道中出现。

2. 辨证提纲的统一

黄星垣氏综合了诸家对内科辨证提纲统一的讨论意见，提出了不少新见解。一些中医专家主张将内科热病（包括伤寒、温病）的辨证提纲统一起来，把六经辨证、卫气营血辨证和八纲辨证，用六段辨证方法统一起来，即太阳、少阳、阳明、营血、血分和亡阳或亡阴，然后以虚、实证进行统一。有些专家还提出三步、七步、十步、十二步的辨证步骤。学术讨论当有助于内科辨证施治理论的规范化，对辨证诊断方法有所改进，但这种研讨成果，运用也有局限，有待今后进一步研究。

3. 关于内伤证候辨证

黄星垣氏综述了部分专家的意见：第一，气、血、阴、阳的虚证和实证，是组成所有内伤病证的核心，以此为基础，可以衍生出 130 个不同的内伤证候；第二，内伤证候的发展过程，具有相对的阶段性；第三，内伤病证初期多为实证，中期为虚实夹杂证，末期多属虚证，而阳虚是一切内伤病的最终表现；第四，基本内伤病证构成一切内伤病的临床表现，这一内伤辨证分类方法，符合中医传统理论，黄氏认为其有一定的研究价值。

（二）对治则治法的研究运用

1. 对型用药与系列用药

对型用药是当前防治疾病中最为广泛的方式，即对疾病表现之症状、舌脉等情况，进行辨证分型论治：或针对西医病名，根据其不同阶段，分为不同证型；或对一个病进行大样本分析后，确定几个类型或证型，有人称之为证候类型。而后根据“寒者热之”“热者寒之”“虚者补之”“实者泻之”等原则，选择治法和方药，在病势较急时治其标，病势较缓时治其本。这是目前防治疾病的重要方法。

随着这种辨证分型论治疾病方法的广泛运用，系列用药的基础，仍然是辨证分型。如全国中医胃病协作组协定观察的口服系列药，共治疗 1387 例胃病患者，即把气滞型、虚寒型、阴虚型、瘀血型、湿热型分别给予理气、温中、益胃、活血、清化等对应系列口服液，并经观察疗效优于对照组。可见这种对型用药将会逐步得到发展，它既符合中医理论，又为中医治疗开辟了广阔的道路。

2. 冬病夏治与扶正固本

冬病夏治是中医扶正固本治疗的内容，它建立在“治未病”的预防思想之上。根据目前研究资料表明，“扶正固本”“冬病夏治”可以改善机体内分泌调节功能和免疫功能，增强体质，使“正气存内，邪不可干”。西苑医院研究固本片（党参、白术、茯苓、甘草、麦冬、五味子、补骨脂）防治慢性支气管炎，取得扶正固本的效果。

在采用冬病夏治方面，广安门医院改进《张氏医通》白芥子涂法（炒白芥子、延胡索、甘遂、细辛等用药研面，鲜姜汁调后，涂贴背部肺俞、心俞、膈俞），暑伏第 1 天贴 4~6 小时，10 天贴 1 次，连贴 3 次。可谓于夏天阳气正盛之时，于阳中之阳背部贴敷。治疗慢性喘息型气管炎与支气管哮喘 209 例患者，经 3 个夏季疗程治疗，综合判断有效率为 86.5%。晁恩祥等报道应用固本止咳夏至片（黄芪、黄精、陈皮、砂仁、补骨脂、百部、赤芍）防治慢性支气管炎，每天暑伏第 1 天开始服用，40 天为 1 个疗程，观察 1018 例总有效率 89%，远期效果更好。

3. 活血化瘀法应用日益广泛

活血化瘀的临床应用范围日益扩大，疗效进一步提高，这可以从 1986 年第二届全国活血化瘀研究学术会纪要中看出。如已为人们所常用的治疗冠心病、高脂血症、真性细胞增多症、血栓性静脉炎；出血性疾患，如消化道出血、脑出血、紫癜等；对于治疗肿瘤的应用范围也不断扩大。在对活血化瘀药的实验研究方面，大体从血流动力学、血液流变学、血小板聚集性、微循学、免疫学、血脂及活血药的有效成分等方面开展了研究工作。第二届全国活血化瘀研究学术会明确了传统活血化瘀药物的概念，即凡以疏通血脉、祛瘀通滞而令血流畅达为主要功能的药物称活血化瘀药；提出传统活血化瘀药的范围，即凡能“和血”“散血”“活血”“破血”“逐瘀血”主治“恶血”的药物，均属于活血化瘀药的范围；将传统活血化瘀药分为和血、活血、破血 3 类，用于指导临床。一些活血化瘀类方临床应用也很广泛，如用于治疗内科多种疾病的几个逐瘀汤、补阳还五汤及桃核承气汤、大黄䗪虫丸、桂枝茯苓丸等。

4. 通里攻下法的前途广阔

以承气汤为主的通里攻下治疗急腹症早已为人们所知，至今仍在应用。如王永炎氏治疗缺血性中风，以通腑化瘀为先，应用大黄、芒硝、全瓜蒌、胆南星，便泻之后改用清化痰热活络之剂。热病的大便秘结，通下可以清热，以大黄为主，治疗重症肝炎、肝昏迷以及肺源性心脏病和肺性脑病，此外，通下法还可治疗荨麻疹、细菌性痢疾、急性出血热。大黄已经成为止血、清热、祛瘀、泻下的常用药物。

关于攻下一法，早在《伤寒论》中即列有禁忌。王云峰氏据其临床体会认为应注意 5 个方面。第一，用承气汤后便热臭者为中，便清稀者当停；第二，痞满燥实不一定为承气汤的依据，应配合他症；第三，一经用攻，用量不宜小，量小易贻误治疗机会；第四，高热神昏谵语、惊厥当与清营退热药同用；第五，脉沉滑、沉疾有力可下，热深厥深、脉多沉伏亦可下。

（三）开拓疑难病防治及康复与老年病科的新领域

1. 疑难病的中医及中西医结合的防治工作业已展开

过去一些西医均感疑难的疾病，如今中医或中西医结合治疗收效较好。如一些结缔组织疾病、免疫性疾病以及内分泌系统、神经系统的疾病，应用中医或中西医结合治疗，收到了较好效果。庄国康氏综合报道，阜外医院等 4 家报告，治疗系统性红斑狼疮 426 例次，均采用中医辨证治疗加激素的中西医结合治疗，有效率为 88%，而单纯用激素治疗者有效率为 57.83%。苏立得氏报道中西医结合治疗系统性硬皮病 180 例，中药以温阳通络、活血化瘀，调和营卫、扶正祛邪，西药对症治疗，总有效率为 80%。中药结肠灌肠液用于治疗慢性肾功能衰竭报告颇多，一般都有较好疗效，如用大黄灌肠液灌肠可以影响人体氮的平衡，可使尿素氮下降。除大黄外，各地亦重视了其他药物灌肠疗法，如戴西湖氏汇总 18 家报道共 366 例，有效 294 例，有效率为 87.5%。19 张处方中用药 28 种，且均以大黄为主，其中附子、牡蛎、芒硝、益母草、槐花、川朴应用也较多。变应性亚败血症表现为长期发热，伴有一过性、变形性皮疹、关节痛，血白细胞升高、血沉加快、细菌培养阴性。西医应用激素治疗，收效虽速，但副作用大，且容易反弹。蔡淦氏对变应性亚败血症的证治做了综述，指出张镜人氏将此病归为温病范畴。张志坚氏则认为本病属痹证范围，治法虽不同，均可收到较好疗效。关于类风湿关节炎的研究，属中医痹证范畴，又称顽痹、鹤膝风、骨痹、尪痹等。岳美中氏应用四神煎涂疗该病，方中生黄芪240g、川牛膝90g、远志90g、川石斛130g。先煎四味，再入金银花30g，顿服，每剂煎服3次。此外，有用雷公藤治疗痹证者，也有用川草乌为主者，或用马钱子等。近年来，焦树德氏与内科尪痹证学组研制的痹冲剂收到了较好的疗效。李俊辉氏等对急性白血病进行了系统观察治疗，采用清热、养阴、活血及抗癌中药进行治疗，急性期以清热为主，养阴补血为辅，待病情缓解之后，则以补肾益气养阴为主，兼祛余邪，治疗98例，89.8%得到缓解。周霭祥应用保元汤为主，长期治疗再生障碍性贫血有效，方以黄芪、党参、甘草、肉桂为主，另外辨证加药，有效率为88.2%。在神经系统的疑难病治疗中，侯力娜报道，在董建华教授的指导下治疗脱髓鞘病、帕金森病、肌萎缩侧索硬化症等应用中药治疗均得到初步效果。

2. 开辟内科康复与老年病的新领域

中医内科康复治疗逐步得到重视，并且日益发展，中医中药对慢性病治疗历来就有一定的优势，如扶正固本、活血化瘀、养阴益气等治法的运用，为某些内科病的康复治疗开辟了新路，如中风后遗症恢复期治疗，外科手术后的中药调理，肿瘤化疗、放疗后。此外太极拳、按摩、针灸疗法用于治疗内科疾病也日渐增多，有人统计分析590例疗养患者的情况，属内科康复疗养者占66.66%。康复治疗已经发展为独立的科室，说明中医内科康复医学的任务会与日俱增。

老年病科作为新领域已显示出重要的现实意义。随着老年人队伍的逐步扩大，一些老年人的多发病、常见病，得到了新的重视。而中医对防治老年病，历来有着丰富而宝贵的经验。中医理论和临床实践，都非常重视老年人的情志调养及膳食调配。中医抗衰老的药物，大都从补肾、健脾、和胃、益心气、活血化瘀方面进行调治，有的则提倡保精、益气、养神，认为是防治老年病的精髓。近几年来，大量总结历代医学家的养生抗衰老的论著颇多，而且方法多样，显示了中医学在老年保健及防治疾病方面有着相当雄厚的基础和广阔的前景。

六、西医学和现代科学检测方法的运用

（一）目的和意义

近年来，西医学和现代科学检测方法的运用日新月异。黄星垣氏认为将传统的理、法、方、药与现代的科研方法结合起来，逐步由一证一方，或一证数方的辨证形式，趋向以证和治则（治法）为中心，扩大病证的治疗范围，使内科临床在反映中医特色的深度和广度方面有所发展。裴氏提出：宏观辨证与微观辨证相结合是当前中医诊疗学发展的重要动向。沈自尹认为微观辨证，即是临床上收集辨证素材的过程引进现代科学，特别是西医学的先进技术。微观辨证，是试用微观指标认识辨证。而辨证微观化，则是综合了多方面微观辨证的信息，结合中医传统的宏观标准，并通过临床方药治疗的反复验证，以期逐步建立微观标准，并以进一步指导临床实践。从微观辨证到辨证的微观化，是辨病和辨证相结合认识的一次飞跃和突破。

近些年来，在内科领域内，运用一些微观数据作为辨证参数，进行诊断疗效评定方面已经做了不少工作。特别是在科研工作中更是应用广泛，并积累了不少宝贵经验，有人认为这样可以进一步揭示中医临床的新规律，是中医由定性分析向定量分析的转变，是宏观认识与微观认识的结合，一些理化检查如X线、心电图、超声、CT、核磁共振、生化、免疫检测等手段，也可以视为望、闻、问、切四诊的延长和发展。但不能只是机械地运用指标，而仍应在中医理论和中医特色基础上去发展，不应全盘照搬，弃旧从新，引中医学入实验医学的轨道。这种西医向中医学的渗透和引进是历史的必然。正确对待也一定会对中医内科学术发展有益。

（二）西医学和现代科学检测的运用

1. 辨证诊断与微观辨证

近些年的中西医结合临床仍然是以西医辨病、中医辨证为主要内容，有人说这是因为辨病是西医之长，辨证是中医之长。一些了解西医的中医和西

医的同道，运用西医学指标与望、闻、问、切相结合来诊断疾病已很普遍。也就是说，传统辨证指标与现代科学的辨证指标相结合，20世纪60年代即开始用于临床的内分泌检查方法，如尿17-羟皮质醇、17-羟皮质酮的应用为内科一些肾阳虚证、同证异病提供了依据。沈氏通过多年来对证的研究，结合上海医科大学研究肾阳虚与甲周微循环相关的结论，认为肾阳虚组微血管数目减少，微血管口径明显缩小，温补肾阳后明显增加或扩大；有人认为阳虚患者怕冷及对冷的应激适应能力差；还有人研究肾虚与微量元素有关，从头发分析微量元素，认为肾虚者体内锌、镁、钙微量元素少。在证候的研究中，有些地区研究了酶的活性于酸刺激后反而下降，认为唾液分泌功能的异常，反映了脾虚患者自主神经系统紊乱，应用一些西医学指标进行分析证候可为辨证提供依据。目前，广泛应用血液流变学，对有血瘀可能的疾病进行研究，如对肺源性心脏病、冠心病、中风病的研究均有丰富的资料，大体认为血瘀证的患者与健康人相比血液生化、免疫指标处于高度浓、热、聚状态。内分泌指标、环核苷酸指标、心电图、心功能检查等已成为中医辨证诊断分析的参考项目。相信通过对证候及辨证分析的研究，随着更多的资料积累，其理论意义和临床意义会更加突出。

2. 评价疗效与指导用药

应用一些西医学指标评价治疗效果早为西医广泛应用，而中医也不断探索应用一些物理、化学检查指标来评价疗效。如血液流变学经过治疗后血液的浓、热、聚状态得到改善，这种随着中医宏观证候变化的同时，患者的一些检验指标也随之发生变化，但不可认为中医疗效的评定，一定要依据西医的指标。而是说一些检查指标可作为一个参考内容，逐步摸索经验。如沈自尹氏认为哮喘肾阳虚的患者应用温阳片，可提高抑制T细胞功能来抑制血清免疫球蛋白E，说明温阳片可能有预防哮喘季节性发作的效用，表明温阳片可能与免疫调控有关；又由于温补肾阳提高了下丘脑-垂体-靶轴的功能，因而又有对内分泌的调节作用。

有人认为，临床上有些症状表现不明显的患者，如果一些微观检查有异常仍应给予治疗。如肾盂肾炎恢复期患者，临床症状已经不明显，舌脉也可能已经正常，但尿液检查仍有白细胞，或少量蛋白尿，此时仍应根据尿的改变坚持给予益肾利湿，扶正祛邪相结合的治疗。裴正学氏认为应宏观与微观结合认识、治疗疾病，如在肝病治疗中一方面有肝气郁结，肝木克土，肝胆湿热，肝肾阴虚，又有肝功、血浆蛋白、转氨酶等变化，二者相结合指导用药可以提高疗效。裴氏还认为，降低SGPT多用金银花、连翘、蒲公英、败酱草、夏枯草、板蓝根、龙胆草、垂盆草等；欲使浊度试验转阴，则需多用黄芪、党参、首乌、当归扶正固本。SGPT升高为“有余”；浊度增加为“不足”。但是正如姜春华氏认为无黄疸性肝炎转氨酶升高采用五味子或清热解毒药有效，但五味子对于湿热或阴虚者并不相宜。姜氏举例有一患者转氨酶高，达1年以上，前医用清热解毒药半年无效，后医用益气药半月，转氨酶恢复正常；也有的应用清热解毒药反有升高者。均告诫我们临床使用一些西医学指标作为治疗依据时，应当注意这些问题，不应只从西医观点用中药，不能抛开中医理论单纯去追求微观数据。

（三）探讨研制中医的新技术、新方法

在运用西医学检查方法的同时，中医学近几年来也开拓了新的领域、新的方法。一些有识之士也在为中医临床研制必要的设备、仪器、如运用声学、光学、磁学、影像学的技术，结合中医特色研制的舌象仪、脉象仪，观察了一些疾病的舌像、脉象变化，可供中医辨证时参考，陈振湘氏应用红外背图仪观察背部脏腑相应穴位红外图像变化，对肺癌、膀胱癌患者的检测有一定意义。上海第一医院运用血液流变学进行中风病预报的方法，都可以说是针对中医临床进行的尝试。

有些单位在研究阴阳、气血、寒热时建立了一些理论实验研究的方法，进行对中医内科疾病的模拟，如上海市内分泌研究所报告氨基导眠宁（AG）造成小鼠肾上腺皮质减退之“虚损”模型；华西医科大学（现四川大学华西医学中心）提出大剂量醋酸氢化可的松引起的家兔“耗竭”，类似“阳虚”证的表现等。然而这些研究只是实验方面的试探。

在研究有关的新技术、新方法方面，电子计算机已较多地用于中医学的研究，特别是内科的研究。如对知名老中医治疗某些疾病的计算机系统，不少省市正在进行计算机软件的研究，以提供对中医某些疾病的辨证诊断与治疗。1984年10月（原）卫生部中医司在湖北召开全国中医领域应用电子计算机座谈会，认为应用电子计算机技术继承、发掘、整理、提高中医学术有

很多优点，是振兴中医事业的重要内容。北京市著名老中医关幼波教授的肝病治疗经验计算机系统，可以继承关老学术经验，模拟关老看病，经过对比试验观察，基本与关老经验接近。此外，上海将金寿山“益气升阳法”治疗“眩晕”的经验编入计算机程序；南京中医学院（现南京中医药大学）编入邹云翔治疗肾病的诊疗教学程序；成都编制了痹证计算机诊疗程序。计算机在中医领域里的运用是广泛的，如广州中医学院（现广州中医药大学）采用生理仪-微电脑信息系统对脾虚证等体表胃电信做频谱分析，实现许多程序自动化，避免了主观因素。计算机在中医内科领域里的应用将会更加广泛深入，必将推动中医内科临床、科研、教学工作的发展。

七、重视中医内科临床思路方法的研究

（一）历代中医学家的临床思路方法

历代中医学家的临床经验和思路方法，值得后世医者借鉴。如汉代张仲景首创辨六经脉证并治的思路方法，具有深远意义。其提出的“观其脉证，知犯何逆，随证治之”的变证施治原则，以及理、法、方、药的具体运用，为后世医家认识疾病、寻找辨证论治规律以及方药的灵活运用，提供了极为丰富的经验，至今仍为人们广泛应用。

明、清时期的温病学家在《黄帝内经》《伤寒论》的基础上，创立了三焦辨证和卫气营血辨证体系，并认为伤寒乃“以寒立说”，“温病则以热立论”，伤寒提示针对风寒之邪论治，而温病则针对温热之邪治疗，温病学家扩大了耗阴与阴竭的概念范畴，分别治以辛凉解表及救阴固脱。有人认为温病学家已经比较重视辨病与辨证相结合的思路方法。

除伤寒温病学家的思路方法对后世影响较大外，历代一些医家的思路方法对后世都有不同程度的影响。如唐代孙思邈博学多才，系以文、史、哲、医相结合，博古览今，重视实践，尤其研究了以方名证，探讨了伤寒六经方证间的规律。明代李时珍则行万里路，采访四方，搜罗百氏，亲身实践，通考诸说，运用比较分析法，综合归纳，著成《本草纲目》。明代张景岳重视“他山之石，可以攻玉……竹头木屑，曾利兵家”。主张用药如用兵。金元四大家更是勇于实践，不断总结而创立新说，这些都为后人提供了宝贵的经验。

王清任通过多年实践，创立了诸多逐瘀活血的治法与方药。程昭震氏将《医林改错》中的活血化瘀法归纳为16种具体方法。另一位近代医家张锡纯所著《医学衷中参西录》乃为其一生临床经验，张氏勇于创立新说，主张衷中参西的思想对后世影响也较大。当今借鉴历代医家的思路方法，首先应当重视临床实践及其疗效。敢于破旧说，创新说。但应有保持中医特色，并且衷中参西才是。

（二）个案总结与类案总结

中医历代十分重视个案的总结，古今有一大批医案验案，许多宝贵经验集中于个案之中。有人曾统计3种主要中医杂志中的论文类型，其中属于个案报道者占8.09%。有人说："中医之成绩，医案最著。"路志正氏认为个案的优点就在于既掌握疾病的个性，又把握疾病的共性；既能体现整体观念，又能反映辨证论治的特色，认为个案总结最宜于中医临床研究。但又认为有必要进一步提高个案总结水平，重视证的横向联系。柯雪帆认为个案整理有重要意义，认真总结自己的医案，将使我们的医疗技术、理论水平及思路方法得以不断提高，再通过交流讨论，扩大成果，将会对中医事业起到积极的推动作用。

个案总结的重要性还在于，它可以纪实方式记录成功与失败，能举一反三，启发人们对新规律的探讨。然而，大样本地进行科学研究，还应当重视类案的研究。陈文伯氏认为，为了科学地分析归纳辨证施治的规律，总结出可以重复验证、先进实用的诊治方法，以利推广，应该重视类案的研究。古代张仲景、吴又可就是在积累了大量伤寒、温病患者临床资料的基础上，根据其共性特点，撰写了《伤寒杂病论》《温疫论》，创立了新的辨证方法。因而今天我们应当借助中医医院、内科专科的优势，进行大样本类案研究，以便取得更多成果。

（三）重视正反两方面的经验总结

在历代中医文献以及近代的一些杂志、著作等大量资料中，对于成功经验之总结，可谓丰富。成功的经验固然可贵，然而当前对失败或误治的临床总结则重视不够，报道实在太少。纵观《伤寒论》中论述坏病的内容占1/3，在 397 条中明载误治者约有 107 条，误治之法 12 种。张氏从临床中总结了误治、坏病的经验，并谆谆告诫后人，这是一种很值得推崇的科学态度。我们主张要重视总结临床中好的成功经验以供人们效仿的同时，也应当及时地总结失误与死亡病例的经验教训，及时分析，探讨误治与坏病的规律，以促进理论研究水平和医疗质量的提高。黄星垣氏在急症研究工作中总结了易于出现失误的经验。认为内科急症起病急骤，变化迅速，病情危重，证候错杂，脉症常相矛盾，因此临床必须注意易于出现的错误。黄氏着重强调易于出现的虚实失辨、寒热失别、主证失审、标本失断、危兆失察、方药失选等几个方面，认为应细细体察，否则便会失误。

（四）中医内科科研设计与成果评审

中医内科的临床研究内容是十分广泛的，然而如何搞好选题和设计是我们应当注意的问题。国家中医药管理局在中医科研计划课题管理办法（讨论稿）中提到了选题的指导思想和原则。在选题原则中提出要着眼于解决医疗实践上的问题，要遵循中医理论体系，发扬中医优势和特色，选题要具有实用性、科学性、先进性和可行性。要以临床为基础，在取得疗效、掌握一定规律的基础上，开展实验理论研究。同时要抓紧总结整理研究老中医的独特专长经验，重视中医药理论、古籍文献、医史和民间单方、验方、一技之长的发掘整理研究等。

要搞好临床科研工作，在选题之后就要搞好科研设计，设计不应脱离中医理论和中医特色，应有确切的诊断疗效评定标准，力求方法先进。一些症状、体征力求准确客观，不仅有定性标准，也应有定量标准，设计应有统一的观察表和观察方法，尽可能设计对照组和应用统计学方法，以便使科研成果有较强的科学性。作为中医的科研工作，应当有自己学科独特评定成果的标准与原则。国家中医药管理局在中医科研成果评定和管理办法（讨论稿）中谈到评定原则，一定要坚持同行评议，坚持突出中医特色。掌握三性，即实践性，看其成果临床是否有效、实用；科学性，看其成果是否可信、准确；先进性，看其成果达到什么水平。

八、当前中医内科学术发展中几个值得注意的问题

（一）提高临床疗效仍然是中医内科学发展的生命线

中医之所以能够经久不衰，日益发展，其根本在于中医治病有疗效，有了疗效才会有生命力。因此，搜集、挖掘有效的治法与方药，提高临床疗效，以推动中医内科学术的发展，乃是我们中医内科工作者首当注意的问题。

在人才培养方面，更要以临床为主，培养一大批能够治病的临床医生。在师带徒以及中医本科生、硕士和博士研究生培养中，应当把临床实践能力作为主要培养内容。尽快培养一大批既有研究能力，又有提高临床水平的人才，这是关系到中医发展水平的大事情。所以要引导中医内科工作者不断为提高中医诊疗疾病的疗效而努力，而且应当特别注意抓中医的急症和疑难病的治疗效果。要有目的、有计划地搜集国内治疗内科病的成功经验，先集中，后推广，以促进中医疗效的进一步提高。

（二）不断提高中医内科的理论研究水平

中医内科的理论研究乃是中医理论研究的一个部分，进一步开展中医内科的理论研究是今后应当加强的工作，要研究各种辨证方法在内科领域内的应用价值，并进行新的辨证方法的探索。譬如，在急症方面的研究，中医内科证候的研究实质，是要突破低水平重复，改变局限于某些名方的单调加减，要进行多学科协作，共同攻克中医理论研究中的难关；要研究治法的准确运用；要改善由单一的临床疗效的验证，转向把有效临床药理作用研究和基础理论研究结合起来，以推动中医临床理、法、方药运用上的发展。逐步探明中医内科疾病的防治规律及理论方面的原理，发展中医内科学的诊断学和治疗学。

（三）加快规范化、标准化的研究进程

由于中医内科疾病包括范围广，病名繁杂，证候组合较多，应尽快将中医病名与证名加以条理化、规范化，这是中医内科工作者的迫切希望，所以应当针对目前病名混乱的状况，组织专家共同研究，统一认识，以加快病名、

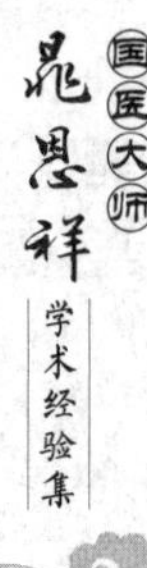

证名规范化的研究步伐。

此外，疗效评定标准也应当尽快统一完善，尽可能减少乃至消除由于标准不一所导致的对疗效评价的悬殊差异，以有利于治疗效果的总结，促进科研成果的推广应用。因此，搞好病名、证名、诊断疗效评定标准的规定，对于提高内科的医疗、教学、科研水平，都具有重要意义。

（四）应尽快且恰当地引进先进检测手段

任何科学研究都是可以相互渗透的，中医学也不例外，应当引进一些现代科学的方法，用于中医内科的诊断与治疗。把诸如胃镜、显微镜、X线及CT、B超等诊断设备及技术，以及生化、免疫检测方法等，尽快引入中医学的领域，这是发展中医学术的需要，也是中医现代化的需要。同时也应注意遵循中医基本理论原则，保持中医特色，真正做到通过有选择地引进先进检测手段发展中医。

（五）尽快研制中医学需要的诊疗仪器设备

除了引用西医学中的一些检测技术外，还应当研制中医诊疗仪器设备。正如董建华所指出的，应当力求在临床诊断以及治疗上逐步采用光电比色法来鉴定皮肤色泽，用脉象仪、舌象仪来识别脉象、舌象的不同，用音谱分析仪来识别患者的音色和音量。对“身怀绝技”的老中医的经验，可考虑通过电脑系统储存和推广，真正使其宝贵经验世代相传。有些单位已应用血液流变学的仪器设备预报中风、冠心病先兆等，这方面的工作值得深入开展。如果从中医内科理论和临床入手，使中医诊断手段多样化，治疗效果评价客观化，必将会促进中医内科理论与临床的更快发展。

（六）继承和发扬古今医家的学术思想和经验

历代医家有着丰富的临床经验，甚至在理论上有所突破，对此，应当给予认真研究。如伤寒、温病学家对中医热病的指导意义；金元医家攻下法的运用范围日趋扩大；清末“血证论”的发展使活血化瘀用于各种疾病的防治昌盛未衰；张锡纯氏衷中参西的学术思想指导我们应当尽可能地发挥中医的特色。此外，对于当代的一些名老中医在内科领域里的经验也要认真总结，继承他们的宝贵经验，这是发展中医学术的重要途径，如蒲辅周、岳美中等当代名医的经验都是难能可贵的，应予足够重视。

（七）加速剂型改革，提高剂型质量以供临床应用

黄氏认为近几年来，在中医辨证论治的思想指导下，运用先进工艺，将中药制成多种新剂型，如浸膏、含剂、冲剂、气雾剂、膜剂、舌下含片、滴丸、霜剂、大输液等，采用多途径给药，特别是静脉给药，克服和弥补了传统制剂的不足，促进了疗效的提高。中医内科临床对于制剂的需要也是很广泛的，必须加速这一工作的进行，尽快为内科急症治疗提供一批速效、高效，而且符合中医特色的制剂，这样有助于急症的医疗水平的大大提高。同时，一些疾病防治用的系列药物也是迫切需要的，建立一支队伍，针对不同疾病，研究系列制剂以适应医疗发展的需要，还要注意保证制剂的质量稳定，使各种制剂真正在临床运用中发挥重要作用。

（原文1990年收录于湖北科学技术出版社《中医临床各科现代研究进展》，有删改）

第二节　关于中医肺系病学术发展之我见

一、肺系病研究是中医学术的重要组成部分

（一）肺脏与肺系病在中医学中占有重要地位

肺为华盖，居五脏之首；肺为娇脏，最易受邪；主呼吸、主治节，通调水道；上开窍于鼻，下连咽喉、气道、肺脏，外合皮毛；肺与大肠相表里，肺系还与心、脾、肝、肾、脑及气血、阴阳相关。

肺系病外感、内伤均可见到，“温邪上受，首先犯肺”，如感冒、流感及一些温热病、哮病、咳喘、肺痨以及肺与气道支气管的各种感染、支气管与肺的实质病变等。肺系病急症中证候动态变化颇为重要，肺系病可以是肺脏本脏受损，也可以影响到全身，甚至可以发展到其他脏器，以致危及生命。

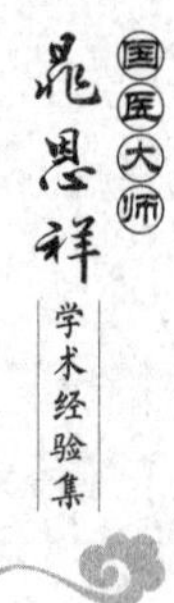

（二）重视中医理论与实践，开展肺系病的研究

中医理论是指导中医临床的重要内容，也是经过历代临床的不断积累和总结得出的。理论的升华无不与临床相联系，又如病因、病机中七情六淫、脏腑失调、痰瘀气阻、宣降不利等，均可见到咳、痰、喘诸症。病症中的证治理论也十分重要，如肺的虚实证候，风邪、风寒、风热侵犯，涉及“外邪伤肺”“木火刑金”“肾不纳气”以及“邪之所凑，其气必虚”等病机。

肺系病的治法多种多样，如宣肺、清肺、化痰、止咳、平喘及“健脾化痰”“补肾纳气”。治则中有“扶正祛邪”“扶正固本”“标本先后，缓急之别”以及“寒者热之，热者寒之”等。

（三）重视整体观念与辨证论治

整体观念是中医学重要的特点，中医认为人是一个整体，各个脏腑是相关的，而且人也与自然相关，这在肺系病中尤为重要，体质、先天、后天、情志、身心、脏腑虚实，又与四时气候、地域相关。如寒冷季节，肺部或气管疾病多发。总之，整体观念一方面强调人体内部的协调，另一方面也重视人与环境的统一。

辨证论治是中医学用来分析、鉴别证候的理论，为立法、处方、用药提供了根据，这也是中医之特点，肺系病同样不能离开对证候的分析，以及对论治的指导。

临床中不能一味引用西医观点去用消炎代替清肺、解表、清热、解毒。肺系病诊疗中更是不能凡发热就用双黄连、清开灵等。不能只是“头痛医头”“脚疼医脚”。还要分析原因，做到“辨证求因，审因论治”，同时要观察证候的动态变化，证变治变，如从表到里，从卫气到营血；如肺系病的外寒内饮、表证传里之象。临床如脱离辨证论治，便失于中医之本。

（四）重视中西医的链接

中医、西医都是以人类健康为目的，各有其理。几千年来从临床实践中积累发展而成的中医学，具有一套比较朴实的理论，并用其指导临床。中医学较西医学相对古老而传统，西医学是以解剖病理学为基础，从整体到微观的发展，现代科技含量高。“中西医并重”“中西医结合”是我们国家的卫生工作方针和法规内容，几十年来，中西两法在诊断、治疗的相互联系与相互结合。

从肺系病来看，中医学不断吸收引入了 X 线、CT、超声等影像学及各种细菌学、病毒学及理化检查项目，重视各个系统的结构与功能，也重视“内分泌”“免疫”“神经系统”等对全身的调节作用。中西医学的交流是医学发展的必然，也是中医自身发展和现代化的要求，如我们不仅引进西医指标及标准，也吸收现代数理统计、实验研究中的新技术、传统药物的现代化评审及生产程序等，应当说这些会推进中医学术的提高与发展。中西医结合是我们需要努力的目标，逐步去探讨这条道路也是同道义不容辞的责任。但我们更需要的是要“继承不忘发展，发展不离其宗”。

二、有关中医肺系病临床问题的思考

（一）肺为华盖，肺系病在中医临床中占着重要的地位

肺主呼吸，与外界相通，其病称为呼吸系疾病或肺系疾病，历代医学都十分重视，早在《黄帝内经》中就有如“五脏六腑皆令人咳，非独肺也”，即“肺与各脏腑相关的转化”理论。历代名家在论著中往往将肺系疾病列为首篇疾病，它包括了中医的感冒、咳嗽、肺痨、肺热、哮证、肺痈、咳喘等；也包括肺痿、肺胀、肺积、肺衰等。相当于西医所说多种疾病，如肺部感染性疾病（典型及非典型肺炎）、支气管哮喘、过敏性肺疾病、流感、感冒、阻塞性肺疾病，肺实质性疾病如肺纤维化、肺化脓症、肺部肿瘤，胸腔病变，以及相关血管、脏器疾病如肺心病、免疫性疾病肺损害、呼吸衰竭等，其中有多发、常见病，也有难治病、急症等内容。肺系疾病内容丰富，有待我们进一步的防治研究。

（二）认真学习历代有关中医肺系病的宝贵文献

中医历代文献倍受重视，凡从事中医肺系疾病的学者对此都不可忽视，需认真阅读，不断提炼出历代医家对肺系病的精辟论述及证治经验。时至今日，一些古方如小青龙汤、麻杏石甘汤、二陈汤、苏子降气汤等，以及临床

点滴体会升华的理论，对临床仍然有着实际的指导意义，如“肺为娇脏，最易受外邪”“肺主肃降”“肾主纳气”“肺与大肠相表里”，以及指导治疗的“病痰饮者当以温药和之”等。历代总结的治法中有解表、宣透、肃降、汗、下、温、清、补、和、活血、凉血，以及“扶正祛邪”“虚则补之，实则泻之”“标本兼顾，扶正固本”等治则，都具有较大的实践意义。应该提倡系统阅读古医书，历代总结的经验仍然对我们认识、开展中医肺系病的临床具有指导意义。

（三）遵古不泥古，勇于创新是我们的重要任务

所谓继承不是目的，继承是为了需要和发展，我们从事临床工作的同行们，特别是年资较高的专家、学者，面对当前疾病谱的变化、疾病认识的深化、社会自然大环境的变化等，都需要我们主动根据临床演变进行认真思考，如肺系病中感染性、传染性疾病及中医外感热病在肺系病中均占着重要地位，我们需要去分析、辨识病证，探索新规律以及治疗的新方药、新方法。

哮喘一病，历代多以“痰为中心”，有“痰为宿疾”的观点。哮喘大体分为寒哮、热哮，这种观点根深蒂固，深入人心。但要从临床全面来看，还会有其他的证候，因为证候是四诊、八纲的概括，理应防止偏颇，顾此失彼。通过多年的临床观察，分析哮喘还有如“风邪犯肺、气道挛急”之证，或具有过敏因素，痰并不明显者，气道高反应却明显。对于咳嗽为主的咳嗽变异性哮喘以及肺痿、肺胀，我们也都进行了初步的研究和证论。

（四）时刻注意证候与疾病的动态变化

过去的中医疾病大都以症状或局部表现、脏腑范围等命名，往往只反映了阶段性的、局部的病情，但临床中疾病存在着动态变化。比如咳、痰、喘是许多肺系病的重点症状，但它的变化，如痰从白转黄、转黏、由多转少，以及黏稠转泡沫痰、稀痰都有着不同含义，发热有高热、低热；上午、下午发热；持续发热以及有汗、无汗，舌苔区别与转化等。

从动态的观点来看，对证候的认知同样可以在一个病中不断变化，如肺部感染可以首先见到发热表证，表证有寒、热，继则可以传里而见里热、里实；如果热证逐渐好转，也还会见到伤阴的证候表现。要不断地观察病情，

不断辨证，不要一证到底，同时要不断研究治法与方药的选择与变化。

（五）不断深入研究肺系病的治法与方药

从事肺系病临床的同事，大都能熟练掌握解表、清热、疏风、散寒、宣透、祛痰、止咳、润肺、平喘、宣降、通里等治法的运用，以及诸如麻黄、黄芩、杏仁、紫菀、百部、苏叶、苏子等药物的选择，并组成处方，但如何根据病情变化来探讨新的治法，是很需要思考的。随着对肺系病认识的深化和中西医病名的链接，治则、治法、方药肯定会得到发展。

近几年来，我们中医界对哮喘治则有多样化的思考，如从痰、从风、从肝、从标本、从寒热论治等，有时在服药方法上也给予调整，这些都是针对临床的不同表现和不同的证候需要提出的，具有不同特色也是一种发展。不同的治法，不过是对中医理论指导临床的强调，是从临床需要的考虑！当然，一些对症用药，对症组方也应给予重视。

三、对中医肺系病科研方面的讨论

（一）临床中也有大量科研题目有待研究

临床人员虽诊务繁忙，但也要把科研当作一项任务，从事临床工作的同行应该认识到科研能够推动我们临床水平的提高。笔者主张，中医肺系病医疗人员每天面对大量的患者，应以临床为中心，在肺系病的医疗过程中去捕捉研究课题，发现新的疾病规律，探索、揭示新理论、新疗法、新证候、疾病谱的新变化以及进行新的流行病学调研等课题，不断为肺系病临床科研提供新的思路。

举例来说，早在秦汉时代《黄帝内经》《伤寒论》中就有类似哮喘的病症描述，但至金元时期才有了“哮喘”的病名，然其内容仍然是哮病与咳喘难以区别的混称，而随着时代的发展及西医学研究的推进，学者发现中医哮喘病或哮病与西医支气管哮喘相近，因而完全可以给予哮喘以新的内涵，并将哮病与咳喘加以区别，确定各自的定义、内涵。中医中确实尚有一批疾病的诊疗标准、证候、治法，有待在研究中加以规范或修订，任重道远。

（二）注重科研课题的先进性、创新性

毋庸置疑，研究选题要有先进性、创新性。先进性来源于对肺系病学科发展的了解和掌握；创新性来源于对中医肺系病临床过程的深入分析和发掘。肺系病的研究有着较为广阔的天地，在课题选题中，需要认真检索，充分利用现代信息化手段，了解有关的文献报道，从疾病检索探讨历代肺系病中医病证名及方药。在一些较有影响的中医著作中，肺系病的章节仅有10余种疾病，而其证候也不过40余种，主要症状表现也不外外感表证及各种恶寒、发热、咳、痰、喘、哮、胸闷、气短等主次症状的内容。

以上这些显然还有较大的理论和临床的研究空间。在科研投标中，肺系病方面项目也都有一定的比例，且研究内容日渐丰富。若能在临床中也重视科研，主动探讨新的规律，便是一种进步，如病名演变中的肺痿病、肺胀、哮病、热病等方面均有待提高，只要认真去做科研，收获肯定是会有的。

（三）吸取西医学的可利用内容及新技术

为了验证中医理论及中医临床科研，生化检验、影像学、内窥镜、血流动力学、血气分析、生物电等方法，早已为人所用。如科研中，一些传统造模动物实验已广泛应用于止咳、祛痰、平喘的研究，评价疗效方法也已经普及。还有一些新技术的使用，往往可以开拓中医的研究领域，应予以支持。选用一些新指标、新技术是可探讨的，分子生物学、基因生物学、新技术的引用也十分必要。值得注意的是，不能用一个指标、一个数据以偏概全，甚至推演结论，这样的研究往往与中医理论联系不上，形成“两张皮”。哪怕是最先进的指标，也要与我们的中医药理论、中医临床密切相关才好，指标可以做，但最好要符合中医临床及中医理论要求。

（四）注意科研方法的选择与运用

科研方法的选用十分重要，过去我们在这方面注意不够，而且由于中医历来重视个案研究，临床观察的积累多，大样本研究较少，存在着科学性的问题（如统计学、随机、盲法、对照、量化分析、量表使用等）。因而要讲究科研选题和设计技术路线，认真进行文献检索，资料整理，统计及论文撰写。

我们肺系病专业中已有好多同行，早已带上了硕士、博士研究生，大都有科研方面的经历，也有一些同道带了高徒，参加过一些病证名标准的制订、各种评审等，但仍需要我们学习科研规范，进一步熟悉方法学知识，以不断提高水平，为肺系病学术及学科发展做出贡献。回顾过去，我们有的同行做了大量工作，然而结论却不被认可，或他人用了同样的方法无法重复结果，或科学性不强，不能说明问题，这种局面必须改变。

四、中医肺系病的新药开发及现代化

（一）肺系病用药概况

目前中医肺系病的临床用药有麻黄、杏仁、前胡、黄芩等，及古方麻杏石甘、小青龙、桑菊、银翘等各种名方和大量经验方。一些年资高者大都还喜欢饮片处方，但十几年来大量的中成药新药和传统中成药多种改良剂型的面世推广，几乎成为目前用药的主体。在地方药品整顿中发现，肺系病中成药品种大约 600 个，有的属重复，有的为同名异方或异方同名等，功能主治范围一般较广。

在地标转国标的整顿中，仅风热感冒证类药就有 60 余个品种。2000 年《国家基本药物》感冒肺系病用药约 10 种病证，而中成药属感冒类药则约 160 种。目前我国正在推行处方药与非处方药分类管理，今后市场销售的药必须是有批号的处方药和非处方药，不同于（原）卫生部审批的健康食品，这些我们应当了解。目前每年开发的新药也以三位数字进行审批，而肺系病药总是占相当数量。

（二）现代化与坚持中医药理论指导仍然是讨论的重要内容

大家都知道中药应当是在中医药理论指导下应用和生产。但传统的中药无论是饮片还是成药都与现代科技及大生产要求有着差距。如何又坚持中医特色，又提高科技含量是非常重要的。如肺系病新药的研制，除了要保证安全外，应以肺系病证疗效为目的，同时进行现代的工艺、制剂、质控及毒理、药理、临床试验以完成新药开发都是必要的。但目前来看，轰轰烈烈推动中医药现代化之时，有些研究者较重视组分、单体成分提取，讲究纯度。具有较高科学含量的新药开发，自然很好，结合天然药物的研究方向不是不可以，但中药毕竟不是天然药，中药更重要的是在中医理论指导下的开发与应用，应更具特色。又如在临床应用中成药，甚至应用某些注射剂时，也应视其证候，辨明寒热、虚实，不可滥用。不应一看发热就认为是感染，就用清开灵、双黄连。这些药也有其适应证候，应认真结合临床辨证来用药，才更为恰当，才谈得上安全性、有效性。

（三）注意临床需求，研究治法与方药

要根据临床市场需要开发新品种，比如要根据疾病及辨证确定用药的品种，这些方面在新药评审中是提倡的。但也应当注意开发一些对症用药品种，如平喘药、止咳药、祛痰药、退热药等，用来改善临床症状，解除患者之苦。当然对症用药也存在寒、热、虚、实、六淫、七情的病因、病机情况，亦不可滥用。应当在新药开发中重视创新，防止低水平重复。所谓低水平重复，主要在中药复方研制开发中较为明显，因此最好要选择尚无新药的病、证进行开发。如感冒药多如牛毛，令人眼花缭乱，但散寒解表药却很少，市场上治疗常见病的中成药很多，而治疗肺痿、肺衰等难治病、急、重症方面的中成药则很少。应该看到随着疾病谱的变化和深入研究，肺系病临床用药开发的空间仍十分广阔，从而也为我们提供了机会。

（四）学习掌握新药开发的规范很重要

我们有些同行，几十年的临床积累了一些治病的宝贵经验，很希望将这些有效方药开发为能为更多患者服务的中成药。但若要开发新药，尚需做大量工作，要认真选择出较好的处方，进行严谨的论证，还要学习《中华人民共和国药政法》《新药审批办法》《中药新药临床指导原则》及有关药理、质控方面的要求等。

如果能征得内行帮助，进行认真咨询，定会少走弯路。不但对一些规范有所了解，还要进一步从现代研究角度考虑，要对药理、毒理、制剂工艺、质量控制等方面进行研究，以保证安全、有效、稳定、可控，再经过国家药品监督管理局审评中心的审批，审批过程中还要进行Ⅰ、Ⅱ、Ⅲ期的临床试验等，这些都是不可缺少的步骤。

还有一个问题应当提出，即是关于目前饮片质量的管理也存在不少问题，伪劣、假冒、代用品充斥市场，也须考虑。推行饮片的规范迫在眉睫，加强对产地、种植、采集、包装、运输、品种鉴定、保管等方面的监管，势在必行。这就是药品规范中推动 GAP 的要求。

（五）中药不良反应也是临床需要注意的重要问题

历代医家对中药的两面性都很重视，甚至认为“水能载舟，亦能覆舟”，“药即是毒”之说早有论述，因为药毕竟是调理人体阴、阳、虚、实、寒、热、盛、衰的，有些药有其治疗疾病的一面，同时也可能具有副作用、不良反应，甚至有毒性作用的一面，我们在应用中药饮片时应予注意，要把握剂量、禁忌，在使用中成药时也应注意观察其不良反应。一般经过国家审批的中成药在毒性安全性方面已经给予了重视，但这些新药有无不良反应，仍有必要通过临床应用积累、收集。例如雷公藤、龙胆泻肝丸报道不良反应就较为突出。而肺系病用药，如退热之穿琥宁、双黄连、清开灵等注射液均有皮疹、发热、休克等各种不良反应报道，有的甚至出现了更严重的问题。因此我们必须要加以注意、观察、收集，上报有关不良反应监测部门。药有不良反应并不奇怪，西药说明书中多有提示，而对于中药我们则重视不够。

五、肺系病学术发展的任务仍然任重而道远

（一）肺系病的学术发展，仍有广阔的天地

肺系病或言呼吸系统疾病，在人体疾病中占有较为重要的地位。我们有必要继续整理、学习、总结、验证历代医家的理论精华，无不来自于临床实践，因而我们仍应在临床活动中多多思考、领悟，以便从更多、更新的角度去探讨、深化研究证候演变规律及疾病谱的变化。

同时有必要参照西医的内容，逐步链接中西的病症，如对一些难治性哮喘、肺源性心病、与免疫相关的肺疾患，肺胀、肺痿的不同证候、不同症状、不同阶段的表现进行研究，去开拓新的中医治法与方药，努力把握住以临床疗效为中心的认证、辨证，提出相关理论，研制出有效方药。

（二）坚持建立符合中医药特色的诊疗规范

中医对“标准规范”历来重视不够，虽有病证名及诊断、疗效评价标准，但大都执行不顺利，也有些是采用西医规范标准。应注意中西医的链接、结合与互相参照。肺系病中医规范标准严重不足，范围尚需扩展。目前不仅是需要制订新的规范，而且也需要修订已实行多年的规范。如咳嗽、慢性支气管炎、哮喘等规范均有重新研究修订的必要，对肺胀、肺痿的意见尚不一致，对免疫性疾病的肺部表现及证候演变等也应加以研究。

在研究中，我还是主张坚持保留中医的病名，保留证候、症状、论治方药中的中医特色。但在研究规范标准时，要认真了解国内、国际的中西医的规范情况，检索、查询、分析、对照研究，必要时甚至进行流行病学调研，全面收集资料，继而建立完善的疾病诊断、疗效评定标准及诊疗常规等。

这一工程需要我们的同道以坚韧不拔的精神去努力实现，这是临床的需要，学术发展的需要，法规的需要，中西医两法的诊断与治疗的需要。我们学术团体应当发挥积极作用，应该认真研究，勇于承担这一艰巨任务。

（三）壮大发展肺系病的阵地，扩展专业队伍

近些年来我们肺系病专业学科，有了较大发展，中医肺系病专科日益增加，肺系病的专业人员培养情况更是令人欣喜。几十年来，一批年资较高的专家投入肺系病专业的临床，一批硕士、博士生导师使肺系病专业毕业的研究生队伍不断扩大，肺系病及相关科研课题也与日俱增。目前，有一定水平的从事肺系病医、教、研的专业队伍已经形成。

近几年来一批老中医带的高徒也加入到肺系病医、教、研队伍之中，但这还不够。我们不仅要培养新生力量，而且还要把握方向，主动带好路、带好头，不断推动肺系病学术内容进步，发展学术，提高水平，逐步扩大我们的科室和科研阵地，使全国肺系病、呼吸科中心与科室不断增加。

（四）重视撰写论文与著书立说

我们有一批从事肺系疾病的老专家，也有一批早期中医院校培养出来从事肺系病医、教、研工作的学者，以及研究生们也在逐步成熟，能积极总结

临床经验，撰写科研论文，并且著书立说，这是很好的现象。近几年内科系统的著作大都是我们队伍里专家参与或主持编写。肺系病的专著也陆续出版了几部，并且内容不断翻新，质量逐步提高。一个很突出的特点是作者中大部分是从事中医临床的同道，一般都比较重视中医特色和临床实用，为著书立说提供了基础。

（五）SARS 肆虐的新挑战

2002 年冬及 2003 年春夏之时，一种新的被称为传染性非典型肺炎的疾病——SARS 肆虐，并延及中国南北，给人民造成严重损失。该病成为人类进入新世纪的一大挑战。幸好在国家的支持和法规指引下，给中医在防与治工作方面提供了机会，中医学历来对待“温热病”“瘟疫病”有着丰富的经验，可以借鉴。中医学肯定了该病的传染性，即“不问大小，皆相染易”，肯定了其具有与伤寒不同的特征，是有明显的潜伏期，并从疾病规律看其具有“热者温之始，温者热之终，首尾一体”的特点，及“温邪上受，首先犯肺”之理，因而从整体出发进行辨证论治的治疗，取得了一些效果，难能可贵，亦获得令人民大众及国内外医界的支持，十分难得。但我们仍应当继续努力，不断分析病因、病机，注意该病的动态发展。

希望我们共同努力，推动学术发展，理论密切联系临床实际，发挥学术团体的作用，充分调动专家群体、各院校研究单位的教学研究人员、临床机构的呼吸科、肺系病科临床人员。如今我们已经有了基础，组织了一支队伍，因而我认为前景是乐观的。只要我们明确了方向，下定决心团结奋斗，并坚持不懈地工作，我们肺系病的学术发展必将更上一层楼，取得新成果、新进展。

［原文 2006 年收录于中国中医药出版社《砭石集》（第 8 集），有删改］

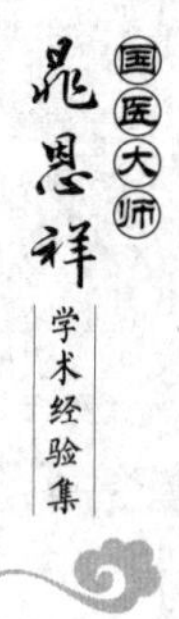

第三节　关于中医肺系病急症研究的初步意见

一、历史与现状

早在70年代初，周恩来总理曾亲自号召攻克老年慢性支气管炎，在当时成为我国卫生工作的重点内容之一。这些年来，遵照这一指示曾经召开了多次全国性的“慢性支气管炎”“肺源性心脏病”的学术会议，并且在呼吸四病的诊治、呼吸生理、病理的研究以及一些群防群治的经验和防治方法（包括民间及传统中医药疗法与方剂）等方面都取得了一些成绩。呼吸四病主要包括感冒、慢性支气管炎、阻塞性肺气肿、肺心病，这些疾病至今仍然是我们从事呼吸系统（或言肺系）疾病临床防治工作的重要课题之一。

近十余年来，国家中医药管理局医政司针对我国中医急症防治研究工作比较薄弱的状况，先后组织了中风（脑病）、热病、胃痛、心痛、厥脱、血证、剂型改革等全国性协作组。近两年又补充成立了痛证、多脏衰等急症协作组。1996年4月在彭州“全国急症工作会议”上，正式宣布成立了国家中医药管理局医政司肺系病急症协作组，今年又于海南召开了第一次肺系病急症协作组成立暨学术交流会议。国家中医药管理局医政司有关领导到会给予了重要指导，并指出了建立肺系病急症协作组的重要性。

二、目标与任务

当前肺系病的防治研究工作在整个医疗工作中仍占有重要地位，随着中医学术发展的要求不断提高，中医、中西医结合的肺系病的专业学会先后成立。为了推动专业急症的研究，陆续宣布成立了10余个急症协作组。可以预见，肺系病的急症防治研究工作一定会得到加强，但急症方面的诊疗水平相距临床的要求还有较大的距离。有待人们“一抓到底”，坚持下去，拓宽思路，发展学术，力争在肺系病急症的防治中做出成绩。

我们组建急症协作组主要的任务是在国家中医药管理局医政司的领导下，团结从事中医肺系病急症工作的专家、学者、医疗单位，在多年中医肺系病急症临床、科研工作的基础上，发展学术，提高研究水平。尤其需要在提高临床疗效的方面投入更大的力量。为此，我们认为全国性的中医肺系病急症协作组应当在以下方面做出贡献。

1. 努力总结、研究中医药防治肺系病的临床经验、诊治方法及方药、有效的治疗手段，探讨一些急症的发生发展的规律以及各种治疗措施，把提高临床的疗效视为首要任务。

2. 列出部分重点疾病，如急、慢性呼吸衰竭（Ⅰ、Ⅱ型）（肺衰）、支气管哮喘、哮喘持续状态、成人呼吸窘迫综合征（哮病、暴喘）、肺部感染（如风温肺热等）以及肺部肿瘤所致的痛证等。选出重点疾病，进行协作攻关。

3. 逐步选择部分肺系病急症中的一些病证，探讨其发生发展规律。开展中医对某些肺系病急症的诊断、疗效评定标准的研究与制定，组织全国同行专家参加行业和国家标准的研究和制定。

4. 大力开发肺系病急症用药的研究。以及肺系病用药的咨询、评价、临床观察工作，寻找疗效较好的肺系病急症用药，推动肺系病急症用药的剂型改革，如注射剂、气雾剂及其他剂型的研究。对于已上市的肺系病急症用药选择 2~3 种进行社会评估，为急症必备用药提供可靠资料。

5. 认真组织对肺系病急诊医学文献的整理，收集研究历代相关资料，编撰有关肺系病的专著。

6. 为推动急症工作培养人才，交流经验，总结工作，每年组织一次学术工作交流是必要的，每年组织一次专题学习也是符合专业人员要求的。

7. 继续发展急症协作成员单位，以一些单位肺系病科（呼吸科）、急诊科以及有条件从事肺系病急症研究的科室、学术带头人为主组成协作组。逐年扩大队伍，发展机构，把培养学术带头人作为重要任务。

以上不当之处，还请同道批评指正。

（原文 1997 年发表于《中国中医急症》，有删改）

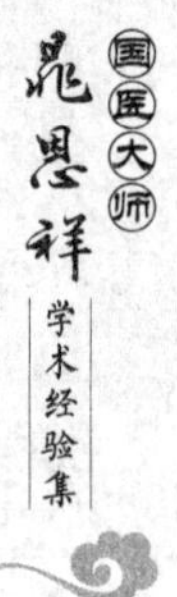

第四节　中医急诊学学科发展研究报告

引言

中医急诊学是一门古老而又新兴的学科，是运用中医学理论和中医临床思维方法研究急危重症的病因病机、证候演变规律、辨证救治与处理等问题的一门临床学科。其在中医学学术发展的历程中占有重要地位，是中医学学术发展和飞跃的突破口。从中医学的发展历史来看，中医学学术发展的核心是急诊学科的进步。

近20年来，中医急诊学学科在各个方面均取得了长足的发展。尤其在确定中医急诊学科地位和内涵外延、常见急危重病规范化研究等方面，有关学者进行了深入的研究。20世纪80年代中华中医药学会内科分会成立伊始，便在上海召开了第一个中医学学术会议——全国中医急诊学术会议。随后，国家中医药管理局多次召开全国性急诊工作会议，先后成立了11个急诊协作组，如脑病（中风）、热病、厥脱、心病、急性胃痛、血证等，推动了中医急诊学科的发展。

自20世纪90年代以来，国家中医药管理局先后组织进行了3次中医急诊科（室）必备中成药的遴选工作，推出了清开灵注射液、生脉注射液、参麦注射液、参附注射液、安脑丸等急诊用药。这些重大举措不仅极大地提高了中医药治疗急危重病的能力，还扶持了一大批中医药产业的健康发展。多所中医研究所先后承办了《中医急症通讯》《中国中医急症》杂志，对中医急诊工作的人才培养和学术发展起到了很大的推动作用。

1997年中华中医学会急诊分会成立，全国11家国家中医药管理局中医急症诊疗中心建立，这是中医急诊学这一临床学科建立和发展的里程碑。此后在老一辈中医急诊专家任继学、王永炎、王今达、路志正、黄星垣、邓铁涛、周仲瑛、晁恩祥、王左、沈绍功、杜怀棠、杜树明、杨明均、梅广源、罗侃、陈绍宏、李乾构、孙塑伦等教授的带领下，中医急诊学学科在临床、教学、科研方面都得到了极大的发展。尤其是临床学科的建设方面更加突出，全国三级以上中医院都建立了一定规模的急诊科，所有的中医药院校均开设了《中医急诊学》这门临床课，近2/3的院校将其设立为临床主干课，对于学科的发展、人才的培养起到了积极的推进作用。

科学研究工作是中医急诊学学科的不足。近年来，中医急诊的工作者，以专科急诊为突破口，对中风病、喘证、急性咳嗽、急性高热等病症进行了深入的研究和探讨，取得了丰硕的成果。近年来，在开展临床工作的基础上，中医急诊的学者开始探求中医急诊学科的内涵及科学研究的切入点，围绕中风病、脓毒症、休克、急性中毒、急性心衰、急性发热等疾病，在提高临床抢救成功率、降低病死率的基础上，开展了临床和基础研究。2008年国家中医药管理局再次组织成立了中医急诊协作组，并且确立了具有中医急诊内涵、特色和优势的主攻病种，这对于中医急诊学科的发展必将会起到重要的推动作用。

一、学科发展现状

临床研究以专科急诊为突破口进行了深入的探讨和研究，以下选取几个成果较为突出的病症进行论述。

（一）中风病

以中风病急性期为主探讨了出血性中风和缺血性中风中医证候学演变规律、辨证论治体系和系列方药等，不仅推动了中医脑病学科的建立，而且极大地鼓舞了中医急诊研究学者的工作热情，巩固了中医学在急诊危重病中的地位。如王永炎院士等不仅对中风病病名、证候演变规律、辨证论治体系、系列方药等方面进行了深入的临床研究，提出了“毒损脑络”的新病机，认为“清开灵注射液”是治疗中风病的有效药物，并认为风痰瘀血阻络证是中风病最常见的证候，而且十分重视中风病诊疗规范化的研究；成都中医药大学陈绍宏教授经过20多年的研究，重视中风病成因与虚、瘀、痰、火、风有关，即元气虚为本，气虚生瘀，血瘀生痰，痰郁化火，火极生风。总之，本病以元气虚为发病之根本，痰瘀互结，痰热生风为病机核心，故制定出治疗中风病的中风醒脑方，并将其制成中风醒脑口服液和中风醒脑颗粒，在临床上取得很好的疗效。

（二）外感发热

外感发热是常见的中医急诊病症，中医历代医家在诊治外感发热方面积累了丰富的经验。张仲景六经辨证体系和叶天士卫气营血辨证体系的创立，奠定了中医治疗外感热的理论基础，古代医家对二者多有发挥，但不出两大辨证体系的藩篱。近代学者对外感发热的研究多有发挥，北京中医药大学已故名医董建华院士，提出了“三期二十一候”的论治体系；重庆名家黄星垣教授通过对外感发热的研究，提出了“热有毒生”的新理论；成都陈绍宏教授运用仲景学说的理论和方药治疗外感发热，即在伤寒论“六经辨证”思想指导下，将“经方”组合，用于治疗外感发热，并借鉴仲景治疗“并病，合病”的指导思想，提出“重三经（太阳、阳明、少阴）、定四型（外感风寒、外感风热、热毒壅盛、湿热互结）”的见解；江苏省中医院周仲瑛教授等人较系统地研究了外感发热的古代、现代文献，对辨证、治疗方法等方面进行了综合分析，对外感发热常见“证”的诊断标准进行规范化研究，认为外感发热以卫分、卫气同病、气分证型多见，其中尤以卫、气同病为多，采用卫气同治、透表清气的病因学截断法，简化了外感发热的辨治流程。

（三）肺系疾病

肺系疾病专家对呼吸衰竭、肺心病、肺性脑病及哮喘、慢性阻塞性肺疾病急性加重期的研究予以重视，提出了温补肺肾、活血利水、回阳救逆的方法，并进行了临床研究。慢性咳嗽是急诊科常见病症，西医多将其归于“咳嗽变异性哮喘”“感冒后咳嗽”，笔者根据其临床表现具有“风邪”的特征，率先提出从“风”论治的学术思路，创立了“疏风宣肺，解痉降气”法治疗咳嗽的独特方法，并将这种具有风邪特征的咳嗽命名为“风咳”。

（四）休克

休克归属于中医学“厥”与“脱”的范畴，早在20世纪70年代中期，以王今达教授、王左教授为组长的协作组，就对该病证进行了深入研究，研制出“参附青注射液”，取得了较好的临床疗效，并对该药的作用机制进行了深入研究。王今达教授根据多年的临床经验及理论研究，选用红花、赤芍等中药研制成的“血必净注射液”具有高效拮抗内毒素和炎性介质的作用，不仅在动物实验方面具有显著降低休克动物模型死亡率的效果，而且在临床研究中也显示了其治疗感染性休克的重要作用；北京友谊医院王宝恩教授、张淑文教授等在针对感染性休克及其引发的多器官功能障碍综合征提出了“四证四法”的辨证论治方法。

（五）脓毒症

脓毒症是近十余年来急诊危重病研究的热点之一，国内学者从不同角度对该病展开了研究。王今达教授提出了“三证三法”理念，即热毒证予清热解毒、瘀血证予活血化瘀、急虚证予扶正顾脱，并提出了“菌毒并治”的新理念，通过 30 年的研究，研发出了第一款治疗脓毒症的纯中药制剂——血必净注射液，取得了很好的临床疗效；王宝恩教授等针对脓毒症的不同环节，行中西医结合治疗，可降低严重脓毒症（感染性多器官功能障碍综合征）的病死率，同时开发出“促动合剂”“参芪活血颗粒”等，极大地丰富了脓毒症的中医治疗方法；山东孔立教授经过大量的临床实践，认为脓毒症的病机关键是“气机逆乱”；北京刘清泉等认为脓毒症的基本病机是“正虚毒损、络脉瘀滞”，毒邪内蕴是脓毒症的重要发病基础，内陷营血是脓毒症主要的病变层次，瘀滞络脉是脓毒症重要的病位，进而提出了“扶正解毒通络、分层扭转”的治则，并提出六经营血辨证是脓毒症的基本辨证方法，在此基础上针对脓毒症不同的病理环节辨证治疗，降低了严重脓毒症的病死率。

（六）心脏骤停

心脏骤停是临床上最为危重的疾病，对此，国际上开展了大量的研究。虽然先后推出了不同年代的心肺复苏指南，对于规范心脏骤停的抢救起到了极大的作用，但患者的出院率仍然较低，成为国际急诊危重病研究的难点。近年来，中医药对该病的研究逐步介入，并取得了一定的研究结果。如生脉注射液、参附注射液的早期运用，在一定程度上提高了复苏的成功率。与此同时，中医针对复苏后综合征开展了相关研究，提高了复苏后的生存率。

（七）病毒性传染病

中医药在防治病毒性传染病方面具有独特的优势。在 SARS、人禽流感、手足口病、甲型 H1N1 流感等诊治过程中，中医急诊与呼吸系统的专家学者积极参与，制订中医药防治方案，取得较好的临床疗效，并获得高度认可。

二、学科规划

（一）中医急诊学学科发展战略

中医急诊学是一门新兴的学科，我们要以常见的急诊危重病作为研究对象，提高中医药治疗急危重病的成功率。急诊学科的发展既是学科自身的需求，又是医院发展的需要，更是社会发展的必需。

就中医急诊学内涵发展来看，首先，加快中医急诊常见病中医病名的规范化研究至关重要。因为“名不正言不顺”，病名不规范严重阻碍学科的发展。中医急诊常见疾病的中医病名既有别于中医内科及相关学科，又与各学科密不可分，更要突出中医急诊学的特点。如“卒心痛”是中医急诊学学科特有的疾病名称，与中医内科学的“胸痹心痛”既相关，又有区别。然中医内科学的病名范围更大，包括了“卒心痛”的概念，而“卒心痛”重点突出“急诊急救”的含义，重点探讨“厥心痛”“真心痛”的病机特点和辨证救治规律、护理原则等。其次，应研究和发掘中医急诊急救技术，弥补中医急诊之不足。第三，要开展常见病中医急救切入点的研究，奠定中医药在现代急诊危重病学界的地位。第四，要加强中医急诊人才的培养是中医急诊学科发展的根基。

（二）中医急诊学学科发展需求

社会的进步、人民生活水平的提高，以及健康观念的变化和医学模式的转变，使人们对中医药的需求越来越多，对中医学的要求越来越高，不仅仅局限在健康保健、慢性病调理方面，对急诊危重病的中医药治疗需求也在增加。这就为中医急诊学科的发展创造了新的空间。从另一方面讲，发展中医急诊学科也是中医学发展的需要。

近20年的研究也充分显示了中医急诊学的重要地位，但要真正确立中医急诊学在现代急诊学中的地位，仍需要汲取现代先进的科学技术，在继承中振兴，在振兴中发展。

（三）中医急诊学学科发展目标

1. 建立充实一批中医急诊学专科，使之成为中医急诊学学科发展和临床教学的重要基地，成为国际合作和交流的基地。

2. 形成若干个立足于中医药前沿的中医急诊知识创新和技术创新基地，使之成为中医学科技发展的创新源，重视中医急诊原创性的研究，为人类健康服务。

3. 以急诊学科常见病为核心，如休克、脓毒症、外感高热、急性心衰、急性呼吸衰竭、卒心痛等，建立较完善的个体化诊疗方案和评价标准体系。

4. 开展临床基础研究，如文献的整理和继承，中医急诊学学科内涵的梳理，中医急诊常见病病名的规范化研究，探讨中医急诊诊疗方法学的研究。

5. 逐步建立中医急诊学信息数字化网络体系，以文献信息的数字化、网络化为重点，系统建立中医急诊学的相关数据库和信息网络、远程教学、远程诊疗等平台。

6. 逐步建立中医急诊学人才培养基地，培养一支结构合理、相对稳定的人才梯队，造就一批学术造诣较深、具有创新思想、在国内外有重要影响力的学科带头人。

三、学科重点领域与发展方向

（一）中医急诊重大疾病与危重病的研究

外感高热是急诊科最重要的疾病，中医学对此积累了丰富的临床经验。但外感高热的变迁，导致不同历史时期存在不能解决的问题。从中医学的发展历史中可以看出，中医学真正的飞跃是对外感高热诊治的进展，如张仲景的六经论治，叶天士的卫气营血论治等，无不体现了中医急诊学科发展的重要地位。虽然当代学科的发展迅速，但对外感高热的研究并未取得突破性进展。因此，加强外感高热的研究是学科发展的需求，应该加以重视。

严重脓毒症和脓毒症休克是各种危重病死亡的重要因素，已经引起世界范围内的高度重视。对此，虽然进行了大量的基础与临床研究，但该病的死亡率仍然高达 30%~70%。该病证是一综合征，运用中医学“整体观”“衡动观”“辨证论治”“治未病”的思想，坚持运用中医学研究疾病变化和病机变化，对于降低病死率具有重要价值。中医学对该病具有突破性的研究潜能，对该病的研究不仅能够奠定中医急诊学在现代急诊学中的地位，更重要的是能够造福人类。

急性中毒是中医急诊领域的重要病症，长期以来中医急诊对该病的研究没有实质性的突破。近年来，中医药非特异性解毒概念的提出，在急性中毒方面进行了许多有价值的探索，如中药煎剂稀释的洗胃、中药排毒、中药的脏器保护作用等，在降低急性中毒的病死率方面显示了价值，值得我们深入研究。

如卒心痛、中风、急性脾心痛、急性出血、急性痛证、暴喘等各科危重病的研究，救治范围应逐步扩大。

（二）涉足急性传染病防治研究

2003 年 SARS 以后，急性传染病成为我国医学界研究的重要领域，加强中医药在急性传染病中的应用对于降低病死率有着重要意义。中医学历来重视对各种急性传染病的研究，张仲景诊治的“伤寒”、吴又可诊治的“瘟疫”，无一不是烈性传染病。可见，中医学的发展与传染病息息相关。

流感、禽流感、甲型 H1N1 流感等病毒感染性疾病是当前研究的核心。专家学者一致认为，中医药在此类疾病的治疗方面具有独特的优势，应当早期、全程介入。

（三）中医急诊学学科规范化的研究

规范化研究是任何一个学科发展的必经之路。医学科学规范化研究尤为重要，这不仅是医学学科传承的根本，更是学科发展的需要。但医学学科规范化的研究必须建立在临床疗效的基础之上，要围绕常见病、多发病及重大疾病，重点加强中医急诊临床病证诊疗指南的制定、修订等，开展诊疗方案优化的研究，开展中医急诊临床疗效评价的制定。

（四）关于中药注射剂

在基础理论的创新与应用、新的治疗手段的研发等方面，仍有较大的潜力可挖掘。如对于中药注射剂不良反应的认识问题。从统计数据来看，在市场销售份额基本一致的条件下，中药注射剂不良反应发生率并不高于非中药注射剂。中药注射剂不良反应报告例数增多，与使用人数增多有关，并不等于不良反应发生率升高。和其他药物相比，中药注射剂并不是“高风险品种”。中药注射剂是应用最先进的科研方法、采用现代临床验证观察分析方法、参考现代诊断检查数据、结合现代制剂的先进工艺技术程序和科学技术成果研制而成的，是医学史的一大创举，是与时俱进的新生事物，也是中医现代化的重要途径，是中医治疗急危重症的突破口。因此，从人类健康和中医药的长远发展来看，应该冷静客观地看待其不良反应事件，在加强监管的同时，必须对中药注射剂有足够的信心和耐心。

四、学科发展存在的问题与对策

中医急诊学学科目前存在的最大问题是对其重视不够，学科特点分析不充分。由此，加上自身的原因，导致中医急诊学学科的发展与整个中医学一样，服务领域逐步缩小，中医药特色和优势淡化，创新的理论与治疗手段明显不足。

（一）制约中医急诊学学科发展的因素

西医学急诊急救技术的长足发展，导致中医学在急诊危重病领域逐步缩小，甚至一些中医医院不再设立急诊科。许多学者认为，中医学的优势在于“慢性病的调理”。可以说，西医学的发展直接体现在对中医学的阵地“蚕食”上，中医学从事急诊危重病专业人员逐步减少，信心逐步丧失。另外，虽然提出了“中西并重”的政策，但在实际临床中，中医急诊急救的方法并没有得到真正的保护。

此外，制约中医急诊学学科发展的根本因素在于中医自身。不敢临床实践，更不敢勇于实践，缺乏自信心，对中医急诊学的继承不足，要发展谈何容易。

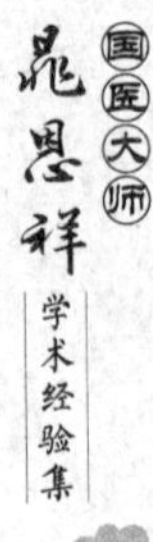

（二）对中医急诊学学科发展对策的建议

1. 多途径、多形式培养中医急诊人才

人才是学科生存和发展的基础。中医急诊首先要建立一支完整的、稳定的人才队伍。如果中医医院连急诊科都没有，又从何谈人才培养？对此，应多途径、多形式地培养中医急诊人才，同时进行高层次人才的培养。这是中医急诊学科发展的根本。

2. 争取更多的科研支持

中医急诊学学科的科研可以说刚刚起步，科研能力和思路不足，甚至学科内部人士都认为中医急诊没有优势，更没有科研方向。这些也是导致中医急诊人才流失的原因。从事急诊工作辛苦，又没有科研支持，前程黯淡。因此，要从政策层面和科研管理层面，大力扶持中医急诊的科研工作，使其从小到大，从弱到强，最终达到发展中医学的目的。

3. 开展符合循证医学理念的中医急诊临床研究

临床研究最重要的是科学的方法，因此，要努力提高中医急诊临床医生和临床科研人员的循证医学水平，以开展中医急诊临床科研。

4. 处理好继承与发扬的关系

继承是发扬的根，没有很好的继承，发扬就是无本之木。因此，我们要努力学习前人的经验，学习前人的临床思维方法，逐步提高中医急诊的临床疗效。

5. 继续做好急诊必备中成药的遴选工作

急诊必备中成药的遴选在中医急诊的学科建设与学术发展，及民族中药企业的健康壮大方面曾起到过重要作用，应该充分肯定其积极作用和重大意义，在今后的工作中对其更加重视。

6. 做好中药注射剂的开发研究工作

中药注射剂同样在中医急诊学术发展与进步过程中起到过并仍然在发挥着重要作用。尽管出现了一些问题，但不应将问题绝对化和片面化，而应本着对历史负责、对人民负责的科学态度，既正视其已发生的问题，又要在加强监管的前提下，继续注意发挥其独特的优势。

（原文2010年发表于《中国中医药现代远程教育》，有删改）

第五节　为发展中医急症学术工作而努力奋斗

自1981年中国中医药学会内科学会（以下简称“内科学会”）于武汉成立以来，已历时16载，在这16年间，内科学会自始至终把提高我国中医学术水平、学术地位，推动学科建设以及发展中医事业作为自己的首要任务，从中医急症事业的发展中可见一斑。在回顾中医急症工作之际，从内科学会为推动中医急症发展所做的努力中，可以清楚地看到内科学会的社团牵头人、学者及各学术机构，均从不同角度贡献了自己的聪明才智。现仅就如下几方面加以汇报，以供同道参考。

一、把中医急症学术发展视为自己的任务

（一）重视学术会议

内科学会成立之后的首件大事就是1982年在上海锦江饭店召开了全国中医急症学术会，部局级领导以及中医界名流大都出席了会议，从而确定了内科学会的任务与目的之一，就是为提高中医急症的学术水平而奋斗。而后笔者参加和协助主持了（原）卫生部中医局、国家中医药管理局召开的急症学术工作会议4次，尤其是1987年于长春、1992年于广州召开的学术会均强调了中医急症是中医的重要组成部分，从而提高了认识，大力开展急症工作，提高中医急症的临床效果与学术水平是迫在眉睫的首要任务，万万不可等闲视之，内科学会对会议筹备、选拔论文、组织论文汇编及起草文件都做了较大贡献。

（二）发挥专家作用

内科学会云集和团结了中医界大批资深教授和专家学者，他们多年来对中医的学术发展起着举足轻重的作用。一批老专家始终把发展中医急症作为自己的攻坚目标，如董建华、路志正、焦树德等老专家作为内科学会的名誉

主任委员、副主任委员常参加急症用药、急症论著及急症规范的审评和把关，尤其是任继学教授，多年来一直工作在急症临床第一线，而且多次为全国急症学术会议的召开做出了贡献，首部《中医急诊医学》就是在任继学教授的大力倡导和支持下完成的，著作全部都经过了任教授的审阅，内科学会的一些领导和积极分子，如王永炎、杨明均、晁恩祥、李乾构、沈绍功、王左、杜怀棠等教授，多年来组织和领导了中医急症工作，为完成中风、热病、血证、厥脱、心痛、胃脘痛等病证的规范化工作做出了不懈的努力。可以认为内科学会的专家在中医急症工作和学术发展中取得了优异的成绩。

二、鼓励学术带头人勇于做行政部门的助手

（一）做行政部门的助手，参与急症协作组工作

中医学术的发展，必须有一批勇于承担发展中医学术重任的学科带头人，有一批勇于献身急症工作的专家学者，只有这样才能使中医急症工作得到推动和发展。同时专家群体的学术地位和学术水平又可得到行政部门的信赖和重视，从而做到学术界与中医行政部门相结合。我们感受最深的是国家中医药管理局医政司与中国中医药学会内科学会的相互支持。国家中医药管理局医政司从临床实际出发，以急症科研为龙头而成立的中风、血证、厥脱，热病、心痛、胃脘痛、多脏衰竭及肺系病协作组中，大多有内科学会委员和积分子担任了协作组组长，他们心甘情愿地为行政部门做助手，从而推动了中医急症的学术发展，带动了中医急症工作的顺利开展。

（二）培养学科带头人，从事中医急症工作

内科学会共计 15 个专业委员会，系属三级学会，而二级学会正是由直接从事某个系统临床与科研的专业人员组成的专家群体，三级学会组织从事的学术活动代表了中医内科某个专业系统的学术水平，而这些专业委员会的牵头人有的也是急症协作组的带头人。如脑病急症协作组带头人内科学会主任委员王永炎教授，同时也是中风及脑病专业委员会的牵头人；杨明均教授既是中医血证专业委员会的牵头人，也是血证急症协作组组长；内科学会委员杜怀棠教授是全国中医热病专业委员会的主任委员，同时也是热病协作组组

长；内科学李乾构、晁恩祥教授分别为中医脾胃病专业委员会、肺系病专业委员会主任委员，又是胃痛、肺系病急症协作组组长，可以看出内科学会的一些牵头人，同时也担任了急症协作组组长，直接从两方面参与我国中医急症工作和专业学术活动，从而造就了一批专家，推动了我国中医急症事业的发展。

三、推动科研与急症用药的开发和推广工作

（一）主动组织急症科研工作

近年来内科学会下属的几个专业委员会，即三级学会中的一些学会与国家中医药管理局医政司组织的一些急症协作组相互配合，发挥专家作用，选择急症中的一些课题，组织投标。如脑病专业委员会与脑病急症协作组多年来在中国中医药学会副会长、全国中医内科学会主任委员王永炎教授的带领下，开展了一系列的科研工作，如“出血性中风的临床与实验研究”“中风病证候与临床诊断的研究”，并制定了一部分脑病的诊断与疗效评定标准。由于充分发挥了学会的作用，一些工作成果早已在全国各地推广实行，而且也被中医行业标准作为规范所采纳吸收，为脑病急症的科研工作做出了贡献。由杨明均教授主持的血证专业委员会与其担任组长的血证急症协作组也在血证的科研中取得了一些科研成果；内科热病专业委员会由杜怀棠、杜树明两位教授主持，他们同时也是南北热病急症协作组组长；还有担任脾胃病专业委员会与胃痛协作组组长的李乾构教授，也是利用这种双重职务选取了一些脾胃系统的课题在全国实施，同时他们也都在急症协作组中承担课题，组织全国脾胃病专家开展研究工作，并且取得了一定成绩。

（二）积极开发新药和论证推广急症用药

内科学会作为学术团体，主要是以自己的学术地位和学术优势，从事中医学术发展的活动和事业。从中医急症这一工作来看，主要体现在发展中医急症临床用药和开发挖掘急症新药上。如果没有必要的或更丰富的新药，急症工作的开展也就为无米之炊，因而开发适用于急症工作的新药势在必行。内科学会和急症协作组研制了清热解毒药物、抗厥脱药物、止血药物、强心

药物以及治疗中风急症的药物等。如清开灵、参麦注射液、参附注射液、生脉注射液、血宁冲剂、紫地宁血散、气滞胃痛冲剂、瓜霜退热灵等。这都是内科学会的专业委员会与急症协作组共同努力多年的成就。

从国家中医药管理局医政司的角度，以大力号召全国中医院都要建立急诊科为出发点，在中医急症用药方面做了大量的工作。医政司通过组织中医专家，对全国用于急症的药物进行了筛选，1993 年首批选取清开灵等 15 种急症用药，并在全国推广；1995 年再次组织专家审评选取了又一批急症用药计 37 个品种，以提供给全国中医医院在急症中应用的第二批中成药，改善了中医急症用药的现状，从而提高了中医急症临床工作水平。

四、参与制定规范与著书立说

（一）制定中医急症规范

在国家中医药管理局医政司领导的倡导下，中医急症的规范化也得到了重视，这一任务也落到了内科学会和急症协作组等一批专家的肩上。内科学会和急症协作组的一些专家为完成中医急症有关诊断疗效评定标准化的制定组织协作组和专业委员会的力量，完成了有关中风、血证、厥脱、热病、胸痹心痛、胃痛的急症诊断与疗效判定标准。这些标准的制定不仅为中医医院的临床工作提供了依据，而且也为中医多种范化研究提供了样板，开拓了思路。经过多次修订，这些标准已经成为中医的行业标准。这些无疑都凝结了国家中医药管理局领导、急症协作组及内科学会有关专家学者的汗水。

（二）编著急症的有关著作

急症工作的推动与发展在于学术的不断总结和提高，具体的体现就是有关的论著。内科学会作为国家中医药管理局的助手和参谋，承担了大量的有关编著急症资料的工作和任务，除了已经提到的规范化诊断与疗效评定标准的制定外，还有如内科学会的一大批专家承担了《中国中医急症》杂志的主编和编委工作，为中医急症杂志的顺利发展做出了努力。1987 年长春急症工作会议之后，内科学会主编出版了《中医急症研究》一书，对 500 余篇论文进行了整理编辑，而且由各专业委员会主任委员及协作组组长对有关专业资料进行了综述，以便让同道对中医急症研究有所了解。在内科学会委员任继学教授的倡导下，在国家中医药管理局医政司陈佑邦司长及潘筱琴处长的努力下，著成《中医急诊医学》一书，第一次全面地收集和总结了古今急诊资料，从临床和理论两方面展示了中医急症医学的现状，为同道提供了一部重要的参考书。

五、从事急症工作的几点体会

（一）紧紧抓住学术发展的中心，团结专家学者

中医内科学会的主旨就是团结中医内科学界的专家学者，紧紧抓住中医学术发展的核心，团结组织引导广大工作者参与讨论、研究中医学术发展的方向，并且明确中医学术发展的优势。组织全国各级中医内科的工作人员，探讨中医急症临床的各个学术环节，诸如理法方药、临床疗效、诊疗规范以及目前急症发展的前景和意义，都是我们需要不断努力探讨的内容。中医需要中医学者去努力奋斗，中医学术发展需要一些专家学者不懈地追求，并且坚持从中医固有规律去发展、壮大中医。我们在中医急症发展中的种种活动便是从一个侧面做出了努力，历史在发展，中医学术也会不断向前发展。

（二）学术团体当永远做中医行政部门的助手

内科学会作为学术团体，尤其是二级学会，它并不是一个专职机构，也无一名专职人员，而是由一批有一定学术水平、学术地位和组织能力，并热心于中医学术事业发展的专家学者组成的民间专家团体。通过学会团结组织内科系统的专家，发挥他们的作用，开展学术活动，发展中医学术水平。而行政部门则从行政领导的角度，组织领导中医事业的发展，对医、教、研进行管理，二者虽非一体，但目的是相同的，如果能够相互团结、相互支持就一定能使中医事业兴旺发达。从中医急症工作的角度来看，无论是临床疗效、各种规范的制定，还是急症用药的论证、新药开发研究及科研论著和医院管理等方面，都体现了国家中医药管理局的领导及中医内科专家的促进推动作用。作为助手，内科学会在急症工作中发挥了重要作用。

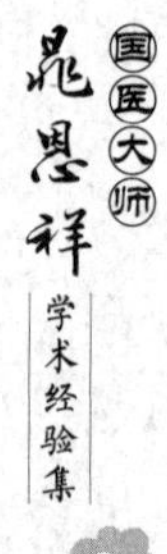

（三）锻炼选拔新人，努力培养后备力量

学会组织虽然不是一个专职常设机构，但也可以有目的地发现人才、培养人才，为一些学者提供机会，让其承担更多的学术活动与任务，通过锻炼逐步发展学术带头人。从内科学会参加的急症活动中可以清楚地看到这一点。20世纪70年代末一批尚属青壮年的中医学者，在一批老专家的指导带领下，开始授受了学会的领导和牵头任务。内科学会以董建华教授为代表的一批老专家把以王永炎教授为首的中医内科专家推上了中医内科的历史舞台。一批中壮年学者在老专家的扶持、培育和指导下，努力开展了各项学术活动。从内科学会成立至今的16年历程中可以看出，老中青结合的领导班子得到了学术界和中医机构的认可，得到了全国中医界的支持。从15个专业委员会和国家中医药管理局几个协作组来看，不仅已培养了一批具有相当学术水平，在急症工作中做出了成绩的专家学者队伍，而且培养出了一批硕士、博士研究生从事中医急症的临床与实验研究工作，这支队伍在茁壮成长，推动着中医事业的不断向前发展。

（四）重视与医药企业的联系

内科学会一向重视与企业、厂家的联系，内科学会的一些专家在开发急症用药方面得到了厂家的支持，反过来也热情地与厂家联系，组织监制、鉴定及临床观察和推广工作，并多次向厂家提供信息服务与决策咨询，以及新药的开发论证。有的厂家还组织了专家委员会，并且吸收了内科学会的一些专家参与急症用药的开发与推广。这也是发展中医学术及开发急症用药的体会之一。

（五）坚持发展中医急症并使之走向世界

中医学要走向世界，中医急症也一定会走向世界，想要把中医急症健康地推向世界，就必须保留中医基础与临床的原貌。衷中很必要，但衷中不等于不吸收西医学的内容，所以中西医如何结合至今仍是一项值得研究的课题。中医学为世界医学做出应有的贡献，中医急症事业的发展为国际上研究、学习、运用中医急诊医疗技术提供了有益的资料。

（原文1998年发表于《中国中医急症》，有删改）

第六节　略谈中医药的继承与发展

一、中医药的起源与继承

1. 历史传承是中医药发展十分重要的课题。原始的中医药记载，即有中医的传承延续。如马王堆出土的《五十二病方》，为中国目前发现的最古老的医方。中医四大经典著作（《黄帝内经》《神农本草经》《伤寒论》《金匮要略》）奠定了中医理论、临床、中药本草、伤寒与杂病的基础，不仅流传至今，而且对当今中医临床仍具有重要的指导作用及实用价值。

2. 中医论著浩如烟海，为后世留下了代代相传的宝贵经验。百花齐放的典籍记载了历史名家诊疗疾病的过程，病案与论著都是历代医家自觉自愿的宝贵贡献。历代医家著书立说，中医的精华一代又一代地毫无保留地传于后世，不得不说，中医的继承与传承是一个伟大的历程。

3. 自古以来难以计数的师带徒以及家传等方式，使一个个无知的少年早早就由家长或师父言传身教，侍诊、助医而慢慢成为为民服务的医生。也有人通过多方拜师而博采众长，吸收他人经验，提高自己的诊疗技能。

二、中医药的传承备受历代领导的重视

1. 历代医家及官员都很重视中医药的传承。宋代官修方书《太平惠民和剂局方》、唐代《新修本草》、清代《医宗金鉴》等专著均为政府组织编撰，成为临床上不可或缺的参考著作。

2.1949 年后更加重视中医药发展，不仅建立了中医研究院（现中国中医科学院），而且还建立了四所中医院校和诸多中医院，以大力发展中医药。

3. 当今中医药更逢大好时机，强调“继承好，发展好，利用好”中医药。而且在“十三五”规划中也十分重视中医药的继承与创新，“一带一路”倡议也将中医药列入其中。

三、中医药的理论与临床特色增强中医自信

1. 中医药的整体观念为其理论特色。古代中医即建立了“天人合一”的整体观，认为人体健康与自然界、阴阳五行变化相关，人体的脏腑功能是相互依存关联的整体。这也受当时道家、儒家等文化的影响。

2. 辨证论治也是中医特点之一。即通过人之感官，以望、闻、问、切四诊收集患者的临床表现，而后通过八纲（阴、阳、表、里、寒、热、虚、实）分析病情，确立证候，并依证立法处方。这一过程体现了四诊、八纲、辨证立法、处方过程，也被称为“理、法、方、药”，临床上要确保理、法、方、药的一致性。中医对疾病的诊治过程体现了中医的特色所在。

3. 中医的临床过程是由中医理论指导的，是具有逻辑性、科学性的过程。中医十分重视中医理论（也是临床经验）的积累，临床中强调治则中的寒者热之、热者寒之、虚则补之、实者泻之之理。中药品种随着历代医疗、养生的发展在增加，方剂也日渐增多。如《神农本草经》中仅载365种药，至明代《本草纲目》已载药1840余种，方剂种类也在不断增加，至今各种医书所记载的方剂已数不胜数。

4. 中医药早已成为国人离不开的医疗方式，已经为我中华民族服务了几千年，而今仍然备受重视和欢迎。随着改革开放的深入，针灸、推拿、养生、保健、中药受到很多国家欢迎，也更增强了中医药的自信。

四、中医药重视传承也重视发展

1. 中医历代的发展从未停止过，这不仅体现在临床病种的不断增加上，而且随着疾病的变化，治疗方药也不断增加。《黄帝内经》《伤寒论》中记载了热病，随着历史的发展，明代出现天花，明清一些温病、瘟疫也逐渐出现、增加，从而产生了温病、瘟疫的研究大家。在现代多种呼吸系统传染病的治疗中，也同样吸收了中医温病学派的历史成就。

2. 现今全国有几十所中医药院校，中医药学教学方式及教材有了重大变化，但中医院校的教材仍然体现了中医药的传统经验和论述，至今中医理论

教学仍以《黄帝内经》《伤寒论》等中医经典为教学的主体。

3. 屠呦呦教授因研制青蒿素得以获得诺贝尔奖，正如她所说，中医药是一个伟大的宝库，青蒿素是中医药给世界的一份礼物。当今中成药的不断研发、中药提取的方法不断改进，更体现了中医在现代对科学方法的应用是可取的！在中医原创基础上，在临床中参考影像学检查及理化检查结果也是无可厚非的。

4. 笔者曾通过临床观察，发现有一种咳嗽与教科书所提到的咳嗽中的“热咳”“寒咳”“燥咳”等不同，遂将其称之为“风咳”。而后笔者翻阅古代医著，发现早有“风咳”之名，只是该病证理论体系不够完善，故以此为基础创立了苏黄止咳汤，而后又指导了苏黄止咳胶囊的研发，该药已上市，填补了中成药治疗“风咳”的空白。该药上市后广受医界欢迎，并进入《咳嗽的诊断与治疗指南》(2015)，也是继承发展的一个典型事例。

结语

中医药是一个伟大的宝库，保持原创，吸收新技术、新方法，以推动中医药的进步理所当然。前途光明，难点尚多，望长江后浪推前浪，抓住机会，勇往直前！

（原文2016年收录于《甘肃会议论文集》，有删改）

第七节　谈中医药的发展和国际交流

每当接到国外求医问药的函电和国外学者探讨中医药防病治病意见之时，心中总是愉悦非常，真切地看到中医药不仅在我国，而且在国际华人世界也有着深厚的基础。如今，在各国的非华人对中医药的需求也在不断增加。作为一名中医工作者，笔者认为加强中医药的国际交流意义十分重大。

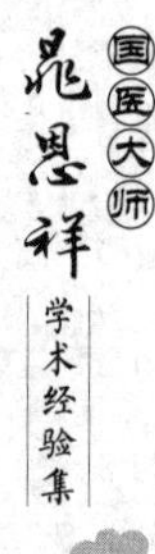

一、中医药迅速走向世界

那是在1986年的金秋，作为中日友好医院专家讲学访问团成员之一，我在日本一所大学做了《冬病夏治防治慢性支气管炎的研究》报告，引起不少日本听众的兴趣与发问，但求医诊病者寥寥无几。

1990年我再赴东瀛，主动向我求医问病者已为数不少。感触更深的是，1994年春，我作为日本大学医学部聘任的客座教授第3次前往日本，开展为时一年的中医诊疗合作并指导医疗，在当地“东洋医学门诊部”开展门诊，来此就医的人数由最初每天8~12人，逐渐发展为每半天25人，预约甚至排到半年以后。在日本，中医被称为“汉东医”，很受日本人民的重视。一些日本患者非常希望请中国医生诊病，日本人吃中药汤剂也很认真，一丝不苟，像喝咖啡那样喝着苦涩的中药煎剂，那种恨病吃药的虔诚，甚是可爱。

国际上的中医药发展较快，这不仅在日、韩及多个东南亚国家，而且在英、德、法、意、西班牙、瑞士及美、加等国都出现了不少中医诊所和中医药及针灸学校（院）、研究所。1996年秋，我在悉尼的街上，看到中医诊所、中药店比比皆是。人们告诉我：20年前，这里的中药店屈指可数，一些老店摆着几支人参，两三架鹿角，却无人问津；而今中医诊所、中药店却门庭若市，店中药品琳琅满目。

这些发展变化令人欣慰。我们应抓住时机，努力推动中医药的国际交流。

二、中医药为何走向世界

中华民族历史悠久，文化精深，尤其是几千年来中医药长盛不衰，充满了神秘感。随着“回归大自然”的浪潮的推进，天然药备受重视，而以动植物等天然药为主的中药也很受青睐，中国应用中医药治病已有几千年的经验，加之人们认为天然药少毒、无毒，所以对中医药比较信任。为使自己能有更丰富的医疗手段而来华学习中医药的外国医师络绎不绝，他们当中有人已掌握不少中药及中医理论，能够背诵一些方剂歌诀，掌握一些推拿按摩、针灸技术。为求中药的治病经验，千里迢迢来华继续深造，就是因为他们认为中医药具有相当的科学性、实用性。

伴随着中医药迈步走向世界，中医学理论也会逐步被人接受，诸如整体观念、诊断思维、标本缓急的理念；独特的病因病机分析方法；辨证论治及其他多样化的治疗方法等，对于外国医师来说都具有新颖性。中医学重视局部病状，也重视整体情况的分析，给人以可信任感。中医四诊（望、闻、问、切）八纲（阴、阳、表、里、虚、实、寒、热）辨证论治，比较明确地对疾病的阶段性给予不同认识和治疗，更令人目不暇接。一整套与西医不同的理论、疗法，吸引着越来越多的世人走向中医药。由于人们生活方式及疾病谱的变化，治疗过程中一些化学药品的不良反应日益引人注目，有些化学药物初用时效果很明显，但或多或少存在着毒副作用。例如对哮喘病的治疗，"内科不治喘"的偏见早已流传，哮喘突然发作，喘息不能卧，张口抬肩，喘息不能动，患者痛苦难言。口服、静脉滴注激素等平喘西药均有助于哮喘缓解，但由于激素的依赖性、停药后复发及反跳加剧等副作用必然影响疗效。我们应用中医"急则治其标，缓则治其本"的原则，不仅在哮喘病急性发作期进行积极治疗，而且在缓解期也重视扶正固本、巩固疗效以预防复发。这种治疗对改善机体免疫功能及体质大有益处。诸如此类中医药在治疗疾病方面与西医互补的优势也越来越让世人折服。

中医药日益受国际重视的另一个原因在于它不仅简便，而且价廉，为治疗疾病开辟了另一条途径，中成药开发也较西药开发节省经费。世界卫生组织于近些年也大力提倡发展包括中医药在内的传统医药。一些发达国家虽然经济实力雄厚，但医疗费的不断上涨，保险业也难于承受，转而部分吸收"传统医学"作为"替代疗法"，这些也会有利于中医药的发展。

三、完善自我，迎接挑战

源远流长的中华文化，创造了博大精深的中医药理论与临床治疗疾病的方法、药物以及浩如烟海的中医典籍。用于治疗疾病的中草药已近万种，方剂处方数万个，中成药制剂至今已有不下几十种。早在汉唐以后中医药逐步传入日、韩及多个东南亚国家，远至欧洲，华人大量移居海外也带去与中医药相关的饮食，比如黄芪炖鸡、虫草鸭、当归羊肉汤等，可以说哪里有中国人，哪里便有用中药做成补品食用的经验。目前我国中药保健品已达3000种以上，日常生活中的葱、姜、蒜、山楂、大枣、饴糖、薏苡仁等诸多美味食品又是常用中药，这些都是中国人民的伟大的创举，也是中国人民的骄傲。

然而中医药走向世界，仍然受到一些方面的限制。目前中成药、饮片类大都以食品、保健品的形式出口国外，这是一些有识之士努力的结果，当然也顺应了世界各国人民对个人保健的需要，仅美国就有7000余家健康食品店，人参、冬虫夏草及一些健康食品应有尽有。但是有着广泛保健、治疗意义的中成药以及中草药，在一些国家由于医药法规的限制，仍然被归入“替代疗法”“天然药”“自然疗法”等队伍。最近有报道称中药雷公藤抑制排斥反应获得成功，成为脏器移植抗排斥的新药，使人们认识到中医药是开发新药的金矿。其他诸如麻黄素、青蒿素、白果叶提取物等已逐渐为世界医药界所知晓，也为中医药走向世界开辟了道路。

应当看到，尽管我国中药材在世界范围内产量最大，但目前欧美、亚洲等一些国家却想方设法将药材进行加工生产并出口到我国，比如德国的白果叶提取物，日本的“救心”等已向我国出口，美国的花旗参也已进入我国市场。在日本还生产出以中药古方为主的颗粒剂。据报道，一味人参即为韩国创汇2亿美元，一个来源于我国方剂的日本“救心”药品，创汇也达1亿美元。这些也是我中医药事业面临的严峻挑战。可喜的是我国中医药事业近10余年来取得了长足的进步，开发的中药新品种达700余种，包括注射液、微丸、软或硬胶囊、皮肤贴膜、气雾剂等40余种新剂型，不仅有复方，也有牛黄、麝香代用品及中药有效成分提取。

面对历史机遇与外部严峻的挑战，我国中医药行业正在不断做出努力。多位中医药界专家、学者总结了近些年中医药的成就，提出了“迎接机遇与挑战，走向世界，自我发展完善”的规划，为我国中医药事业的进一步发展明确了目标。以科技部国家新药研究开发协调领导小组名义发布的《中药现代化发展战略》为我们描绘了我国中药的发展蓝图，提出了完善、规范、发展的战略部署，要求中医药开发过程中不仅要重视中医传统内容，如在开发新药时要以中医理论及临床为依据并有规范要求，还应进行制剂、质控、药理、毒理的研究；药材学临床论证也是必不可少的，更要强调新药开发中遵循“安全、有效、稳定、可控”的原则；注意与国际接轨问题，重视国际上关于药品管理的规范以及各国药品管理法，完善我国药品管理法；在中药质量标准规范方面，制定我国的相应规范，从而推动中医药研制与生产。

四、光大中医药事业任重而道远

关于中医药走向世界的问题，我们应认真对待，首先应该进行认真评估。尽管近年来中医药国际交流形式、渠道多样，且民间、官方齐进，出现了一些喜人的成果，有人称之为灼手的“中医热”，但我们要保持清醒的头脑，正视一些前进中的问题。由于一些西方国家对中医虽是略知一二，但在法规上却并没有像我国的“中西医并重”那样的方针政策，中医药在一些海外国家和地区的发展尚没有法律保障；还有一些国外西医对中医药有偏见，中医药的贸易额甚微，高质量的国外交流不多；加上某些对中医的宣传言过其实，甚至自吹自擂，均在一定程度上损害了中医形象。

中医药学是国之瑰宝，民族之精华。我们完全可以立足国内、放眼于世界。中医药工作者必须不断努力，认真分析各国现状，包括疾病谱及其相关法规。选派精兵强将，向国外宣传与交流中医药，选择中药精品，扩大中药贸易。在国外示范中医药也是很有必要的，这样可以扩大影响，较全面地介绍中医各种疗法，这一优势是任何国家都不可比拟的。在推动中医药的国际交流中，还应当加强中医特色的理论指导，以消除中医药理论的“神秘感”。特别是对中医药的精髓，如整体观念、四诊八纲、辨证论治、扶正祛邪、标本兼治等理论的阐释要加强。比如日本曾喧闹一时的“小柴胡汤命案”，其原因不是证药不一，便是违反中医理论，或者是药品炮制加工出了问题。因此，靠中医理论指导中医药国际交流既可以永葆源泉，又可以不断丰富自身。

在国际交流中应当组织适当的宣传，如出刊物、翻译著作等，还应注意国际交流中的专利、知识产权问题并研究对策。中医药是几千年祖先的遗产，应当加以保护。

只要我们敢于面对当前的机遇和挑战，提高自己、发展自己、完善自己。那么，在未来中医药交流的新浪潮中，我们将会为人类做出更大的贡献。

［原文 1999 年收录于《中国中医药学会建会 20 周年学术年会专辑》(下)，有删改］

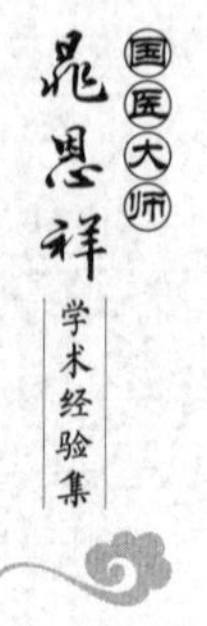

第四章 医疗工作琐谈

第一节 我的中医学术思想与从医之路

一、中医学是一个伟大的宝库

1. 点滴经验，千年积累，汇聚长河

中医学形成发展至今，已经成为一个传统文化医药的宝库。她是千千万万古今医家几千年的点滴积累，是一味味草药的收集，对一个个患者的诊疗体会汇聚成多个处方、多种治则与治法，是无数医家的心血经验。时至今日，中医药仍服务于国内人民之健康，真可谓伟大。

2. 中医经典群星荟萃

《黄帝内经》《神农本草经》《伤寒论》《金匮要略》以及后世的《温病条辨》均属于中医的经典著作，它们从不同的角度记录了中医的理论，诸如阴阳五行、理法方药、组方用药、四诊八纲辨证、治则治法以及治病求本、治未病等理论内容。《伤寒论》《金匮要略》为后人留下了临床中的六经辨证、脏腑辨证，以及诸多经典方剂；《神农本草经》更为中医提出了本草用药，开辟了中药的广阔道路。

后世医家在《黄帝内经》《伤寒论》基础上不断充实丰富了各家学说，成千上万的著作为后人留下了大量的不同学派治疗多种疾病的方法和宝贵经验与专著。

3. 辨证论治与整体观念

辨证论治是中医诊疗疾病的方法学内容，历代医家几千年来运用四诊八纲辨证，在求证、认证基础上运用理论指导分析病情，选择立法、方药，是在中医理论指导下的医疗活动。求证即寻求证据，就是据四诊收集的证据以指导临床。医者自己意识到或未意识到的，都是在接触患者时即开始进行辨证活动，只是有认识深浅的区别，理论运用熟练的不同，从而构成中医医疗活动的基本观点。

整体观念也是中医值得推崇的学术观点，它把人体脏腑、表里、正气与邪气、祛邪与扶正等看成是相关的整体，讲究局部与整体的统一，讲究阴阳平衡、四诊合参，讲究自然四时、昼夜、地域与人体的相关性，这的确是中医又一基本观点，从而影响中医的医疗活动。今天同样被广大医界所认可。

二、我的学医、从医过程回顾

1. 第一批步入中医大学殿堂学习

我是唐山二高中的毕业生，当时有位教语文的冯老师，学问颇深，懂中医之术，时任二中的校医，常以中医经典方药治病，价廉且效果显著，我对他很钦佩。冯先生指点我报考北京中医学院（现北京中医药大学，后同），于是我便于 1956 年成为北京中医学院的首届大学生。6 年中医大学的学习生涯，回顾起来仍感欣慰。当时教授我们的老师都是国内有名的中医大师，理论与临床水平俱佳。那时候也学习一些西医理论，但主要以中医为本，可以说我的扎实的中医理论基础均得益于那时老师的指导及自己的苦读。经过 6 年课堂学习与临床实习，我在毕业后分配到了内蒙古支边。

2. 内蒙古行医，令人难忘

我在内蒙古生活了 20 余年，从住院医师开始，基本上没有离开临床。初出茅庐，贵在积累。出门诊，管病房，做住院医。住院医师的岗位很重要，医生不可忽视这个阶段的培养。由于在内蒙古老中医较少，常常需自己动手。下乡参与防治克山病，到农村指导内蒙古医学院（现内蒙古医科大学）学生。下乡的医疗活动为我提供了广阔的天地，下乡可以独立诊疗患者，这样也提高了我作为“全科医生”的水平。

3. 大搞支气管炎与制药

1971 中央提出“在全国开展大搞老年慢性支气管炎的防治研究”，引领我参加了科研。下乡选点开展呼吸四病：感冒、慢性支气管炎、肺气肿、肺心病的研究及普查，开展药物观察。我曾经搞过固本止咳夏治片（黄芪、补骨脂、沙棘、百部、黄精、陈皮、赤芍等），就是与药厂合作，并通过临床观察、药学研究等取得的成果，当时获得了内蒙古科技进步奖，并受到多方欢迎，也引领我懂得了医药相关的学科发展之路。

4. 搞展览

1970 年（原）卫生部在北京筹备召开了《全国中草药新医疗方法展览会》，各省选派一名编辑参会。我应荐参加，作为文字编辑负责中西医结合组的选项、制备小样、撰写参展照片说明书和前言等文字工作，还参加了《资料汇编》的编辑工作。1971 年，北京全国展览刚刚完工，内蒙古卫生厅随即在呼和浩特也举办了中医蒙药展览会，把内蒙古中蒙医药优秀项目、药物的资源以及先进的医疗方法在此次展会中展出，我凭借在全国展会中的经验与表现在此次展会中担任了总编辑，并成为总负责人。

5. 办杂志、办函授

在内蒙古时，我还负责了创办《内蒙古中草药》杂志工作，限于条件，当时组稿、选稿、编辑以及交付印刷等工作均由我一个人负责并主持。

除了兼职办杂志，我还参与了办“全区中医函授班”工作，我们自编教材，办函授辅导杂志。当时仅有 4 名工作人员，我们自己组稿，自己出问题，自己撰写解答，并在函授辅导上发表。参与培训的学员多达 700 余人，虽然很忙但很有意义。我们还经常到呼和浩特以外的乌盟、昭盟、巴盟等地讲学、辅导等。这些虽属兼职，但也锻炼了自己的编写能力，同时也复习了中医理论知识。

6. 参加全国中医高级研究班

1976 年 3 月至 1977 年 10 月，由名老中医岳美中先生提出建议，全国每个省、市选派一名中青年中医医师参加高级研究班的学习，并研究中医。我有幸被推荐在北京西苑医院参加了为期一年半的学习、研究与临床工作，听到了来自全国刚刚被落实政策的名老中医的讲学，包括岳美中、方药中、姜春华、万友生、任应秋、刘渡舟、祝谌予等几十名老先生，他们亲临讲坛，介绍经验，我实感难忘，受益匪浅。当时我们听讲座、做讨论、跟师出诊、查阅资料文献、撰写论文，实属我一生中最为难忘的继续教育经历。

7. 当大夫做主任是最好的选择

1984年，由印会河先生写信邀请，并在同学钱英力促下，由关幼波教授给时任内蒙古原卫生厅厅长的云曙碧写信，我得以回到北京。我与夫人一同调至北京，参加了新建医院“中日友好医院”内科的筹建工作。在内蒙古时我曾多次考虑过不参与行政工作，就只做一名合格的医生，专门为患者服务。要知道，有机会为患者成功解除病痛就是一种莫大的成功，我能从中感受到很大的鼓舞和欣慰，并获得幸福。我在内蒙古时已经做了10余年的内科主任，一直在临床一线查房、出门诊，我推脱了很多从政的机会。1984年来京后因当时的情况等原因无法推辞，我被推荐做了2年中医处处长，很不情愿。出于对临床的考虑，在医院步入正轨后，我还是选择回到病房从事一线的临床诊疗工作。

三、读经典、做临床是中医的根本

1. 读经典是丰实知识的手段

中医经典著作大都是经历多人之手的中医理法方药的总结汇集，是理论和临床的宝库。经典至今仍然有丰富的经验与传承的内涵。“书中自有黄金屋”，而中医学的历史名著、各家学说的确可以点拨我去实践、获取技能。目前的教科书，如方剂、本草以及理论基础都是经典论著中的精华。老先生们主张读经典是很有益处的，不读经典的确不知道中医学的博大精深。读经典也不只是《黄帝内经》《伤寒论》，还有很多的书，一般在临床科研中发现问题，都要查找历代著作来充实自己，读经典可以开阔眼界，工作多年重看经典也别有味道。

读经典著作的同时也要读杂志、专业报刊。作为当代的医生，除了中医的各类书籍外，西医的书必要时也要读，经常查阅资料，运用互联网也很必要，这些都有助于行医水平的提高。

2. 当医生、做临床应是一生的坚持

一个医生的工作就是要不离开临床，不离开患者，患者可以为我们提供临床的资料，患者的四诊内容是我们进行八纲分析、辨证论治的根本。一个患者住院离不开我们医生的认真、体贴与关怀，以为患者解决病痛，从中提

高疗效为己任。古代的名医如张仲景、华佗、孙思邈、张景岳、吴鞠通等，哪个不是紧贴着临床，一生行走于患者之间，甚至于传染病患者之中，摸爬滚打地收集资料，研究病情，提出防病治病的方法。先人为我们提供了丰富的经验、理法方药供我们学习、选择应用。多临床，临床水平必定也提高得快。“读经典、做临床”也是我们优秀人才培养中的要求。

四、善思悟、写文章要坚持不懈

1. 善思悟，是从医不断积累的特质

善思悟是指医生有能看好的患者，也有看不好的患者，作为医生面对患者要想方设法解决患者的病痛，解决不了的一定要认真思悟、考虑，认真揣摩，反复推敲，回顾自己的经验、所学的知识，认真对待。思悟还有悟性的潜质，可以是医生本有的特质，但也是可以培养锻炼的。要追求治疗中的闪光点，寻求思路、出路，尤其是承担各个方面会诊之时，你就要更加认真思考。邀请方想让我们给出中医的治疗办法，思悟对于我们经常参加院内外多方面会诊便更加必要，而且经常思考自己的四诊是否准确，辨证与用药是否符合病情，一定要拿出合理的、具有特色的意见，如此便可以收效。

2. 写文章可以使你不断提高

经常写文章是一个好习惯，一般有点造诣的同道大都在行医 10 年左右就会有 10 余篇或更多的文章发表。写文章一是可以总结经验，实事求是地总结科研成果，又可以将心得、体会及教训告知于人；写文章可以使人更有条理，做事分层次，更是对逻辑方面的锻炼；写文章也要有目的，对人有启迪。我早年写文章都要借阅很多书刊资料，查询后经过思考再撰写，在查阅参考文献中也可以提高自己。我还主张先思考，先写个提纲，酝酿几天再写。多修改，也不一定急于发表，细水长流。写出自己感到有意义的文章再去发表。

五、多参与、广涉足学术活动

1. 我是学会的义工

我个人十分喜欢参加学会的学术活动。我认为一个医生对于自己的学术

发展应当抱以热情参与的态度。我不仅参加了首届全国中华中医药学会的代表大会，而且在内蒙古也是中医学会秘书长。后来调入北京中日友好医院工作，一些同道、同学也大力推荐支持我，故先后担任过全国中医内科学会秘书长兼副主任委员、中华中医药学会急诊分会主任委员以及呼吸病专业主任委员、中国医师学会理事等，现仍是世中联呼吸病专业委员会会长。我还多次参加了呼吸疾病的学术会议，学会为我们提供展示自己的平台。如今，我年龄已高，自然将逐步退出学会工作。

2. 广涉中医评审工作

我参加过多种评审工作，也参加国内一些中医药大学、研究机构的硕、博研究生毕业答辩、论文评阅以及博士后出站审议，参加《中药新药临床研究指导原则》的编写工作，《中医病历书写规范》的起草执行、《中医内科诊疗规范标准》等的撰写。我个人认为制定规范、标准、评审等均应突出中医特色，保持中医特色。我不支持一味借用西医标准。对于中药、西药的联合观察用药科研，做对照可以，但联合用药观察疗效很难说明疗效属谁，也难免竹篮打水一场空。

3. 悄然步入传染病的防治研究队伍

那是在难忘的 2003 年，SARS 肆虐，殃及全国。我本是中医内科的医生，接触呼吸疾病较多。2003 年 1 月 26 日广东省中医院邀请我到那里会诊，主要是有几名以肺炎为主的高热患者，我次日便飞往广东，当晚及次日早晨两次进入病房，共会诊了 8 名患者，均为高热，X 线片提示肺部大片阴影，且进展很快。由于广东省中医院收治的 8 人中有 1 名是实习学生，还有院内职工，故认为该病疑似有传染性，但当时只认为是肺炎，并不清楚具体诊断。我提出了个人的辨证施治意见，翌日下午离开广州返回北京。3 月，北京出现 SARS 病例，我便又成为抗击 SARS 的一员，多次参与会诊、讲座、交流意见，制定防治方案，参与科技部科研，十分繁忙。加之媒体采访，忙得不亦乐乎。第二年我又参加了北京地区 SARS 防治工作，并随（原）卫生部人禽流感考察团到我国香港地区及越南对人禽流感进行考察，在今年手足口病以及艾滋病的交流中也都应邀参加，几乎成了防治传染病的专科医生。

4. 参与指导高徒及优秀人才再教育工作

带徒之事本为老先生们的任务，我属于学院出身，对此并无奢求。况且现今年事已高，已不再招收培养硕、博研究生。但却又承担了第三批、第四批带高徒的任务。近几年带高徒之风盛行，我不仅带本院学生，而且有广东省中医院5名、河南省4名、浙江省2名，北京市4名，还有第一批优秀人才中的几名医师也常来求教。这几年学生的队伍逐渐壮大，已先后发展了近20余名高徒，而且大部分已经是主任医师，凡此教学相长、互相交流，互相提高，也对自身有不少帮助。第一批优秀人才及第二批优秀人才考核我也都参加了阅卷，述评论文、病案工作，无形中涉及更多内容，也受益匪浅。

六、认真思考中医药前景

1. 关于中医药发展

我是一名中医，自然很希望有一条发展中医药事业的光明大道。中医既然是几千年的积累，虽然有她固有的理论，有临床、中药和方剂成就，但是，按现代要求中医如何发展，仍然让人觉得有必要思考。我想中医几千年来应该也有变化。当时温病学的历史成就就是中医在历代积累之上的创新。我相信，按照中医自身特点，不要“挂羊头卖狗肉”，吸收现代科技成就也会有所提高与变化。若过分强调现代之法以及西医标准，恐难形成中医特色。或者只强调西医辨病，中医辨病的那么多理论则自然处于被冷落的境地。对中医药的发展思路应当认真研讨，保持中医原创精神，寻求正确方向，仍然是当务之急！

2. 中药的不良反应与新药开发

中药不良反应历来备受重视，中医对此早有应对办法，如配伍、炮制、言明剂量、辨证用药并告诫某药有大毒、小毒等。但近些年对中药毒副作用又有新的发现，这并不奇怪，如马兜铃科植物部分入药的肾毒性，以及重金属等问题。应该说认识到中药的毒副作用是个好事。砒霜的提取物用来治疗某些血液病也是一种成就，但若处理不当，就如不该用人参时反用了，也会出问题；大黄通下伤正，但应用得当亦有力挽狂澜之效。

关于中成药的新药开发也是一个值得讨论的课题，我想应当针对临床需要对其进行整顿。新药的选题很关键，我很支持“不能低水平重复”这样的主张。但针对疾病谱发生变化，市场缺少并且患者有需求的产品应当尽快开发，这一点很有必要。中药复方仍然是有着中医理法方药内容的重点研发对象，仍然值得推荐。我支持对过去的中成药加以整顿，实行淘汰制，去粗取精，实行优胜劣汰。我也不反对组分及成分提取，即有如植物药的开发，有过青蒿素、白果叶的提取物等。但我认为对于新的提取物人们尚不了解其中组分，应当进行药学及临床试验，不可轻视。

（原文为 2008 年名老中医高级研修班讲课稿，有删改）

第二节　忆任应秋老师二三事

任应秋老师从医从教 50 余载，博览群书，学识渊博，不仅熟读岐黄、仲景，而且对医古文、中医各家学说也有很深的研究。任老把一生的心血全部倾注于中医事业，尤其是中医教育事业。如今虽已仙逝，但他的学生已遍及华夏，真可谓桃李满天下。笔者当年就读于北京中医学院（现北京中医药大学，后同），是任应秋老师的学生。任老教书育人的高贵品德，使我终生难忘。有几件事使我特别感动，至今仍铭记于心。

大约是 1961 年冬天的一个下午，课外锻炼后，我在返回宿舍的途中遇到任老师，打招呼后，就请教他唐代王冰所释《素问·至真要大论》中“诸寒之而热者，取之阴”时的一句话，即“壮水之主，以制阳光”。当时任老师认真地向我一一做了解释，并列举水火阴阳变化，以及阴虚火旺，肾水不足而致肝火亢盛的道理，在治疗这类疾病的时候，应当从滋肾养阴入手，给以益水制火的方法。同时任老还举了一些诸如眩晕、失眠、肺痨等病为例，说明其机理。他在回家吃饭的路上，不厌其烦地回答我提出的问题，他对我的谆谆教导，既耐心，又细致，使我感到十分亲切。就在我提出问题的次日早晨，他知道我每天要到操场锻炼，便在操场等我，见面便给了我一张卡片。我一看，卡片上不仅将问题又一次加以解释，而且详尽地说明了问题的含义、各家论述，同时又把另一句话“益火之源，以消阴翳”也加以说明，使我很受感动。可以看出老师是多么希望学生多掌握些知识啊！他诲人不倦的态度，20 余年后的今天仍历历在目，并在我多年的医教活动中激励着自己。

1976年，当时我在全国中医研究班学习，讲课者是全国各地的名老中医，受益匪浅。后期要求每人撰写一篇论文，我写了一篇论文送请任老审阅。那时任老下乡“开门办学”刚刚返京，还曾抽空给我们做了学术讲座。任老见到我们这批老学生，自然感到亲切、欢快。在特殊时期任老吃了不少苦头，这次与我们欢聚感到十分自豪和欣慰，并且表示“来世还要当老师”。论文送去不久，任老便托人把稿子带给了我。其实当时我只想请任老看看论文有无原则性问题，然而手中之稿，处处以红笔批阅，错处均已修改，甚至连标点符号也予以改正，一篇8000字的稿子，从头到尾，无一疏漏。使我深感任老对学生关怀备至，实在感人至深。

1981年末，全国中医内科学会在武汉隆重召开。当时身为中华全国中医学会副会长的任老，刚刚结束南阳仲景祠的咨询工作，便风尘仆仆地来到武汉东湖宾馆，参加全国中医内科会议暨首届学术会议。会议期间，因历届学生到任老住室拜访者络绎不绝。其中北京中医学院首届毕业生有10余人。一天晚上，任老对我们说：“你们是中医学院首届毕业生，现在又都已成为骨干，应如何带头继承发扬中医学？如何振兴中医？当经常思索，要带头搞好中医的医、教、研，做出表率。你们虽然已工作多年，也可以说是有了一些临床经验，然而你们仍需制定每天的学习、工作、写作计划，不断提高中医学术水平及理论修养。要努力在自己的工作中体现中医特色，发扬中医之长，特别要在医、教、研实践中做到。要重视总结经验，写写文章，并且把写作当作一项任务，这些都是受过高等教育的中医们应该时刻注意的，如果你们能够如此坚持下去，你们这些人就会在今后的中医工作中发挥更大的作用。”任老非常激动地提出要“自强不息，振兴中医”。任老的谆谆教导意味深长，至今铭记心中。

以上虽是几件小事，但任老诲人不倦和为中医事业呕心沥血的精神，为我们树立了榜样，是我们学习仿效的楷模。

（原文1991年发表于《甘肃中医》，有删改）

第三节　纪念一代名医大师焦树德教授逝世周年

真是日月如梭，光阴似箭。转眼备受我们尊敬、深为患者热爱的焦老已与我们分别一年了，然而焦老慈祥和蔼的音容笑貌仍然常常浮现在眼前，他勤奋耕耘的精神仍然在鞭策着我们。他德高望重，令我们敬仰，他是我的良师，是我十分敬重的榜样。纪念一代名医大师之际，与焦老共事 20 多年的往事历历在目。

一、焦老奋斗的一生

焦老从医 66 周年，他幼年之时即酷爱中医药，在行医的外祖父身边学背医药歌诀；曾就读于"天津中国国医函授学院"；并曾在"天津西医专门学校"学习。20 世纪 40 年代初即"树德为怀"，悬壶济世，并曾于当时考取医师证书。

行医 10 年之后，焦老为求深造，于 1950 年毅然离乡进京。考执照，开诊所，继又考入公立医院。毛主席提倡西医学习中医之时则又一次为深造，参加了卫生部举办的"西医学习中医研究班"，于 1958 年结业分到北京中医学院（现北京中医药大学）工作，曾从事临床教学工作几十年。

焦老从农村到城市，能自觉地不断地学习中西医，完善、提高自己的医术水平。追求永远有目标，步步高升，进入了当时中医药的最高学府，体现了焦老的奋斗精神，求知愿望，他不断进取的精神令人钦佩！

二、以身殉职的中医药忠诚战士

焦老自幼学医，并非仅以学徒方式学习，而是早年读过函授，进过西医专门学校，而且在京进过西医院，任过主治医师，也曾在"西学学习中医研究班"获得过"求贯中西"的金字牌匾。但他一生所追求的是中医药本色，

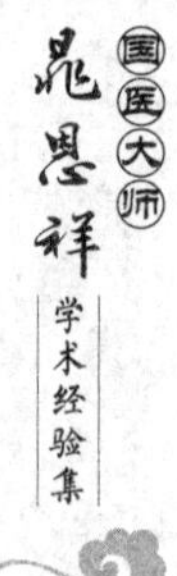

为中医药而学、而用!

中医药发展历经坎坷，有人言其不科学，有人主张废弃中医，有人要废医存药，有人说中医如“鸡叫天亮”。至今仍有少数人仍反对中医药，但蚍蜉撼树而已。几十年来焦老总是捍卫中医，并用自己的临床疗效、科研成果证明：中医药是人民的需要。焦老写文章，做报告，均在呼吁“中医药是一个伟大宝库”。

近些年来，一些老专家如焦老、路老、邓老、任老、朱良春老及颜德馨老等不间断上书中央，呼吁中医的继承、发展、教育要坚持中医特色，对推动中医学术、科研、教学发挥了较大作用，屡受中央领导关注，可谓对中医药发展起到了推动作用。焦老病发前夜仍然伏案阅读有关中医药发展的文件。

三、名副其实的当代名医大师

焦老一生临床，苦读中医典籍，可谓是我们当今读经典、做临床的典范。不论是《黄帝内经》《伤寒论》《金匮要略》，还是《本草纲目》，或是金元时代各具特色的刘完素、张从正、李杲、朱震亨诸家著作，均予拜读并用于临床。焦老知识渊博，又博采众方，真正是读经典，并运用中医理论于临床治疗多发病、常见病。晚年更重于疑难病的诊疗，细致认真地为患者服务，且有求必应。

作为当代中医大家，焦老不仅重视继承，而且注重创新。焦老在广泛临床基础上诊治类风湿关节炎及强直性脊柱炎等难治病。多年来从不怠慢，溯古求源，研发总结，认为类风湿关节炎乃“尪痹”也，强直性脊椎炎乃“大偻”也。二者均取自古典，又发之现代。焦老首创了“尪痹”“大偻”之病名、病证、论治之药，还研发了尪痹冲剂，至今颇受欢迎，多次列入“国家基本药物目录”。

焦老历来重视整体观念、辨证论治，重视中医理论指导，如对咳嗽七法的总结，又如“三论尪痹辨证论治”“大偻刍议”“难治病证治”等专题，多次在重要讲习班做学术报告。

焦老毕生重视总结，笔耕不倦，曾亲自主笔出版过《用药心得十讲》《方剂心得十讲》《从病例谈辨证论治》《焦树德临床经验辑要》等著作。在国内外发行，颇受欢迎，并多次印刷再版，今天已成为焦老为我们留下的宝贵遗产。

焦老后半生为中医药的学术发展、学术建设做出了诸多贡献。焦老不仅是学会的骨干，而且经常为学术进言献策。焦老是内科学会的创始人，心病、痹病学会多年的领导，曾参加国家药品监督管理局评药、科技部评审项目成果、中国国家图书奖、科技进步奖评审等，个人也曾获得多种奖励，真不愧为中医界一代名师。

四、树德育人，中医界的导师

良好的医德是焦老终生的追求，无论为中央领导诊病，还是为普通患者看病，焦老总是认真细致，方便于患者，体现了大医精诚之风范。焦老“急病人之所急，痛病人之所痛”。有的患者远道而来，焦老宁愿晚下班，饭不吃也要给人看病。一直到重病卧床之前，面对患者仍认真向其述说养病需注意之事，树德精神永留人间。

焦老以身作则育新人，对研究生培养以及高徒培养均做到以身为教，育人严格。焦老学生遍及中外，有国内广东省、北京高徒，也有国外如美国、日本、新加坡的弟子，均仿效焦老大医精诚的作风，为患者服务；仿焦老“慈人济世”，用自己多年寒窗读书、临床所得，培养中医界之栋梁。

焦老教学不辞辛劳，出国弘扬中医，脚踏实地去奔走，多次受邀到一些国家中医界传讲经验，弘扬中医学，因而焦老在国外享有盛誉。焦老晚年银发白眉，身体不利，但精神不减，坚持弘扬中医学术。

焦老已经离去，但他留下的医术经验、继承与创新的成果、医学著作以及大医精诚的风范、树德为怀的精神永远留在我们的心中，其人品、其经验、其精神、其医法永远是我们努力学习的楷模，虽然焦老失去了一次评选“国医大师”的机会，但却是一位当之无愧的“国医大师”！

（原文写于 2009 年 6 月，有删改）

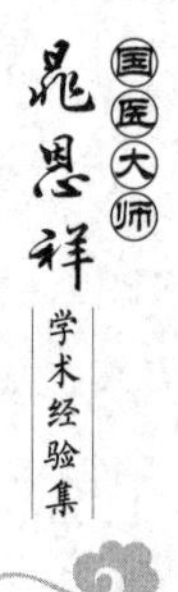

第四节　在北京中医药大学建校60周年纪念大会上的讲话

尊敬的各位领导、各位同道、各位老师、各位校友：

大家上午好！

今天是一个好日子，在教师节之际，我们相聚在良乡新校园里，共同庆祝母校60岁生日。家人团聚，其乐融融，少长咸集，充满温馨。此时此刻，我感到非常兴奋和激动。

在此，我谨代表北中医校友，对母校60华诞和高等中医药教育60年的发展表示热烈的祝贺！向在座的各位同仁和来自社会各界的嘉宾表示亲切的问候！

1956年，是中医药发展史上具有特殊纪念意义的年份。这一年，经国务院批准，北京、上海、广州、成都4所中医院校同时成立，开创了我国现代高等中医药教育的先河。也就是这一年，我考入北京中医学院（现北京中医药大学），成为首批中医大学生，也成为北中医的首届校友。60年来，我们伴随着母校和高等中医药教育的历史一路前行，见证了北中医和现代高等中医药教育发轫与发展的风雨历程。无论是作为当年的学子还是如今的中医学人，我们这一代人的选择、经历和感悟，或许能给后来人提供一些有益的启示。借此机会，我想提出两点看法和大家共勉。

一、中医人应当对中医药事业充满信心

中医有其自身的特色，我们必须把握住中医原创思想这一核心。中医学强调整体观念和辨证论治，这是中医的特色。强调疾病发生发展过程中，由于邪正相争和患者整体状况的差异，在不同阶段可以有不同的临床表现，从而根据中医理法进行分析论治。这同现在的西医诊病和中西医结合治病有所不同，我们一定要在源头上把握住中医的原创理论，运用中医的思维解决

问题。

中医的临床过程要体现中医理论的指导，这是具有相关逻辑性和科学性的，如中医临床治则中的寒者热之、热者寒之、虚则补之、实者泻之等理论是放之四海而皆准的道理。在西医、西药引进中国之前，中医药已经为我中华民族服务了几千年，现在虽有西方医学诊疗模式同时存在，但中医药仍是国人离不开的医疗方式。近年来，中医中药已经走出国门，针灸推拿、养生保健也受到日、韩和东南亚国家以及欧美许多国家的重视和欢迎。

二、中医药教育应当注重在继承基础上传承

回首这60年来，中医药教育的发展并不是一帆风顺的，我们中医人应当反思。我们强调中医药教育应该在继承的基础上传承。

中医药的历史传承一直是十分重要的课题。从早期中医药著作的记载，我们就能看到中医药的传承脉络。《黄帝内经》等四大经典著作奠定了中医理、法、方、药的基础，至今对中医临床仍具有重要的指导作用和实用价值，是一个合格中医师的必读之物。

在中医药发展过程中，历代医家著书立说，形成了大量的理论著作，将中医的精华不断地流传给后世，其中有很多前人的宝贵经验，这些都是对中医药在文字上的传承贡献。

中医药教育应该如何传承呢？我认为必须在继承的基础上传承。中医自古以来就有师带徒和家传等方式，培养了难以计数的中医人才，其中不乏名医名家。目前，不少中医院校的毕业生通过多方拜师博采众长，吸收他人经验，提高自己的诊疗技能，应该说这是成才的重要途径。院校教育与师承教育相结合，更能使中医理论与临床经验发扬光大。

以我自身为例，我曾经通过临床观察，发现有一种咳嗽与目前教科书“咳嗽”中的“热咳”“寒咳”“燥咳”等有所不同，我称之为“风咳”。查阅古代医著，发现其实早有“风咳”之名，只是叙述不够完善。在此基础上，我研制了“苏黄止咳汤”，而后又指导了苏黄止咳胶囊的研发。该药上市后，因填补了中成药没有治疗“咳嗽变异性哮喘、感冒后咳嗽”药物的空白而备受患者和医界欢迎，并且被写入《咳嗽的诊断与治疗指南》(2015)。这是中

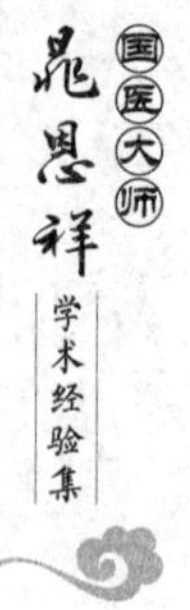

医继承发展的一个事例，也是我们中医人坚守中医，有中医自信的表现。

在我的学医、从医经历中，在多年的中医临床、科研以及教育工作过程中，多有思考与心得，由于时间所限，仅能谈及这些，与各位同道分享。

每当回首往事，总会感慨万千，难忘当年诸位老师的谆谆教诲。在甲子轮回之际，衷心祝愿母校更上一层楼，祝愿中医药教育事业取得新成就。谢谢大家!

（原文为2016年9月10日在北京中医药大学建校60周年纪念大会上的讲话稿，有删改）

第五节　漫谈中医病历书写

病历是一种临床与理论紧密结合的医疗文件。虽然历代医家对病历书写都比较重视，但时至今日，全国尚未制定出一个统一的、具有中医特点的病历书写规范和格式，这的确是应该尽快解决的问题。制定一个具有中医特色，反映中医理论与实践相结合的病历书写规范，是提高中医医疗、教学、科研质量，改善中医院（科）管理的需要。因而笔者参阅有关文献和资料，结合个人的临床实践，现将中医病历书写及有关问题谈及于下。

一、关于“诊籍”的述古

古代之“诊籍”，后世之医案，现代之病历，实有同类之意，自古以来，历代医家都比较重视诊籍。早在《周礼·天官》中就记载了医学分科，并萌现了作为成绩考核的病历记录，如：“凡民之有疾病者，分而治之，死终则各书其所以，而入于医师。”可见当时已经有了类似病历的记载。然而，诊籍还是明确见于秦汉，《史记》记载了西汉名医淳于意的25个医案，因而被后世称之为医案的首创人。其中包括了患者情况和论治内容。自此以后，历代医家也都零星地留下了自己的医案。到了宋代更有人提倡在医学传授中，学生除要学好经典理论与临床各科外，还把医案的学习作为一项内容。明代韩懋所著之《韩氏医通》，更立医案格式及内容，并提出“六法兼施”的具体要求，其中包括望形色、闻声音、问情状、切脉理、询病源、治方术等内容；同时也提出了要记录患者的一般情况、四诊信息及论治理法，这些内容，至今依然值得我们学习。明代还有一些医案专著，如明代江瓘所编《名医类案》等。此后清代医案、脉案更是盛行，可以说成绩最为卓著，这些医案虽粗详有别，写法各异，但都不同程度地反映了清代医学家们的临床经验及理论水平，至今仍被人推崇的如魏之秀的《续名医类案》、徐灵胎的《洄溪医案》、程杏轩的《杏轩医案》、叶天士的《临证指南医案》、尤在泾的《静香楼医案》以及吴金寿《三家医案合刻》等。这些也都为后人留下了宝贵的文献，并为后世医家所楷模。清代喻嘉言的《寓意草·与门人定议病式》更在医案书写方面吸收了前人的经验，也提出了书写病历的格式：“某年、某地、某人，年纪若干？形之肥瘦长短若何？色之黑白枯润若何？声之清浊长短若何？人之形志苦乐若何？病始何日？初服何药，次后再服何药？某药稍效，某药不效。时下昼夜孰重、寒热孰多？饮食喜恶多寡，二便滑涩有无。”以及“脉之三部九候何候独异？二十四脉中何脉独见，何脉兼见？其证或内伤，或外感；或兼内外，或不内外。依经断为何病？其标本先后何在？汗、吐、下、和、寒、温、补，泻何施……以何汤名加减和合？其效验定于何时？”等内容，在讨论现代中医病历之时仍有较高的参考价值。总之，历代医家在病历书写与医案方面积累了许多宝贵资料，为我们提供了许多有益的经验。

二、书写好病历是医疗、科研、教学及管理学的需要

（一）书写好中医病历是医疗实际的需要

病历的书写是临床医生根据对患者的诊察，收集与疾病有关的资料，经过综合分析写成对患者疾病的诊断、治疗经过的真实记录，病历除反映患者一般情况外，还记载着四诊信息及有关内容；反映着医生在中医理论指导下进行辨证、论治、调护；记载着预后、转归以及会诊、转诊、病案讨论、各种小结（包括阶段小结、出院小结、死亡小结等）；记录着各级医生的诊疗意见。病历还记录了成功的经验和失误的教训，因而写好病历对提高医疗质量，检验回顾患者疾病发生、发展变化的各个方面和各个阶段的诊疗过程有着重

要意义。应该认识到，确切、完整的病历，不仅是正确诊断的前提，也是保证准确辨证与论治的必备条件。不可靠、不准确的病历，不但无助于辨证论治，甚至会使医生误入歧途，四诊不全或错误，会使辨证难以准确，治法与方药也会随之出错。如若病历记载四诊及有关因素详尽、全面，则会为辨证论治，立法选方以及改变治疗计划提供依据，使之有案可查。由于病历反映着每个医生的中医理论修养水平，思维逻辑是否清晰，以及医疗经验的多少，因而是医生不可掩饰的、体现工作成败的真实资料，也是提高医疗质量，检验理论与实践的不可缺少的文件。

（二）写好病历是教学和科研工作的需要

可以说病历是包括了中医理论和临床实践的宝贵资料，在某种意义上来讲，又是一份很好的综合了理论与临床的课本。一个医生必须熟练地掌握好中医病历书写的各项要求，对病历持以认真负责的态度，也可以使学习者更全面地学习中医的各方面知识，是提高医疗教学质量的有效手段。一个医学生必须进行严格的中医病历书写训练，而且应当将中医病历书写作为学习中医的重要内容，因为它不仅能较全面地反映自己学习中医的成绩，也检验着自己运用中医、中药是否正确，以及中医理论与临床知识的水平，思维逻辑是否符合中医规律，所以说是一项十分有益的工作，是一个医生走向临床必不可少的基本功，病历书写的好坏也是一个医学生学习成绩的具体验证，在中医教学中必须给予高度重视。

中医病历同样也是临床科研中不可忽视的重要方面，科研工作者首先应当有严谨的科学态度，细致观察，如实记录，严格按照科研设计的要求，逐项按时记录好四诊、辨证、施治的有关内容，记录理法方药和治疗结果，这不仅对评价个案有益，而且也对分析中医的病与证候，总结治疗经验提供资料，为研究中医理论和学术观点提供依据。历代医家的大量医案，对中医学做出了贡献，而且至今仍有学术价值，它们无不是以医疗实践或个案记录作为基础，因而写好中医病历是总结积累经验不可缺少的工作，是科研总结、交流学术经验的重要前提。

（三）写好中医病历是中医管理学的要求

写好中医病历是加强中医病房管理的内容之一，病历书写是医疗、教学、科研工作中的重要方面，它可以反映一个医生理论水平和医疗经验，也可以从中看出其工作态度和责任心，又由于病历是按着既定的格式书写的，所以也是衡量一些医院、科室规章制度健全与否的标准。因为病历包括了四诊、辨证、医疗、调护以及治疗经过，病情演变等方面内容，而且也包括了三级医生的查房记录，各种小结，从而可以反映医院管理水平，服务质量，也是衡量一个医生、一个病区或医院工作好坏和技术水平的标准之一。病历是医生辛勤劳动的结晶，病历的潦草不全甚或丢失则是难以弥补的损失。病历作为临床工作者进行考核的重要参考资料，同时也是行政、司法部门处理医疗差错、事故、纠纷的法律根据和必要的参考文件，伪造病历和肆意涂改病历是不允许的，也可以说是违法的，因而这项工作无论从医疗、教学、科研方面，还是从管理、医德方面都是重要的。

三、中医病历书写现况

近代医家对于病历十分重视，并以医案形式记载了各自的诊疗经验，一批名老中医著书立说，整理医案，近代有诸如《丁甘仁医案》《蒲辅周医案》《岳美中医案》等，而且有的医案集将历代名医医案加以评注，以助学习者师其理法、索取精华，如秦伯未编辑之《清代名医医案精华》等。在中医进入医院、开办大学之后，对临床病历有了进一步的认识，如《中医诊断学》中就曾有过关于中医病历书写的要求，但很遗憾，该标准并未能在全国推行，病历书写甚至不再作为教学内容，致使中医学院毕业生初到临床之时，对于书写病历感到困难。到目前为止，各地中医院对于病历书写仍是各抒己见，但从现状来看大体有以下几种情况。

（一）传统中医病历

这在各地中医院建院之初最为流行，似有对历代医案的接续之感，20世纪60年代的中医学院教材中所载病历书写规范就属此类，主要包括一般情况、四诊信息及辨证、治法、方药，这种病历简要概括了中医诊治疾病的主要内容，独具中医特色。但由于当时条件所限，更由于中医初进病房，经验不足，因而病历大都比较简单，更没有形成全国一致的系统病历规范，对于系统总结经验尚感不足。这虽是中医院初建之时的一种病历形式，但至今仍有部分单位沿用。

（二）中西医双轨病历

在1958年之后陆续有一些西医参加了中医院的工作，加之西学中人员开始增多，在有些中医院病历书写，出现了中西医两套病历，即一方面书写中医四诊、辨证、论治内容，同时写一份西医病历，包括主诉、病史、体检、理化检查及西医诊断与治疗的内容，这类病历书写，对于人员充足、设备条件较好的单位分别由中西医或西学中人员书写，但随着任务的增加和人员组成的变化，中医或西医完成两套病历感到有一定的困难，花费时间较多，24小时内恐难完成，这种“两张皮”的病历书写形式至今仍然有的单位在应用。

（三）中西医结合病历

在一些时期一度把我国医学发展的道路，规定为中西医结合，提出创造新医学的口号，西学中也被视为一种政策推行，西学中人员比例急速上升，有些单位西学中人员已成中医院的主导力量，因而中医院的病历书写也必然向着中西医结合方式推进，这首先表现在书写病历时按着西医格式要求，加上一部分中医内容，中医的四诊、八纲、辨证施治，已被所谓风行于世的“中西医结合诊断分型”所代替。如果说中西医融合一体的努力是中西医结合的内容，那么从中医角度看这种方法则不为可取，因为它丢弃了中医固有的特色，并以西医为主，或中西医对号入座，对于传统的中医辨证分析，论治规律探讨有所忽略，甚至完全是西医病历，西医诊断，而后附上一个中药方，对中医理法方药，理论阐述置于不顾，这些则属在中医院不应提倡的方式。

（四）努力探讨现代中医病历书写规范

现代中医病历应当是具有中医特色，立足于中医传统内容。近几年来在医院整顿工作中，病历书写开始受到重视，特别是在提出“三支力量长期并存，并按其各自规律发展”的方针之后，有些单位在探索中医病历方面下了一定的功夫。不仅要求病历突出四诊内容，其中也包括社会部分，即一般情况、主症、现症、病史、旧病及其他情况，强调中医辨证分析、归纳，要引经据典，重视中医的病，也重视证候分类，这种病历书写对中医论治方面给予了足够的重视，即从治疗学方面强调中医治疗的总则和具体治法、方药，从内容上看注意了整体观念、辨证论治及理法方药的一致性，同时在语言文字方面强调中医术语的运用，这就保全了中医病历书写的完整性。另外对于有条件的单位，还要注意吸收西医检查、重点体征及理化检查结果，有的附以西医诊断，但并不是为了西医治疗，而是为了中医的发展而累积资料，这种形式病历书写已为较多中医院（科）所采纳，也是值得提倡的格式。

四、中医病历书写有关问题的探讨

（一）注意保持中医病历的完整性

书写中医病历应当保持中医特点，应当有其完整性，这是由于我国医学存在着三支力量，并有其各自的规律，因而不应当完全抄袭西医病历格式，而应在中医的传统医案基础上，从整体观念出发，运用四诊八纲方法收集有关资料，并且四诊不可偏废割裂，四诊合参才能见病知源。由于中医整体观念的特点，病历中的一般情况和个人的特殊性以及人与自然的关系，如地土方宜、因人制宜、自然气候等信息的记录，亦当重视。

中医病历的完整性还应在辨证论治方面体现，辨证论治是中医几千年来总结的精华，也就是要认真在中医理论指导下，分析病机、病性、病位、病势等，归纳八纲等情况，以定中医病名、证候分类和标本情况，在辨证诊断之后，还要在中医治则指导下，制定治疗计划，选择治法与方药，保持中医病历理法方药一致的要求。完整的病历同样包括病程记录、各种小结、治疗结果等。四诊为辨证分析提供材料，辨证为治疗提供根据，治疗效果也是对辨证准确与否的验证，甚至病程记录、各种小结及医疗、护理计划，原则上都应做到理论与实践的互相呼应。

（二）病历书写力求简练，恰当运用中医术语

应以严肃认真的态度对待中医病历书写，应实事求是，不得含糊杜撰，要有真实性和科学性，要突出重点，文字也应力求通顺、简练、条理分明，行文整齐，不能肆意涂改。而且更应当强调中医术语的运用，以便突出中医病历的特色。历来中医在描述四诊资料、分析辨证以及记录论治方药方面总结了许多丰富多彩的术语，它精辟、简练、独具风格，而且不冗长，有时有些术语概念有特殊意义，一般来说也比较朴实，因而在中医病历书写中，恰当地使用历代总结积累的中医术语，是在语言方面对中医学的继承，同时也对医者学习、掌握医古文有着积极作用，必当给予足够重视。当然在书写中医病历之时，也要防止过分追求文辞华丽而失掉中医病历的真实性和科学性，对于那些不够准确或言过其实、含糊不清的术语也应防止和剔除。

（三）关于现代科学方法检查

书写中医病历，从内容到文字都要注意中医特色，符合理论和实践要求，尤其要注意对四诊、辨证、论治的分析，然而现代科学方法检查，是否在病历中书写？笔者认为如果条件允许，还是应该考虑的，因为任何科学都是相互渗透补充的，任何科学发展都是随着生产力的发展而发展，中医同样如此。古人可以通过感官，并运用哲理宏观地观察分析人体生理、病理变化，而今西医较快地吸收了近代科学技术，我们为何不可以将通过长期实践中积累的现代科学方法用于中医学呢？把一些现代科学技术（包括西医）手段，作为望闻问切的延长也是可以的。这些资料积累也将为中医发展提供资料，但问题是要立足于中医理论与实践，而不能用西医观点分析和牵强对号入座，这倒是一个关键。因此，为了保持中医病历的完整性，也可以将西医检查和诊断置于适当位置，或作为附记也是可以的，加之危重患者的抢救也需要这一部分内容，这些情况就目前有些中医院（科）还是可以做到的。

结语

本文对中医病历书写进行了概略的讨论，回顾了历代医案书写及有关内容，提出了重视中医病历书写的重要性，以及对一些问题的意见。观点不一

定正确，还望同道赐教。

（原文1982年发表于《内蒙古中医药》，有删改）

第六节　病案管理与中医医疗事故纠纷

病案又称病历，它是医疗活动中不可缺少的医疗文件，病案在医疗事故纠纷的发生与防范中有重要的地位，是法律裁决的重要证据，是最原始的客观真实记录，必须给予高度重视，现将有关问题加以论述。

一、中医病案的特性与作用

（一）中医病案的特性

1. 中医病案的概念

中医病案是中医工作者在从事具体诊疗活动中，对一个病员的病情、诊断和治疗处理方法等医疗活动进行记录的案卷，是对病员健康状况及伤病诊治经过具有连续性的原始记录，是中医工作者正常业务行为的基础和见证。它属于医疗档案，因而也可以说是档案学的一个门类，应当受到国家档案法规的制约和保护。中医病案应由中医医疗机构负责保管，不得丢失、涂改、增删、损坏、伪造和销毁，维持原貌事关重大，否则当受行政和法律的制裁。

2. 中医病案的史况

中医病案古称“诊籍”“脉案”“医案”等。我国早在西周时期就有了关于医疗活动的记录制度；到汉代淳于意便有了记录疾病治疗的病案，当时称之为“诊籍”；明代韩懋一举改变秦汉无详细病案格式的情况，首创中医病案要求，提出六法兼施，即望形体、闻声音、问情状、切脉理、论病源、治方术。后来吴崑根据韩氏病案格式，再次规定为7个内容：①书某年、某月、某地、某人；②书其人年之高下，形之肥瘦长短，色之黑白枯润，声之清浊长短；③书其人苦乐病由，始于何日；④收初时病证，服某药，次服某药，再服某药，某药少效，某药不效；⑤书时下昼夜孰甚，寒热孰多，喜恶何物，

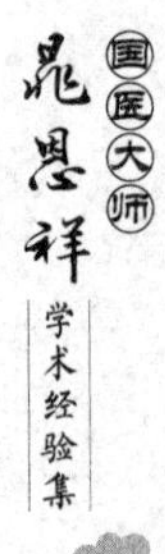

脉之三部九候如何；⑥引经旨以定病名，某证为标，某证为本，某证急当先治，某脏当补，某脏当泄；⑦书当用某药，加减某药，某药补其脏，某药泻其脏，君臣佑使之理，吐泻汗和之意。末书某郡医生。明清时代“医案”“脉案”盛行，一些医家的诊治经验也随着病案的日趋丰盛而留于后世，清代的一大批“医案”大都真实地记载了各自的医疗实践和每个医家的成就与创见。尤其清代喻昌在《寓意草》中提出诊治疾病的“议论式”要求，强调在医案中对病因、病情的记述要详细，对辨证治疗要剖析，并以层层设问的方式要求医家阐明疾病论治的关键与难点。

随着中医事业的发展及中医医院的建立，开创了更加详尽的书写病案的历史。现在全国初步统一了中医病案书写格式，并不断发展和完善病案书写规范，中医病案格式与要求也为中医的医、教、研、管理以及法律界提供了依据。

3. 中医病案应以中医理论和实践为基础

目前在我国中医、西医同时存在和发展的情况下，在评价处理分析一些事故、纠纷时，必当考虑中医本身的理论和实践特点，以是否符合中医学术理论及理法方药的规律作为法律依据，不能只是以西医的诊断和治疗为依据。当然，随着中医学术的发展，以必要的西医学检查和治疗学内容，用以佐证和补充治疗也应给予鼓励，不能说没有用西医药就认为是属于事故、差错。

（二）中医病案的作用

1. 病案在医、教、研及管理学方面的重要意义

中医病案主要记录了中医医生护士的诊疗护理活动，是重要的医疗文件。它系统地记述了病员的病情、诊断与治疗，记录了医护实际诊疗的各个细节活动。病案联通了医生与护士、医生与医生的工作，并通过医嘱记录进行各种医护处理，同时记录了病情治疗后的变化。病案如实地反映了医护人员的医疗过程和病员疾病的发展演变。

病案可以为医护人员开展科研活动提供医疗经验和成果的第一手资料，可从中发现新理论、新规律，评价验证以往的中医理法方药是否正确。在教学中，病案可谓是一部临床教材，可以使学生连续地、动态地观察了解某些疾病的发生、发展变化和治疗对策；可以验证书本中的知识；还可以使学生从病案记录中学习到书本上学不到的东西。

病案的作用还体现在可以为医疗统计提供信息资料，为卫生行政部门有关决策提供必要的资料，可用以医疗业务查询、分析医疗质量，亦可用其检查评价各级医护人员的业务能力，考核各级医护人员的工作与学术水平。

2. 病案在法律方面的作用与意义

病案是记录疾病发生发展变化的第一手资料，在许多方面，可以作为证据，尤其在发生医疗纠纷之时，病案更是不可缺少的根据，因而病案又是法律方面的重要文件。这首先体现在经济查询方面，如医疗费用的结算、支付和索取，如果病案不够齐全、准确，甚至有损毁，便会出现纠纷，给判断一些有关情况造成困难；其次病案可以作为业务查询资料，如在医疗业务工作中的审核和质询，病案是可靠而有效的证据，可以从中了解到医疗护理工作中量的多少，质的优劣，业务水平的高低，医疗措施的合理程度，以及医务人员的责任及医风医德；病案在医疗纠纷判决中是不可缺少的原始资料，是解决纠纷、保护医护人员及患者合法权益的有力证据，也是各级行政部门及各级医疗事故技术鉴定委员会分析鉴定事故、解决纠纷的依据；病案在法律诉讼时，常用于司法鉴定，可以根据病案判断医务人员的行为活动以及病员病情和伤残情况、健康恢复状况、劳动力丧失程度等，是判案量刑的重要根据；病案作为证据还用于许多地方，如出生证明、休假证明、伤残证明以及死亡证明等，这些证明均具有一定的法律效力。

二、中医病案记录的常见问题与事故纠纷

（一）病案中的各种记录不够全面

以内科住院病案为例，住院病案应包括病案首页、住院病历、住院记录、病程记录、转科记录、交接班记录、会诊记录、出院记录、死亡记录及各种治疗记录、护理记录、随诊记录等。这些记录在病案中必须是准确、无误、及时、全面、严肃、认真记录的，如果在哪一方面有所欠缺，拖拉马虎，甚至书写错误，均可以造成各种差错和事故，甚至造成误解及纠纷。

如一老年患者，因咳嗽剧烈发作于急诊就诊，由于病情重而且危急，收治入院，住院后即行抢救治疗，次日出现重症厥脱而致死亡。患者家属认为

抢救不利，待查询病案时，发现因患者住院后忙于治疗抢救，而抢救医嘱、护理记录均不详，且记录不及时，病情记录不准确，造成纠纷。

又如一患者因创伤至左胫骨骨折，住某医院诊治，用手法夹板治疗后好转，但半月后突然发生真心痛（急性心肌梗死），以致死亡。经查阅病案各种记录，均无心脏病方面的记录，致使患者家属提出质询，造成纠纷。

还有一患者因臌胀（肝硬化腹水）入院，医生在收集患者情况时，没有记录患者的住址和单位，住院20天后，患者突然大量呕血（上消化道出血），抢救无效死亡，抢救时及死亡后因缺少住址信息无法通知家属，患者去世第3天家属来院探视才得知患者已死亡，家属不满，造成纠纷。

各种医疗相关的记录项目均应认真仔细书写，专科病案也应注意整体病史的记录，应按病案书写要求写好各种记录，万万不可粗心大意。

（二）病案中四诊记录失于准确

四诊是中医收集病员情况的主要手段，四诊是否准确、全面，是决定辨证正确与否的主要根据，中医病案中四诊主要是以收集阳性表现为主的，不像西医那样体格检查从头至脚无所不录，以助在西医鉴别诊断中参考。中医病案的四诊记录则常以简略、概括为特征，根据中医医案的特点和临床需要，卫生行政部门下达了《中医病历书写格式与要求（试行）》的文件，明确提出四诊包括问诊中的主诉、现病史、既往史、个人史、经带胎产史、家族史，以及望诊中的神色及各个部位望诊、舌象、小儿指纹、排泄物；闻诊中的声息、气味等；切诊中的肌肤、各个部位切诊及腧穴按压、脉象等内容。这些理应按其顺序逐项检查记录。四诊合参，历来是中医诊断学中经常强调的内容，我们不应因为历代医书中有着“舍症从脉”“舍脉从症”“抓主症”的经验论述就忽视整体，忽视四诊合参。只有全面、准确地记录四诊内容，才有可能为辨证分析提供充分的根据，否则难免出现各种各样的问题。由于四诊收集记录的不全面而造成医疗纠纷者屡见不鲜。

如一老年头痛患者，以“头痛”收治入院，住院后病史、四诊记录不详，把头痛做为主诉却又没有记载头痛时间、部位、疼痛性质、伴随症状，只是应用针灸治疗，次日患者突然头痛加剧，出现失语、右半身瘫痪，而后半身不遂。这本来是中风的演变过程，头痛属中风之前兆，由于医生没有记载情况，值班大夫没有做出详细解释，家属认为是针灸所致的“医疗事故”，造成纠纷。

还有一儿科患者，以腹泻来诊，医生忙于门诊，只注意了患儿有经常腹泻的病史，即认为属一般腹泻，给了一些止泻药物，病案中没有详细记载患儿的四诊情况，大便颜色、有无脓血、大便次数及全身情况都没有记载。患儿服药后病情未见缓解，于次日晚病情加重，急诊以“中毒性痢疾”留观抢救，但抢救无效死亡。家属提出质疑，认为医生不负责任，造成患儿死亡。查阅病案又无详细记录，实属医生粗心大意，不负责任，不详细进行四诊检查而造成误诊、误治的结果。因此，医生接诊时不能只问几句，便下结论，或只切脉不问病情，更不能只择其一点，不及其余，又不详细记录。对此，必须吸取教训，认真对待四诊记录，不忘四诊合参，尽管避免误诊与纠纷的发生。

（三）关于病案中辨证论治的问题

辨证论治是中医理论与实践的核心，辨证是在中医四诊资料的基础上，再运用中医理论辨别分析，以得出证候结论，而后根据中医辨证，运用中医理论和经验，提出治疗措施，而这些理法方药的内容应当是一致的，应当符合中医的理论和实践。这些内容是中医病案的重要内容。作为中医应当正确运用中医辨证论治的方法，并如实于病案中进行记录，不可马虎从事。病案中关于辨证论治过程的记录为我们审议中医医疗活动及纠纷事故提供了证据。

1. 辨证

中医所说之辨证，乃是通过四诊收集患者的资料，运用中医理论与实践经验，进行辨证分析，而后归纳出疾病的证候。证候一般说来反映了疾病的本质，反映了病因、病机、病位、病情、病势以及标本缓急等方面的内容，是患者病情及有关情况的综合结论，而证候又是对疾病即刻的，即某一特定时间、某一疾病阶段情况的概括，因此要从整体出发，要有动态变化的观念，防止以局部代替整体，以静止代替动态。否则只强调个人经验、局部现象，必然造成辨证方面的失误。

如一妇科已婚患者，闭经 2 个月，阴道少许出血，病员家属以为是怀孕先兆流产，到某医院要求保胎治疗，某医生认为患者属血瘀气滞经闭，遂给予通经活血、祛瘀止血治疗，符合中医理法。药后阴道出血加剧，患者家属立即提出异议，要求保胎，质问为何出血加剧并有血块，是否是诊治不当所致。并对医生出言不逊不满，造成纠纷。出血 4 天后，患者不再有阴道流血，纠缠方止。可见辨证论治并无失误，纠纷系患者家属误解所致，病案白纸黑字分析记述详尽，家属遂无异议。

又一患者主诉心下疼痛，伴胸闷气憋，并告知医生曾有过此类症状病史，医生未做更进一步的四诊检查和必要的其他检查，而以“胃脘痛”定名，且辨证为肝郁气滞，应用疏肝理气药物，药后疼痛不解，且逐渐加重，痛不可忍，连及胸背，汗出肢冷，脉弦。上级医师查房，认为该患者属胸痹心痛，为真心痛（急性心肌梗死），当以通阳温经、活血止痛治疗。但主管医生未认真记录上级医师意见，仍以胃脘痛对待，致使病情加剧，疼痛不止，四肢厥冷，脉微欲绝，后经抢救缓解。患者对诊断提出异议，并得知上级大夫诊治意见未得执行后，对主管医生误诊、误治并险些造成死亡严重不满，造成纠纷。经查认为主管医生诊断辨证不当，对上级医师查房指示又无记录，且未认真执行，造成了病员病情加重。主管医生受到批评教育后，纠纷方得休止。

辨证诊断与分析在中医病案中占有相当重要的地位，它必须符合患者当时的病情，符合中医理论及传统经验，必须全面整体分析，还必须将分析记载于病案之中。上级医师查房、各种会诊讨论等对于辨证的意见等也应如实记录，对“舍症从脉”“舍脉从症”“抓主症”等处理也应记录详尽，否则造成纠纷则无法解释清楚，辨证是否正确也无法判断，给审查鉴定纠纷事故造成困难。

2. 论治

历代医家为后世积累了丰富的中医治法经验，这首先应体现在治法的运用方面，《医学心悟·医门八法》中说“八法之中，百法备焉”。在治疗中又有各人的用药习惯和经验。关于用药药量多少，各种治疗措施，十八反、十九畏，随证加减，证变治变，以及理法方药是否一致等问题，都应于病案中加以论述，且论述应符合中医药理论，否则极易造成纠纷而无以查证。

如一男性老年患者，素有咳喘，来诊时咳嗽痰多，黄稠黏滞，体热，大便不畅，时有便秘，脉弦滑有力，但身体消瘦，胸廓呈桶状，中医诊断为咳喘（慢性支气管炎、阻塞性肺气肿合并肺部感染），视其症候，属痰热壅肺，肺气失宜，腑实便结。医生应用豁痰清肺法，同时给予通腑泻下治疗，方中有大黄，本属证治相符。药后大便已泻下 3 次，病情变化不显，痰热没有控制，家属提出异议，认为大黄泻下，不适宜老年人，治疗方案与病情不符，加以纠缠，造成纠纷。幸好病案记载清楚，理法方药叙述恰当，后经医生一再解释，纠纷随患者病情好转而了之。按其病案记载及证候分析治疗用药均符合中医理论与经验，病员家属一知半解而造成纠纷，因病案对治疗过程论述清楚而制止纠纷的扩大。

又如一痹证患者，某医生应用较大量乌头治疗，引起毒性反应，致使其头晕目眩，心率减慢，呼吸急迫，脉沉迟无力，经抢救后缓解。患者认为医生给药有误，后经审查病案，其川乌用一两半，用量虽大些，但主要问题是没有告诉患者，煎药时川乌应先煎多煮，医生有一定责任，应吸取教训。某些中药有些毒副作用，在使用之时必详细记录。

再者就是十八反、十九畏药物的应用，目前学界对此意见不一，有言经验与实验研究证明该用法没问题，有言还是不用为好，临床中经常可见因此而发生纠纷者。如有一医生给一妇人用药治疗胃病，应用了人参、五灵脂，两药属十九畏，患者正值孕期，恰巧服药后流产，家属提出是因用药不当所致，而医生又无详细记录病案，难以判定是何原因造成流产，因而造成纠纷，数日不解。

在临床论治过程中，中医特别重视辨证的动态变化，即疾病的发生发展变化不是静止不变的，而是会随着治疗或病情变化而进展，用药当适可而止，证变治变，并应在病案中记述。如一腹胀患者，右胁下疼痛较剧，腹胀而硬满，大便秘结，医生给予通腑泻下治疗。患者将此方服用半个多月，右胁下疼痛缓解，但大便稀而泻下反剧，患者日渐消瘦，饮食不进，腹痛隐隐，出现一派脾虚泻下之证候。遂来院与医生纠缠，言其因药致使他病发生，泄泻不止。经查病案中记述，医者确实嘱患者服药 2 周。虽未造成严重事故，但也反映出医生没有及时根据病情变化用药，属用药泻下太过而致脾伤腹泻，没有很好掌握证变治变的理论，责任在于医生。

（四）中医病案中中医术语应用的失误

中医病案记录中十分重视术语的运用，而且中医术语的运用一定程度上反映了医者中医理论水平与素养。历来中医术语大都言简意赅，精略概括，如应用恰当，可让人一目了然。一份好的中医病案，在中医术语的运用方面能给人以流畅清晰的感觉。但中医术语用于病情描述尚有不足之处，定性术语较多，定位、定量语言不足，如头痛如刺、口眼㖞斜、偏身麻木等，在描述症状时，虽能使人明了其性质，但程度则常不那么明确。有的医生记述病案时选用的术语古奥难懂，玩弄文字；有的医生术语运用失切，措辞欠妥或文理不通。这些虽不至于直接造成医患矛盾，但在纠纷发生时也常被借由纠缠。

如有的医生书写中医病案只着重于文辞，错误地认为中医术语就是要古奥难懂，过分追求形容词的运用，一味玩弄笔墨且以此为荣，甚至模仿古代病案，记述简略，而在病情的分析、辨证论治方面却不下功夫，甚至对患者之苦、发病过程记录也不清楚，辨证用药部分寥寥数字，不能概括疾病发生发展变化的全貌，如发生纠纷，病案便难以发挥应有的证据的作用。我们所说的病案要突出中医特色、强调运用中医术语，主要指要运用中医理论论述，如对某脏、某腑的功能、病机、病因的描述，对辨证求因、审因论治、标本缓急的描述等。运用中医术语，强调中医特色要符合实际，这是必须明确的。

（五）关于病案中中西医结合的诊断与治疗问题

《中医病历书格式与要求（试行）》中提出，中医病历要以中医四诊八纲为基础，重点在于精确地运用中医辨证论治，但有条件的医院，也要求在病历中记述体格检查，并指出要记录阳性体征及重要的、有鉴别意义的阴性体征，以及必要理化检查和西医诊断。这主要是因为在我国有中医、西医两种医学，随着医学的发展，中、西医必然互相渗透，互相补充。不过在该要求中还指出，对于不懂西医的老年中医则不一定强求于此，鉴于此种情况，在分析中医事故纠纷时，还应当以中医的理论与实践来鉴定，这是必须掌握和明确认识的。

（六）病案中的修改与涂改问题

修改与涂改（包括剪贴、挖补）是两种不同的行为，修改是合乎病案管理要求的，是指上级医师对病案审察的修正，包括诊断辨证的修正和论治处理的修正，这是提高病案和诊治水平的有效措施，这种修改一般以眉批形式记录，是正常的。但绝对不允许发生事故纠纷之后，医师为了自圆其说掩盖事实再行修改和涂改，这种对病案内容的伪造是违法的、错误的、不被允许的，这样只会增加对纠纷的审议困难，使纠纷更加复杂化。（原）卫生部中医司关于《中医病历书写格式与要求（试行）》中明确指出病案书写“不能涂改、剪贴、挖补”，这不仅是病案内容真实性的要求，而且涂改、剪贴、挖补病案在纠纷发生之时也会造成处理的困难，使误解增加，从而难以正确判断纠纷和事故、差错的性质。

如一中年女性患者因中风先兆住院，住院后病历书写潦草，病程及用药记录时间间隔过长而且过于简单，反映不了病情变化情况，恰好该患者住院后发生出血性中风，造成昏迷不语，右半身偏瘫，口舌㖞斜，经抢救无效死亡。医生见状认为事情不妙，立即着手修改病案原始记录，以掩盖不重视病案书写的错误和遗漏。患者家属要求解释病情及死亡情况时，发现病案进行了全面修改，便提出意见，并怀疑诊断治疗有问题，发生纠纷，该案由于医生在病案中做手脚，从而给处理纠纷造成极大困难。本来病案记录不全已是缺陷，复又违章修改，甚至可以被认为是伪造病案，这就更加错误了，经多次向患者家属解释纠纷才算了结。当然医生也受到了严肃批评。必须注意，病案除了上级医生审查病案时可以有眉批形式用另一枚笔进行修改外，是不允许有任何修改、涂改的。

（七）病案管理中的问题

1. 病房病案管理

病案在病房中应当妥善保存，除了本科医护人员、上级检查人员，其他人不应随意翻看，更不应让患者翻阅、偷看。患者为了某种目的，有时有意地翻看病历，经常导致某些不必要的纠纷，给医疗工作带来困难，造成误解。如有一患者患消渴病，经治疗效果不显，专家会诊提出了有关辨证用药意见，病案中进行了细致记录，但因某种原因，没有采纳会诊意见，患者偷看病案后提出意见，并对主治医生不满，造成纠纷。这种纠纷显然是由于病房对病案管理不严格所致。有些患者来院看病之时为了获取检查或诊断意见，便顺手牵羊把病案拿走；有的患者甚至为了寻找破绽而偷窃病案，这些都应加以预防。

2. 病案室的管理

病案移交到病案室之后，必须妥善保存，防止其丢失或被盗，病案室应依照管理办法对病案进行管理，发生纠纷或诉讼的病案更应封存，以备有关方面查阅，造成病案丢失、被盗、损毁者应负法律责任。如某患者因大量呕血（上消化道出血）住院，因出现厥脱而死亡，家属提出质疑，某医师为了掩盖其治疗抢救措施不利的事实，擅自将病案从病案室中偷走并销毁，给纠纷事故的鉴定处理造成很大困难，后经多方调查研究才得以判决，该医师也受到了应有的行政处分和批评教育。这一方面反映了犯有医疗过失的医生思想品德不好，另一方面也反映了病案室的管理有漏洞。

三、加强病案管理以利医疗事故纠纷的防范与处理

（一）提高对中医病案作用的认识

1. 正确认识病案的作用

病案在医、教、研方面的作用是重要的，有管理学和法律效力上的意义，在医疗纠纷和事故的鉴定上有着举足轻重的作用。然而不是所有医务工作者都对此有所了解，必须经常加强这方面的教育。如果病案能以及时、准确、完整地提供临床过程的全部资料，无疑对提高医疗质量，积极防范和正确处理医疗纠纷是重要的。否则，忽视病案的管理和书写，对病案不予重视，马虎从事，必然会给各级人员处理纠纷造成困难，对医疗事故鉴定、法律裁决造成困难，因此对中医病案书写与管理意义和作用的教育应当是医院管理工作的重要内容。

2. 强调中医病案书写的规范化

中医病案历代虽有论述，但并无规范。随着大批中医进入医院，中医医疗机构不断发展。同时，随着中医学术建设的发展，医疗规范、各种规章制度不断充实完善。在卫生行政部门和专家教授的努力下，制定了《中医病历书写格式与要求（试行）》，中医病案有了全国统一的规格和要求，该文件中提出书写中医病历必须严肃认真实事求是、准确、及时，强调使用中医术语，体现整体观念和辨证论治的理论，要求病历记录完整、精练、重点突出、主

次分明，条理清楚，提出文字要通顺、主次分明，条理清楚，提出文字要通顺、简洁，不能涂改、剪贴、挖补，要求住院医师与主治医师、各级医师在病历中签名等。这些要求与格式规定在医院中必须认真贯彻，因为只有认真对待病案的书写，才能不断提高医疗质量，减少和防范因病案记录引起的各种纠纷与差错事故。广大中医医院的领导与各级医护人员必须对此给予高度重视，认真执行。

（二）建立病案管理制度与病案检查制度

1. 建立严格的病案管理制度

中医医疗机构对于病案管理的基础比较薄弱，为了发挥病案在中医的医、教、研，管理学、信息学以及医疗纠纷、事故鉴定与处理方面的应有效应，必须加强病案管理和建立病案管理制度，设立病案室，提倡来诊者均应建立病案。目前未建立病案制度及病案室的中医院，都应尽快建立。病案室应当由专人负责，应当建立病案管理委员会，医院领导应经常教育各级医护人员写好、用好、管理好病案。要爱护和珍惜病案，随时做好回收、整理、登记、归档、储存工作，明确病案的借调、查阅、摘抄的使用制度，重视病案的保密安全管理，防止病案丢失、破损，做到防火、防水、防潮、防虫蛀、防鼠害，以保证历年病案完好无缺、无损。凡有关人员查询借阅必须弄清目的，病案具有一定的保密性，不得随意泄密，特别是在发生纠纷之时更应将病案妥善保存或封存，非经正式办理审阅手续不得随意借出。

2. 完善病案检查制度

在医疗纠纷和事故处理中，病案所记录的一字一句都是举足轻重的。因此无论从医教研方面还是从法律效力方面都应注重提高病案的质量，建立检查制度则是重要的手段，检查作为制度可以保证病案的可靠性、科学性。检查应当包括对管理的检查，也包括对病案质量的检查。如检查病案是否完整，有无遗漏，原始资料及各项记录、理化检查资料是否齐全；出院及死亡的患者于出院或死亡后发出的各种检查报告最易被遗漏，应注意追回；要检查是否有丢失和缺页，任何人均不得随意拿走病案做他用；要在平常检查中注意病案有无涂改，要常组织互查和自查，并形成制度，按着规定标准给以评分公布结果。这是促进病案质量提高的重要手段。

3. 病案中提倡记录中西医两法的诊查内容

在中医医院临床的医疗纠纷中，涉及中、西医两方面内容者屡有发生。如某些患者因治病心切，往往要求中医院的医生也进行西医的检查、诊断与治疗，甚至纠纷事故的判定也以西医标准来衡量，这些要求有其合理的一面，但也不尽全面。如有一患者系因大咯血住院，限于医院条件未做支气管镜与碘油造影检查，病员提出异议，认为只用中医中药治疗是对治疗的延误，从而造成纠纷。对于此案，应当认为患者所提并非不合理，只是医院因技术设备条件所限，未能行西医检查和治疗。但从中也说明应重视西医检查内容及对西医诊断与用药的记录会对医疗、科研、教学有利，也对处理事故纠纷有利。相关文件提到中医病历要按照中医的望、闻、问、切进行系统检查及记录，并附以必要的西医检查及诊断（老年中医及无条件者可不作要求）。在我国当前两种医学同时存在的情况下，病案书写重视西医检查内容是必要的，这会对医疗质量的提高有益，中西医也可以互相印证，取长补短，故提倡有条件的中医院要重视中西医两法的检查与诊治。当然中医院不能完全以西医、西药代替中医的理法方药，在评价和处理纠纷之时更要注意由中医同行进行评议，以中医理法来审理病案，这才是符合实际的。

（原文为晁恩祥教授手稿，有删改）

第七节　中医临床医疗差错、事故与纠纷举例

在日常的临床医疗护理活动中，虽然医护人员、管理人员主观上并不希望有医疗差错、事故或纠纷出现，然而，事实上这些问题却难以一概杜绝。医疗差错为虽有失职行为或技术过失，但尚未给患者造成严重不良后果；而医疗事故无论是责任性还是技术性过失，都给患者造成了严重不良后果；医疗纠纷更是医疗单位屡有发生的事件。医疗纠纷是双方的，属医疗护理过失的占一定比例，医疗纠纷并不一定形成事故，但也必须严肃对待。

为了尽量减少和避免医疗差错、事故与纠纷，提高医疗护理质量和改善服务态度，现从“中医内科”“中药”方面举例介绍，以期防范这些问题的出现。

一、有关中医内科医疗差错、事故与纠纷

（一）中医内科诊疗特点与事故纠纷原因

1. 中医内科疾病诊疗工作特点

（1）病证繁多、范围广泛：内科历来被称为大内科，是中医临床的基础学科，近来又进行了进一步的专业分科，其病证复杂，证候繁多，范围也较广泛。内科疾病涉及脏腑、经络、气血、阴阳诸多方面，且经常与其他各科，如五官、外、妇等科的病证重叠，所以对内科疾病的诊断应当多方面思考，作为内科医生要集思广益。由于内科病证繁多，所以事故纠纷必然相对较多。

（2）病因与病机复杂：内科疾病内伤、外感常不单一出现，审证求因必当注意邪正虚实及兼杂证候，还要注意季节、体质、地土方宜。再者，审察病机也应注意其脏腑、气血、阴阳、病势、病位及病机变化，更应注意证候的动态变化。虚中夹实，寒热错杂，以及大实有羸状，至虚有盛候，由实转虚，由表及里等情况多有出现。

（3）急症、重症及疑难病多：内科疾病急症、危重症较多，如高热、急性疼痛、脏器功能衰竭、厥脱等，是急诊、门诊及住院患者中常见的，需要内科医生要有较强的责任心和高超的医疗诊断技术，否则在险象丛生的内科危重症的处理中，往往会出现种种失误，甚至会造成纠纷和不良后果。另外，内科疾病中还经常有较难诊治的疾病，有些疾病预后不良或难以断定转归期，故应十分谨慎方可避免医疗事故的发生。

2. 中医内科疾病中发生差错、事故、纠纷的常见原因

（1）四诊不详：望闻问切乃中医诊断的主要手段，四诊是否准确、全面是决定辨证正确与否的主要根据，四诊合参是经常强调的内容，我们不应因历代有“舍症从脉”“舍脉从症”“抓主病”“抓主脉”的经验论述就忽略整体观念。只有确实全面地收集了四诊内容，才有可能为辨证分析提供充分依据，否则难免出现各种各样的偏差，甚或造成医疗差错、纠纷。

（2）诊断失误：中医病证名的诊断问题是复杂的，并且规范化标准尚不完善，常常是主症、证候的诊断定性较多，定量或分级、分度（轻、中、重）不明确，而患者又不甚了解中医的理论与实践，往往因病名不够明确而引起

纠纷。另外，处在当今时代的中医，还应特别注意中西医的双重诊断，否则也会导致纠纷的发生。

（3）辨证立法失误：中医辨证虽有高度的灵活性，但辨证的原则不应离开中医的理论与实践，绝不是主观的臆测。证候是经过四诊八纲的分析与辨别来确定的，它反映了疾病当时的病情、病势、病位与病机以及标本情况，因此要有整体性和动态变化观念，防止以局部代替整体、以恒定代替动态变化。

辨证是立法的根据，立法又是方药的依据，“有是证，用是法”，而且是“证候变、立法变、方药变”。辨证与立法、方药不一致则会导致失误或纠纷。

（4）方药选用的失误：主药选择、药量用法失误也常常是差错、事故、纠纷发生的常见原因。首先是方药对证，理、法、方、药要一致，十八反、十九畏的配伍使用仍不可不慎；其次，单方、验方、偏方在中医的临床中常常为人们所应用，然而应用单方、验方之时更应符合医理，谨慎对待。

（5）技术操作失误：在疾病诊断与治疗的操作中，不按常规操作，动作粗暴，以致造成组织、器官损伤。如刮痧疗法器具过锐、动作过猛造成皮肤损伤或感染，又如热敷法治疗某些疾病时，药液过热造成烫伤等。

（6）医德不高，骄傲自满：临床中有些医生医德不高，自吹自擂，“经治的病，药到病除”，“秘方、偏方，包治包好”，如此云云，一旦患者感到疗效不佳则必然引发纠纷。有的医生抬高自己，打击别人，甚至挑拨是非，也是引起医疗纠纷的一个原因，有时后果还会十分严重。

（7）服务欠佳，语言粗鲁：一些医生服务态度差，对诊疗工作敷衍了事，态度生硬，语言粗鲁，不认真听取患者主诉，拒诊重症患者，以致差错丛生，事故纠纷不断。且医生的态度不佳往往会加重患者病情。

（二）中医内科医疗事故、差错、纠纷举例

1. 肺胀感邪（慢性肺源性心脏病合并肺部感染）死亡

患者 74 岁，男性，反复咳喘 20 年，近日因感受外邪住院，入院后病情严重，喘急加重，张口抬肩，痰多黏稠，大汗淋漓，面色晦暗，口唇指甲紫绀，舌质淡暗少苔，舌下瘀筋粗乱延长，脉沉细数无力。查体：一般情况差，神志模糊，肺气肿体征，血压 60/40mmHg，心律不齐，心率 120 次 / 分，心

音低钝，呼吸急促 40 次 / 分，两肺满布湿啰音，肝大肋下 4cm，下肢浮肿。

中医诊断为肺胀感邪（或喘胀），阴阳厥绝，西医诊断为慢性支气管炎、阻塞性肺气肿、慢性肺心病合并感染、心衰、呼衰，合并肺性脑病、休克。

当即给予抢救、吸氧、抗感染、解痉平喘、抗休克、强心利尿以及呼吸兴奋剂治疗，急煎参附龙牡汤以回阳固脱，抢救无效死亡。

因患者多次住院治疗，死亡后其女指控抢救不力，用中药有问题，造成纠纷。经市医疗事故技术鉴定委员会鉴定，认为该患者系抢救无效死亡，不属医疗事故，并向家属说明情况后得到理解。

2. 膨胀应用攻水法并发呕血死亡

患者 62 岁，男性，患者反复发作腹胀少尿 1 年，近日加重。该患者慢性肝炎 10 年，近 1 年伴有腹水反复发作，某医院诊断为“肝炎后肝硬化”，经治疗腹水不减而到中医住院治疗。症见腹大如鼓，脐突囊肿，腹部青筋暴露，面色晦暗，口燥唇紫，面部可见血痣，手掌赤痕，大便秘结，尿黄而少，齿缝时有出血，舌红绛苔腻，脉弦细涩。西医检查：一般情况差，血压 100/70mmHg，心律整齐，心率 89 次 / 分，两肺未闻及干湿啰音，腹围 98cm，腹水征阳性，B 超检查提示肝体积缩小、脾大，白蛋白 28g/L，球蛋白 29g/L，谷丙转氨酶 180U/L。

中医诊断为臌胀，属肝肾阴虚、湿热蕴结。西医诊断为病毒性肝炎、肝硬化腹水、肝功能失代偿期。

当即给予西药支持疗法，中药以滋补肝肾清利湿热方，另予甘遂末 1.5g 日服 2 次。服药后 2 小时患者吐泻，呕吐约 800ml，黑便约 700ml，心率变快，为 120 次 / 分，测血压不清，值班医生给予止血、输血、补液、抗休克抢救，终因合并消化道大出血、出血性休克，救治无效死亡。家属认为患者死亡与服中药甘遂末有关，要求追究医疗责任。

经当地医疗事故技术鉴定委员会鉴定，认为臌胀患者发生消化道大出血是常见转归之一，不属医疗事故，甘遂末逐水乃针对水湿壅塞证，符合中医药治疗原则。

3. 滥用人参药酒造成大出血死亡

患者 28 岁，男性，自觉乏力，易上火，口干不欲饮，口腔溃疡，气短伴胃脘胀满 1 年，舌苔薄黄，脉细。曾服用六味地黄丸、牛黄解毒丸均效果不

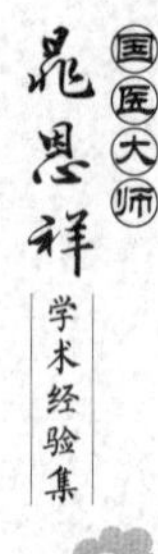

显。遂到某中医院求治，该院某医生以脉“知病”，声称说得对就吃他的药，说得不对就别吃，患者听后表示医生所言符合其病，对医生十分佩服，该医生嘱其以人参、鹿茸、藏红花入2斤白酒中浸泡，7天后饮之，并言如感觉好可以多喝。患者即大量饮用该药酒，1斤酒2日内喝完后，夜间突然大量呕血、黑便，呕血4次，每次约200ml，急送医院诊治，诊为“消化道出血”。急以三黄泻心汤、犀角地黄汤、云南白药及西药止血、输血治疗，均不奏效，终因失血性休克死亡。患者家属提出上诉，追究责任。

经当地医疗事故技术鉴定委员会鉴定，认定该患者死亡，先医负有责任，一是辨证错误，滥用温补之剂；二是没有明确用药剂量，将该事故定为一级医疗技术事故。最后决定嘱当事人吸取教训，提高医疗水平，严以行医，并支付家属补偿。

4. 肾炎水肿攻逐水邪致死

患者24岁，男性，因浮肿尿少，发热恶寒4天急诊入院。入院查体：眼睑面部高度浮肿苍白，舌苔薄白，舌质淡胖而大，脉细数，血压140/100mmHg，白细胞6×10^9/L，尿蛋白（+++）、红细胞6~8个/400倍、白细胞15~20个/400倍、颗粒管型满视野。中医诊断为水肿（风水泛滥），治法为祛风、宣肺、行水，用越婢汤加大黄、牵牛子各20g，用药3天后腹泻，一日10余次，持续2周，患者伴有恶心、呕吐、少食、头晕、眼花，家属找医生，该医生说：“人肚子里能装一桶水，拉多少天没事。”当患者住院18天时，夜间值班医生查房发现患者精神萎靡、眼窝凹陷，唇干、面白，且自述腹痛、身痛，急查血钾0.2mmol/L，血钠210mmol/L，值班医生口头通知患者病危，并转告经治医生。经治医生未停医嘱，口头告知患者停中药，却未行抢救治疗，患者很快死亡。

本例系属误治而死，中医治病当中病即止，不可一味用峻药攻邪而不顾正气，一方到底，连续攻邪利水造成失误，当从中吸取教训。此案除用药失误，也存在着医生责任心不强，敷衍了事之过。

5. 痹证心阳暴脱猝死

患者24岁，女性，周身疼痛1年，加重5天。住院时关节疼痛，膝肘为甚，阴雨天加重，伴有心慌、气短、夜寐不安，形体消瘦，舌淡红，苔薄白，脉细。外院心电图检查示“左心室劳损”。中医诊断为痹证，属风寒湿邪侵入脉络，且内犯于心发为心痹，治以扶正除湿，通络止痛，应用蠲痹汤加减，服药几剂后症状一度好转。一日患者突然出现抽搐，口吐泡沫，继则神昏，肢冷，大汗，脉微欲绝，舌暗淡无华，属心痹，心阳暴脱，心电图提示“室颤”，经抢救无效，于1小时后死亡。患者家属来院探视得知患者突然死亡，疑为医疗事故，造成纠纷。

尸检结果为：特发性弥漫性心肌炎，心肌脂肪浸润，两肺重度瘀血水肿，慢性支气管炎，肝、脾、肾、脑瘀血。中医诊断为心痹，心阳暴脱；西医诊断为猝死，阿–斯综合征。经医疗事故技术鉴定委员会鉴定此例属医疗意外。家属表示理解。

6. 晚期肿瘤未作抢救死亡

患者女性，67岁，因咳嗽月余，咯血10余天住院治疗。患者1个月前出现咳嗽气短，咯痰不多，伴胸痛，既往有慢性支气管炎、阻塞性肺气肿病史。查体见一般情况差，消瘦，痛苦病容，右侧胸部叩浊音，呼吸音弱，心律整，心率80次/分，腹软，肝脾不大。胸片提示两肺纹理粗乱，右肺门部可见圆形阴影，肋膈角变钝。舌苔白微腻，脉弦细。中医诊断为肺积、悬饮、咳嗽（血瘀伤络，痰湿阻肺，水液停胸），西医诊为右肺癌（病理未做）、胸腔积液，慢性支气管炎、阻塞性肺气肿。

中药予解毒抗癌，止血活血药物，西药予止血及支持、抗感染治疗，未行手术及放、化疗。住院1个月后咯血减轻，气短喘咳仍剧，胸痛、腰痛加重，不能进食，除上药外，须应用强痛定（布桂嗪）、杜冷丁（哌替啶）治疗方能入睡，患者痛苦难耐，家属希望医生帮助其结束痛苦，医生未应，家属苦苦哀求，治疗已不积极，患者住院45天死亡。

此例患者本属正常死亡，医护人员并无责任，但只因医生认为该晚期肺癌无抢救意义，临终治疗不积极，死后家属一反常态，提出质疑，造成纠纷，后经反复调解方平息。

二、中药不良反应与医疗事故、差错、纠纷

（一）中药不良反应发生的主要原因

1. 配伍

临床中药处方，一般都注意“十八反”与“十九畏”，虽然关于“十八反”与“十九畏”的问题至今仍有争议，有的医生也在不断地使用，但《中国药典》（1985年版）中仍收录该内容，因而在临床处方时应对其配伍关系加以注意。

处方中的药物配伍问题，历来中医理论多有论述，必当充分重视，因配伍不当而引起纠纷是可以见到的。如有一位医生喜用人参，因而从不用五灵脂，但也有的医生应用半夏并不忌附子、乌头。

2. 有毒中药用法与用量不当

（1）应用有毒的中药是引起事故纠纷的重要原因。如砒霜、斑蝥、马钱子、瓜蒂；一些药物当炙不炙或炮制不当，或用量过大均可引起中毒，如生川乌、生草乌、生半夏、生天南星；有些有毒的中药外敷也可以引起皮肤吸收而中毒。

（2）近些年来亦发现一些药物超量服用也可以引起心血管系统损害，引起各种心律失常；黄药子、苍耳子、苦楝皮等中毒可致肝脏损害；关木通、马兜铃、苍耳子等可致肾脏损害；瓜蒂、大戟、芫花、甘遂、山豆根等可引起消化道不良反应，如恶心、腹痛、腹泻；百部、杏仁、益母草过量可致呼吸衰竭；马钱子过量可引起全身抽搐、痉挛；洋金花、华山参、天仙子过量可以引起口干、皮肤潮红、瞳孔散大、躁动、谵妄昏迷。一些常用中成药如消咳喘、穿心莲片、舒筋活血丸等过量也可能引起中毒。

（3）用法不当也可以引起一些问题。如生白芥子外用可引起皮肤发泡、糜烂；鸦胆子、乌头类药生用煎煮时间短也可引起中毒；还有就是产地不同，或滥用代用品，也可引起问题。

3. 过敏

不要以为中药安全无过敏反应，事实上近些年来不良事件屡有发生，如鱼腥草注射液、羚羊解毒丸、复方桔梗片等可能引起头晕、头痛、胸闷气憋、

全身乏力、发热等全身性反应，严重者可以引起过敏性休克；局部过敏出现皮疹及荨麻疹者亦有，如荆芥、没药、喉症丸、半夏露等可能引起皮肤过敏反应。

4. 药房调剂出现错误

配方量出现差错，如斑蝥 0.1g 误为 1g；瓜蒂 2 钱误为 2 两；砒石当成滑石或麦芽粉；苦参误作黄芪，或药房配药抓错药，或抓错剂量，均可引起严重事故。

5. 患者原因

患者恨病吃药，自用“偏方”，或加倍用药，以为药量大可以使疾病加快痊愈，实乃造成不良反应的一个原因。

（二）应用中药治疗过程中发生医疗事故、差错、纠纷举例

1. 斑蝥误配超量致中毒死亡

患者 45 岁，男性，因双下肢顽癣就诊，给予中药 3 剂，方中斑蝥 0.1g，患者服头煎 20 分钟后，即感胃脘烧灼，而后恶心呕吐，并出现腰痛酸楚、尿频、尿急、尿痛，继而不省人事，服药 1 小时后送某医院急诊室，当时患者已昏迷，经洗胃、补液治疗后患者病情未见好转，继而血压下降、无尿，又予抗休克、纠正酸中毒治疗，但终因斑蝥中毒，救治无效，于服药 24 小时后因急性肾功衰竭、循环衰竭死亡。家属提出诉讼，经市医疗事故技术鉴定委员会调查，中药房药剂人员误将斑蝥 0.1g 看作 1.0g，尸检报告符合斑蝥中毒表现，定为一级医疗责任事故。

2. 马钱子中毒抢救不当造成死亡

患者 45 岁，男性，因腰腿痛服某卫生室生产的“虎骨壮筋丸”1 丸，服药后约半小时，感觉全身不适、发紧，阵发性肌肉抽搐，即被送到某中医医院急诊室，接诊医师检查患者神志清楚，言语如常，面色潮红，项强，全身呈强直性痉挛，心肺正常，未引出病理反射，血压 150/90mmHg，脉洪数，诊断为药物中毒。

来诊后言为避免下胃管之苦，嘱患者大量饮水，然后探吐。第 1 次饮入 3000ml（内加小苏打）后，探吐呕水少量，患者无腹胀感，护士认为饮水量不够，嘱患者继续饮水 6000~7000ml 再探吐，吐出水量仍明显小于饮入量，

此时欲下胃管，令患者侧卧时，患者突然呼喊欲坐，家属急扶起呈半卧位时，患者突然从口中喷出水液，同时鼻孔中流中鲜血，患者当即神昏，面青紫，呼吸浅表，随后紫绀及呼吸困难迅速加重，继而呼吸心跳停止，经抢救无效死亡。事后家属要求查清死亡原因，并追究责任。

经地区医疗事故技术鉴定委员会调查研究，认为此案为马钱子中毒，因"虎骨壮筋丸"中马钱子含量超过 0.6g，该丸药 36 种中药中大毒者还有川乌、草乌，又因医生、护士年资较低，处理不当，造成胃扩张、破裂，水液上逆吸入气道窒息死亡。属一级责任事故。依法追究卫生室刑事责任，给予一次性补偿，医务人员认真检查吸取教训，免收医疗费。

3. 红参服用过量中毒死亡

患者 33 岁，男性，因受风寒后恶寒发热，头身痛，无汗，咳嗽，于某中医院住院治疗。体温 38.1℃，脉搏 84 次 / 分，呼吸 21 次 / 分，血压 110/70mmHg，脉浮弦，舌苔薄白，两肺呼吸音粗糙，胸部 X 线检查示两肺纹理增粗。血红蛋白 108g/L，白细胞 7.2×10^9/L。西医诊断为肺部感染，中医诊断为风寒感冒。治以疏风散寒，宣肺止咳，方用荆防败毒散加减分服，鱼腥草注射液肌内注射。3 天后病情好转，身痛发热已除，但仍咳嗽、纳呆、体倦、乏力、脉缓，舌苔薄黄。医生认为患者体虚宜补，给予红参 50g，口头嘱分 5 次煎服（并未说明分 5 天服），患者即将 50g 红参交家属煎汁，分上、下午服完（每次 200ml），继而见抽搐，二便失禁，体温 38.8℃，血压 140/100mmHg，双侧瞳孔等大，对光反应迟钝，右侧为重，颈软，双肺可闻及干湿啰音，心尖部Ⅱ级收缩期杂音，肝肋下 1cm，右膝、跟腱反射减弱，巴氏征阳性，眼底右眼视网膜可见片状出血斑，视盘边界有出血、渗出。急按脑出血处理，给地塞米松、止血敏（酚磺乙胺）、甘露醇、高渗糖静脉滴注，口服安宫牛黄丸，静脉点滴清开灵注射液。病情继续恶化，第 9 天并发左心衰竭、肺水肿，给强心药急救，最后呕吐咖啡色液体，呼吸心跳停止。家属事后提出质询并要求严肃处理、赔偿损失。

医疗事故技术鉴定委员会经调查认为误服红参中毒而致出血，系医生未详细向患者交代服药方法之故。人参"杀人"确有其事，不可滥用。经研究确定为一级医疗事故，责任者给予警告，给予家属经济补偿。

4. **砒石误作麦芽粉造成中毒死亡**

患者9岁，男性，因纳呆、胃脘胀痛2天，由其母陪同到村卫生所诊治，医生查其脉滑，舌苔白厚腻，腹胀满，诊为伤食胃痛，给健胃片、麦芽粉，嘱一天内3次分服。次日，其母又到卫生所，谓其子服药后胃痛减轻，要求取麦芽粉继服，医生嘱其女（15岁）代为配药，取"麦芽粉"1包。药后，患儿呼叫咽痛灼热，口渴，恶心，随即胃脘剧痛，频频呕吐，初为食物残渣，继吐黄水，腹痛腹泻，初为粪便，继之为米汤样稀水，1小时后被送至卫生所。查脉微弱，病儿已昏迷、休克，急转县医院，经抢救无效，于服药后2小时死亡，尸检报告为急性砷中毒。

经县医疗事故技术鉴定委员会调查确认卫生所以砒石误作"麦芽粉"，患者服用后死亡，结论为一级医疗事故，属严重失职，给予吊销行医执照，由法院追究其刑事责任。

5. **山豆根毒副反应**

患者34岁，女性，因咽痛3天到某医院门诊就医，中医诊断为风热喉痹，西医诊断为急性咽炎，给清热解毒利咽中药3剂，水煎服。方中山豆根9g，患者服药30~40分钟，出现恶心呕吐，心慌，头痛，全身发冷，四肢抖颤。即被送往某西医院急诊，心电图检查提示"室性期前收缩"，诊为山豆根中毒，收住院治疗，经3天治疗痊愈出院。患者对山豆根中毒提出要求赔偿。医院以曾多次用此方并无问题拒绝赔偿，遂造成纠纷。

经医疗事故技术鉴定委员会调查研究，该药方用药量符合《中国药典》规定，虽造成中毒，但未造成严重不良后果，故不属于医疗事故。

三、中医临床工作中医疗事故、纠纷防范原则

中医临床工作是一项面对患者的工作，是一项十分严肃而且神圣的工作，来不得半点马虎、草率，这是对一位临床工作者责任心的要求，也是"救死扶伤，治病救人"思想的要求。为了减少、防范医疗中的缺陷，我们必须在管理、医德、医疗、护理方面不断改进和提高，必须对医疗事故纠纷的防范给予足够重视。

（一）提高认识，加强宣传，不断总结经验教训

把防范医疗差错作为一项日常宣传工作，使每位医务人员都能对其给予一定的重视，对于已出现的差错、事故及纠纷要认真总结，不断从中吸取教训，以减少医疗护理工作中缺陷的发生。

（二）加强各级医疗管理，建立严格的规章制度

加强管理和建立必要的规章制度是防范医疗事故纠纷的重要内容，如健全人才培训制度、药剂科与护理工作中的查对制度、质量控制与监督制度、病案管理制度、三级查房制度等。

（三）加强医德医风教育，提高医德修养，改进服务态度

中医历来非常重视医德修养，老中医中有不少医德高尚的楷模，“为人民服务”的光辉思想应当是我们医务人员的准则，努力提高职业道德素养，对患者做到全心全意、满腔热情、讲文明、讲礼貌、讲道德，做到心灵美、语言美，做到对患者负责，作风严谨，防止医疗差错、事故与纠纷的发生。

（四）不断提高诊断治疗水平，加强辨证论治修养

诊断和治疗是中医临床工作的核心，诊断及时、准确、全面，治疗合理、有效是防止差错、事故、纠纷的重要内容。因此中医临床应重视四诊八纲的运用和辨证论治的准确，运用单方、验方也要注意证候的变化，注意理法方药一致性。在中医临床中还应重视中西医双重诊断和中西药物的联合使用，在危重病的救治中，若中医疗法可以治疗，当然可以，但必要的西医疗法也不应拒绝。

（五）病案书写准确全面，认真严谨

应当遵循国家中医药管理局颁布的病案书写要求及格式，病案在医疗差错、事故、纠纷的判定、处理过程中始终是一个重要的根据，病案不得遗失、涂改、销毁，应对病案的法律效应予以重视。

（原文 2011 年收录于中国中医药出版社《中国现代百名中医临床家丛书·晁恩祥》，有删改）

附录　晁恩祥教授学习、工作大事记

学习经历	1951.9—1956.6	从唐山市第二中学（初中、高中）毕业，受冯殊军先生（曾任唐山市第二中学语文老师、校医，唐山市中医医院中医师）指点报考北京中医学院（现北京中医药大学，后同） 中学期间担任唐山市学联排球队队长，是唐山市200米栏冠军
	1956.8	代表唐山市参加河北省田径运动会
	1956.8.8	收到北京中医学院录取通知书
	1956.9	赴京报到，成为北京中医学院首届中医大学生
	1956.9—1956.10	入学后被选为中医学院学生会军体部长，是北京中医学院篮、排球队成员 担任国庆第一方阵领队
	1958	创造了北京中医学院百米赛跑记录（11.8秒），50余年记录未被打破
	1957—1959暑假	参加北京青年野营团，先后三次到部队野营参加军训，一次到北京郊区炮兵，两次乘海军登陆舰到山东长岛接受海军军训
	1958—1959	参加门头沟教学实习（下矿井、收割麦子、炼钢铁、十三陵水库劳动等）
	1961	在朝阳门中医门诊部及广安门医院毕业实习，跟师老中医抄方、侍诊
	1962.9	大学毕业，与夫人王秀珍女士同去内蒙古支援边疆，被分配到内蒙古中蒙医院任临床医生，从事临床医疗工作
工作经历——内蒙古行医经历（1962—1983）	1962.9—1983	先后担任内蒙古中蒙医院内科住院医师、主治医师和副主任医师
	1964	到内蒙古西部地区进行宣教工作，同时为农民群众看病，被誉为“受欢迎的医生”
	1966.12—1967.3	到内蒙古呼盟阿荣旗防治克山病，走乡串户防病治病3个月，春节之时仍在走乡串户开展医疗
	1967.11—1968.3	到内蒙古呼盟莫旗走乡串户防治克山病，诊治疾病

续表

工作经历——内蒙古行医经历（1962—1983）	1969—1970	参加内蒙古医学院1965级学生下乡教育革命，之后担任内蒙古医学院中医系中医内科教师
	1976.5	担任内蒙古中蒙医院内科主任
	1980	加入中国共产党
工作经历——北京行医经历（1984年至今）	1984年至今	先后担任中日友好医院副主任医师、主任医师、教授、博士生导师，中医内科首席专家 目前作为中日友好医院首席专家和中央保健委员会会诊专家以及多个学术团体的带头人，心系中医药事业，为中医药的发展和壮大献计奔忙
	1984	与夫人王秀珍医师一同被调入中日友好医院（由当时印会河副院长信函征求回京意见，为建立中日友好医院，从全国卫生系统调派医师）
	1984—1986	担任中日友好医院首任中医处处长
	1986—2000	担任中日友好医院肺脾科主任
	1993—2002	担任中日友好医院中医大内科主任
	2003.1	应广东省中医院（广东省中医院负责人林琳教授）邀请赴广州会诊“非典”患者
	2003.3—2003.4	参与北京市“非典”患者的会诊及诊疗方案的制定，汇报赴广东省中医院会诊情况
	2003.5	受时任国务院副总理吴仪接见，作为中医专家汇报“非典”防治情况
	2003.5	应“凤凰卫视——世纪大讲堂”栏目邀请，主讲《中医温病学历史成就与非典型肺炎》。同时多次受中央电视台、北京电视台等媒体采访并进行“非典”专题讲座
	2003.5	参加“海峡两岸交流非典型肺炎防治情况”的电视现场直播活动
	2004	参加原卫生部医政司赴中国香港地区、越南“人禽流感考察团”，与王永炎院士、地坛医院王融冰等专家参与国家中医药管理局组织的《人感染高致病性禽流感中医防治方案》的制订
	2004	由《广州日报》采访并刊登《临危受命，直面“非典”——访京城首位为“非典”看病的中医》
	2008.5	担任北京市中医药防治手足口病工作中医药专家小组成员

续表

工作经历——北京行医经历（1984—至今）	2008.9	承担北京奥运会医疗保障工作
	2009	担任国家中医药管理局中医药防治甲型H1N1流感专家委员会副组长，奔波于北京市中医局、国家中医药管理局及相关医院参与会诊，研究防治组织工作
	2020—2021	多次参与全国新冠肺炎患者的会诊工作
科研经历	1969—1970	作为内蒙古负责人担任编辑参加北京"全国中草药新医疗法展会"，参加选辑、撰写说明词、编写汇编等工作
	1971	主持"内蒙古中草药新医疗法展会"，担任负责人承担筹备，开展工作，参与编写并出版《全国中草药新医疗法展览会资料选编》
	1972	参加全国攻克老年慢性支气管炎课题；参与领导内蒙古中蒙医院气管炎研究组；参加肺心病华北地区协作组并进行药物研发工作
	1974	参加撰写全国中医慢性支气管炎诊疗方案（江西上饶会议），参与研制了固本止咳夏治片及《张氏医通》冬病夏治白芥子涂法临床治疗观察工作
	1974—1980	参加全国慢性支气管炎防治研究、新药研发（多次参加感冒、慢性支气管炎、肺气肿、肺源性心脏病全国防治会议）
	1976.3—1977.10	参加在北京中国中医研究院（现中国中医科学院）西苑医院举办的全国中医高级研究班，全国名医岳美中任班主任，聆听全国多位名老中医讲授经验，并跟随出诊，期间撰写4篇论文（如《论肝》《肾性水肿的中医治疗》及《学习内经的体会》等）
	1983	在南京参加由中华全国中医内科学会发起的"病历书写规范论证修订"工作
	1983	参加9省市慢性支气管炎诊断分型科研协作组（北京、天津、内蒙古、山西大同、江西、浙江温州、福建厦门等），并获原卫生部奖励
	1983	为华北肺心病协作组撰写《中西医结合防治肺源性心脏病》综述
	1992—2002	参加编写《中药新药临床研究指导原则》
	1993	参与主编专著《临床中医内科学》，由北京出版社出版

续表

科研经历	1994	参加编写中医药行业标准《中医诊断疗效标准》
	1994	参与编写专著《中医急诊医学》，任副主编，由福建科学技术出版社出版
	1995	参加《中医病证诊疗新标准（中华人民共和国中医药行业标准）》制定，并发布实施
	1998	主编专著《中医内科手册》，由福建科学技术出版社出版
	1999	在长春参加“首届名老中医讲习班”，担任授课教授，参加15位著名中医学家经验传承讲座，论文《肺痿病的研究与辨识》《哮病的证治体会》收录在《碥石集（一）》中
	1999.12	担任《国家基本医疗保险药品目录（中医部分）》专家咨询小组成员
	2000	参与主编专著《今日中医内科·中卷》，由人民卫生出版社出版
	2000	在临床开展“咳嗽变异性哮喘的证治”研究，并首次提出“风咳”与“感冒后咳嗽”名称
	2001	担任名老中医讲习班论文集《碥石集（二）》的副主编,《碥石集（二）》收录其论文《再谈中药不良反应问题》《慢性肺源性心脏病中医治法运用》，由中国中医药出版社出版，并在北京举办的“名老中医讲习班”上授课
	2003	撰写的《关于临床辨证与论治中的若干问题探讨》和《咳嗽变异性哮喘的中医临床诊治思考》被收录于《碥石集（四）》，由陕西科学技术出版社出版
	2003	指导研发的中药新药“苏黄止咳胶囊”“调补肺肾胶囊”获得临床研究批件
	2004	撰写的《关于咳嗽性哮喘的中医临床研究》被收录于论文集《碥石集（六）》，由中国中医药出版社出版
	2004	撰写的《中医防治慢性肺源性心脏病的临床运用》《从“SARS”疫情防治谈中医药的临床》两篇文章被收录于论文集《碥石集（七）》，由中国中医药出版社出版
	2004.4	被聘为国家“973”项目科技成果“清开灵注射液多环节阻抑脑缺血级联反应药效物质与作用机理研究”的鉴定委员，并参加该科技成果鉴定会

续表

科研经历	2006.10	撰写的《临床验方举例十则》《关于中医肺系病学术发展之我见（提纲）》两篇文章被收录于论文集《砭石集（八）》，由中国中医药出版社出版
	2006—2009	作为首席专家，参与国家中医药管理局“十一五”国家科技支撑计划项目重大疑难疾病中医防治研究课题——“调补肺肾法治疗慢阻肺稳定期临床疗效评价研究”
	2007	在香港主持“世界中医药学会联合会呼吸病专业委员会国际学术会议”
	2008	作为总体组专家参加“艾滋病和病毒性肝炎等重大传染病防治”科技重大专项研究
	2008.1	作为专家顾问，参加北京地坛医院“国家‘十一五’传染病重大专项课题”
	2008.2	指导研发的国内首个治疗咳嗽变异性哮喘中成药“苏黄止咳胶囊”获得国家食品与药品监督管理局正式生产批件
	2008.10	被聘为国家“十一五”传染病重大专项“中医对艾滋病机会性感染及 HAART 治疗毒副作用的治疗方案研究”专家顾问
	2008.11	被聘为《中药新药与临床药理》杂志第 1~6 届编委
	2009	撰写论文被收录于“国家中医药管理局 2009 年行业专项——甲型 H1N1 流感专项总结会”会议论文
	2009.3	被邀请成为国家科技重大专项“无症状 HIV 感染者中医药早期干预研究”课题技术专家
	2009.4	担任国家科技重大专项“艾滋病中医证候学研究”和“中医药治疗艾滋病疗效评价标准研究”课题专家指导小组成员
	2010.3	撰写的《学医·行医·论医》被收录进《名老中医之路续编》第二辑正文
	2011	主编《晁恩祥》（中国现代百名中医临床家丛书），由中国中医药出版社出版
	2012.2	被聘为国家“重大新药创制”科技重大专项“中药上市后再评价关键技术—中药注射剂上市后安全性检测”专家委员会委员

续表

科研经历	2012.9	被聘为“十二五”科技重大专项“新发突发传染病中西医结合临床救治研究平台”项目组副组长
	2014.9	担任《中医临床诊疗指南释义·呼吸疾病分册》《中成药临床应用指南·呼吸疾病分册》主审
	2014.11	担任《临床用药须知》(2015 版)编写工作委员会委员
	2015.4—2018.4	被聘为《中国中医基础医学杂志》第三届编辑委员会学术顾问
	2015.6	被《大众药典》丛书编委会聘请为资深委员
	2016.1—2018.1	被聘为《中国医药科学》杂志社首席顾问
社会任职情况	1979—1984	内蒙古中医学会成立，担任学会副秘书长
	1979.5	作为内蒙古地区代表参加全国中医学会成立大会
	1982—1986	担任中华全国中医内科学会肺系病学组副组长
	1985.9	被北京中医学会聘为北京中医华侨咨询部理事会理事
	1986	担任中华中医药学会内科分会秘书长，后担任副主任委员
	1986.11	被内蒙古自治区乌兰察布市政府聘为中医顾问
	1987.1	在中华全国中医学会内科分会第二届代表大会上被选为第二届委员会秘书长
	1988.6	被中国中医研究院（现中国中医科学院）聘为研究生毕业论文答辩委员会委员
	1991	担任中华全国中医内科学会肺系病专业委员会主任委员
	1995.12	被原卫生部聘为第四届药品评审委员会委员
	1995.1	被北京中医药大学聘为中医内科学专业兼职博士学位研究指导老师
	1996.6—1999.6	被国家中医药管理局医政司聘为肺系病急症协作组组长
	1996.9	被聘为澳洲中医学会名誉顾问
	1996	担任原卫生部药政司药品审评专家，国家食品与药品监督管理局药品审评专家
	1998	担任中国中医药学会临床药物评价专家委员会副主任委员
	1998	担任北京中医药学会常务理事

续表

社会任职情况	1998	担任北京中医药学会肺系病专业委员会主任委员
	1998.1—2003.1	担任中华中医药学会急诊分会副主任委员
	1999.6	担任北京中医学会内科专业委员会副主任委员
	2000.12	被聘为《中药新药与临床药理》编委
	2001	被聘为中央保健委员会会诊专家
	2001	担任中华医学会医疗事故技术鉴定专家
	2001.2	被聘为《中医杂志》特约编审
	2001.7	被聘为中日友好医院学术顾问
	2001.12	被聘为《北京中医》编委
	2002.1	被选为中国医师协会第一次全国会员代表大会理事
	2002.8	被聘为北京医学会医疗事故技术鉴定专家
	2002.9	被选为北京中医药学会第八届理事会肺系病专业委员会主任委员
	2002.11	在中华中医药学会内科分会肺系病第十次会议上被聘为肺系病学术主任委员
	2002.12	被聘为《中国中医急症》副主编
	2004	担任浙江省中医学院（现浙江中医药大学，后同）附属医院学术顾问
	2004	担任中国医师学会理事
	2004	担任第二届中医药学名词审定委员会委员
	2004.4	被聘为北京地区中医医疗机构评审委员会委员
	2004.7	被聘为2004年国家《基本医疗保险药品目录》和《工伤保险药品目录》调整制定工作咨询专家
	2004.7	被聘为《中国药物警戒》杂志编委
	2004.10	被聘为《中药新药与临床药理》编委
	2004.12.20	被聘为北京中医传染病专业委员会名誉主任委员
	2004	被选为中华中医药学会理事
	2004	参加国家中医药管理局第三批、第四批“名老中医师带高徒”项目

续表

社会任职情况	2005	被聘为《中医杂志》编委
	2005.2	被选为中华中医药学会急诊分会主任委员
	2005.5	被首都医科大学附属北京佑安医院聘为“国家中医药管理局中医药治疗传染病艾滋病临床基地专家”
	2005.7	被聘为中央保健会诊专家
	2005	被选为世界中医药学会联合会呼吸病专业委员会会长
	2006	被聘为浙江省名老中医研究院特聘研究员及学术委员会委员
	2006.6	被聘为中国中医科学院首届学术委员会委员
	2006	被选为中国中医科学院临床研究所科学技术咨询委员会成员
	2006.9	再次被推荐为中华医学会医疗事故技术鉴定专家，北京医学会医疗事故技术鉴定专家
	2006.10	被聘为《中国中医急症》杂志主编
	2007	被聘为“卫生部中日友好医院中医内科（呼吸）首席专家”
	2007.3	被聘为《世界中医药》杂志编委
	2007.11	被选为中华中医药学会第五届内科分会常委
	2007.12	被聘为《中华中医药杂志》审稿专家
	2008.5	被北京市中医药管理局聘为“首都中医药养生首席指导专家”
	2008.11	被选为第二届北京中医药学会肺系病专业委员会名誉主任委员
	2009.8	被聘为《国家基本药物目录用药指南》（第一版）编委
	2009.8	被聘为国家中医药管理局脑病中医证治重点研究室学术委员会委员
	2009.12	被授予北京中医药学会终生荣誉理事称号
	2010.1—2013.1	被首都医科大学附属北京中医医院聘为呼吸科学术顾问
	2010.6	被中华中医药学会评为首席健康科普专家
	2010.8—2015.8	被中央保健委员会聘为第四届中央保健会诊专家

续表

社会任职情况	2010.10	被中日友好医院聘为“国家中医药管理局中医药防治传染病重点研究室”学术委员会主任委员
	2011.6	被聘为全国高等中医药教材评审委员会中医学专业教材评审委员会顾问
	2011.6	被聘为第二届全国高等中医药教育教材建设指导委员会顾问
	2011.8—2015.8	当选为世界中联呼吸病专业委员会第二届理事会会长
	2011.10—2014.10	被聘为北京市突发公共事件中医药应急专家委员会指导组专家
	2011.11	被聘为第三届中医药学名词审定委员会顾问
	2011.12	被聘为全国突发公共事件中医药应急专家委员会副主任委员
	2012.1	被聘为空军总医院保健专家
	2012.7—2016.7	当选为北京中西医结合学会第二届传染病专业委员会顾问委员
	2012.12—2016.12	被聘为海峡两岸医药卫生交流协会中医药专家委员会顾问
	2012.12—2016.12	被推选为北京中医协会第二届理事会咨询委员会委员
	2013.3	被聘为北京市中西医结合感染性疾病研究所专家
	2013.5—2017.5	被聘为《世界中医药》杂志第二届编辑委员会顾问委员会副主任委员
	2013.10—2017.10	被聘为世界中医药学会联合会中药上市后再评价专业委员会第一届理事会顾问
	2014.11—2018.11	被聘为北京中医药学会第三届肺病专业委员会名誉主任委员
	2015.6—2019.6	被聘为世界中医药学会联合会中药上市后再评价专业委员会专业技术标准审定委员会高级顾问
	2015.6	被聘为中国中药协会中医药适宜技术专业委员会顾问
	2015.11—2019.11	当选为中国民族医药学会传染病分会名誉会长
	2015.12—2019.12	当选中国民族医药学会肺病分会名誉会长
	2015.12—2019.12	当选为中国民族医药学会药品临床评价分会名誉会长
	2016.11—2019.11	被中央保健委员会聘为第五届中央保健会诊专家
	2018.1	被聘为中国中药协会第一届呼吸病药物研究专业委员会顾问

续表

社会任职情况	2018.6	被聘为中国中医药信息学会基层健康服务分会顾问专家
	2018.9—2023.9	被聘为北京中医药发展基金会医学专家委员会副主任委员
	2018.12—2022.12	被聘为北京中医药学会第四届肺病专业委员会顾问
	2019.4—2023.4	被聘为北京中医药大学中医脑病研究院第一届学术委员会学术顾问
	2019.7—2023.4	被聘为中国民族医药学会肺病分会名誉会长
	2020	当选首批中国中医科学院学部委员
教学经历	1986.9	由中日友好医院选派赴日本金泽医科大学讲学，讲学内容为“冬病夏治，固本止咳夏治片防治老年慢性支气管炎”
	1987	担任北京中医药大学教授，硕士研究生导师
	1990	应邀到日本松山市老年病院讲学，讲授保健、药膳、食疗相关知识。
	1993	由国务院学位委员会授予博士研究生导师资质
	1993	被北京中医药大学聘为中医内科博士生导师，并于 1994 年开始招收博士研究生
	1994.6	被日本大学聘为客座教授
	1994.3—1995.3	应日本大学及日本东京练马区政府邀请以指导医疗形式诊病并讲学，被日本大学聘为医学部客座教授，受到电视台、报刊采访
	1996.9	应邀到澳洲悉尼讲学，被聘为澳洲中医学会名誉顾问
	1997.7	获得由国家教委和北京市教委认证的高等学校教师资格证书
	1998.2—1998.4	受台湾长庚纪念医院邀请讲学，于台湾长庚医院、林口医院中医部指导中医医疗，被聘为客座教授，获“嘉惠后学”“惠我良多”奖牌
	1999.1—2000.3	应香港浸会大学中医药临床研究中心邀请，参与中医临床医疗、研究、讲学
	1999—2004	应聘为长春中医学院（现长春中医药大学）教授及天津中医学院（现天津中医药大学，后同）教授、博士生导师
	2003.12	被聘为天津中医学院中医内科学教授
	2004.10	被浙江中医学院附属医院聘为学术顾问

续表

教学经历	2004.12	被聘为广东省中医院继承国家名老中医学术经验指导老师
	2005	作为“师带高徒”项目导师，指导北京、天津、青岛、河南、浙江、河北、广东等地20余名高徒
	2005—2006	作为名老中医，参加国家中医药管理局“十五”国家科技攻关计划“名老中医学术思想、经验传承研究”
	2006	作为授课教师参加“名老中医讲习班”赴香港讲学
	2006.7	被聘为北京中医药大学“中青年名中医工程”指导老师
	2006.10	参与“2006（香港）国际中医防治流感学术交流会暨呼吸系统疾病学术研讨会”演讲
	2007.10	在全国优秀中医临床人才研修项目中做出贡献，被授予“研修项目优秀指导老师”称号
	2007.11	再次被广东省中医院聘为主任导师，增加指导高徒3名
	2008.5	被聘为北京中医药大学《中青年名中医工程》指导老师，指导附属医院（东直门医院、东方医院）2名呼吸科主任随诊实习
	2009.4	于国家中医药管理局第二批全国优秀中医临床人才研修项目第一期培训班中主讲“《内经》理论原则与中医肺系病”专题，被授予感谢状
	2009.7	被聘为中国中医科学院临床医学（中医师承）博士专业学位导师
	2011.6	被纽约中医学院聘为荣誉访问教授
	2012.7	被聘为河北省中医药传承特聘导师
	2012.9	被确定为第四批全国老中医药专家学术经验继承指导老师
	2013.7	被聘为第三批全国优秀中医临床人才研修项目指导老师
	2013.10	被聘为首届北京复合型中医药学术带头人研修班特聘教授
	2015.5	被聘为中国中医科学院临床医学（中医师承）博士专业学位导师
	2021.9	被评为中日友好医院首届老中医专家学术经验传承工作指导老师
奖项荣誉	1982	参与研究的“固本止咳夏治片防治慢性支气管炎”获得内蒙古自治区人民政府科学技术成果奖第一名

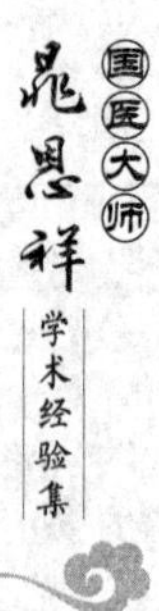

续表

奖项荣誉	1983.7	被国家民族事务委员会、劳动人事部及中国科协共同授予“少数民族地区科技工作者”的荣誉称号
	1992	受国家中医药管理局表彰，获“开展中医急症工作成绩突出”奖状
	1992.10	在国际中医肺病学术会议上分享《中医防治慢性肺源性心脏病的治法运用》一文，并受到表彰
	1993	主编的《临床中医内科学》(北京出版社出版)，1993 年和 1995 年两次获国家图书奖提名奖，1998 获北京市人民政府科技进步一等奖，第二名，1999 获国家中医药管理局中医药基础研究类奖，二等奖，第二名
	1993	因在发展医疗卫生事业中做出的突出贡献而享受由国务院颁发的政府特殊津贴
	1998.12	北京中医药大学颁发“北京中医药大学研究生教育二十周年”纪念证书
	1999	承担的课题“中医药治疗尪痹的临床机理与实验研究”获国家中医药管理局科技进步奖，三等奖，第二名
	2003.7	获中国科协“全国防治非典优秀科技工作者”，中华中医药“抗击非典特殊贡献奖”“全国防治非典型肺炎先进工作者”“中医药抗击非典特殊贡献奖”，中日友好医院“防治非典优秀共产党员”等表彰称号
	2005.12	被中央保健委员会授予“中央保健工作先进个人”称号
	2006.12	获得“中华中医药学会首届中医药传承特别贡献奖”
	2008	由北京市中医药管理局认定并建立“晁恩祥名医工作站”
	2008.12	荣获“北京中医药大学学位与研究生教育三十年重要贡献”表彰
	2010.1	“风哮、风咳理论及临床应用”获中华中医药学会科学技术奖一等奖
	2011.2	“风哮、风咳理论及临床应用”获北京市科学技术奖三等奖
	2011.4	获北京中医药管理局授予北京中医药薪火传承贡献奖
	2011.12	获北京市卫生局 2010 年度卫生好新闻评选优秀奖
	2012.1	获 2011 年度自我药疗教育“最佳协作奖”称号

续表

奖项荣誉	2012.11	被评为全国中医药应急工作先进个人
	2013.12	被授予第二届首都国医名师
	2014.8	被授予第二届“国医大师”荣誉称号
	2014.11	被授予中华中医药学会“终生成就奖”
	2014.11	获中华中医药学会科学技术一等奖
	2014	获中日友好医院“重大贡献奖”
	2015.12	获北京市科学技术奖三等奖
	2015	获中国药学发展奖创新药物奖“突出成就奖”
	2015.3	获中央电视台“最美医生”称号
	2018.11	获中华中医药学会科学技术奖一等奖
	2018	获国医传承特别贡献奖
	2019.1	著作《明医之路，道传薪火》获中华中医药学会学术著作奖一等奖
	2019.9	获国家中医药管理局、国家卫生健康委员会、人力资源社会保障部联合授予的全国中医药杰出贡献奖
	2021	被中央保健委员会及人力资源社会保障部授予“中央保健工作杰出专家”称号